El dilema
del omnívoro

El dilema del omnívoro

En busca de la comida perfecta

MICHAEL POLLAN

Traducción de
Raúl Nagore

Título original: *The Omnivore's Dilemma. A Natural History of Four Meals*

Primera edición: enero de 2017

© 2006, Michael Pollan
© 2017, Penguin Random House Grupo Editorial, S. A. U.
Travessera de Gràcia, 47-49. 08021 Barcelona
© 2017, Raúl Nagore Ucle, por la traducción

Printed in Spain – Impreso en España

ISBN: 978-84-9992-703-9
Depósito legal: B-19.838-2016

Compuesto en Anglofort, S. A.
Impreso en Romanyà (Barcelona)

C927039

Penguin
Random House
Grupo Editorial

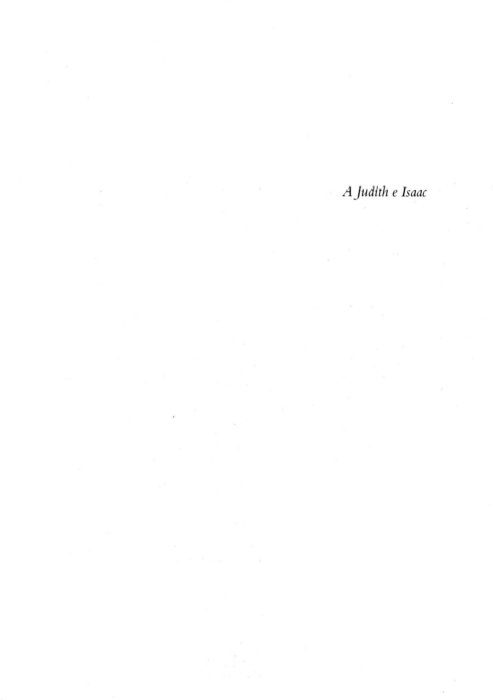

A Judith e Isaac

Índice

Tercera parte
Personal: el bosque

Introducción

Nuestro desorden alimenticio nacional

¿QUÉ DEBERÍAMOS CENAR?

Este libro es una larga y bastante enrevesada respuesta a esta, en apariencia, simple pregunta. También trata de averiguar a lo largo del camino cómo una pregunta tan sencilla puede haberse vuelto tan complicada. Parece que hemos llegado a un punto en el que la confusión y la ansiedad han reemplazado cualquier sabiduría acerca de la comida que hubiésemos podido poseer. Por alguna razón, la más elemental de las actividades —saber qué debemos comer— requiere una extraordinaria cantidad de ayuda cualificada. ¿Por qué ahora necesitamos periodistas de investigación que nos digan de dónde sale nuestra comida y nutricionistas que determinen nuestro menú?

Lo absurdo de esta situación se hizo ineludible para mí en el otoño de 2002, cuando uno de los más antiguos y venerables alimentos básicos de los humanos desapareció de manera abrupta de las mesas americanas. Me refiero, por supuesto, al pan. Prácticamente de la noche a la mañana los estadounidenses cambiaron su forma de comer. Un espasmo colectivo que solo puede describirse como «carbofobia» se apoderó del país y vino a suceder a la era de «lipofobia» nacional que se había iniciado durante la administración Carter. Esto ocurrió cuando en 1977 un comité del Senado estableció una serie de «objetivos dietéticos» en los que se advertía a los americanos amantes de la carne roja que debían prescindir de ella. Y eso es lo que hemos venido haciendo obedientemente hasta ahora.

¿Qué es lo que propició el clima de cambio? Al parecer se debió a una tormenta perfecta de libros de dietética y estudios científicos que descargó en los medios de comunicación, así como a un oportuno artículo aparecido en una revista. Los nuevos libros de dietética, muchos de ellos inspirados por el otrora desprestigiado doctor Robert C. Atkins, trajeron a los estadounidenses la buena nueva de que podían comer más carne y perder peso siempre que abandonasen el pan y la pasta. Estas dietas altas en proteínas y bajas en carbohidratos encontraron apoyo en un puñado de nuevos estudios epidemiológicos que sugerían que la ortodoxia nutricional prevalente en Estados Unidos desde los años setenta podía estar equivocada. No era la grasa, según aseguraba la opinión oficial, la que nos hacía engordar, sino los carbohidratos, precisamente lo que habíamos estado comiendo para conservar la línea. Así que empezaban a darse todas las condiciones para una nueva oscilación del péndulo dietético cuando, en el verano de 2002, *The New York Times Magazine* publicó en portada un artículo sobre esta nueva investigación titulado «What if Fat Doesn't Make You Fat?» [¿Y si resulta que la grasa no engorda?]. En pocos meses se reabastecieron los anaqueles de los supermercados y se reescribieron los menús de los restaurantes para reflejar esta nueva sabiduría nutricional. Restituida la inocencia del bistec, se estigmatizaron dos de los alimentos más sanos e inofensivos conocidos por el hombre: el pan y la pasta, lo que pronto llevó a la bancarrota a docenas de panaderías y empresas de fideos, y echó a perder un sinnúmero de almuerzos que no tenían absolutamente nada de malo.

Un cambio tan violento en los hábitos nutricionales de una cultura es sin duda indicio de un desorden alimenticio nacional. Desde luego, es algo que jamás habría ocurrido en una cultura con una tradición profundamente arraigada alrededor de la comida y los alimentos. Pero claro, una cultura así nunca necesitaría que su más augusto cuerpo legislativo deliberase acerca de los «objetivos dietéticos» de la nación o, si vamos al caso, que librase batallas políticas cada pocos años para establecer el diseño preciso de un gráfico oficial del gobierno denominado «pirámide alimentaria». Un país con una cultura estable de la comida no se dejaría una fortuna en la charlatanería (o en el sentido común) del nuevo libro de dietética que aparece cada enero. No se dejaría impresionar por las oscilaciones en las modas y los miedos relacionados con los alimentos, por la apoteósica irrupción cada cierto número de años de un nutriente recién descubierto ni por la demonización de otro. No tendería a confundir barras de proteínas y suplementos alimenticios con una comida de verdad ni los cereales del desayuno con medicamentos. Probablemente no consumiría una quinta parte de sus comidas en el coche ni alimentaría al menos a un tercio de sus hijos en establecimientos de comida rápida día tras día. Y desde luego no estaría ni mucho menos tan gordo.

Una cultura así tampoco se escandalizaría al descubrir que hay otros países, como Italia o Francia, que resuelven la cuestión de lo que van a comer basándose en criterios tan pintorescos y poco científicos como el placer y la tradición, que consumen todo tipo de alimentos «poco saludables» y que, mira por dónde, terminan siendo más sanos y felices que nosotros. Solemos mostrar nuestra sorpresa ante este tema hablando de algo llamado la «paradoja francesa», porque ¿cómo es posible que un pueblo que come sustancias de probada toxicidad, como el fuagrás o el queso *triple crème*, esté más delgado y sano que nosotros? Me pregunto si no tiene más sentido hablar de una «paradoja americana», es decir, la de un pueblo obsesionado con la idea de comer de manera saludable, que presenta una notable falta de salud.

En una medida u otra, la pregunta acerca de qué comer acecha a todos los omnívoros, y siempre ha sido así. Cuando puedes comer prácticamente cualquier cosa que la naturaleza pone a tu disposición, es inevitable que la decisión acerca de qué es lo que deberías comer te provoque ansiedad, sobre todo cuando algunos de los alimentos potenciales en oferta podrían hacerte enfermar o matarte. Este es el dilema del omnívoro, en el que ya repararon hace mucho tiempo escritores como Rousseau o Brillat-Savarin, y que recibió ese nombre por primera vez hace treinta años gracias a un psicólogo investigador de la Universidad de Pennsylvania llamado Paul Rozin. He tomado prestada su frase para el título de este libro, porque el dilema del omnívoro resulta ser una herramienta particularmente afilada para entender los aprietos relacionados con la comida en los que hoy nos vemos envueltos.

En un documento de 1976 titulado «The Selection of Foods by Rats, Humans, and Other Animals», Rozin diferenciaba entre el problema existencial del omnívoro y el del consumidor especializado, para el que la cuestión de la comida no podría ser más sencilla. Al koala no le preocupa qué comer. Si huele y sabe como una hoja de eucalipto y tiene su aspecto, seguro que es comida. Las preferencias culinarias del koala están grabadas en sus genes. Pero los omnívoros como nosotros (o como la rata) debemos destinar una gran cantidad de tiempo y espacio cerebral a averiguar cuáles de los muchos platos potenciales que la naturaleza proporciona son seguros. Confiamos en nuestros prodigiosos poderes de reconocimiento y memoria para que nos aparten de los venenos («¿No es esa la seta que me sentó mal la semana pasada?») y nos guíen hacia las plantas nutritivas («Las bayas rojas son las más dulces y jugosas»). Nuestras papilas gustativas también ayudan al predisponernos hacia el sabor dulce, que en la naturaleza es signo de energía en forma de carbohidratos, y mantenernos alejados del amargo, que es el sabor de muchos de los alcaloides tóxicos producidos por las plantas. Nuestro innato sentido del asco evita que ingiramos cosas que podrían infectarnos, como la carne podrida. Muchos antropólogos creen que si llegamos a desarrollar un cerebro tan grande y complejo fue precisamente para ayudarnos a lidiar con el dilema del omnívoro.

Por supuesto, esta falta de especialización es tanto una bendición como un reto, es lo que permite a los humanos habitar con éxito cualquier medio terrestre del planeta. La condición de omnívoro ofrece también los placeres de la variedad. Pero el exceso de opciones trae consigo mucho estrés y conduce a una visión maniquea de la comida, a una división de la naturaleza entre «las cosas buenas para comer» y «las malas».

Una rata debe realizar esta importantísima distinción más o menos por sí misma; cada individuo debe averiguar —y después recordar— por sí solo qué cosas lo alimentarán y cuáles lo envenenarán. El omnívoro humano dispone, además de sus sentidos y de su memoria, de la inestimable ventaja de pertenecer a una cultura que almacena la experiencia y la sabiduría acumulada de la infinidad de catadores humanos que nos precedieron. Yo no necesito experimentar con la seta que denominamos, de forma bastante práctica, «hongo de la muerte» (*Amanita phalloide*) y todo el mundo sabe que aquel primer intrépido que se comió una langosta descubrió algo que estaba muy rico. Nuestra cultura codifica las reglas para comer sabiamente en una complicada estructura de tabúes, rituales, recetas, modales y tradiciones culinarias que nos evitan tener que enfrentarnos de nuevo al dilema del omnívoro en cada comida.

Se podría pensar en el desorden alimenticio nacional de Norteamérica como un retorno —que incluye una venganza casi atávica— del dilema del omnívoro. La abundancia que exhiben los supermercados norteamericanos nos ha devuelto a un desconcertante paisaje de alimentos en el que de nuevo tenemos que preocuparnos por el hecho de que alguno de esos apetitosos bocados pueda matarnos (quizá no tan deprisa como una seta venenosa, pero con la misma seguridad). En realidad la extraordinaria abundancia de comida en Estados Unidos complica el problema de la elección. Al mismo tiempo muchas de las herramientas con las que la gente ha gestionado el dilema del omnívoro en la historia han perdido aquí su eficacia o simplemente han fracasado. Al ser una nación relativamente nueva diseñada a partir de poblaciones inmigrantes muy diversas, cada una con su propia cultura de la comida, los estadounidenses nunca hemos tenido una única tradición culinaria estable y firme por la que guiarnos.

La falta de una cultura de la comida estable nos hace muy vulnerables a las lisonjas de los ingenieros alimentarios y los estrategas del marketing, para quienes el dilema del omnívoro no es tanto un dilema como una oportunidad. La industria alimentaria está muy interesada en exacerbar nuestra ansiedad ante lo que debemos o no comer, para así poder aliviarla después con nuevos productos. Nuestro desconcierto en el supermercado no es de ningún modo accidental; la vuelta del dilema del omnívoro está profundamente arraigada en la industria alimentaria moderna, y he descubierto que esas raíces llegan hasta los campos de maíz de lugares como Iowa.

Así estamos donde estamos, enfrentándonos en el supermercado o en la mesa a los dilemas de nuestra condición de omnívoros, viejos dilemas algunos de ellos, otros jamás imaginados hasta ahora. ¿Manzanas orgánicas o convencionales? Y si son las convencionales, ¿nacionales o de importación? ¿Pescado salvaje o de piscifactoría? ¿Grasas trans, mantequilla o «no mantequilla»? ¿Debo ser vegetariano o carnívoro? Y si soy vegetariano, ¿lactovegetariano o vegano? Como el recolector de setas que encuentra un nuevo ejemplar en el bosque y consulta su memoria sensorial para determinar si es o no comestible, nosotros tomamos el envase en el supermercado y, como ya no confiamos tanto en nuestros sentidos, escrutamos la etiqueta y nos rascamos la cabeza ante el significado de frases como «cardiosaludable», «sin grasas trans», «criadas en libertad» o «de corral». ¿Qué son el «sabor grill natural», el TBHQ o la goma xantana? ¿Qué es todo esto y de dónde diablos ha salido?

Decidí escribir *El dilema del omnívoro* convencido de que la mejor manera de responder a esas preguntas sobre lo que debemos comer era retroceder hasta el principio, seguir el recorrido de las cadenas alimentarias que nos sustentan desde la tierra hasta un pequeño número de comidas concretas en el plato. Quería dirigir la mirada a los fundamentos de la consecución y el consumo de la comida, considerados como una transacción entre especies de la naturaleza, entre los que comen y los que son comidos («La naturaleza en su totalidad —escribió el autor inglés William Ralph Inge— es una conjugación del verbo "comer", en activa y pasiva»). Lo que trato de hacer en este libro es abordar la cuestión de la comida tal como lo haría un naturalista, utilizando tanto las lentes de lejos de la ecología y la antropología como las lentes de cerca de la experiencia personal, más íntimas.

Parto de la premisa de que, como cualquier otra criatura en la tierra, los humanos formamos parte de una cadena alimentaria, y nuestro lugar en esa cadena o red determina en buena medida la clase de criatura que somos. Nuestra condición de omnívoros ha influido mucho en el proceso de dar forma a nuestra naturaleza, tanto a nuestro cuerpo (disponemos de los dientes y mandíbulas omnicompetentes de los omnívoros, tan apropiados para desgarrar carne como para triturar semillas) como a nuestra alma. Nuestras prodigiosas capacidades de observación y memoria, así como nuestra disposición curiosa y experimental hacia el mundo natural, le deben mucho al hecho biológico de nuestra condición omnívora; también las diversas adaptaciones que hemos desarrollado para vencer las defensas de otras criaturas con el fin de comérnoslas, entre ellas nuestras habilidades para la caza y la cocina con fuego. Algunos filósofos sostienen que el carácter abierto del apetito humano es el responsable tanto de nuestro salvajismo como de nuestro civismo, puesto que una criatura que puede concebir comerse cualquier cosa (incluso, en particular, a otros humanos) tiene una necesidad especial de normas éticas, modales y rituales. No solo somos lo que comemos, también somos como comemos.

Pero también somos (bastante) diferentes de la mayor parte de los consumidores de la naturaleza. Por una razón: hemos adquirido la habilidad de modificar sustancialmente las cadenas alimentarias de las que dependemos por medio de tecnologías tan revolucionarias como la cocina con fuego, la caza con herramientas, el cultivo de la tierra y la conservación de los alimentos. La cocina abrió todo un nuevo abanico de posibilidades comestibles al hacer que diversos animales y plantas resultasen más digeribles, y al vencer muchas de las defensas químicas que otras especies desplegaban para evitar que las comieran. La agricultura nos permitió multiplicar por mucho la población de unas cuantas especies comestibles escogidas y de paso también la nuestra. Y más recientemente la industria nos ha permitido reinventar la cadena alimentaria humana, desde la fertilización sintética del suelo, a la lata de sopa apta para microondas y diseñada de modo que encaje en los soportes para vasos del coche. Todavía no hemos llegado a comprender las implicaciones de esta última revolución en nuestra salud y en la del mundo natural.

El dilema del omnívoro trata sobre las tres principales cadenas alimentarias que nos sustentan: la industrial, la orgánica y la de los cazadores-recolectores. Aun siendo diferentes, las tres son sistemas que hacen más o menos lo mismo: conectarnos, mediante lo que comemos, con la fertilidad de la tierra y la energía del sol. Quizá sea difícil de apreciar, pero incluso un Twinkie* establece un compromiso con el mundo natural. Como nos enseña la ecología y este libro intenta mostrar, todo está conectado, incluso el Twinkie.

---

* Pastelillo industrial relleno de crema muy popular en Estados Unidos. *(N. del T.)*

La ecología también nos enseña que la vida en la tierra puede verse como una competición entre especies en pos de la energía solar capturada por las plantas verdes y almacenada en forma de moléculas de carbono complejas. Una cadena alimentaria es un sistema que permite traspasar calorías a aquellas especies que no disponen de la extraordinaria habilidad de las plantas para sintetizarlas a partir de la luz solar. Uno de los temas de este libro es que la revolución industrial de la cadena alimentaria, que se remonta al final de la Segunda Guerra Mundial, realmente ha cambiado las reglas fundamentales del juego. La agricultura industrial ha sustituido la dependencia total de la luz solar para conseguir nuestras calorías por algo nuevo bajo el sol: una cadena alimentaria que extrae gran parte de su energía de combustibles fósiles (por supuesto, incluso esta energía proviene originalmente del sol, pero, al revés de lo que ocurre con la luz solar, es finita e irreemplazable). Como resultado de esta innovación se ha producido un gran incremento en la cantidad de energía alimentaria disponible para nuestra especie; esto ha supuesto una bendición para la humanidad (al permitir que nos multipliquemos), pero no sin reservas. Hemos descubierto que la abundancia de comida no convierte el dilema del omnívoro en algo obsoleto. Al contrario, la abundancia no parece sino acentuarlo, al originarnos toda clase de nuevos problemas y cuestiones por las que preocuparnos.

Cada una de las tres partes de este libro se ocupa de una de las principales cadenas alimentarias humanas desde el principio hasta el final: desde una planta, o grupo de plantas, que fotosintetizan calorías al sol, hasta la comida que está en el extremo de esa cadena en que se encuentra el comensal. Invirtiendo el orden cronológico, arranco con la cadena alimentaria industrial, ya que es la que nos incumbe en mayor medida y en la que estamos más implicados. También es, con mucho, la más grande y larga. Como el monocultivo es la marca de fábrica de la cadena alimentaria industrial, esta sección se centra en una sola planta: el *Zea mays*, esa hierba tropical gigante a la que llamamos «maíz», la especie que se ha convertido en la piedra angular de la cadena alimentaria industrial y, por consiguiente, de la dieta moderna. Esa sección sigue el largo y extraño viaje de 25 kilos de maíz comercial desde el campo de Iowa en el que crecía hasta su destino final: un menú de comida rápida consumido en el interior de un coche en movimiento sobre una autopista en Marin County (California).

La segunda parte del libro se ocupa de lo que yo llamo —para distinguirla de la industrial— «cadena alimentaria pastoril». Esta sección explora algunas de las alternativas a la agricultura, la ganadería y la comida industriales que han surgido en los últimos años (denominadas, según los casos, «orgánicas», «locales», «biológicas» o «ultraorgánicas»), cadenas alimentarias que pueden parecer preindustriales, pero que, en realidad, sorprendentemente resultan ser postindustriales. Al principio pensé en seguir una de esas cadenas desde una granja radicalmente innovadora de Virginia en la que había trabajado durante uno de los últimos veranos hasta que desemboca en una comida absolutamente local preparada a partir de animales alimentados con sus pastos. Sin embargo, pronto me di cuenta de que no había granja ni comida alguna que pudiesen hacer justicia a la compleja y ramificada historia de la agricultura alternativa hoy por hoy, y de que también necesitaba tener en cuenta la cadena alimentaria que yo denomino, de modo contradictorio, «industrial orgánica». Por tanto, la sección pastoril del libro recoge la historia natural de dos comidas «orgánicas» muy distintas: una cuyos ingredientes provienen de mi supermercado Whole Foods local (ingredientes que llegan hasta allí desde lugares tan lejanos como Argentina) y otra que tiene su origen en un único policultivo de hierbas, que crecen en la granja Polyface de Swoope (Virginia).

La última sección, titulada «Personal», sigue el curso de una especie de cadena alimentaria neopaleolítica desde los bosques del norte de California hasta una comida que preparé (casi) exclusivamente a partir de ingredientes que yo mismo cacé, cultivé y recolecté. Aunque nosotros, consumidores del siglo XXI, seguimos comiendo unos cuantos alimentos provenientes de la caza y la recolección (sobre todo pescado y setas silvestres), mi interés por esta cadena alimentaria era menos práctico que filosófico: esperaba arrojar una nueva luz sobre nuestra forma de comer hoy en día sumergiéndome en nuestra forma de comer de otros tiempos. Con el fin de preparar esa comida tuve que aprender a hacer ciertas cosas a las que no estaba nada habituado, entre ellas cazar, salir en busca de setas silvestres y recoger frutas de árboles urbanos. Así me vi forzado a enfrentarme a algunas de las cuestiones y dilemas más elementales con las que el omnívoro humano debe lidiar: ¿cuáles son las implicaciones morales y psicológicas de matar, preparar y comer un animal salvaje?, ¿cómo diferenciamos lo delicioso de lo mortal cuando se busca comida por el bosque?, ¿cómo consigue la alquimia de la cocina transformar la materia cruda de la naturaleza en algunos de los mayores placeres de la cultura humana?

El resultado final de esta aventura fue lo que llegué a considerar «la comida perfecta», no porque hubiese salido muy bien (aunque, en mi humilde opinión, así fue), sino porque me obligó a trabajar y a pensar de forma intensiva, y porque al compartirla con otros colegas buscadores de comida tuve la oportunidad, tan escasa en la vida moderna, de comer siendo totalmente consciente de todo lo que implica el hecho de alimentarse uno mismo: por una vez fui capaz de pagar la totalidad del precio kármico de una comida.

Pero por muy diferentes que fueran esos tres viajes (y esas cuatro comidas), algunos temas se repetían. Uno de ellos es que existe una tensión fundamental entre la lógica de la naturaleza y la de la industria humana, al menos tal como está organizada hoy. Nuestro ingenio es prodigioso cuando se trata de alimentarnos a nosotros mismos, pero en varios puntos nuestra tecnología entra en conflicto con el modo de hacer de la naturaleza, como cuando buscamos la máxima eficacia criando animales o plantando cosechas en grandes monocultivos. Esto es algo que jamás hace la naturaleza, que siempre y con razón practica la diversidad. Muchos de los problemas sanitarios y ambientales creados por nuestro sistema alimentario se deben a nuestros intentos de simplificar en exceso las complejidades de la naturaleza en ambos extremos de nuestra cadena alimentaria. Tanto a uno como a otro lado de cualquier cadena alimentaria encontramos un sistema biológico —un área de tierra, un cuerpo humano—, y la salud de uno está literalmente conectada con la del otro. Muchos de los problemas de salud y nutrición a los que nos enfrentamos tienen que ver con cosas que ocurren en la granja, detrás de las cuales hay políticas gubernamentales específicas de las que pocos sabemos.

No pretendo sugerir que las cadenas alimentarias humanas hayan entrado en conflicto con la lógica de la biología exclusivamente en los últimos tiempos; la agricultura primitiva y, mucho antes de eso, la caza llevada a cabo por humanos demostraron ser enormemente destructivas. De hecho, quizá nunca habríamos necesitado la agricultura si las anteriores generaciones de cazadores no hubiesen eliminado las especies de las que dependían. Las locuras cometidas en el proceso de obtención de comida no son algo nuevo. Y sin embargo, las nuevas locuras que estamos perpetrando en nuestra cadena alimentaria industrial son de un tipo diferente. Al reemplazar la energía solar por combustibles fósiles, al confinar el ganado en espacios reducidos y proporcionarle unos alimentos para cuyo consumo la evolución no lo ha preparado, y al consumir nosotros mismos alimentos mucho más novedosos de lo que creemos, estamos exponiendo nuestra salud y la del mundo natural a una serie de riesgos sin precedentes.

Otro tema, u otra premisa en realidad, es que nuestra forma de comer representa nuestro más profundo compromiso con el mundo natural. A diario, a través del acto de comer convertimos la naturaleza en cultura transformando el cuerpo del mundo en nuestro propio cuerpo, en nuestra propia mente. La agricultura ha hecho más por remodelar el mundo natural, tanto sus paisajes como la composición de su flora y fauna, que cualquier otra cosa que como humanos hayamos llevado a cabo. Al comer también establecemos una relación con docenas de especies —plantas, animales y hongos— junto con los que hemos coevolucionado hasta un punto en el que nuestros destinos se hallan profundamente entrelazados. Muchas de esas especies han evolucionado expresamente para satisfacer nuestros deseos en la intrincada danza de la domesticación, que nos ha permitido tanto a nosotros como a ellas prosperar juntos de un modo que jamás habríamos conseguido por separado. Pero nuestra relación con las especies salvajes que comemos —desde las setas que recogemos en el bosque hasta las levaduras que hacen subir nuestro pan— no es menos importante y resulta mucho más misteriosa. Comer nos pone en contacto con todo aquello que compartimos con el resto de los animales y con lo que nos separa de ellos. Nos define.

Lo que quizá resulta más preocupante y triste acerca de la comida industrial es cómo oscurece por completo todas estas relaciones y conexiones. Pasar del pollo (*Gallus gallus*) al McNugget de pollo es abandonar este mundo al olvido, algo que puede costarnos muy caro no solo en términos del dolor del animal, sino también en los de nuestro placer. Pero la principal razón de que sea tan opaca es olvidar o ni siquiera llegar a saber de lo que trata la cadena alimentaria industrial, porque si pudiésemos ver lo que hay al otro lado de los cada vez más altos muros de nuestra agricultura industrial sin duda cambiaríamos nuestra forma de comer.

Como dice la célebre frase de Wendell Berry, «comer es un acto agrícola». Es asimismo un acto ecológico y también político. Por mucho que se haya tratado de ocultar este simple hecho, lo que comemos y nuestro modo de comerlo determinan en gran medida el uso que hacemos del mundo y lo que va a ser de él. Comer siendo plenamente consciente de todo lo que está en juego puede parecer algo muy pesado, pero en la práctica hay pocas cosas en la vida que puedan proporcionarnos tanta satisfacción. En comparación, los placeres que ofrece comer industrialmente, que es lo mismo que comer en la ignorancia, son efímeros. Mucha gente parece perfectamente satisfecha comiendo en su extremo de la cadena alimentaria industrial sin pensar nada en absoluto; probablemente este libro no sea para ellos. En él hay aspectos que les quitarían el apetito. Pero, en definitiva, este es un libro sobre los placeres de la comida, ese tipo de placeres en los que solo es posible profundizar por medio del conocimiento.

Industrial: maíz

1

La planta

La conquista del maíz

Un naturalista en el supermercado

Climatizado, sin olores, iluminado por titilantes tubos fluorescentes, el supermercado norteamericano no parece tener mucho que ver con la naturaleza. Y sin embargo, ¿qué es este lugar sino un paisaje (de fabricación humana, es cierto) rebosante de plantas y animales?

No me refiero solo a la sección de productos frescos o al mostrador de la carne: la flora y fauna del supermercado. En términos ecológicos, estas son las zonas más reconocibles de este paisaje, los lugares donde no hace falta una guía de campo para identificar las especies que lo habitan. Allí están los huevos, las cebollas, las patatas y los puerros; aquí, las manzanas, los plátanos y las naranjas. Pulverizada con rocío mañanero cada pocos minutos, la sección de productos frescos es el único rincón del supermercado donde pensamos: «¡Ah, sí, la abundancia de la naturaleza!». Lo que probablemente explica por qué es este jardín de frutas y verduras (y a veces también de flores) el que habitualmente da la bienvenida al comprador que cruza las puertas automáticas.

Avancemos ahora hacia el muro cubierto de espejos tras el que trabajan los carniceros y ante el que encontramos un grupo de especies algo más difíciles de identificar: hay pollo y pavo, cordero, vaca y cerdo. Pero en la carnicería la condición de «criaturas» de las especies que allí se exponen parece estar desvaneciéndose, puesto que cada vez es más frecuente que las vacas y los cerdos vengan divididos en cortes geométricos desprovistos de sangre y huesos. En los últimos años estos eufemismos de supermercado parecen haberse filtrado también a la sección de productos frescos, donde ahora podemos encontrar lo que antes eran patatas con la tierra todavía incrustada transformadas en cubos de un blanco prístino y zanahorias baby torneadas a máquina hasta verse convertidas en torpedos cuidadosamente pulidos. Pero en general en esta zona de flora y fauna no es necesario ser un naturalista, ni mucho menos un ingeniero alimentario, para saber qué especie estás metiendo en el carro.

Aventurémonos un poco más allá y llegaremos a regiones del supermercado donde la simple noción de especie resulta cada vez más oscura: los cañones de cereales para el desayuno y condimentos; las cámaras frigoríficas atestadas de «sucedáneos de comida casera» y bolsas de guisantes platónicos; las vastas extensiones de refrescos y los prominentes acantilados de tentempiés; los inclasificables Pop-Tarts y Lunchables;* los abiertamente sintéticos blanqueadores para el café y esos Twinkies que desafían a Linneo. ¿Son plantas? ¿Animales? (!) Aunque no siempre lo parezca, incluso el imperecedero Twinkie está hecho de... bueno, ahora mismo no sé exactamente de qué, pero en definitiva de alguna clase de criatura que alguna vez estuvo viva, es decir, de una especie. Todavía no hemos llegado a sintetizar nuestros alimentos a partir del petróleo, al menos no directamente.

Si consiguiésemos observar el supermercado a través de los ojos de un naturalista, nuestra primera impresión sería la de su asombrosa biodiversidad. ¡Mira qué cantidad de plantas y animales (y hongos) diferentes están representados en algo menos de media hectárea! ¿Qué clase de bosque o de prado podría soñar con igualarlo? Debe de haber un centenar de especies diferentes solo en la sección de productos frescos, y un puñado más en el mostrador de la carne. Y al parecer esta diversidad no hace sino incrementarse: cuando era niño, nunca veías achicoria en la sección de productos frescos, ni tampoco

---

* Los Pop-Tarts son una especie de galletas rectangulares con diversos rellenos que pueden consumirse en frío o calentarse en una tostadora. Los Lunchables son pequeñas bandejas compartimentadas que suelen incluir rodajas de fiambre, lonchas de queso y galletas saladas. *(N. del T.)*

media docena de clases de setas diferentes, ni kiwis, frutas de la pasión, durianes o mangos. De hecho, en los últimos años todo un catálogo de especies exóticas provenientes de los trópicos ha colonizado y animado considerablemente la sección de productos frescos. Y en cuanto a la fauna, en un buen día es posible encontrar —además de ternera— avestruz y codorniz e incluso bisonte, y en la sección de pescadería puedes llevarte no solo salmones y gambas, sino también bagres y tilapias. Los naturalistas consideran la biodiversidad un indicativo de la salud de un entorno, y podría parecer que la devoción del supermercado moderno por la variedad y las posibilidades de elección refleja y tal vez incluso promueve precisamente esa clase de vigor ecológico.

Exceptuando la sal y un puñado de aditivos sintéticos, cada producto comestible que hay en el supermercado es un eslabón dentro de una cadena alimentaria que comienza con una planta en concreto que crece en una determinada área de terreno (o, más raramente, tramo marítimo) en algún lugar del planeta. A veces, como ocurre en la sección de productos frescos, esa cadena es bastante corta y fácil de seguir: como puede leerse en la etiqueta de la red que las contiene, estas patatas fueron cultivadas en Idaho y estas cebollas provienen de una granja de Texas. Sin embargo, vayamos a la carnicería y la cadena se hace más larga y menos comprensible: la etiqueta no menciona que este chuletón proviene de un buey nacido en Dakota del Sur y engordado en un cebadero de Kansas con grano cultivado en Iowa. Una vez dentro del mundo de las comidas procesadas, para seguir las intrincadas y cada vez más oscuras conexiones entre el Twinkie, o el sucedáneo de leche, y una planta que crece en algún lugar de la tierra habría que ser un detective ecológico bastante decidido, pero puede hacerse.

Entonces ¿qué es lo que descubriría exactamente un detective ecológico si lo soltásemos en un supermercado norteamericano para que rastrease la ruta entre los productos de su carro de la compra y la tierra? La idea empezó a rondarme hace unos cuantos años, cuando me di cuenta de que ya no podría contestar una pregunta tan sencilla como «¿Qué debería comer?» sin considerar antes otras dos preguntas aún más sencillas: «¿Qué estoy comiendo?» y «¿De dónde diablos ha salido?». Hasta no hace mucho tiempo un consumidor no necesitaba a un periodista para tener respuesta a estas preguntas. El hecho de que hoy en día a menudo lo necesitemos nos sugiere, para empezar, una definición básica de la comida industrial: cualquier alimento cuya procedencia resulta tan compleja u oscura que requiere ayuda cualificada para desentrañarla.

Cuando comencé a seguir la cadena alimentaria industrial —la que nos alimenta a la mayoría la mayor parte del tiempo y que generalmente culmina en un supermercado o en un menú de comida rápida—, esperaba que mi investigación me llevase a una amplia variedad de lugares. Y aunque es cierto que mis viajes me condujeron a muchos estados y que recorrí un montón de kilómetros, justo al final de esas cadenas alimentarias (que es lo mismo que decir justo al principio) siempre me encontraba casi exactamente en el mismo sitio: los terrenos de una granja en el Cinturón del Maíz norteamericano. Resulta que ese gran edificio repleto de variedad y posibilidades de elección que es el supermercado norteamericano descansa sobre unos cimientos biológicos notablemente estrechos, compuestos por un reducido grupo de plantas dominado por una sola especie: el *Zea mays*, la hierba tropical gigante que la mayoría de los norteamericanos conocemos como «maíz».

El maíz es lo que alimenta al buey que se convierte en un chuletón. El maíz alimenta al pollo y al cerdo, al pavo y al cordero, al bagre y a la tilapia, y cada vez más incluso al salmón, un carnívoro por naturaleza al que los piscifactores están reprogramando para que tolere el maíz. Los huevos están hechos de maíz. La leche, el queso y el yogur, que en otro tiempo provenían de vacas lecheras que pastaban en el campo, ahora suelen venir de vacas frisonas que se pasan la vida encerradas, conectadas a una máquina, comiendo maíz.

Dirijámonos al mundo de los alimentos procesados y encontraremos manifestaciones del maíz todavía más enrevesadas. En un *nugget* de pollo, por ejemplo, hay maíz encima del maíz: su contenido en pollo consiste en maíz, por supuesto, pero lo mismo ocurre con el resto de sus ingredientes, incluido el almidón de maíz modificado que mantiene todo aglutinado, la harina de maíz de la masa que lo recubre y el aceite de maíz en el que se fríe. De manera mucho menos obvia, puede que los agentes de fermentación y la lecitina, los mono-, di- y triglicéridos, el atractivo color dorado e incluso el ácido cítrico que mantiene el *nugget* «fresco» se deriven del maíz. Si acompañamos los *nuggets* con cualquiera de los refrescos que hay en el supermercado, prácticamente en todos los casos estaremos comiendo maíz con un poco de maíz. Desde los años ochenta la práctica totalidad de las bebidas gaseosas y la mayor parte de los zumos de frutas que se venden en los supermercados están edulcorados con jarabe de maíz alto en fructosa (JMAF) —después del agua, el edulcorante de maíz es su principal ingrediente—. Si sustituimos el refresco por una cerveza, seguiremos bebiendo maíz, en forma de alcohol fermentado a partir de glucosa refinada derivada del maíz. Si leemos los ingredientes en la etiqueta de cualquier alimento procesado —en el caso de que conozcamos los nombres químicos que contiene—, lo que encontraremos será maíz. Si lo que pone es almidón, modificado o no, jarabe de dextrosa o maltodextrina, fructosa cristalina o ácido ascórbico, lecitina o dextrosa, ácido láctico o lisina, maltosa o JMAF, GMS o polioles, color caramelo o goma xantana, lo que debemos leer es «maíz». Hay maíz en el blanqueador para el café y en el Cheez Whiz,* en el yogur helado y las bandejas de comida preparada, en la fruta en conserva, el kétchup y los caramelos, en las sopas, los tentempiés y los preparados para hacer tartas, en los glaseados, los caldos de carne y los gofres congelados, en los almíbares y las salsas picantes, en la mayonesa y la mostaza, en los perritos calientes y en la mortadela, en la margarina y la manteca, en los aliños para ensaladas y los *relishes*** e incluso en las vitaminas (sí, también en los Twinkies). En un supermercado norteamericano medio hay alrededor de 45.000 productos, y más de una cuarta parte contiene maíz.*** Esto sirve también para los productos no alimenticios; de la pasta de dientes a los cosméticos, los pañales desechables, las bolsas de basura, los

---

* El Cheez Whiz es una crema de queso para untar muy popular en Estados Unidos. *(N. del T.)*

** El *relish* es un tipo de condimento elaborado a base de verduras o frutas encurtidas con el que se suelen acompañar ciertos alimentos para potenciar su sabor. *(N. del T.)*

*** Las cifras suministradas en todo el libro corresponden al año 2006. *(N. del E.)*

29

productos de limpieza, el carbón vegetal para la barbacoa, las cerillas y las pilas, pasando por el brillo de la portada de esa revista que llama tu atención cuando estás en la cola de la caja registradora: maíz. Incluso un día en el que no haya ni rastro de maíz a la vista, la sección de productos frescos estará repleta de maíz: en la cera vegetal que da brillo a los pepinos, en el pesticida responsable de la perfección de las frutas y las verduras, incluso en el barniz de la caja en la que fueron transportadas. De hecho, el propio supermercado —la masa para sellar los paneles de las paredes, el linóleo, la fibra de vidrio y los adhesivos con los que el propio edificio fue construido— es en gran medida una manifestación del maíz.

¿Y nosotros?

Maíz andante

Los descendientes de los mayas que viven en México siguen refiriéndose a veces a sí mismos como «los hombres de maíz». La frase no pretende ser una metáfora; más bien sirve para reconocer su permanente dependencia de esta hierba milagrosa, el alimento básico de su dieta durante al menos nueve mil años. El 40 por ciento de las calorías que un mexicano consume al día provienen directamente del maíz, en su mayor parte en forma de tortillas. Así que cuando un mexicano dice: «Soy maíz» o «Maíz andante», simplemente está constatando un hecho: la propia sustancia del cuerpo de los mexicanos es en gran medida una manifestación de esta planta.

Que un estadounidense como yo, que ha crecido vinculado a una cadena alimentaria muy distinta pero aun así enraizada en los campos de maíz, no se vea a sí mismo como una persona de maíz indica o bien una falta de imaginación o bien un triunfo del capitalismo. O quizá un poco de las dos cosas. Realmente hace falta algo de imaginación para ver una mazorca de maíz en una botella de Coca-Cola o en un Big Mac. Al mismo tiempo, la industria alimentaria ha hecho un buen trabajo al persuadirnos de que los 45.000 productos o referencias distintos que hay en el supermercado —17.000 unidades nuevas cada año— reflejan una variedad genuina y no un montón de ingeniosas reorganizaciones de moléculas extraídas de la misma planta.

Como suele decirse, somos lo que comemos, y si esto es cierto, entonces somos básicamente maíz —o, de modo más preciso, maíz procesado—. Esta proposición puede demostrarse científicamente: los mismos científicos que deducen la composición de las antiguas dietas a partir de restos humanos momificados pueden hacer lo mismo con ustedes o conmigo utilizando un mechón de pelo o una uña. La ciencia trabaja identificando isótopos de carbono estables en el tejido humano que, en efecto, llevan la firma de los distintos tipos de plantas que en origen los rescataron del aire y los introdujeron en la cadena alimentaria. Vale la pena seguir las intrincadas ramificaciones de este proceso, ya que pueden acercarnos a saber cómo el maíz llegó a conquistar nuestra dieta y, de paso, más superficie terrestre que prácticamente cualquier otra especie domesticada, incluida la nuestra.

Después del agua el carbono es el elemento más común en nuestro cuerpo; el más común, de hecho, en todos los seres vivos del planeta. Los terrícolas somos, como suele decirse, una forma de vida basada en el carbono (en palabras de un científico, el carbono proporciona la cantidad de vida, ya que es el principal elemento estructural de la materia viva, mientras que el nitrógeno, mucho más escaso, aporta la calidad de vida..., pero seguiremos con esto más adelante). En origen, los átomos de carbono de los que estamos hechos se hallaban flotando en el aire como parte de una molécula de dióxido de carbono. La única manera de recolectar esos átomos de carbono y formar las moléculas necesarias para hacer posible la vida —carbohidratos, aminoácidos, proteínas y lípidos— es por medio de la fotosíntesis. Utilizando la luz del sol como catalizador, las células verdes de las plantas combinan los átomos de carbono que han recogido del aire con agua y otros elementos extraídos del suelo para formar los compuestos orgánicos simples que están en la base de todas las cadenas alimentarias. Decir que las plantas crean vida a partir del aire es algo más que una figura retórica.

Pero el maíz lleva a cabo este proceso de un modo algo distinto del de la mayor parte de las plantas, una diferencia que no solo lo convierte en una planta más eficaz que la mayoría, sino que también preserva la identidad de los átomos de carbono que recoge, incluso después de que hayan sido transformados en Gatorade, Ring Dings* o hamburguesas, por no mencionar los cuerpos humanos que se nutren de estas cosas. Durante la fotosíntesis la mayoría de las plantas crean compuestos de tres átomos de carbono, mientras que el maíz (y un pequeño puñado de plantas más) los crea de cuatro: de ahí el distintivo «C-4», el apodo botánico para este privilegiado grupo de plantas, que no fue identificado hasta los años setenta.

El truco del C-4 supone un importante ahorro para una planta, lo que le proporciona una ventaja sobre todo en zonas donde el agua escasea y las temperaturas son elevadas. Para recolectar átomos de carbono del aire una planta tiene que abrir sus estomas, los orificios microscópicos situados en las hojas a través de los cuales las plantas aspiran y liberan los gases. Cada vez que un estoma se abre para admitir dióxido de carbono deja escapar preciosas moléculas de agua. Es como si cada vez que abriésemos la boca para comer perdiésemos algo de sangre. Lo ideal sería que abriésemos la boca la menor cantidad de veces posible y que con cada bocado ingiriésemos tanta cantidad de comida como fuésemos capaces. Esto es básicamente lo que una planta C-4 hace. Al recolectar átomos extras de carbono durante la fotosíntesis, la planta del maíz es capaz de limitar su pérdida de agua y «fijar» —es decir, recoger de la atmósfera y enlazar en una molécula útil— una cantidad significativamente mayor de carbono que otras plantas.

A grandes rasgos la historia de la vida en la tierra consiste en una competición entre especies para capturar y almacenar la mayor cantidad de energía posible, bien directamente del sol, en el caso de las plantas, bien comiendo plantas y seres que se alimentan de plantas, en el de los animales. La energía se almacena en forma de moléculas de carbono y se mide en calorías. Las calorías que consumimos, provengan de una mazorca de maíz o de un filete, representan paquetes de energía una vez capturadas por una planta. El truco del C-4 ayuda a explicar el éxito de la planta de maíz en esta competición: pocas plantas pueden fabricar tanta cantidad de materia orgánica (y calorías) a partir de la misma cantidad de luz solar, agua y elementos básicos como

---

* Los Ring Dings son unos pastelillos de chocolate rellenos de crema, muy populares en Estados Unidos. (N. del T.)

el maíz (el 97 por ciento de una planta de maíz viene del aire; el 3 por ciento, del suelo).

Sin embargo, este truco no explica cómo un científico es capaz de afirmar que un determinado átomo de carbono debe su presencia en un hueso humano a un fenómeno fotosintético que se produjo en la hoja de un tipo de planta y no de otra —de maíz, digamos, y no de lechuga o trigo—. Si puede hacerlo es porque no todos los átomos de carbono fueron creados iguales. Algunos de ellos, los llamados «isótopos», presentan una configuración de protones y neutrones distinta a la habitual —seis protones y seis neutrones—, lo que hace que tengan un peso atómico ligeramente distinto. El C-13, por ejemplo, tiene seis protones y siete neutrones (de ahí lo de «C-13»). Por la razón que sea, cuando una planta husmea en busca de sus paquetes de cuatro átomos de carbono, incorpora más carbono 13 que las plantas normales —las C-3—, que exhiben una marcada preferencia por el mucho más común carbono 12. Ávidas de carbono, las plantas C-4 no pueden permitirse distinguir unos isótopos de otros, así que terminan con una cantidad relativamente mayor de carbono 13. Cuanto más alta sea la proporción de carbono 13 respecto a la de carbono 12 en la carne de una persona, mayor cantidad de maíz habrá ingerido, o lo habrán hecho los animales que esa persona haya consumido (en lo que a nosotros atañe, no tiene mucha importancia que consumamos más o menos carbono 13).

Lo lógico sería encontrar una proporción comparativamente mayor de carbono 13 en aquellas personas cuyo alimento básico favorito fuese el maíz —el de los mexicanos sería el caso más claro—. Los estadounidenses comemos mucho más trigo que maíz —51 kilos de harina de trigo por persona y año frente a 5 kilos de harina de maíz—. Los europeos que colonizaron América se consideraban gente de trigo, en contraste con los nativos con los que se encontraron, gente de maíz. El trigo siempre ha sido considerado en Occidente el cereal más refinado, el más civilizado. Si nos diesen a elegir, la mayoría probablemente seguiríamos considerándonos gente de trigo (excepto quizá los habitantes del Medio Oeste, orgullosos comedores de maíz, y no saben hasta qué punto lo son) aunque en la actualidad la simple idea de identificarnos con una planta se nos antoja un poco pasada de moda. Está mejor identificarse con la ternera, si bien decir que somos gallinas, lo que no suena ni la mitad de bien, estaría probablemente más cerca de la realidad. Pero el carbono 13 no miente, y los investigadores que han comparado los isótopos que hay en la carne o el pelo de los estadounidenses con los que se encuentran en los mismos tejidos de los mexicanos nos dicen que somos nosotros, los del norte, los auténticos hombres de maíz. «Cuando observas la proporción de isótopos —me dijo Todd Dawson, un biólogo de Berkeley que ha realizado este tipo de investigación—, los norteamericanos parecemos *chips* de maíz con patas.» Comparados con nosotros, los mexicanos llevan una dieta de carbono mucho más variada: los animales que consumen siguen comiendo pasto (hasta hace poco los mexicanos consideraban que alimentar al ganado con maíz era un sacrilegio), muchas de sus proteínas proceden de las legumbres y continúan endulzando sus bebidas con azúcar de caña.

Así que eso es lo que somos: maíz procesado andante.

EL AUGE DEL *ZEA MAYS*

Que esta peculiar hierba, originaria de América Central y desconocida para el Viejo Continente hasta 1492, haya llegado a colonizar gran parte de nuestro planeta y de nuestros cuerpos constituye uno de los mayores triunfos del mundo vegetal. Y digo del mundo vegetal porque ya no está muy claro si el triunfo del maíz es realmente algo bueno para el resto del mundo, y porque hay que reconocerle el mérito al que se lo merece. El maíz es el protagonista de su propia historia, y aunque los humanos hemos interpretado un papel secundario crucial en su dominio del planeta, nos equivocaríamos al creer que fuimos nosotros quienes tomamos las decisiones o que actuamos siempre en nuestro propio interés. De hecho, hay sobradas razones para pensar que el maíz ha conseguido domesticarnos.

Hasta cierto punto esto es visible en todas las plantas y animales que forman parte del gran pacto coevolutivo con los humanos que denominamos «agricultura». Aunque seguimos empeñados en hablar de la «invención» de la agricultura como si hubiese sido idea nuestra, como la contabilidad de partida doble o la bombilla, lo cierto es que tiene el mismo sentido considerar la agricultura como una brillante (aunque inconsciente) estrategia evolutiva por parte de las plantas y animales involucrados en la tarea de servirse de nosotros en pro de sus intereses. Al desarrollar ciertos rasgos que resultaron ser de nuestro agrado, estas especies consiguieron atraer la atención del único mamífero que estaba en disposición no solo de expandir sus genes alrededor del mundo, sino también de reconstruir ese mundo a imagen y semejanza del hábitat favorito de las plantas. Ningún otro grupo de especies sacó más partido de su asociación con los humanos que las hierbas comestibles, y ninguna de esas hierbas ha obtenido más beneficios de la agricultura que el *Zea mays*, el cultivo cereal más importante del mundo hoy en día.

Considerándolo retrospectivamente puede parecer que el maíz estaba destinado a triunfar, pero nadie habría podido predecirlo aquel día de mayo de 1493 cuando Colón describió por primera vez ante la corte de Isabel la Católica la rareza botánica que había encontrado en el Nuevo Mundo. Habló de una enorme hierba con una mazorca tan gruesa como el brazo de un hombre a la que los granos estaban «fijados por naturaleza de un modo asombroso y tenían la forma y el tamaño de guisantes, blancos cuando aún son jóvenes». Asombroso, tal vez, pero después de todo aquel era el alimento básico de un pueblo que pronto sería vencido y prácticamente exterminado.

Lo lógico es que el maíz hubiese seguido el mismo destino que el de otra especie autóctona, el bisonte, que fue despreciado y cuya eliminación se determinó porque era el «comisario de los indios», en palabras del general Philip Sheridan, comandante de los ejércitos del Oeste. Sheridan aconsejó que exterminaran la especie: «Entonces vuestros prados se podrán cubrir de reses moteadas y joviales vaqueros». En términos generales el plan de Sheridan era el plan para todo el continente: el hombre blanco trajo consigo sus propias «especies asociadas» al Nuevo Mundo —vacas y manzanas, cerdos y trigo, por no mencionar los microbios y malas hierbas que solían acompañarlos— y las ayudó a desplazar las plantas y animales autóctonos relacionados con los indios allí donde les fue posible. Más incluso que el rifle, este ejército biótico contribuyó en gran medida a derrotar a los indios.

Pero el maíz gozaba de ciertas ventajas botánicas que iban a permitirle salir adelante incluso a pesar de que estaban eliminando a los nativos americanos junto con los que había coevolucionado. De hecho, el maíz, la única planta sin la cual los colonos americanos probablemente jamás habrían sobrevivido, ni mucho menos prosperado, terminó contribuyendo a la destrucción del mismo pueblo que lo había ayudado a desarrollarse. Al menos en el mundo de las plantas, el oportunismo triunfa sobre la gratitud. Pero con el tiempo la planta de los vencidos llegaría a conquistar incluso a los conquistadores.

Squanto enseñó a los Peregrinos* a plantar maíz en la primavera de 1621 y los colonos se dieron cuenta de su valor inmediatamente. Ninguna otra planta podía producir tanta cantidad de comida con tanta rapidez en un área de terreno cualquiera del Nuevo Mundo como el maíz indio (originalmente la palabra inglesa *corn* —maíz— era el vocablo genérico que se aplicaba a cualquier tipo de grano, incluso a un grano de sal —de ahí el nombre de *corned beef*—;** no hizo falta mucho tiempo para que el *Zea mays* se apropiase de la palabra, al menos en América). El hecho de que la planta se adaptase tan bien al clima y al suelo de Estados Unidos le proporcionó una ventaja sobre el grano europeo, a pesar de que el pan al que daba lugar era de una insulsez decepcionante. Siglos antes de la llegada de los Peregrinos la planta ya se había expandido hacia el norte desde México central, donde al parecer se originó, hasta llegar a Nueva Inglaterra, donde los indios probablemente ya lo estaban cultivando desde el año 1000. A lo largo del camino la planta —cuya prodigiosa variabilidad genética le permite adaptarse rápidamente a las nuevas condiciones— consiguió sentirse como en casa prácticamente en todos los microclimas de Estados Unidos; hiciese frío o calor, en climas secos y húmedos,

---

* Squanto fue un indio patuxet que ayudó a los Peregrinos (primeros colonos de Plymouth) a establecerse y a sobrevivir en sus asentamientos. *(N. del T.)*

** Especie de fiambre que se obtiene tras introducir la carne de ternera en una salmuera (de ahí el comentario del autor) y hervirla posteriormente en vinagre. *(N. del T.)*

en suelos arenosos y arcillosos, con más o menos horas de luz, el maíz, con la ayuda de sus aliados, los nativos americanos, desarrolló todas las características necesarias para sobrevivir y florecer.

Como el trigo no había pasado por ninguna de esas experiencias locales, tuvo dificultades para adaptarse al severo clima del continente y las cosechas eran por lo general tan pobres que los asentamientos que se mantuvieron fieles al alimento básico del Viejo Mundo a menudo perecieron. Una sola semilla de maíz plantada daba un rendimiento de más de 150 granos, a veces hasta 300, mientras que, si todo iba bien, una semilla de trigo proporcionaba algo menos de 50 (en aquellos tiempos en los que la tierra era abundante y la mano de obra escasa, los rendimientos agrícolas se calculaban por semilla sembrada).

La gente de maíz se impuso a la de trigo debido a su versatilidad, especialmente apreciada en los nuevos asentamientos alejados de la civilización. Esta planta proporcionó a los colonos verdura lista para comer y grano que podían almacenar, una fuente de fibra y de alimento para los animales, combustible para la calefacción y alcohol con el que emborracharse. El maíz podía comerse recién salido de la mazorca («verde») pocos meses después de haberlo plantado, y después de haberse secado en el tallo en otoño podía almacenarse indefinidamente y triturarse para obtener harina cuando fuese necesario. Machacado y fermentado, el maíz podía utilizarse para elaborar cerveza o destilarse para obtener whisky; durante un tiempo fue la única fuente de alcohol en la frontera (tanto el whisky como el cerdo eran considerados «concentrados de maíz», un concentrado de sus calorías en el primer caso, de sus proteínas en el segundo; ambos tenían la virtud de reducir los volúmenes de maíz y de elevar su precio). No se desaprovechaba ninguna de sus partes: las vainas podían tejerse y convertirse en alfombras o en cordel, las hojas y los tallos daban un buen forraje para el ganado, las mazorcas peladas se quemaban para producir calor y se amontonaban en el retrete a modo de áspero sustituto del papel higiénico (de ahí proviene el término del argot americano *corn hole*).*

* Literalmente, «agujero de maíz». En el argot americano se utiliza para referirse al ano. *(N. del T.)*

«El maíz fue el instrumento colonizador que permitió el poblamiento del territorio por las sucesivas oleadas de pioneros —escribe el historiador mexicano Arturo Warman—. Una vez que los colonos aprendieron sus secretos y potencialidades, los indios se volvieron innecesarios.» Squanto había entregado al hombre blanco precisamente la herramienta que necesitaba para expulsar al indio. Sin la «fecundidad» del maíz indio, según declaró el escritor inglés del siglo XIX William Cobbett, los colonos jamás habrían sido capaces de construir una «nación poderosa». El maíz, escribió, fue «la mayor bendición que Dios jamás pudo conceder al hombre».

Además de su valor como medio de subsistencia, las cualidades del grano de maíz lo convertían también en un excelente medio para acumular capital. Una vez cubiertas sus necesidades, el granjero podía dirigirse al mercado con los excedentes de su cultivo cualquiera que fuese su cantidad, dado que el maíz seco era la mercancía perfecta: fácil de transportar y virtualmente indestructible. La doble identidad del maíz como alimento y como mercancía ha permitido a muchas de las comunidades campesinas que lo han adoptado dar el salto de la economía de subsistencia a la de mercado. Esa doble identidad también lo hizo indispensable en el comercio con esclavos: el maíz era tanto la moneda que los traficantes utilizaban para pagar por los esclavos en África como el alimento con el que estos subsistían durante su travesía hacia América. El maíz es la planta protocapitalista.

Casado con el hombre

No obstante, mientras los americanos, tanto los nativos como los de nuevo cuño, dependían en gran medida del maíz, la planta había llegado a depender por completo de los americanos. Si el maíz no se hubiese ganado el favor de los conquistadores, habría corrido el riesgo de extinguirse, porque sin humanos que lo plantasen cada primavera habría desaparecido de la faz de la tierra en cuestión de pocos años. La novedosa disposición en mazorcas envainadas que hace del maíz un grano tan práctico para nosotros lleva a que la supervivencia de la planta dependa por completo de un animal dotado de pulgar opuesto, condición necesaria para retirar la vaina, separar las semillas y plantarlas.

Planten una mazorca de maíz completa y verán lo que ocurre: si los granos consiguen germinar y después abrirse camino para liberarse de la asfixiante vaina, inviariablemente terminarán muriendo por aglomeración antes de que su segundo juego de hojas haya brotado. Más que la mayoría de las plantas domesticadas (algunos de cuyos vástagos suelen encontrar un modo de crecer sin necesidad de ayuda), el maíz se lo jugó todo por los humanos cuando desarrolló su peculiar mazorca envainada. Varias sociedades humanas han creído conveniente adorar el maíz, pero quizá tendría que ser al revés: para el maíz los humanos somos los seres de los que depende. Hasta ahora ese aparentemente temerario acto de fe evolutivo en nosotros le ha sido sobradamente recompensado.

La planta está tan estrechamente vinculada a nosotros y es tan impresionantemente distinta a cualquier otra especie que resulta tentador pensar en el maíz como un artefacto humano. De hecho, no hay plantas de maíz salvaje, y el teocinte, la mala hierba de la que se cree que desciende el maíz (en lengua nahuatl, *teocinte* quiere decir «madre del maíz»), no tiene mazorca; el puñado de diminutas semillas desnudas que presenta se sujeta en un raquis terminal, como ocurre en la mayor parte de las hierbas, y por lo general no tiene el menor parecido con el maíz. Según la creencia extendida entre los botánicos, hace varios miles de años el teocinte sufrió una abrupta serie de mutaciones que lo convirtieron en maíz; los genetistas calculan que los cambios producidos en tan solo cuatro cromosomas podrían ser los responsables de los rasgos principales que distinguen al teocinte del maíz. Consideradas en su conjunto, estas mutaciones adquirieron (en palabras del botanista Hugh Iltis) la categoría de «catastrófica transmutación sexual»: la transformación de los órganos femeninos de la planta situados en la parte superior de la hierba en una monstruosa mazorca envainada en mitad del tallo; los órganos masculinos se quedaron donde estaban, en la panoja.

Para una hierba se trata de una extraña disposición con unas implicaciones cruciales: la colocación central de la mazorca, en mitad del tallo, le permite atrapar muchos más nutrientes que si estuviese en la parte superior, así que la súbita producción de cientos de semillas gigantescas pasa a ser metabólicamente factible. Pero como estas semillas quedan atrapadas en una vaina sólida, la planta pierde su habilidad para reproducirse por sí misma; de ahí la catástrofe que supuso el cambio sexual del teocinte. Una mutación tan monstruosa y poco adecuada en términos adaptativos habría abocado rápidamente a la planta a un callejón sin salida evolutivo si uno de esos monstruos no hubiese atraído por casualidad la atención de un humano que, en algún lugar de Centroamérica, buscaba algo para comer y peló la vaina para liberar las semillas. Lo que en un mundo sin humanos habría supuesto una inadvertida catástrofe botánica se convirtió en una inestimable bendición evolutiva. Si nos empeñamos en buscarlo, todavía podemos hallar teocinte en ciertas zonas del altiplano centroamericano, y podemos encontrar maíz, su vástago mutante, allí donde haya gente.

El sexo del maíz

El maíz se autofertiliza y asegura su polinización por medio del viento, términos botánicos que no alcanzan a describir la maravillosa belleza de su sexo. En la parte superior, la panoja alberga los órganos masculinos, cientos de anteras colgantes que en el curso de unos cuantos días de verano liberan una sobreabundancia de polen amarillo: entre 14 y 18 millones de granos de polen por planta, 20.000 para cada grano de maíz potencial (dado que «más vale prevenir que curar» o «cuanto más, mejor» son las reglas generales de la naturaleza para los genes masculinos). Alrededor de un metro más abajo esperan los órganos femeninos, cientos de minúsculas flores dispuestas en ordenadas filas a lo largo de una diminuta mazorca envainada que sobresale hacia arriba a partir del tallo que se forma en la axila de una hoja, a mitad de camino entre la panoja y el suelo. Que las anteras masculinas parezcan flores y que la mazorca femenina recuerde a un falo no es la única rareza en la vida sexual del maíz.

Cada una de las entre 400 y 800 flores que hay en una mazorca tiene el potencial de convertirse en un grano de maíz, lo que solo ocurrirá si un grano de polen encuentra el camino hacia su ovario, una misión complicada debido a la distancia que el polen tiene que cubrir y a que en su camino se interpone la vaina en la que la mazorca está firmemente envuelta. Para superar este último problema cada flor envía a través de la parte superior de la vaina un pegajoso filamento de seda (técnicamente su «estilo») para enganchar su propio grano de polen. Estos hilos de seda emergen de la vaina justo el día en que la panoja está lista para liberar su lluvia de polen.

Lo que ocurre a continuación es muy extraño. Una vez que el grano de polen ha caído al vacío y se ha posado sobre la seda humedecida, su núcleo se divide en dos, lo que crea un par de gemelos; cada uno de ellos posee el mismo juego de genes, pero diferentes roles que interpretar en la creación del grano de maíz. La misión del primer gemelo consiste en cavar un túnel microscópico a través del centro del hilo de seda. Una vez conseguido, su clon se desliza hacia abajo a través del túnel, deja atrás la vaina y alcanza la flor que le está esperando, un viaje de entre 15 y 20 centímetros que tarda varias horas en completar. Cuando llega a la flor, el segundo gemelo se funde con el óvulo para formar el embrión, el germen del futuro grano de maíz. A continuación el primer gemelo le sigue y se introduce en la flor ya fertilizada, donde se prepara para formar el endospermo, la parte grande y rica en almidón del grano de maíz. Cada grano es producto de este intrincado *ménage à trois*; los diminutos y raquíticos granos que a menudo vemos en el angosto extremo de una mazorca son flores cuya seda nunca fue penetrada por un grano de polen. Tras un día de concepción, la seda, ahora superflua, se seca hasta adquirir un tono marrón rojizo; alrededor de cincuenta días después, los granos están maduros.*

La mecánica del sexo del maíz, y en particular la gran distancia a través del espacio abierto que su polen debe cubrir para completar su misión, contribuye en gran medida a explicar el éxito de la alianza del maíz con la humanidad. Para un humano es una simple cuestión de interponerse entre el polen del maíz y su flor, y de ahí a cruzar deli-

---

* Mi explicación de la vida sexual del maíz está tomada de *The Story of Corn* (1992), de Betty Fussell, y *Corn Plants* (1901), de Frederick Sargent. *(N. del A.)*

beradamente una planta de maíz con otra con miras a fomentar ciertos rasgos específicos en su descendencia solo hay un paso. Mucho
antes de que los científicos llegasen a entender la hibridación, los nativos americanos habían descubierto que tomando el polen de la panoja de una planta de maíz y espolvoreándolo sobre los hilos de seda
de otra podían crear nuevas plantas que combinaban los rasgos de sus
padres. Los indios americanos fueron los primeros criadores de plantas
del mundo y llegaron a desarrollar, literalmente, miles de variedades de
cultivo distintas para cualquier tipo de entorno y uso concebibles.

Mirándolo de otro modo, el maíz fue la primera planta en impli-
car a los humanos de una forma tan íntima en su vida sexual. Para una
especie cuya supervivencia depende de su capacidad para satisfacer
los inconstantes deseos de su único patrocinador, esta estrategia evolutiva ha resultado ser excelente. Más incluso que en el caso de otras
especies domesticadas, muchas de las cuales pueden soportar perío-
dos de descuido humano, al maíz le compensa mostrarse así de servicial —y hacerlo de un modo tan rápido—. Habitualmente las especies domesticadas averiguan qué rasgos serán recompensados por su
aliado humano a través del lento y costoso proceso darwiniano de
ensayo y error. La hibridación supone un medio de comunicación,
o de retroalimentación, mucho más veloz y eficiente entre plantas y
humanos; al permitir que los humanos concierten sus matrimonios,
el maíz puede descubrir de forma precisa en una sola generación qué
características necesita para prosperar.

El hecho de mostrarse tan servicial es la razón por la que el maíz
ha conseguido tanta atención humana y tanto hábitat. Las poco corrientes relaciones sexuales de la planta, tan propicias a la interven-
ción humana, le han permitido adaptarse a mundos tan distintos como
el de los nativos americanos (y, a su vez, a sus diferentes mundos, desde el sur de México hasta Nueva Inglaterra), el de los colonos, los pioneros y los esclavos, y el de todas aquellas sociedades consumidoras de
maíz que se han ido sucediendo desde el primer humano que se topó
con aquel insólito teocinte.

Pero de todos los entornos humanos a los que el maíz ha conseguido adaptarse es el nuestro —el del capitalismo industrial de consumo, es decir, el de los supermercados y las franquicias de comida

rápida— el que sin duda representa su más extraordinario logro evolutivo hasta la fecha. Y es que para prosperar en la cadena alimentaria industrial hasta semejante extremo el maíz tuvo que recurrir a nuevos e inverosímiles trucos. Tuvo que adaptarse no solo a los humanos, sino también a sus máquinas, cosa que consiguió aprendiendo a crecer tan recto, tieso y uniforme como un soldado. Tuvo que multiplicar su rendimiento exponencialmente, lo que consiguió aprendiendo a crecer hombro con hombro con otras plantas de maíz —hasta 30.000 por cada 4.000 metros cuadrados—. Tuvo que desarrollar su apetito por los combustibles fósiles (en forma de fertilizantes petroquímicos) y su tolerancia a diversos químicos sintéticos. Pero antes de dominar todos estos trucos y hacerse un hueco a la deslumbrante luz del capitalismo el maíz tuvo que convertirse en algo jamás visto en el mundo de las plantas: un tipo de propiedad intelectual.

El sexo libre que practica el maíz y que antes he descrito permitió a la gente hacer prácticamente lo que le viniese en gana con la genética del maíz excepto poseerla, un gran problema para una planta que quiera ser capitalista. Si cruzase dos plantas de maíz para crear una variedad dotada de un rasgo especialmente deseable, podría venderte mis semillas especiales, pero solo una vez, porque el maíz que obtendrías a partir de ellas produciría muchas más semillas especiales, gratis e indefinidamente, lo que en poco tiempo me dejaría fuera del negocio. Es difícil controlar los medios de producción cuando el producto que estás vendiendo puede reproducirse indefinidamente. Este es uno de los sentidos en los que resulta difícil compatibilizar los imperativos de la biología con los del negocio.

Difícil, pero no imposible. A comienzos del siglo XX los cultivadores americanos de maíz averiguaron cómo tener bajo control firme la reproducción del maíz y cómo proteger la semilla de posibles copias. Descubrieron que cuando cruzaban dos plantas de maíz procedentes de líneas endogámicas —de ascendientes que exclusivamente se hubiesen autopolinizado durante varias generaciones—, la descendencia híbrida exhibía algunas características muy poco habituales. En primer lugar, todas las semillas de esa primera generación (F-1, en el lenguaje de los criadores) producían plantas genéticamente idénticas, un rasgo que, entre otras cosas, facilita la mecanización. En segundo lugar, esas plantas mostraban heterosis, o «vigor híbrido»: mejores cosechas que las de sus padres. Y, lo que es más importante, se dieron cuenta de que las semillas producidas por estas semillas no se «hacían realidad», las plantas de la segunda generación (F-2) se parecían poco a las de la primera. En concreto sus cosechas caían en picado hasta un tercio, con lo que sus semillas prácticamente no tenían ningún valor.

El maíz híbrido proporcionó así a sus cultivadores algo que ninguna otra planta podía darles en aquella época: el equivalente biológico a una patente. Los granjeros tenían que comprar nuevas semillas cada primavera; en lugar de depender de la reproducción de sus plantas, lo hacían de una compañía. La compañía, que por primera vez se aseguraba recuperar su inversión en el cultivo, colmó de atenciones al maíz —I+D, promoción, publicidad— y la planta respondió multiplicando su fecundidad año tras año. Con el advenimiento del híbrido F-1, una tecnología con el poder de reconstruir la naturaleza a imagen y semejanza del capitalismo, el *Zea mays* entró en la era industrial y, con el tiempo, se trajo consigo toda la cadena alimentaria americana.

2

La granja

Un granjero, 129 comensales

Ponerse al volante de un trepidante tractor International Harvester de 1975 que arrastra una sembradora de ocho surcos y aspecto arácnido a través de un campo de maíz de Iowa a principios de mayo es como tratar de gobernar un barco en un ondulante mar de chocolate negro. Lo más difícil es mantener el cacharro en línea recta, eso y oír las instrucciones que el granjero sentado a tu lado te lanza a gritos, teniendo en cuenta que ambos lleváis bolitas de clínex insertadas en las orejas para amortiguar el rugido del motor. Cuando uno se pone al timón de un barco, trata de seguir la dirección que le indica la brújula o busca algún punto de referencia en la costa; cuando uno planta maíz, trata de seguir el surco que ha dejado en el suelo el disco giratorio dispuesto al final del brazo de acero enganchado a la sembradora que ha pasado previamente. Si nos desviásemos de la línea, las hileras de maíz se torcerían y terminarían separándose o montándose unas sobre otras. En cualquier caso, nos ganaríamos las mofas de los vecinos y nuestra cosecha quedaría dañada. Y la cosecha, calculada en kilos por hectárea, es la medida de todo aquí, en el país del maíz.

El tractor que estaba conduciendo pertenecía a George Naylor, que lo compró nuevo a mediados de los setenta cuando a sus veintisiete años regresó a Greene County (Iowa) para encargarse de la granja de 130 hectáreas de su familia. Naylor es un voluminoso hombre de cara redonda y barba gris y desaliñada. Al teléfono, su voz gra-

45

ve y sus lapidarias afirmaciones («¡Eso no es más que un enorme montón de mierda! ¡Solo *The New York Times* podría ser tan estúpido para creer que la organización Farm Bureau sigue hablando en nombre de los granjeros norteamericanos!») me llevaron a pensar en alguien considerablemente más intratable que el tímido individuo que se bajó de la cabina del tractor para recibirme en medio del campo aquel día, bajo un cielo plomizo que amenazaba lluvia. Naylor llevaba puesta la típica gorra de béisbol de los granjeros, una camisa de gamuza amarilla y uno de esos petos a rayas azules, como los que suelen vestir los obreros del ferrocarril, la prenda menos intimidatoria que jamás se haya puesto un hombre. Mi primera impresión fue más la de un oso torpón que la de un fiero populista de la pradera, pero pronto descubriría que Naylor podía ser ambas cosas, porque bastaba con decir «Cargill» o «Earl Butz»* para provocar la transformación.

Esta parte de Iowa posee uno de los suelos más ricos del mundo, una encostrada capa de marga aluvial de casi 60 centímetros de grosor. El depósito inicial se produjo hace diez mil años, con el retroceso del glaciar de Wisconsin, y se incrementó a razón de entre dos y cinco centímetros por década con la pradera —*big bluestem,* cola de zorro, esparto y pasto varilla—. Esta tierra fue una pradera de hierba alta hasta mediados del siglo XIX, cuando el arado de los colonos quebró por primera vez el tepe. El abuelo de George, un minero que quería mejorar la vida que le había tocado en suerte, se mudó con su familia a Iowa desde Derbyshire (Inglaterra) en los años ochenta del siglo XIX. La visión de esa tierra levantándose bajo la cuchilla de su arado, arremolinándose a su paso como la negra estela de un barco, debió de alimentar su confianza, y con razón: no importa lo profundo que caves o lo lejos que llegue tu mirada, siempre te encontrarás con este magnífico oro negro. Lo que no es posible ver es todo ese suelo que ya no está, que se fue con el agua o el viento cuando el tepe se quebró; esa corteza superior de 60 centímetros probablemente empezó teniendo más de un metro.

---

* Cargill es una multinacional dedicada entre otras cosas a la fabricación y comercialización de alimentos y productos agrícolas. Earl Butz fue secretario de Agricultura con Richard Nixon y Gerald Ford. *(N. del T.)*

Desde 1919, cuando el abuelo de George la compró, la historia de la granja Naylor sigue el curso de la historia de la agricultura norteamericana del siglo XX, con sus logros y sus desastres. Comienza con un granjero que mantenía a su familia con una docena de especies de plantas y animales diferentes. También dispondría de una buena cantidad de maíz, pero además habría frutas y otras verduras, así como avena, heno y alfalfa para alimentar a los cerdos, las vacas, los pollos y los caballos (estos últimos eran los tractores de aquella época). Cuando el abuelo de Naylor llegó a Churdan, uno de cada cuatro estadounidenses vivía en una granja; su tierra y su trabajo proporcionaban suficiente comida para alimentar a su familia y a otros doce ciudadanos. Menos de un siglo después, el número de estadounidenses que siguen dedicándose a las tareas del campo no llega a dos millones y cultivan lo suficiente para alimentarnos a todos los demás. Lo que esto significa es que el nieto de Naylor, plantando exclusivamente maíz y semillas de soja en una granja bastante normal de Iowa, es tan asombrosamente productivo que, en efecto, llega a alimentar a 129 personas. En términos de rendimiento por trabajador, los granjeros estadounidenses como Naylor son los seres humanos más productivos de todos los tiempos.

Aun así George Naylor está al borde de la ruina, y eso que le va mejor que a muchos de sus vecinos (en parte porque sigue conduciendo ese tractor de 1975). Y es que aunque su granja pueda alimentar a 129 personas, ya no es capaz de mantener a las cuatro que viven en ella: la granja Naylor sobrevive gracias al sueldo de Peggy Naylor (trabaja para una agencia de servicios sociales en Jefferson) y a un subsidio que llega anualmente desde Washington D.C. La granja Naylor tampoco puede alimentar a la familia Naylor tal como lo hacía en los tiempos del abuelo. Los cultivos de George son básicamente incomestibles; son productos que deben procesarse o servir de pienso para el ganado antes de que puedan alimentar a la gente. Hay agua por todas partes, pero ni una sola gota para beber: como la mayor parte de Iowa, que ha llegado a importar el 80 por ciento de su comida, la granja de George (aparte de su jardín, sus gallinas ponedoras y sus árboles frutales) es básicamente, en lo que respecta a la comida, un desierto.

Las 129 personas que dependen de George Naylor para su sustento son en su totalidad extraños que viven en el extremo opuesto de una cadena alimentaria tan larga, intrincada y oscura que no hay ninguna razón para que productor y consumidor sepan absolutamente nada el uno del otro. Si preguntásemos a uno de esos consumidores de dónde procede su bistec o su refresco, nos diría: «Del supermercado». Si preguntásemos a George Naylor para quién está cultivando todo ese maíz, nos respondería: «El complejo militar-industrial». Ambos tienen razón en parte.

Llegué a la granja de George como representante no electo del Grupo de los 129, llevado por la curiosidad de saber a quién y qué encontraría en el extremo opuesto de la cadena alimentaria que me mantiene vivo. No hay manera de saber si George Naylor, literalmente, está cultivando el maíz que alimenta al buey que se convertirá en mi filete o el que endulzará el refresco de mi hijo o el que aportará la docena aproximada de ingredientes de los que se compone su *nugget* de pollo. Pero dadas las complejas ramificaciones del destino de 25 kilogramos de maíz, las incontables desviaciones que deben tomar sus 9.000 granos en su dispersión a través del desbocado sistema alimentario nacional, tengo todos los números para que al menos uno de los granos cultivados en la granja Naylor —como el célebre átomo del último suspiro de Julio César— haya llegado hasta mí. Y si no hasta mí, seguro que hasta ustedes. Este campo de maíz de Iowa (y todos los que se le parecen) es el lugar del que sale la mayor parte de la comida en Estados Unidos.

SEMBRAR LA CIUDAD DEL MAÍZ

El día que aparecí por la granja iba a ser el único seco de toda la semana, así que George y yo pasamos la mayor parte de la jornada en la cabina del tractor, tratando de conocernos mejor mientras sembrábamos sus últimas 64 hectáreas de maíz; una o dos semanas después empezaría con la soja. Año tras año los dos cultivos se plantan por turnos en estos campos, lo que desde los años setenta se ha convertido en la rotación típica del Cinturón de Maíz (desde esa época la soja ha llegado a ser la segunda pata que sostiene el sistema alimentario industrial: también es pienso para el ganado y hoy en día ha conseguido colarse en dos terceras partes de todos los alimentos procesados).

Durante casi toda la tarde estuve sentado en un tosco cojín que George me apañó con unos sacos rugosos de semillas, pero después de un rato me dejó ponerme al volante.

Sembrar maíz —arriba y abajo y arriba otra vez, 800 metros en cada dirección— se parece menos a sembrar, incluso a conducir, que a coser una capa interminable o a llenar una página con la misma frase una y otra vez. La monotonía, acrecentada por el ruido de un motor diésel lejos ya de sus mejores años, resulta hipnótica después de un rato. Cada pasada sobre el campo, que no es del todo plano, representa otra media hectárea de maíz plantado, otras 30.000 semillas introducidas en uno de los ocho surcos labrados simultáneamente en la tierra por parejas de discos de acero inoxidable; después un rodillo cierra los surcos sobre las semillas.

La semilla que estábamos plantando era la Pioneer Hi-Bred's 34H31, una variedad que el catálogo describía como «un híbrido adaptable de sólida agronomía y elevado rendimiento potencial». La falta de autobombo, notable para lo que es habitual en un catálogo de semillas, refleja el hecho de que la 34H31 no contiene el «gen YieldGard», la línea de maíz modificado genéticamente por Monsanto que Pioneer está promocionando; en la misma página, la variedad modificada 34B98 promete «un extraordinario rendimiento potencial». A pesar de las promesas, Naylor, al contrario que muchos de sus vecinos, no planta OMG (organismos modificados genéticamente). Desconfía por instinto de la tecnología («Están jugando con tres mil millones de años de evolución») y no cree que valga la pena desembolsar los 25 dólares extra por saco (en tasas tecnológicas) que cuestan. «Claro que puedes obtener un aumento en la cosecha, pero lo que consigas ganar con ese maíz extra va directamente a cubrir el recargo por la semilla. No veo por qué tendría que estar blanqueando dinero para Monsanto.» Tal como Naylor lo ve, la semilla OMG no es más que el último capítulo de una vieja historia: los granjeros, ansiosos por aumentar sus cosechas, adoptan la última innovación, pero se encuentran con que son las compañías que las venden las que se llevan la mayor parte de las ganancias procedentes de la productividad del granjero.

Incluso sin la adición de transgenes que aportan características como la resistencia a los insectos, los híbridos F-1 estándares que

Naylor planta son maravillas tecnológicas, capaces de arrancar más de 4.500 kilos de maíz de 4.000 metros cuadrados de tierra de Iowa. Veinticinco kilos de granos son algo más de 4.500 kilos de comida por casi cada media hectárea; el campo que George y yo sembramos aquel día produciría 810.000 kilos de maíz. «No está mal para haberme pasado la jornada laboral sentado», pensé aquella tarde, aunque, por supuesto, quedaban varios días más de trabajo desde entonces hasta la recolección, en octubre.

Se puede contar la historia de esta granja siguiendo la curva siempre ascendente de la cosecha de maíz. Naylor no sabe cuánto maíz podía producir su abuelo, pero la media en 1920 era de unos 500 kilos por 4.000 metros cuadrados, aproximadamente la misma cosecha que obtenían los nativos norteamericanos. En aquella época el maíz se plantaba por puñados muy separados los unos de los otros, siguiendo el patrón de un tablero de ajedrez, de tal modo que los granjeros podían cultivar con facilidad entre áreas plantadas en cualquier dirección. La semilla híbrida llegó al mercado a finales de los años treinta, cuando su padre estaba al frente de la granja. «Se oían historias —gritó George sobre el estruendo del tractor—. Cómo le convencieron para cultivar unos 10.000 metros cuadrados con el nuevo híbrido y cómo, por todos los santos, cuando el viejo maíz caía, el híbrido seguía ahí erguido. Dobló las cosechas de mi padre hasta que llegó a conseguir de 1.700 a 2.000 kilos por cada 4.000 metros cuadrados en los cincuenta.» George ha vuelto a doblar esa cifra y algunos años obtiene hasta 5.000 kilos de maíz por cada 4.000 metros cuadrados. La única especie domesticada que ha conseguido multiplicar de semejante forma su productividad es la vaca frisona.

«Elevado rendimiento» es un concepto bastante abstracto y me preguntaba qué querría decir en lo que respecta a la planta: ¿más mazorcas por tallo?, ¿más granos por mazorca? Ninguna de las dos cosas, según me explicó Naylor. El mayor rendimiento de los híbridos modernos proviene principalmente del hecho de que pueden plantarse muy cerca los unos de los otros, 30.000 por cada 4.000 metros cuadrados y no los 8.000 de los tiempos de su padre. Plantar las viejas variedades de polinización abierta (no híbridas) de una forma tan densa provocaría que los tallos creciesen largos y débiles, ya que unos y otros se empujarían para conseguir la luz del sol; al final las plantas se vendrían abajo. Los híbridos se han criado para poseer tallos más gruesos y sistemas de raíces más fuertes, la mejor manera de mantenerse erguidos entre la muchedumbre y soportar la recolección mecánica. Básicamente los híbridos modernos toleran lo que para el maíz sería el equivalente a la vida en la ciudad, al crecer entre las multitudes sin sucumbir al estrés urbano.

Cabe pensar que la competición entre individuos podría amenazar la tranquilidad de una metrópoli tan atestada, pero el campo de maíz moderno está formado por una turba de lo más ordenada. Esto se debe a que, al tratarse de híbridos F-1, cada planta que hay en él es genéticamente idéntica a las otras. Como ninguna ha heredado rasgos que le proporcionen una ventaja sobre las demás, recursos tan preciosos como la luz del sol, el agua y los nutrientes del suelo se comparten de forma equitativa. No hay plantas de maíz alfa que puedan acaparar la luz o el fertilizante. Resulta que la verdadera utopía socialista se encuentra en un campo de plantas híbridas F-1.

Iowa empieza a mostrar un aspecto algo distinto si pensamos en sus campos y su descontrolada expansión como en ciudades de maíz; a su manera esta tierra está tan densamente poblada como Manhattan, y por la misma razón: maximizar el valor de los bienes inmuebles. Quizá no haya demasiado pavimento por aquí, pero no se trata de un paisaje cualquiera. Aunque cualquier definición razonable de Iowa lo calificaría de estado rural, está desarrollado más a fondo que muchas ciudades: solo un 2 por ciento de la tierra estatal continúa siendo lo que fue en otros tiempos (una pradera de hierba alta), mientras que cada metro cuadrado del territorio restante ha sido completamente reconstruido por el hombre. Lo único que falta en este paisaje de fabricación humana es... el hombre.

ESPECIES QUE DESAPARECEN

Podríamos acusar a la explosión demográfica del maíz en lugares como Iowa de ser la responsable de la expulsión no solo de otras plantas, sino también de los animales e, incluso, también de las personas. Cuando el abuelo de Naylor llegó a América, la población de Greene County se acercaba a su cota más alta: 16.467 personas. Según el censo, ha caído hasta las 10.366. Hay muchas razones que explican la despoblación del Cinturón Agrícola estadounidense, pero buena parte de la culpa —o del mérito, según el punto de vista de cada cual— hay que atribuírsela al triunfo del maíz.

Cuando el abuelo de George Naylor era agricultor, la típica granja de Iowa constituía el hogar para familias enteras de especies de animales y plantas diferentes, y el maíz era tan solo la cuarta más común. Los caballos eran la primera (en 1920 únicamente había 225 tractores en Estados Unidos), seguida de las vacas, los pollos y, a continuación, el maíz. Después del maíz iban los cerdos, las manzanas, el heno, la avena, las patatas y las cerezas; muchas granjas de Iowa también cultivaban trigo, ciruelas, uvas y peras. Esta diversidad permitía a la granja no solo autoabastecerse sustancialmente —y no me refiero en exclusiva a los granjeros, sino también al suelo y al ganado—, sino resistir la caída en el mercado de cualquiera de esos cultivos. El paisaje resultante era asimismo totalmente distinto al que hoy podemos apreciar en Iowa.

«Había cercas por todas partes —recordaba George— y, por supuesto, pastos. Todo el mundo tenía ganado, así que grandes áreas de la granja se mantenían verdes casi todo el año. Normalmente la tierra nunca permanecía tan desnuda a lo largo de tanto tiempo.» Hoy en día, durante buena parte del año, desde la recolección en octubre hasta la aparición del maíz a mediados de mayo, Greene County es negro, una gran pista oscura no mucho más hospitalaria para la vida salvaje que el asfalto. Incluso en mayo el único verdor que uno puede encontrar es el de los fosos de césped que rodean las casas, las estrechas franjas de hierba que separan unas granjas de otras y las cunetas de las carreteras. Las cercas se retiraron cuando los animales se marcharon, algo que comenzó a ocurrir en los años cincuenta y sesenta, o cuando empezaron a vivir bajo techo, como han hecho los cerdos de Iowa; ahora los cerdos se pasan la vida en cobertizos de aluminio, aposentados en sus estercoleros. En primavera Greene County se convierte en un paisaje monótono, vastos campos de labranza tan solo interrumpidos por un cada vez más pequeño número de edificios, islas de madera blanca y hierba verde cada vez más solitarias, náufragos abandonados a su suerte en la negrura del mar. Sin cercas ni setos que los frenen, comenta Naylor, los vientos soplan en Iowa con más fiereza que en otros tiempos.

El maíz no es el único responsable de la remodelación de este paisaje: después de todo, fue el tractor el que dejó sin trabajo a los caballos, y detrás se fueron los campos de avena y parte de los pastos. Pero el maíz fue el cultivo que llenó los bolsillos del granjero, así que cuando sus rendimientos empezaron a aumentar, a mediados de siglo, resultó muy tentador conceder al cultivo milagroso más y más tierra. Por supuesto, todos y cada uno de los granjeros de Estados Unidos estaban pensando lo mismo (las políticas gubernamentales los habían animado a ello), lo que inevitablemente dio como resultado el descenso del precio del maíz. Cabe pensar que la caída de los precios habría llevado a los granjeros a plantar menos maíz, pero la economía y la psicología de la agricultura funcionan de tal manera que ocurrió justo lo contrario.

En los años cincuenta y sesenta la creciente marea de maíz barato hizo que comenzase a ser más rentable engordar el ganado en cebaderos y no en el campo, y criar las gallinas en factorías gigantes y no en corrales. Los granjeros de Iowa que poseían ganado no podían competir con los animales de factoría que su propio maíz barato había contribuido a generar, así que las gallinas y las vacas desaparecieron de las granjas, y con ellas los pastos, los campos de heno y las cercas. En su lugar los granjeros plantaron mayores volúmenes de la planta que podían cultivar en más cantidad: maíz. Y cuando el precio del maíz bajó, plantaron un poco más para cubrir gastos y quedarse a la par. En los años ochenta la diversificada familia que vivía en la granja se había convertido en historia en Iowa y el maíz era el rey.

(Plantar maíz en la misma tierra año tras año trajo consigo, como era previsible, plagas de insectos y enfermedades, así que desde los años setenta los granjeros de Iowa empezaron a alternar el maíz con la soja, una legumbre. En los últimos tiempos, sin embargo, al haber caído los precios de la soja y haberse incrementado las enfermedades relacionadas con ella, algunos granjeros están volviendo a practicar la arriesgada rotación que alterna «maíz con maíz».)

Con la ayuda de sus aliados humanos y botánicos (es decir, la política agraria y la soja), el maíz expulsó de la tierra a los animales y los cultivos que les servían de alimento, y no dejó de expandirse por sus prados, pastos y campos. A continuación procedió a expulsar a la gente. Y es que la radicalmente simplificada granja de maíz y soja no requiere ni mucho menos tanta mano de obra humana como la vieja granja diversificada, sobre todo cuando el granjero puede recurrir a sembradoras de 16 surcos y a herbicidas químicos. Un hombre puede manejar por sí solo una mayor cantidad de hectáreas si están dedicadas a un monocultivo y, al no tener animales de los que ocuparse, puede tomarse el fin de semana libre e incluso considerar la posibilidad de pasar el invierno en Florida.

«Cultivar maíz consiste solo en conducir tractores y rociar», me dijo Naylor; el número de días dedicados a conducir y rociar que se necesitan para cultivar 200 hectáreas de maíz comercial probablemente puede contarse en semanas. Así que las granjas se hicieron más grandes y con el tiempo la gente, que de todos modos no podía mantenerse allí más por culpa de la constante caída del precio del maíz, se marchó a otra parte, cediendo el campo a la hierba monstruosa.

Churdan es prácticamente una ciudad fantasma. La mayor parte de las ventanas de su calle principal están cerradas a cal y canto. La barbería, el mercado de abastos y el cine local han cerrado en los últimos años; hay un café y un pequeño mercado escasamente surtido que de alguna forma aguantan, pero casi todo el mundo se desplaza 16 kilómetros hasta Jefferson para comprar sus provisiones o aprovecha para coger leche y huevos cuando para a repostar gasolina en el Kum & Go. En la escuela de enseñanza media quedan tan pocos alumnos que no es posible montar un equipo de béisbol ni una banda de música, y hacen falta cuatro institutos locales para completar un solo equipo de fútbol americano: los Rams de Jefferson-Scranton-Paton-Churdan. Prácticamente el único negocio en marcha que sigue en pie es el silo que se alza en la otra punta de la ciudad como un rascacielos de cemento sin ventanas. Si resiste es porque, con o sin gente, el maíz sigue llegando todos los años y cada vez en mayor cantidad.

Ahí va el sol

Me he pasado un poco simplificando la historia; la rápida ascensión del maíz no fue tan autopropulsada como la he contado. Como en otros muchos casos de triunfadores norteamericanos «hechos a sí mismos», cuanto más te acercas a estos héroes, con más facilidad ves al gobierno federal echándoles una mano —una patente, un monopolio, una exención de impuestos— en situaciones críticas. En el caso del maíz, el héroe botánico que he descrito como osado y ambicioso fue de hecho subvencionado de un modo crucial, tanto económica como biológicamente. Hay una buena razón para que en Iowa me encontrase con granjeros que no sentían el menor respeto por el maíz y que nos comentaron disgustados que la planta se ha convertido en «una reina de las prestaciones sociales».*

El momento decisivo de la historia moderna del maíz, que a su vez marca un momento decisivo en la industrialización de nuestra comida, puede fecharse con bastante precisión el día de 1947 en el que la enorme planta de municiones de Muscle Shoals (Alabama) pasó a fabricar fertilizante químico. Después de la guerra el gobierno se encontró con un gigantesco excedente de nitrato de amonio, el principal ingrediente en la fabricación de explosivos. Y resulta que el nitrato de amonio es también una extraordinaria fuente de nitrógeno para las plantas. Se pensó seriamente en rociar los bosques de Estados Unidos con ese excedente químico para ayudar a la industria maderera. Pero los ingenieros agrónomos del Departamento de Agricultura tuvieron una idea mejor: diseminar el nitrato de amonio en las tierras de labranza como fertilizante. La industria de los fertilizantes químicos (junto con la de los pesticidas, que se basan en gases venenosos desarrollados para la guerra) es producto de los esfuerzos del gobierno para adaptar su maquinaria bélica a tiempos de paz. Como dice la activista agrícola india Vandana Shiva en sus discursos: «Seguimos comiéndonos las sobras de la Segunda Guerra Mundial».

El maíz híbrido resultó ser uno de los grandes beneficiarios de

---

* *Welfare queen.* Expresión despectiva con la que en Estados Unidos se designa a las mujeres que acumulan subsidios sociales de forma fraudulenta. *(N. del T.)*

esta conversión. Se trata de la más glotona de las plantas, puesto que consume más fertilizante que cualquier otro cultivo. Y es que, aunque los nuevos híbridos poseían los genes para sobrevivir en las atestadas ciudades de maíz, los 4.000 metros cuadrados más fértiles de Iowa nunca podrían alimentar a 30.000 de esas hambrientas plantas sin llevar en poco tiempo su fertilidad a una situación de bancarrota. Para evitar que sus tierras se «empachasen de maíz» los granjeros de los tiempos del padre de Naylor rotaban cuidadosamente sus cultivos con legumbres (que aportan nitrógeno al suelo) y nunca plantaban maíz más de dos veces en el mismo campo durante cinco años; también reciclaban los nutrientes esparciendo el estiércol del ganado por sus campos de maíz. Antes de la llegada de los fertilizantes sintéticos, la cantidad de nitrógeno que había en el suelo limitaba estrictamente la cantidad de maíz que media hectárea de tierra podía soportar. Aunque los híbridos se introdujeron en los años treinta, no fue hasta que conocieron los fertilizantes químicos, en los años cincuenta, cuando las cosechas de maíz se dispararon.

El descubrimiento del nitrógeno sintético lo cambió todo, no solo para la planta de maíz y la granja, no solo en el sistema alimentario, sino también en el modo en el que se comporta la vida en la tierra. Toda forma de vida depende del nitrógeno, es la piedra angular a partir de la cual la naturaleza ensambla aminoácidos, proteínas y ácido nucleico; la información genética que organiza y perpetúa la vida está escrita en tinta de nitrógeno (por eso los científicos dicen que el nitrógeno aporta la calidad de vida, mientras que el carbono proporciona la cantidad de vida). Pero el suministro de nitrógeno utilizable en la tierra es limitado. Aunque la atmósfera del planeta es nitrógeno en alrededor de un 80 por ciento, todos esos átomos están estrechamente emparejados, son no reactivos y por lo tanto inservibles; el químico del siglo XIX Justus von Liebig habló de la «indiferencia del nitrógeno atmosférico por todo el resto de sustancias». Para servir de alguna utilidad a las plantas y los animales, estos ensimismados átomos de nitrógeno deben dividirse y juntarse con átomos de hidrógeno. Los químicos denominan este proceso de recoger átomos de la atmósfera y combinarlos para formar moléculas útiles para los seres vivos «fijación» de ese elemento. Hasta que un químico judío alemán llamado

Fritz Haber descubrió cómo hacerlo en 1909, todo el nitrógeno utilizable en la tierra había venido siendo fijado por bacterias del suelo que vivían en las raíces de las plantas leguminosas (como los guisantes, la alfalfa o las acacias) o, con menos frecuencia, por la descarga de un rayo, que puede romper los enlaces de nitrógeno en el aire, liberando así una suave lluvia de fertilidad.

Vaclav Smil, un geógrafo que ha escrito un fascinante libro sobre Fritz Haber titulado *Enriching the Earth*, apuntó que «no hay forma de que las plantas o el cuerpo humano crezcan sin nitrógeno». Antes del invento de Fritz Haber, la cantidad de vida que la tierra podía soportar —el volumen de cultivos y por tanto el número de cuerpos humanos— estaba limitado por la cantidad de nitrógeno que las bacterias y los rayos podían fijar. En 1900 los científicos europeos reconocieron que, de no hallarse un modo de incrementar ese nitrógeno que se daba de forma natural, el crecimiento de la población humana pronto alcanzaría un terrible punto muerto. El hecho de que unas décadas más tarde los científicos chinos admitiesen eso mismo es lo que probablemente obligó a China a abrirse a Occidente: tras el viaje de Nixon en 1972 el primer gran pedido que realizó el gobierno chino fueron 13 enormes fábricas de fertilizantes. Sin ellas China probablemente habría muerto de hambre.

Por eso quizá no resulte exagerado afirmar, como hace Smil, que el proceso Haber-Bosch (Carl Bosch aparece acreditado por comercializar la idea de Haber) para fijar el nitrógeno es el invento más importante del siglo XX. Smil estima que dos de cada cinco humanos no estarían hoy vivos de no ser por el invento de Fritz Haber. Es fácil imaginar un mundo sin ordenadores o sin electricidad, apunta Smil, pero sin fertilizantes sintéticos miles de millones de personas nunca habrían llegado a nacer. Como sugieren estas cifras, probablemente los humanos firmamos una especie de pacto fáustico con la naturaleza cuando Fritz Haber nos dio el poder de fijar el nitrógeno.

¿Fritz Haber? No, yo tampoco había oído hablar de él, y eso que en 1920 recibió el Nobel por «mejorar los estándares de la agricultura y el bienestar de la humanidad». Pero la razón de que haya permanecido en la oscuridad tiene menos que ver con la importancia de su trabajo que con el desagradable giro que dio su vida, lo que nos recuerda los turbios vínculos que existen entre la guerra moderna y la industria agrícola. Durante la Primera Guerra Mundial Haber colaboró activamente con Alemania y su química mantuvo vivas las esperanzas de victoria. Después de que Gran Bretaña cortase el suministro de nitratos (un ingrediente esencial para la fabricación de explosivos) que, procedentes de las minas chilenas, llegaban a Alemania, la tecnología de Haber permitió al país continuar fabricando bombas a partir de nitrato sintético. Más tarde, conforme la guerra se iba enfangando en las trincheras de Francia, Haber puso su genio químico al servicio del desarrollo de gases venenosos, amoníaco y después cloro (posteriormente desarrolló el Zyklon B, el gas que se utilizó en los campos de concentración de Hitler). El 22 de abril de 1915, escribe Smil, Haber se encontraba «en el frente dirigiendo el primer ataque con gas de la historia militar». Su «triunfal» regreso a Berlín se echó a perder días más tarde cuando su esposa, también química, harta de la contribución de su marido a la campaña bélica, utilizó la pistola del ejército de Haber para suicidarse. Aunque más adelante Haber se convertiría al cristianismo, sus orígenes judíos le obligaron a huir de la Alemania nazi en los años treinta; murió arruinado en un hotel de Basilea en 1934. Quizá porque la historia de la ciencia la escriben los vencedores, el capítulo de Fritz Haber ha sido prácticamente borrado del siglo XX. Ni siquiera hay una placa que indique el lugar en el que realizó su gran descubrimiento en la Universidad de Karlsruhe.

La historia de Haber encarna las paradojas de la ciencia: el arma de doble filo que es nuestra capacidad para manipular la naturaleza, el bien y el mal que pueden surgir no solo del mismo hombre, sino del mismo conocimiento. Haber trajo al mundo una fuente de fertilidad vital y también una nueva y terrible arma; como escribió su biógrafo, «la misma ciencia y el mismo hombre hicieron ambas cosas». Pero esta dualidad, que distingue su carácter de benefactor de la agricultura del de fabricante de armas químicas, resulta demasiado simplista, porque se ha demostrado que incluso los beneficios que aportó tienen sus pros y sus contras.

Cuando la humanidad adquirió el poder de fijar el nitrógeno, la fertilidad del suelo dejó de depender por completo de la energía del sol para vincularse a los combustibles fósiles. El proceso Haber-Bosch funciona combinando nitrógeno e hidrógeno bajo una temperatura y una presión inmensos en presencia de un catalizador. Para conseguir el calor y la presión hacen falta prodigiosas cantidades de electricidad, y el hidrógeno proviene del petróleo, del carbón o, de forma más habitual hoy en día, del gas natural, todos ellos combustibles fósiles. Es cierto que estos combustibles fósiles fueron creados por el sol hace miles de millones de años, pero no son renovables como la fertilidad creada por una legumbre que se nutre de la luz solar (en realidad ese nitrógeno lo fija una bacteria que vive en las raíces de la legumbre y que aporta el nitrógeno que la planta necesita a cambio de un poquito de azúcar).

El día de 1950 en que el padre de George Naylor esparció su primer cargamento de fertilizante de nitrato de amonio, la ecología de su granja sufrió una revolución silenciosa. Aquel ciclo local de fertilidad regido por el sol en el que las legumbres alimentaban al maíz que alimentaba al ganado que, a su vez (con su estiércol) alimentaba al maíz se había roto. Ahora podía plantar maíz todos los años y en tantas hectáreas como desease, puesto que ya no necesitaba las legumbres ni el estiércol. Podía comprar fertilidad por sacos, fertilidad que había sido producida mil millones de años atrás en la otra punta del mundo.

Liberada de sus viejas limitaciones biológicas, la granja podía a partir de entonces regirse según los principios industriales, como una fábrica que transforma *inputs* de materia prima —fertilizante químico— en *outputs* de maíz. Como la granja ya no necesita generar y conservar su propia fertilidad manteniendo una diversidad de especies, el fertilizante sintético despeja el camino a los monocultivos, lo que permite al granjero trasladar la economía de escala y la eficacia mecánica de una fábrica a la naturaleza. Si, como algunas veces se ha dicho, el descubrimiento de la agricultura representó la primera caída del hombre desde su «estado de naturaleza», entonces el descubrimiento de la fertilidad sintética es sin duda la segunda. La fijación del nitrógeno permitió a la cadena alimentaria abandonar la lógica de la biología y abrazar la de la industria. En lugar de alimentarse exclusivamente del sol, la humanidad comenzó entonces a beber petróleo.

El maíz se adaptó de forma brillante a su nuevo régimen industrial consumiendo prodigiosas cantidades de energía procedente de combustibles fósiles y produciendo cantidades aún más prodigiosas de energía alimentaria. Más de la mitad del nitrógeno que se fabrica se dedica al maíz, cuyas variedades híbridas pueden hacer mejor uso de él que cualquier otra planta. Cultivar maíz, que desde un punto de vista biológico siempre había consistido en atrapar la luz del sol para transformarla en comida, se ha convertido en gran medida en un proceso que consiste en transformar los combustibles fósiles en comida. Este cambio explica el color de la tierra: si Greene County ha dejado de ser verde durante la mitad del año se debe a que el granjero que puede comprar fertilidad sintética ya no necesita cultivos de cobertura para atrapar el equivalente a un año entero de luz solar; se ha enchufado a una nueva fuente de energía. Si sumamos el gas natural del fertilizante a los combustibles fósiles necesarios para fabricar los pesticidas, mover los tractores y recolectar, secar y transportar el maíz, vemos que para cultivar 25 kilos de maíz comercial se necesita el equivalente a entre un litro y un litro y cuarto de petróleo, o unos 190 litros de petróleo por 4.000 metros cuadrados de maíz (algunas estimaciones son mucho más altas). Dicho de otro modo, hace falta más de una caloría de energía procedente de combustibles fósiles para producir una caloría alimentaria; antes de la llegada de los fertilizantes químicos la granja de Naylor producía más de dos calorías de energía alimentaria por cada caloría de energía invertida. Desde el punto de vista de la eficiencia industrial, es una pena que no podamos bebernos directamente el petróleo.

Ecológicamente se trata de un modo de producir comida extraordinariamente caro, pero ya no se opera «ecológicamente». Mientras la energía procedente de los combustibles fósiles sea tan barata y fácil de conseguir, tiene sentido en términos económicos producir maíz de esta manera. El viejo sistema de cultivo de maíz —utilizando la fertilidad extraída del sol— quizá fuese el equivalente biológico a una comida gratis, pero el servicio era mucho más lento, y las porciones, mucho más escasas. En la fábrica el tiempo es dinero y el rendimiento lo es todo.

Uno de los problemas de las fábricas, en comparación con los sistemas biológicos, es que tienden a contaminar. Aunque el maíz tiene mucha hambre de combustible fósil, los granjeros siguen dándole

para todo el mundo excepto para el granjero. Yo esperaba que George Naylor me ayudase a entender lo siguiente: si en la actualidad se está plantando en Estados Unidos tal cantidad de maíz que el mercado no paga lo que cuesta producirlo, ¿por qué iba un granjero en sus cabales a plantar una sola hectárea de maíz más?

La respuesta es complicada, como después sabría, pero tiene algo que ver con la perversa economía de la agricultura, que parece desafiar las leyes clásicas de la oferta y la demanda; tiene un poquito que ver con la psicología de los granjeros, y tiene todo que ver con las políticas agrarias, que sufrieron una revolución más o menos en la época en la que George Naylor se estaba comprando el primer tractor. Los programas agrícolas del gobierno, en otro tiempo diseñados para limitar la producción y mantener los precios (y por tanto a los granjeros), fueron reajustados sin hacer ruido para aumentar la producción y bajar los precios. Dicho de otro modo, en lugar de mantener a los granjeros, durante la administración Nixon el gobierno empezó a mantener el maíz a expensas de los granjeros. El maíz, que ya era el beneficiario de un subsidio biológico en forma de nitrógeno sintético, recibiría también un subsidio económico, lo que aseguraba su triunfo final sobre la tierra y el sistema alimentario.

El punto de vista de Naylor respecto a la política agraria cobró forma gracias a una historia que su padre solía contarle. Tiene lugar durante el invierno de 1933, en lo más profundo de la depresión agrícola. «Fue entonces cuando mi padre llevó su maíz a la ciudad y se encontró con que el silo, que el día anterior pagaba a 10 centavos los 25 kilos, ni siquiera lo compraba.» El precio del maíz había caído hasta cero. «Los ojos se le llenaban de lágrimas siempre que hacía el recuento de los vecinos que habían perdido sus granjas en los años veinte y treinta», me contó Naylor. La política agraria estadounidense se forjó durante la Depresión no para animar a los granjeros a producir más comida para una nación hambrienta, como al parecer mucha gente cree, sino para rescatar a los granjeros de los desastrosos efectos de cultivar demasiada comida, mucha más de la que la población podía permitirse comprar.

Y es que desde que la gente empezó a dedicarse a la agricultura, los años de las vacas gordas han supuesto un desafío tan severo como los de las flacas, ya que los excedentes provocan el desplome de los precios y arruinan a los granjeros, que volverán a ser necesarios cuando, inevitablemente, regresen los años malos. En lo que respecta a la comida, la naturaleza puede mofarse de la economía clásica de la oferta y la demanda; la naturaleza en forma de buen o mal tiempo, por supuesto, pero también la naturaleza del cuerpo humano, cuya capacidad de consumo de comida tiene un límite, por muy abundante que sea la oferta. Si vamos al Antiguo Testamento, vemos que las comunidades desarrollaron varias estrategias para equilibrar las destructivas oscilaciones de la producción agrícola. La política agraria recomendada por la Biblia consistía en crear una reserva de grano. Con eso no solo se garantizaba que cuando las sequías o las plagas arruinasen una cosecha seguiría habiendo comida, sino también que los granjeros mantenían su economía saneada retirando la comida del mercado cuando la cosecha era abundante.

Esto es más o menos lo que los programas agrarios del New Deal intentaron llevar a cabo. El gobierno estableció un precio objetivo para las mercancías almacenables como el maíz basado en el coste de la producción, y cuando el precio de mercado caía por debajo de ese precio objetivo, al granjero se le daba la posibilidad de elegir. En lugar de verter el maíz a un mercado débil (y debilitarlo así aún más), el granjero podía obtener un préstamo del gobierno —utilizando su maíz como aval— que le permitía almacenar el grano hasta que los precios se recuperasen. Llegado ese momento, el granjero vendía el maíz y devolvía el préstamo; si los precios del maíz seguían bajos, podía optar por quedarse con el dinero prestado y, como compensación, entregar al gobierno el maíz, que entonces se introducía en algo que llegó a denominarse, de un modo algo pintoresco, el «granero siempre normal». Otros programas del New Deal, como los que administraba el Servicio de Conservación del Suelo, buscaban evitar la sobreproducción (y la erosión del suelo) animando a los granjeros a que pusiesen en barbecho sus tierras ambientalmente más sensibles.

El sistema, que continuó funcionando más o menos hasta poco antes de que George Naylor regresase a la granja en los años setenta,

hizo un buen trabajo evitando que los precios del maíz se desploma-
sen ante el rápido incremento de las cosechas en el siglo xx. Los excedentes se mantuvieron fuera del mercado gracias a esos «préstamos
sin aval personal», que costaron relativamente poco al gobierno,
ya que en su mayor parte fueron devueltos al final. Y cuando los precios subieron, como consecuencia del mal tiempo por ejemplo, el gobierno vendió el maíz de su granero, lo que contribuyó tanto a pagar
los programas agrarios como a suavizar las inevitables oscilaciones de
precios.

He dicho que el sistema continuó funcionando «más o menos»
hasta los años setenta porque a comienzos de los cincuenta una campaña para desmantelar los programas agrarios del New Deal consiguió calar, y cada una de las leyes agrarias que se sucedieron desde
entonces retiró una viga de la estructura que los sustentaba. Casi desde el principio la política de sostenimiento de precios y limitación de
la producción se granjeó poderosos enemigos: partidarios de la economía del *laissez-faire* que no veían por qué la agricultura debía tratarse de un modo diferente de cualquier otro sector económico; procesadores de alimentos y exportadores de grano que se aprovechaban
de la sobreproducción y los bajos precios de los cultivos, y una coali-
ción de líderes políticos y empresariales que por diversas razones consideraban que Estados Unidos, por su propio bien (o, al menos, por el
bien de los propios líderes), no debía tener tantos granjeros.

Los granjeros de Estados Unidos llevaban tiempo siendo un problema político para Wall Street y Washington; en palabras del historiador Walter Karp, «al menos desde la Guerra Civil, los ciudadanos
estadounidenses más indisciplinados, más independientes, más repu-
blicanos habían sido los pequeños agricultores». Empezando por la
revuelta populista de los años noventa del siglo xix, los granjeros habían hecho causa común con el movimiento obrero, colaborando
para controlar el poder de las compañías. El incremento de la productividad agrícola supuso una oportunidad de oro para los tradicionales
adversarios de los agricultores. Como Estados Unidos podía alimentarse ya con un menor número de granjeros, había llegado el momento de «racionalizar» la agricultura dejando que el mercado hiciese
bajar los precios y los obligase a abandonar la tierra. Así que Wall Street

y Washington se propusieron introducir cambios en las políticas agrarias que iban a desatar una «plaga de maíz barato» (en palabras de George Naylor, un hombre que responde bastante al modelo del viejo populista rural) cuyas consecuencias están a nuestro alrededor; de hecho, están en nuestro interior.

EL SABIO DE PURDUE

Earl «Rusty» Butz, segundo secretario de Agricultura de Richard Nixon, probablemente hizo más que cualquier otro individuo por orquestar la plaga de maíz barato de la que hablaba George Naylor. En todos los artículos que aparecieron sobre él en los periódicos, y los hubo a cientos, el nombre de Earl Butz, un vociferante economista especializado en agricultura de la Universidad de Purdue y constante proveedor de titulares, aparecía invariablemente acompañado del calificativo «pintoresco». Su manera de hablar directa y su humor de taberna convencieron a mucha gente de que era el amigo de los granjeros, pero su presencia en el consejo de Ralston Purina probablemente ofrecía una pista más fiable de hacia dónde se dirigían sus simpatías. Aunque se le recuerda principalmente fuera del ámbito agrícola por la broma racista que le costó el puesto durante las elecciones de 1976,* Butz revolucionó la agricultura americana contribuyendo a cimentar la cadena alimentaria sobre el maíz barato.

Butz asumió el control del Departamento de Agricultura durante el último período de la historia estadounidense en el que los precios de los alimentos llegaron a subir tanto como para calentar realmente el clima político; su legado iba a consistir en asegurarse de que eso no volviese a ocurrir jamás. En el otoño de 1972 Rusia, que había sufrido una serie de cosechas desastrosas, adquirió 30 millones de toneladas de grano americano. Butz había ayudado a cerrar la venta con

---

* La broma a la que se refiere el autor y que Butz soltó en petit comité durante un vuelo a California es la siguiente: «Lo único que busca la gente de color son coños apretados, zapatos holgados y un sitio caliente donde cagar». Cuando uno de sus interlocutores hizo público el comentario, Butz dimitió de su cargo. *(N. del T.)*

la esperanza de dar un empujón a los precios de los cultivos y así meterse en el bolsillo republicano a los granjeros refractarios que estaban tentados de votar a George McGovern. El plan funcionó a las mil maravillas: el inesperado aumento de la demanda, que coincidió con una racha de mal tiempo en el Cinturón Agrícola, llevó los precios a cotas históricas. Fueron esos precios los que convencieron a George Naylor de que podría irle bien con la granja de su familia.

La venta de grano a los rusos en 1972 y el consiguiente repunte en los ingresos de los granjeros aquel otoño contribuyeron a que Nixon se asegurarse el voto agrícola para su reelección, pero para el año siguiente esos precios se habían extendido a través de la cadena alimentaria hasta llegar al supermercado. En 1973 la tasa de inflación de los alimentos alcanzó su máximo histórico y las amas de casa empezaron a organizar protestas en los supermercados. Los granjeros sacrificaban sus polluelos porque no podían permitirse el lujo de comprar comida, y el precio de la carne se situó más allá del alcance de los consumidores de clase media. Algunos alimentos comenzaron a escasear; la carne de caballo empezó a dejarse ver en ciertos mercados. «¿Por qué se teme por la comida en el país de la abundancia?» fue uno de los titulares del *U. S. News and World Report* aquel verano. A Nixon se le venía encima una revuelta de los consumidores y envió a Earl Butz a sofocarla. El sabio de Purdue se puso a trabajar rediseñando el sistema alimentario estadounidense, rebajando los precios y aumentando enormemente la producción de los granjeros. El viejo sueño del agronegocio (materias primas más baratas) y de la clase política (granjeros menos rebeldes) se convertía en la política oficial del gobierno.

Las intenciones de Butz no eran ningún secreto: exhortó a los granjeros a que sembraran sus campos «de cerca a cerca» y les advirtió de que debían «crecer o desaparecer». Creía que las granjas más grandes eran más productivas, así que empujó a los granjeros a fusionarse («adaptarse o morir» era otro de sus credos) y a verse a sí mismos no como granjeros, sino como «agroempresarios». Haciendo algo menos de ruido, Butz desmanteló el régimen agrario de sostenimiento de precios del New Deal, una tarea que se vio facilitada por el hecho de que los precios de la época eran muy altos. Abolió el «granero siempre normal» y, gracias a la Ley Agraria de 1973, empezó a reemplazar el sistema de sostenimiento de precios a través de préstamos, adquisición de grano por parte del gobierno y barbechos del New Deal por un nuevo sistema de pagos directos a los granjeros.

El paso de los préstamos a los pagos directos no parece algo demasiado trascendental; en ambos casos el gobierno se comprometía a garantizar que el granjero recibiría un precio determinado por cada saco de maíz si los precios flojeaban. Pero, de hecho, pagar directamente a los granjeros por la bajada del precio del maíz era algo revolucionario, como sus partidarios sin dudan entendieron. Habían retirado el suelo bajo los pies del precio del grano. En lugar de mantener el maíz al margen de un mercado en caída, como habían hecho los viejos programas de préstamos y el granero federal, los nuevos subsidios animaban a los granjeros a vender su maíz a cualquier precio, ya que el gobierno abonaría la diferencia. O, como terminó ocurriendo, parte de la diferencia, puesto que desde entonces prácticamente todas las leyes agrarias han rebajado el precio objetivo con el fin de conseguir, según se dijo, que el grano estadounidense fuese más competitivo en los mercados internacionales (desde los años ochenta los grandes compradores de grano, como Cargill y Archer Daniels Midland [ADM], metieron mano en la elaboración de las leyes agrarias, que, como era de prever, pasaron a reflejar sus intereses más fielmente que los de los granjeros). En lugar de apoyar a los granjeros el gobierno subvencionaba ahora el maíz que cada uno de ellos fuese capaz de cultivar, y los granjeros, presionados para ir a todo gas, fueron capaces de cultivar maíz a espuertas.

LA CURVA NAYLOR

No está nada claro si los granjeros estadounidenses saben exactamente qué es lo que los golpeó, ni siquiera ahora. La retórica de la competitividad y del libre mercado convenció a muchos de ellos de que el maíz barato sería su salvación, y varias presuntas organizaciones de granjeros se dejaron embaucar por las virtudes del maíz barato. Pero desde el apogeo de los precios del maíz a comienzos de los setenta los ingresos agrarios han bajado de forma constante, junto con los propios precios del maíz, obligando a millones de granjeros a endeudarse hasta las cejas y llevando a miles de ellos a la bancarrota cada semana. El porcentaje de la cosecha de maíz estadounidense destinado a la exportación casi no se ha movido del 20 por ciento aproximadamente, a pesar de la caída de precios. Según las estimaciones de la Universidad de Iowa State, cultivar 25 kilos de maíz cuesta en Iowa unos 2,50 dólares; en octubre de 2005 los silos locales estaban pagando 1,45 dólares, así que el granjero medio de Iowa está vendiendo su maíz por un dólar menos de lo que le cuesta cultivarlo. Y sin embargo, el maíz sigue llegando, cada vez en más cantidad.

¿Cómo es posible?

George Naylor ha estudiado esta cuestión y ha dado con una respuesta convincente. A menudo le piden que participe en conferencias sobre la crisis agraria y que testifique en vistas relacionadas con la política agraria, donde muchas veces presenta un gráfico que él mismo ha dibujado para explicar el misterio. Lo llama la «curva Naylor» («¿Te acuerdas de la curva Laffer? Bueno, pues esta es parecida, solo que es verdad»). Básicamente pretende mostrar por qué la caída de los precios agrícolas obligó a los granjeros a incrementar la producción desafiando cualquier conducta económica racional.

«Los granjeros que se enfrentan a una caída de precios solo tienen una opción si quieren ser capaces de mantener su nivel de vida, pagar las facturas y amortizar la deuda, y es producir más.» Una familia de granjeros necesita una cierta cantidad de dinero líquido al año para mantenerse, y si el precio del maíz cae, la única manera de subsistir es vender más maíz. Naylor dice que los granjeros obsesionados por aumentar sus cosechas terminan degradando sus campos, arando y plantando en tierras marginales o aplicando más nitrógeno, cualquier cosa con tal de sacar unos cuantos kilos más del suelo. Pero cuantos más kilos produce un granjero, más bajan los precios, lo que supone otro giro en la perversa espiral de la sobreproducción. Aun así, los granjeros insisten en medir su éxito en kilos por hectárea, una medida según la cual siempre están mejorando, incluso si se arruinan.

«El mercado libre nunca ha funcionado en la agricultura y nunca lo hará. La economía de una familia de granjeros es muy diferente de la de una empresa: cuando los precios bajan, la empresa puede despedir a la gente, parar las fábricas y producir menos artilugios. Con el tiempo, el mercado encontrará un nuevo equilibrio entre la oferta y la demanda. Pero la demanda de comida no es elástica; la gente no come más solo porque la comida sea barata. Y despedir a los agricultores no ayuda a reducir la oferta. Tú puedes despedirme, pero no puedes despedir a mis tierras, porque algún otro agricultor que necesite más dinero líquido o piense que es más eficiente que yo vendrá y las cultivará. Incluso si cierro el negocio, esta tierra seguirá produciendo maíz.»

Pero ¿por qué maíz y no otra cosa? «Estamos en el peldaño más bajo de la cadena alimentaria industrial, utilizando esta tierra para producir energía y proteínas, en su mayor parte para alimentar a los animales. El maíz es el medio más eficaz para producir energía, y la soja, el más eficaz para producir proteínas. —Naylor descarta de plano la idea de pasarse a cualquier otro cultivo—. ¿Y qué voy a cultivar aquí? ¿Brócoli? ¿Lechugas? Hemos invertido a largo plazo en maíz y soja; el silo es el único comprador de la ciudad y solo me paga por el maíz y por la soja. El mercado me está pidiendo que cultive maíz y soja. Punto.» Y también se lo está pidiendo el gobierno, que calcula los pagos de su subsidio basándose en su cosecha de maíz.

Así que la plaga de maíz barato sigue en marcha, empobreciendo a los granjeros (tanto aquí como en los países a los que lo exportamos), degradando la tierra, contaminando el agua y sangrando a la Tesorería Federal, que se está gastando hasta 5.000 millones de dólares al año en subvencionar el maíz barato. Y aunque los cheques del subsidio van a parar al granjero (y representan cerca de la mitad de sus ingresos netos), a quien el Tesoro está subvencionando en realidad es a los compradores de todo ese maíz barato. «La agricultura siempre estará organizada por el gobierno; la cuestión es ¿organizada en beneficio de quién? La respuesta es Cargill y Coca-Cola. No el granjero, desde luego.»

Aquella tarde, después de que George y yo hubiésemos hablado de política agrícola durante más tiempo de lo habría creído posible, sonó el teléfono; su vecino Billy necesitaba que le echase una mano con una sembradora de maíz que se había quedado atascada. Mientras conducía hacia allí Naylor me contó alguna que otra cosa sobre Billy. «Tiene todos los últimos juguetes: la sembradora de doce surcos, la semilla Roundup Ready, la nueva cosechadora John Deere. —George puso los ojos en blanco—. Billy está endeudado hasta las cejas.» George cree que ha conseguido sobrevivir en su granja esquivando las deudas, cuidando de su viejo tractor y su cosechadora, y evitando caer en la trampa de la expansión.

Billy, un tipo algo obtuso de unos cincuenta años, tocado con la gorra de una marca de semillas sobre su pelo canoso cortado a cepillo, parecía bastante alegre para haber perdido la mañana tratando de apañar un cable roto de su tractor. Mientras George y él trabajaban en ello eché un vistazo al cobertizo, repleto de equipo agrícola de última generación, y le pregunté qué pensaba sobre el maíz Bt que estaba plantando —un maíz modificado genéticamente para producir su propio pesticida—. Billy pensaba que era la mejor de las semillas: «Estoy sacando 5.500 kilos por cada 4.000 metros cuadrados con esta semilla —alardeó—. ¿Cuánto sacas tú, George?».

George admitió que estaba sacando algo menos de cinco toneladas, pero era demasiado educado para decir lo que sabía, o sea, que seguramente estaba ganando más dinero por hectárea cultivando menos maíz de un modo más barato. Pero en Iowa es el hombre que tiene la mayor cosecha el que se gana el derecho a fanfarronear, aunque se esté arruinando.

Detecté el brillo del morro cromado de un tráiler asomando por la puerta de un cobertizo y le pregunté a Billy por él. Me explicó que tenía que llevar su cargamento a larga distancia para mantener la granja a flote. «Tengo que conducir el camión grande para pagar todos mis juguetes», dijo riéndose entre dientes.

George me lanzó una mirada como diciendo «Un poco patético, ¿no?». Más que patético, me resultaba doloroso pensar en todo lo que ese granjero tenía que hacer para conservar su granja. Me hizo recordar la frase de Thoreau: «Los hombres se han convertido en las herramientas de sus herramientas». Y me pregunté si durante esos viajes por la Interestatal 80 a altas horas de la noche Billy pensaría mucho en cómo había llegado a ese punto y en para quién estaba trabajando en verdad. ¿El banco? ¿John Deere? ¿Monsanto? ¿Pioneer? ¿Cargill? Aunque 5.500 kilos de maíz constituyen un logro asombroso, a Billy no le hacían ni mucho menos tanto bien como a todas esas compañías.

Y también está, por supuesto, el propio maíz, que si tuviese opinión sin duda se quedaría maravillado ante lo absurdo de todo esto —y ante su inmensa suerte—. Y es que el maíz ha sido eximido de las leyes habituales de la naturaleza y la economía, que poseen severos mecanismos para mantener a raya proliferaciones tan salvajes y descontroladas. En la naturaleza la población de una especie se dispara hasta que agota sus suministros de comida; entonces se desploma. En el mercado el suministro excesivo de una mercancía hace bajar los precios hasta que ese excedente termina por ser consumido o hasta que deja de tener sentido seguir produciéndola. En el caso del maíz, los humanos hemos trabajado duramente para liberarlo de ambas restricciones, incluso si eso significa arruinarse cultivándolo y consumiéndolo tan deprisa como nos sea posible.

3

El silo

El cielo gris claro dejaba caer una ligera llovizna aquella tarde de primavera en la que visité el silo de Jefferson (Iowa), al que George
Naylor llevaba su maíz todos los meses de octubre. Los silos, las únicas
construcciones verticales en millas a la redonda en esta parte de Iowa,
parecen abigarrados grupos de edificios de oficinas de cemento sin
ventanas, pero aquel día el tono del cielo reducía el contraste y hacía
que aquellos grandes cilindros resultasen casi invisibles. Mi coche tra-
queteó al pasar sobre las vías del tren y dejó atrás un cartel blanco y
verde que rezaba COOPERATIVA DE GRANJEROS DE IOWA, y entonces vi
algo que destacaba en aquella monotonía gris, una brillante pirámide
amarilla del tamaño de una carpa de circo plantada junto a la base del
silo: una inmensa pila de maíz abandonada ahí fuera, bajo la lluvia.

La cosecha del año anterior había sido extraordinaria en esta parte del Medio Oeste; la pila representaba lo que había quedado de los
millones de kilos de maíz que habían desbordado los silos en octubre. Incluso entonces, siete meses después, seguía habiendo un exceso
de maíz, y hasta vi una máquina que parecía una escalera mecánica
portátil verter varias toneladas de grano en un vagón. Mientras rodeaba la gran pila empecé a apreciar que había granos dorados por
todas partes, incrustados en el barro bajo el peso de neumáticos y botas, flotando en los charcos producidos por la lluvia, apisonados sobre
los raíles de acero. La mayor parte de este grano se envía a las granjas
industriales y a las plantas de proceso, así que a nadie le preocupa demasiado si está más o menos limpio. De todas maneras era difícil no

darse cuenta al ver toda esa comida desparramada aquí y allá de que algo no iba bien.

Aquella tarde conocí en Ames a un ingeniero agrónomo de origen mexicano llamado Ricardo Salvador, profesor en la Universidad de Iowa State, que me contó que había reaccionado de un modo parecido la primera vez que vio granos de maíz cubriendo las carreteras de Iowa en octubre; los granjeros transportan su maíz a la ciudad en grandes carretas abiertas que culean sobre las carreteras del condado dispersando una pequeña lluvia de granos amarillos a su paso. «Si le soy sincero, sentí repugnancia. En México, incluso hoy en día, no se deja el maíz tirado en el suelo; se considera casi un sacrilegio.» Me envió un pasaje de un escritor del siglo XVI, Fray Bernardino de Sahagún, que había registrado el respeto reverencial de los aztecas por el maíz:

> Si veían granos de maíz seco desperdigados por el suelo, los recogían rápidamente diciendo: «Nuestro sustento sufre, yace llorando. Si no lo recogiésemos, nos acusaría ante nuestro Señor. Diría: "Oh, Señor nuestro, este vasallo no me recogió cuando yacía desperdigado en el suelo. ¡Castígalo!". O quizá deberíamos morir de hambre».

La reacción del ingeniero agrónomo, como la mía, tiene algo que ver con el hecho de que confundimos el maíz como alimento con el maíz como mercancía, cuando resulta que son dos cosas sutil pero fundamentalmente distintas. Lo que George Naylor cultiva y lo que compone la pila que hay junto al silo es «maíz n.º 2», una mercancía internacionalmente reconocida que se cultiva en todas partes (y en ninguna en particular), un bien fungible con el que se comercia y se especula, y que está aceptado como un tipo de capital en todo el mundo. Y aunque es cierto que el maíz n.º 2 se parece al maíz que solemos comer y desciende directamente del maíz que los aztecas de Bernardino de Sahagún adoraban como fuente de la vida, se trata más de una materia prima industrial —y una abstracción— que de un alimento. Los granos son difíciles de comer, pero si los sumergimos en agua durante varias horas, veremos que su sabor se parece menos al del maíz que al de una harina con un leve gusto a maíz.

En realidad hay diversos tipos de maíz amontonados en esa pila: el

Pioneer Hi-Bred 34H31 de George Naylor mezclado con el 33P67 modificado genéticamente de su vecino; maíz cultivado con atrazina mezclado con maíz cultivado con metolacloro. El maíz n.º 2 es un mínimo común denominador; todo lo que se dice en su descripción es que la humedad que contiene no supera el 14 por ciento y que menos del 5 por ciento de sus granos muestra daños causados por los insectos. Más allá de esto, es un maíz sin cualidades; la cantidad es en realidad lo único que importa. Un maíz así no es algo por lo que mostrar un respeto reverencial, ni tan siquiera afecto, y no hay nadie en Iowa, excepto el algo avergonzado ingeniero agrónomo, que lo haga.

El maíz comercial, que es tanto una abstracción económica como un hecho biológico, fue inventado en Chicago en los años cincuenta del siglo XIX.* Anteriormente se compraba y se vendía en sacos de arpillera. La mayoría de las veces los sacos llevaban el nombre de la granja en la que se había cultivado el maíz. Era posible seguir el trayecto de un saco desde una granja de Iowa hasta el molino de Manhattan en el que se molía y se convertía en comida o hasta el establo de Brooklyn donde se utilizaba para alimentar a una vaca. Esto marcaba la diferencia. Durante la mayor parte de la historia los granjeros tuvieron que pensar en los compradores de sus cultivos y preocuparse de que su maíz llegara al lugar adecuado en el momento justo, antes de que se echase a perder o lo robaran por el camino o de que el precio se desplomase. Los granjeros también tenían que preocuparse por la calidad de su maíz, ya que los clientes pagaban después de probar lo que había en el saco. Antes de 1850, en Estados Unidos el granjero era el propietario de sus sacos de maíz hasta el momento en el que un comprador lo recibía, asumiendo así el riesgo de que algo fuese mal en el camino desde la granja a la mesa o al comedero. Para bien o para mal aquel saco de arpillera vinculaba al comprador de maíz de cualquier lugar de Estados Unidos con un determinado granjero que cultivaba un determinado trozo de tierra.

Con la llegada de los ferrocarriles y la invención de los silos (básicamente un gran almacén vertical que se llena por medio de una

---

* Me baso en *Nature's Metropoli. Chicago and the Great West* (1991), el excelente informe sobre la invención de las mercancías agrícolas que llevó a cabo William Cronon. *(N. del A.)*

cinta transportadora y se vacía a través de una espita), los sacos se convirtieron repentinamente en un problema. Lo lógico pasó a ser llenar los vagones y los silos con la ayuda de cintas transportadoras y tratar el maíz no como un determinado número de paquetes que alguien tenía que transportar, sino como un líquido que, en efecto, podía bombearse mecánicamente y mezclarse para dar lugar a un gran río dorado. El río de maíz fluiría desde las granjas hasta el mercado de Chicago para después llegar a los compradores de todo el mundo. Pero antes de aceptar este nuevo maíz sin referencias ni especificaciones, los compradores tendrían que asegurarse de algún modo de su calidad.

El gran avance se produjo en 1856, cuando la Cámara de Comercio de Chicago instauró un sistema de clasificación. A partir de entonces se garantizaba que cualquier maíz con el número 2 era igual de bueno que cualquier otro maíz con el número 2. Así que, mientras se ajustase a los estándares de la Cámara de Comercio, ya no había ninguna razón para preocuparse por cuál era el lugar del que provenía el maíz o quién lo cultivaba. Como este estándar era bastante bajo (especificaba niveles aceptables de daños provocados por insectos, suciedad, y materia externa y humedad), los cultivadores podían dedicar sus energías a producir cosechas cada vez más grandes. Antes del sistema industrial había un montón de cualidades que hacían que los granjeros se enorgulleciesen de sus cultivos: grandes mazorcas, granos gruesos, hileras rectas, colores variados; incluso la altura de sus plantas de maíz se convirtió en motivo de orgullo. Ninguna de esas características tenía ya importancia: «kilos por hectárea» era la única fanfarronada que se podía escuchar. Entonces nadie fue capaz de anticiparlo, pero la decisión de la Cámara de Comercio de Chicago desvió la evolución del *Zea mays*. Desde entonces la trayectoria de la descendencia de la especie la guiaría una sola cualidad: el rendimiento. O lo que es lo mismo, la calidad de la cantidad.

La invención del grano industrial cortó todos los vínculos entre el productor de un alimento y su consumidor final. Una mercancía es como un filtro que despoja de cualidades e historias la cosecha de un determinado granjero y su granja. Cuando George Naylor lleva su carga al silo de Jefferson, que en plena temporada de cosecha funciona veinticuatro horas al día los siete días de la semana, su maíz se

pesa y se clasifica, se le ingresa en la cuenta el precio por kilo establecido para ese día, y la preocupación de Naylor por su cultivo —su
responsabilidad hacia él; de hecho, toda su relación con él— termina
un año más.

En unas horas el maíz de Naylor se une a las corrientes de maíz
que salen de las granjas de sus vecinos. Más adelante este afluente fluye
desde Jefferson County hasta el río de maíz que discurre en su mayor
parte hacia el este y hacia el sur, desde Iowa hasta introducirse en las
enormes fauces del sistema alimentario americano (buena parte de ese
maíz fluye más al sur, hasta México). Al ver el maíz caer a chorro en el
interior de un vagón decorado con el logo azul y amarillo de Cargill,
un vagón que pronto se uniría a un tren de más de una milla de largo
con una carga de 11.200 toneladas de maíz, empecé a ver adónde quería ir a parar George Naylor cuando me dijo para quién estaba cultivando su maíz: «El complejo militar-industrial».

La inmensa pirámide de maíz que vi en Jefferson es, por supuesto, tan solo una diminuta parte de una montaña de maíz infinitamente más grande que cada otoño se dispersa en miles de silos alrededor
de todo el Cinturón de Maíz estadounidense. Esa montaña es el producto de la asombrosa eficiencia de los cultivadores de maíz, que
—con su tecnología, maquinaria, genética híbrida y simple habilidad— pueden sacar cinco toneladas de maíz de casi media hectárea
de tierra en Iowa. Todo esto es algo que podemos ver con nuestros
propios ojos si nos damos una vuelta por ahí durante la cosecha. Lo
que resulta mucho más difícil de ver es que todo ese maíz es también
producto de las políticas gubernamentales, que sobre todo se han dedicado a hacer crecer esa montaña y a reducir su precio.

El que firma la Cooperativa de Granjeros de Iowa no es el único
cheque que George Naylor recibirá este otoño por su cultivo de maíz.
Obtiene un segundo cheque del Departamento de Agricultura de
Estados Unidos (USDA), alrededor de 28 centavos por cada 25 kilos
sea cual sea el precio de mercado del maíz y bastante más en el caso
de que caiga por debajo de un determinado umbral. Digamos que el
precio de 25 kilos baja hasta 1,45 dólares, como ocurrió en octubre
de 2005. Como el precio orientativo oficial (llamado «índice de préstamo») en Greene County está establecido en 1,87 dólares, el gobier-

no enviaría en este caso a los granjeros otros 0,42 dólares en «pagos por déficit», lo que suma un total de 0,70 dólares por cada 25 kilos de maíz que sean capaces de cultivar. Considerados en su conjunto, estos pagos federales suponen cerca de la mitad de los ingresos del cultivador de maíz medio en Iowa y representan aproximadamente un cuarto de los 19.000 millones de dólares de los contribuyentes estadounidenses que cada año se destinan a los granjeros.

Este sistema está diseñado para mantener la producción alta y los precios bajos. De hecho, está diseñado para hacer que los precios bajen siempre, puesto que al entregar pagos por déficit a los granjeros (y no préstamos para mantener los precios, como ocurría con el sistema anterior) los anima a producir todo el maíz que puedan para después volcarlo en el mercado sea cual sea su precio, una práctica que inevitablemente hace que los precios bajen todavía más. Y si los precios bajan, la única manera de que un granjero como George Naylor consiga evitar que sus ingresos decaigan es producir todavía más maíz. De este modo, la montaña sigue creciendo: de 100 millones de toneladas en 1970 a los 250 millones de toneladas en 2006. Mover esa montaña de maíz barato —encontrar gente y animales que lo consuman, coches que lo quemen, nuevos productos que lo absorban y naciones que lo importen— se ha convertido en la principal misión del sistema alimentario industrial, puesto que la oferta de maíz supera con creces la demanda.

Otra manera de ver esa pila de 250 millones de toneladas de maíz comercial —la de un naturalista—* es considerar que la agricultura industrial ha introducido un nuevo y enorme stock de biomasa en el entorno, creando el equivalente a un desequilibrio, una especie de vacío inverso. La ecología nos enseña que siempre que un exceso de materia orgánica aparece en la naturaleza todas las criaturas grandes y pequeñas se ofrecen a consumirla, con lo que a veces llega a crear cadenas alimentarias totalmente nuevas. En este caso las criaturas que se están dando un festín con el excedente de biomasa son tanto metafóricas como reales: están las compañías de agronegocio, los mercados extranjeros e industrias completamente nuevas (como la del etanol),

* Véase Manning (2004). *(N. del A.)*

y después están los científicos expertos en alimentos, el ganado y los consumidores humanos, así como la habitual colección de microorganismos (como la bacteria *E. Coli* O157:H7).

Lo que implica la absorción de este exceso de biomasa contribuye en gran medida a explicar varios fenómenos aparentemente inconexos: desde el auge de las granjas industriales hasta la industrialización de nuestra comida, desde la epidemia de obesidad y el número de casos de intoxicación por alimentos hasta el hecho de que en el país donde el *Zea mays* fue originalmente domesticado los *campesinos** descendientes de quienes lo domesticaron están perdiendo sus granjas porque el maíz importado que fluye hasta ellos desde el norte ha llegado a ser demasiado barato. La naturaleza del maíz que hay en esa pila es tan proteica y paradójica que librarse de él podría fomentar tanto la obesidad como el hambre.

Cuando llegué a Iowa, mi plan consistía en seguir de algún modo el maíz de George Naylor en su tortuoso camino hasta nuestros platos y nuestros cuerpos. Debería haber sabido que seguir el rastro de un simple saco de maíz comercial es tan difícil como seguir el de un vaso de agua que se ha vertido en un río. Para complicar todavía más las cosas, el río dorado de maíz comercial estadounidense, a pesar de su anchura, pasa por un minúsculo número de manos empresariales. Aunque las compañías no lo dirán, se estima que entre Cargill y ADM compran probablemente alrededor de un tercio de todo el maíz que se cultiva en Estados Unidos.

Esas dos compañías son las que ahora guían cada paso del maíz a lo largo del camino: proporcionan pesticidas y fertilizantes a los granjeros; manejan la mayor parte de los silos de Estados Unidos (la cooperativa de Naylor, cuyos propietarios son sus miembros, es una excepción); negocian y se encargan de los envíos de la mayor parte de las exportaciones; realizan moliendas secas y húmedas; alimentan al ganado y después sacrifican esos animales cebados con maíz; fermentan el etanol, y elaboran el jarabe de maíz alto en fructosa y el resto de los innumerables

* En castellano en el original. *(N. del T.)*

79

derivados del maíz n.º 2. Ah, sí, y también ayudan a escribir muchas de las reglas que rigen todo este juego, ya que Cargill y ADM ejercen una considerable influencia sobre las políticas agrícolas de Estados Unidos. Más incluso que los granjeros que reciben los cheques (y las culpas políticas por canjearlos), estas compañías son las auténticas beneficiarias de los subsidios «agrícolas» que hacen que el río de maíz barato siga fluyendo. Cargill es la mayor compañía privada del mundo.

Cargill y ADM constituyen la cada vez más estrecha compuerta a través de la cual el gran río de maíz pasa cada año. Esa compuerta es también prácticamente invisible. Ninguna de las dos compañías vende productos directamente a los consumidores, así que no les interesa mucho cooperar con periodistas puesto que no van a sacar demasiado provecho de ello, por lo que raramente lo hacen. Ambas empresas se negaron a dejarme seguir el curso del río de maíz a través de sus silos, tuberías, tanques, camiones cisterna, cargueros, cebaderos, molinos y laboratorios en su complejo y cada vez más oscuro camino hacia nuestros cuerpos. El acceso a este segmento de nuestra cadena alimentaria está prohibido, según me explicaron, por «razones de seguridad alimentaria».

Aun así, es posible seguir unos kilos del maíz de George Naylor, siempre que estemos dispuestos a considerarlo como la mercancía que es; es decir, tratarlo no como una entidad física concreta que podamos coger con nuestras manos, sino como una cantidad genérica, fungible, que no difiere del resto de los kilos de maíz n.º 2 que viajan a bordo del tren de Cargill o de cualquier otro. Como el maíz de Naylor está mezclado con el resto del maíz cultivado este año, el destino de los granos de cualquiera de sus kilos reflejará, de forma más o menos precisa, el destino final de la totalidad del cultivo: exportación, ganado, jarabe de maíz alto en fructosa, etcétera.

Por tanto, ¿dónde acabarán esos 90.000 granos genéricos? Después de que los muelan y fraccionen, los procesen y exporten, y después de que pasen por las tripas de vacas, gallinas y cerdos, ¿a qué clase de comida darán lugar? Y —a riesgo de emplear una palabra que quizá resulte muy fuerte unida a algo tan saludable y americano como el maíz— ¿qué clase de estragos podrían causar esos 90.000 granos?

El lugar en el que acaba la mayoría de esos granos —tres de cada cinco aproximadamente— es la granja industrial estadounidense, un lugar que no podría existir sin ellos. Allí cientos de millones de cabezas de ganado que en otro tiempo vivieron en granjas familiares y ranchos se confinan en grandes cantinas donde consumen todo el maíz que puedan digerir de la cada vez más elevada montaña de excedentes y lo transforman en carne. Involucrar a la vaca en esta tarea ha requerido esfuerzos particularmente heroicos, puesto que, por su naturaleza, no come maíz. Pero la naturaleza aborrece los excedentes y el maíz debe consumirse. Aquí entra en escena el buey americano alimentado con maíz.

4

El cebadero

Fabricar carne (54.000 granos)

La metrópoli del ganado

El paisaje que el maíz ha llegado a conformar en el Medio Oeste norteamericano es inconfundible: constituye el segundo gran jardín americano, que se despliega a lo largo del verano como una absurdamente tupida alfombra verde a través de las vastas tierras que desaguan en el río Mississippi. La planta de maíz ha colonizado unos 325.000 kilómetros cuadrados del continente americano, un área dos veces mayor que el estado de Nueva York; incluso desde el espacio es imposible no verla. Sin embargo, hay que mirar más atentamente para reparar en algunos de los otros paisajes que el maíz comercial ha creado en lugares tan oscuros como Garden City (Kansas). Aquí, en las altas llanuras del oeste de Kansas, es donde se construyeron los primeros cebaderos norteamericanos a comienzos de los años cincuenta.

Al enfilar las rectilíneas carreteras de Finney County, la parduzca y desnuda pradera de enero de pronto se vuelve negra y geométrica, una cuadrícula urbana de rectángulos limitados por cercas de acero que se extiende hasta donde alcanza la vista —lo cual en Kansas es realmente lejos—. He dicho «de pronto», pero en realidad el cada vez más penetrante olor —un aroma cuyos ecos proustianos sin duda tienen más que ver con los servicios para hombres de una estación de autobuses que con las vacas del campo— venía anunciando la cercanía del cebadero desde hacía casi dos kilómetros. Y finalmente ahí estaba: POKY FEEDERS, POBLACIÓN: 37.000. Una inclinada subdivisión de corrales se extiende hacia el horizonte, cada uno de los cuales sirve de hogar a alrededor de un centenar de animales que están ahí parados con aire aburrido o tumbados en medio de un lodo grisáceo, si bien posteriormente uno cae en la cuenta de que no es en absoluto lodo. Los corrales bordean una red de carreteras sin pavimentar que giran alrededor de enormes lagunas de desechos hasta llegar al palpitante corazón del complejo y su punto de referencia: un molino de pienso que traquetea rítmicamente y que se alza imponente entre destellos plateados bajo la suave luz de la mañana como una catedral industrial en mitad de una bulliciosa metrópoli de carne. A un ritmo de doce horas al día y siete días a la semana, el molino transforma ruidosamente el río americano de maíz en pienso para el ganado.

Viajé a Poky a principios de enero con la algo improbable intención de visitar a uno de sus residentes, aunque mientras dirigía la proa de mi coche alquilado por el escarpado y negro mar de la bovinidad del cebadero empecé a preguntarme si aquello era realista. Iba en busca de un joven buey negro con tres franjas blancas en la cara al que había conocido el otoño anterior en un rancho de Vale (Dakota del Sur), 800 kilómetros al norte de allí. De hecho, el buey que esperaba encontrar me pertenecía: lo había comprado cuando solo era un ternero de ocho meses en el rancho Blair por 598 dólares. Y estaba pagando 1,60 dólares al día a Poky Feeders por su alojamiento, comida y medicinas.

Mi interés por ese buey no era estrictamente financiero, ni siquiera gustativo. No, mi principal interés por este animal era educativo. Quería aprender cómo consigue la cadena alimentaria industrial transformar kilos de maíz en filetes. ¿Cómo se hace para que una criatura tan poco dispuesta —puesto que la vaca es herbívora por naturaleza— contribuya a eliminar el excedente de maíz de Estados Unidos? La mayor parte de cada lote de 25 kilos de maíz comercial estadounidense (alrededor del 60 por ciento, unos 54.000 granos) se destina a alimentar al ganado, principalmente a los 100 millones de cabezas de ganado vacuno que hay en Estados Unidos: vacas, toros y bueyes que en otros tiempos pasaban la mayor parte de sus vidas pastando en praderas al aire libre.

El modo de vida de los animales destinados a la producción de alimentos en Estados Unidos ha sufrido una revolución en los años que han pasado desde la Segunda Guerra Mundial. Al mismo tiempo que gran parte de la población humana del país está abandonando el centro de las ciudades por las afueras, nuestros animales están viajando en la dirección contraria, abandonando las dispersas granjas que hay en lugares como Iowa por nuevas ciudades animales densamente pobladas. Estos lugares son tan distintos de las granjas y los ranchos que hizo falta inventar un nuevo término para designarlos: CAFO (Concentrated Animal Feeding Operation). Los nuevos paisajes, tanto el animal como el humano, eran producto de la política del gobierno. Los barrios periféricos de la posguerra nunca habrían llegado a construirse si no hubiese sido por el sistema de carreteras interestatales, así como por la G. I. Bill* y las hipotecas subvencionadas por el gobierno federal. La urbanización de la población animal de Estados Unidos nunca habría tenido lugar de no haber sido por la llegada del maíz barato subvencionado por el gobierno federal.

El propio maíz se aprovechó dos veces de la urbanización del ganado. Cuando los animales abandonaron la granja, el maíz ocupó el espacio que dejaron libre y rápidamente colonizó los prados y los pastos e incluso los corrales que una vez fueron territorio de los animales. Estos se marcharon simplemente porque los granjeros no podían competir con los CAFO. Al granjero cultivar maíz para pienso le costaba más de lo que a un CAFO le costaba comprarlo, por la sencilla razón de que el maíz comercial se vendía sistemáticamente por menos de lo que costaba cultivarlo. El maíz se aprovechó después de la expansión de las granjas industriales, y absorbió cantidades cada vez mayores de sus excedentes. El maíz se coló en la dieta de animales que no lo comían habitualmente (como el ganado vacuno) o que no lo comían en absoluto, como el salmón de piscifactoría, que ahora se criaba con vistas a que lo tolerase. Todo ese exceso de biomasa tenía que ir a parar a algún sitio.

La lógica económica de reunir tantos animales para cebarlos con

---

* Ley de 1944 que establecía una serie de medidas para facilitar la readaptación a la sociedad de los veteranos de guerra, como créditos para comprar una vivienda, subsidios de desempleo, ayudas a los estudios, etcétera. *(N. del T.)*

maíz barato en los CAFO resulta difícil de rebatir; esto ha hecho que la carne, que solía consumirse en ocasiones especiales en la mayor parte de los hogares norteamericanos, resulte tan barata y abundante que muchos la comemos tres veces al día. La lógica biológica que hay detrás de esta carne barata no resulta tan convincente. En su corta historia los CAFO ya han producido un sinfín de problemas ambientales y sanitarios: contaminación del aire y el agua, residuos tóxicos, patógenos nuevos y letales.

Criar animales en granjas mixtas pasadas de moda como la de los Naylor tenía sentido desde un punto de vista biológico: uno podía alimentar a los animales con los desechos de los cultivos y, al mismo tiempo, podía alimentar los cultivos con los desechos de los animales. De hecho, cuando los animales viven en granjas, la simple idea de desecho deja de existir; lo que hay en su lugar es un circuito cerrado ecológico, lo que retrospectivamente podríamos llamar «una solución». Una de las cosas más llamativas que llevan a cabo los cebaderos es (parafraseando a Wendell Berry) coger esta sencilla solución y dividirla limpiamente en dos nuevos problemas: uno de fertilidad en la granja (que debe remediarse con fertilizantes químicos) y uno de contaminación en el cebadero (que raramente llega a remediarse).

Este absurdo biológico, característico de todos los CAFO, incluye en los cebaderos de ganado vacuno un segundo absurdo. Allí hacemos que los animales a los que la selección natural dispuso para subsistir con hierba lo hagan con maíz —a costa de su salud, de la salud de la tierra y, al final, de la salud de quienes se los comerán— sin otro motivo que el hecho de que ofrece las calorías más baratas y de que la gran pila debe consumirse. Esta es la razón de que decidiese seguir el rastro del maíz comercial a partir de un buey y no, por ejemplo, de un pollo o un cerdo, que pueden arreglárselas bien con una dieta de grano: la corta e infeliz vida de un buey alimentado con maíz en un cebadero representa el triunfo definitivo del pensamiento industrial sobre la lógica de la evolución.

PASTORIL: VALE (DAKOTA DEL SUR)

El rancho Blair ocupa 2.200 hectáreas de verde y ondulada pradera unos cuantos kilómetros a las afueras de Sturgis (Dakota del Sur), a la sombra del Bear Butte. El sendero entre Bismarck y Deadwood cruzaba sus tierras justo hasta el norte del cerro, que se alza de forma espectacular sobre la llanura como un rechoncho signo de exclamación tan alto como un edificio de diez pisos. Todavía es posible leer en la turba las huellas que dejaron las diligencias a su paso y las cañadas en el siglo XIX. La propia turba adquiere en noviembre, cuando realicé mi visita, un lujoso pelaje de hierba entre amarillo y dorado que oscila bajo el constante azote del viento, salpicado de manchas negras que deambulan aquí y allá: vacas y terneros angus pastando.

Ed y Rich Blair dirigen lo que se denomina una explotación «vaca-ternera», la primera etapa en la producción de una hamburguesa y la que menos se ha visto modificada por la moderna industrialización de la carne. Mientras las industrias del cerdo y el pollo han consolidado el ciclo vital de estos animales bajo un solo techo, el ganado bovino sigue naciendo en cientos de miles de ranchos de propietarios independientes diseminados principalmente a lo largo del oeste. Aunque tan solo cuatro compañías cárnicas gigantes (IBP, filial de Tyson; Excel, filial de Cargill; Swift & Company, y National) son las que sacrifican y comercializan cuatro de cada cinco cabezas de ganado bovino que nacen en este país, esa concentración representa el cuello de un embudo que en la boca es tan ancho como las Grandes Llanuras. Esas compañías han llegado a la conclusión de que hace falta tanta tierra (y por tanto capital) para producir una ternera lista para el cebadero —un mínimo de cuatro hectáreas por cabeza— que les va a ir mucho mejor si dejan el rancho (y el riesgo) a los rancheros.

El buey número 534 pasó sus seis primeros meses en estos exuberantes pastos junto a su madre, la 9534. El número indica que fue la trigésimo cuarta vaca que nació en 1995; como ninguno de los miembros de su descendencia masculina se quedó por aquí el tiempo suficiente, todos ellos fueron bautizados como 534. Su padre era un angus registrado con el nombre de Gar Precision 1680, un toro que se distinguía por el tamaño y el veteado de los chuletones que producían sus descendientes. El único contacto entre Gar Precision y 9534 tuvo lugar por medio de un tubito de su semen encargado por correo a cambio de 15 dólares.

Nacido el 13 de marzo de 2001 en el establo destinado a maternidad que hay al otro lado de la carretera, 534 salió a los pastos junto a su madre en cuanto el ternero, de 36 kilos, se puso en pie y empezó a mamar. En pocas semanas comenzó a complementar la leche de su madre picoteando ensaladas compuestas básicamente por hierbas autóctonas: *western wheatgrass, little bluestem, buffalo grass* y *green needlegrass.*

Aparte del trauma que sufrió el sábado de abril en el que lo marcaron y castraron, uno se imagina que al echar la vista atrás 534 recordará esos seis meses como los buenos tiempos. Quizá sea insensato por nuestra parte creer que sabemos lo que experimenta una vaca, pero al menos podemos afirmar que un ternero que pasta en el campo está haciendo aquello para lo que la evolución lo preparó a conciencia. Sin embargo, por extraño que parezca, comer hierba es algo que, después de octubre, mi buey nunca volvería a tener la oportunidad de hacer.

La relación coevolutiva entre las vacas y la hierba es una de las maravillas de la naturaleza más infravaloradas, y da la casualidad de que también es la clave para entender prácticamente todo lo que tiene que ver con la carne moderna. La vaca mantiene y expande el hábitat de las hierbas, que han evolucionado para soportar el pasto de los rumiantes evitando que los árboles y los arbustos se afiancen y acaparando la luz del sol; el animal también extiende las semillas de las hierbas, las planta con sus pezuñas y las fertiliza con su estiércol. A cambio de estos servicios, las hierbas ofrecen a los rumiantes un abundante y exclusivo suministro de comida. Las vacas (como las ovejas, los bisontes y otros rumiantes) han desarrollado la especial habilidad de convertir la hierba —que criaturas con un solo estómago como nosotros no pueden digerir— en proteínas de alta calidad. Si pueden hacer esto es porque poseen el que sin duda es el órgano digestivo más desarrollado de la naturaleza: la panza. Este órgano, que tiene aproximadamente el tamaño de un balón medicinal, es esencialmente un tanque de fermentación de 170 litros en cuyo interior habitan las bacterias que se alimentan de hierba. Llevando una vida invisible en el extremo más alejado de la cadena alimentaria que culmina en una hamburguesa, estas bacterias han coevolucionado, como las hierbas, con la vaca a la que alimentan.

Ciertamente se trata de un excelente sistema para todos los implicados: para los pastos, para las bacterias, para los animales y para nosotros, que nos comemos esos animales. Si bien es cierto que pastar en exceso puede causar daños ecológicos a una pradera, en los últimos años los rancheros han adoptado patrones de pasto rotativos que reproducen de un modo más ajustado los del bisonte, un rumiante que pastó en estos mismos campos de una forma sostenible durante miles de años antes de que la vaca lo desplazase. De hecho, cada vez hay más ecologistas que creen que las tierras de los ranchos son más sanas si hay ganado en ellas, siempre que se mueva con frecuencia. El daño ecológico más grave asociado a la industria ganadera tiene lugar en el cebadero.

De hecho, producir carne a partir de hierba tiene, desde el punto de vista ecológico, muchísimo sentido: se trata de una cadena alimentaria sostenible, que funciona con energía solar y produce comida transformando la luz del sol en proteínas. Los cultivos en hileras también pueden realizar este truco, pero no en esta zona: en lugares como el oeste de Dakota del Sur la tierra es demasiado árida, fina y accidentada para permitir el cultivo sin emplear grandes cantidades de riego y químicos, y provocar una fuerte erosión. «Mi ganado puede comer forraje de baja calidad y convertirlo en un producto bastante apetecible —apuntó Rich Blair—. Si no tuviésemos animales rumiantes, todo esto —y señaló las grandes llanuras que se extendían desde su rancho en todas direcciones— sería el gran desierto norteamericano.»

Entonces ¿cómo es que el buey número 534 no ha probado ni una sola brizna de pasto de la pradera desde octubre? En una palabra, por velocidad; o, utilizando el término favorito de la industria, por «eficiencia». Sencillamente las vacas criadas con pasto necesitan más tiempo para alcanzar el peso de matanza que las que han llevado una dieta más rica, y desde hace medio siglo la industria se ha dedicado a acortar el tiempo que el ganado vacuno pasa en la Tierra. «En los tiempos de mi abuelo las vacas llegaban al matadero con cuatro o cinco años —me explicó Rich—. En los cincuenta, cuando mi padre estaba al frente del rancho, la edad bajó a dos o tres años. Ahora llegan allí con entre catorce y dieciséis meses.» Comida rápida, en efecto. Lo que hace que un buey pase de 36 a 495 kilos en catorce meses son enormes cantidades de maíz, proteínas y suplementos grasos, así como todo un arsenal de nuevos fármacos.

El destete marca el funesto momento en que la lógica natural, evolutiva, que representa un rumiante pastando, choca contra la lógica industrial que impulsará al animal en su raudo viaje hasta una caja de ternera destinada a la venta al mayor. Esta lógica industrial es racional e incluso irresistible: a fin de cuentas, ha logrado convertir la ternera en un alimento diario para millones de personas que en el pasado solo podían verla como un artículo de lujo. Y sin embargo, cuanto más sigue uno esta lógica racional, más probable es que empiece a preguntarse si no será también una completa locura.

En octubre, dos semanas antes de conocerlo, el buey 534 fue destetado de su madre. La del destete es quizá la época más traumática en un rancho, tanto para los animales como para los rancheros; tras separarlas de sus terneros, las vacas se deprimen y braman durante días, y los terneros, estresados por el cambio de circunstancias y de dieta, tienden a enfermar. El destete de los terneros se realiza por un par de razones: para que sus madres puedan tener más terneros (9534 ya había vuelto a ser inseminada en junio) y con el fin de preparar a los animales, que ya pesan entre 225 y 270 kilos, para la vida en el cebadero.

Los animales son arreados e introducidos en un corral «formativo» en el que pasan un par de meses antes de embarcar en el camión con destino a Poky Feeders. Es algo así como una escuela preparatoria para la vida en el cebadero: a los animales, por primera vez en su vida, los encierran en un corral, se les enseña a alimentarse en los comederos y gradualmente se acostumbran a comer lo que para ellos es una dieta nueva y antinatural. Es aquí donde la panza se topa por primera vez con el maíz.

Fue en el corral formativo donde conocí a 534. Antes de llegar a Vale había comentado a los Blair mi intención de seguir a uno de sus bueyes a lo largo de su ciclo vital; Ed Blair, el mayor de los hermanos, sugirió medio en broma que, ya puestos, debería comprar el animal si realmente quería entender los retos a los que se enfrenta un ranchero. La idea se me antojó de inmediato muy prometedora.

Ed y Rich me dijeron qué era lo que debía buscar: un ejemplar de lomo ancho y recto, y espaldas fornidas, básicamente un armazón robusto del que pudiese colgar mucha carne. También buscaba un rostro que pudiese recordar en ese mar negro de angus, uno que pudiese identificar entre la multitud del cebadero. Prácticamente en cuanto empecé a examinar los alrededor de noventa animales que había en el corral, 534 avanzó hasta la reja y estableció contacto visual conmigo. Tenía un armazón amplio y sólido, y la cara veteada —tres llamaradas blancas fáciles de reconocer—. Ahí estaba mi chico.

INDUSTRIAL: GARDEN CITY (KANSAS)

Viajar del rancho al cebadero, como 534 y yo hicimos (en vehículos separados) la primera semana de enero, se parece mucho a ir del campo a la gran ciudad. No obstante, un cebadero es algo así como una ciudad premoderna, abarrotada, mugrienta y pestilente, con cloacas al descubierto, carreteras sin pavimentar y un aire asfixiante que el polvo hace visible.

Aunque la urbanización de la ganadería mundial se ha desarrollado hace relativamente poco, tiene cierto sentido que ciudades bovinas como Poky Feeders nos recuerden a las ciudades humanas de hace varios siglos, anteriores a la llegada de los modernos servicios sanitarios. Como ocurría, por ejemplo, en el Londres del siglo XIV, los mecanismos de la digestión metropolitana siguen expuestos a la vista, los comestibles que entran, los ríos de desechos que salen. La aglomeración de los recién llegados en espacios reducidos, unida a la falta de higiene, ha sido siempre caldo de cultivo para la aparición de enfermedades. La única razón de que las ciudades animales contemporáneas no estén tan repletas de plagas ni sean tan pestilentes como sus equivalentes humanas medievales es una simple anomalía histórica: los antibióticos modernos.

Pasé la mayor parte del día en Poky Feeders paseando por las calles, observando el ganado, admirando a mi buey y dando una vuelta por los lugares de interés locales, como el gran molino de pienso. En cualquier ciudad es fácil perder el rastro de la naturaleza, de las transacciones entre las distintas especies y la tierra de la que en definitiva todo depende. En el rancho la relación ecológica subyacente resulta de lo más evidente: se trata de una cadena alimentaria local construida a partir de la hierba y de los rumiantes que pastan esa hierba que extrae su energía del sol. Pero ¿qué ocurre aquí?

Como sugiere la larga sombra del molino, el cebadero es una ciudad construida a partir de la montaña de excedentes de maíz —o, mejor aún, de maíz más los diversos productos farmacéuticos que el rumiante debe consumir para tolerarlo—. Sin embargo, al haber comenzado mi viaje en la granja de George Naylor, comprendí que el maíz con el que funciona este lugar está implicado en todo un conjunto de relaciones ecológicas distintas alimentadas por una fuente de energía muy diferente, el combustible fósil necesario para cultivar todo ese maíz. Por tanto, si el CAFO moderno es una ciudad construida a partir de maíz comercial, esa ciudad flota en un mar invisible de petróleo. Pasé mi jornada en Poky tratando de contestar a la pregunta de cómo algo así llegó a parecer sensato.

Por pura lógica empecé mi recorrido en el molino de pienso, el estruendoso núcleo del cebadero, donde un ordenador diseña y prepara tres comidas diarias para 37.000 mil animales. Cuatrocientas cincuenta toneladas de comida pasan por el molino a diario. Cada hora un tractor se detiene ante el muelle de carga para entregar otras cincuenta toneladas de maíz. El conductor abre una válvula en el vientre del vehículo, y un río dorado de grano —un delgado afluente del gran río de maíz que cruza el Medio Oeste— comienza a fluir, deslizándose a través de una tolva hacia las entrañas del molino. En el otro lado del edificio camiones cisterna vierten en tanques con forma de silo miles de litros de grasa licuada y suplementos proteínicos. En una nave instalada al lado del molino hay cubas llenas de vitaminas líquidas y estrógenos sintéticos al lado de palés en los que se apilan sacos de 22 kilos de antibióticos: tilosina y monensina. Todos estos ingredientes se mezclarán automáticamente, junto con el heno de alfalfa y el forraje (para fibra), y los conducirán a través de tuberías hasta el desfile de volquetes que tres veces al día se despliega desde aquí para rellenar los 13,5 kilómetros de comederos de Poky.

El palpitante estrépito del molino de pienso proviene de dos rodillos de acero gigantes que giran el uno contra el otro durante doce horas al día, aplastando los granos de maíz al vapor hasta convertirlos en tibios y fragantes copos (el maíz en forma de copos resulta más fácil de digerir para el ganado). Este fue el único ingrediente que probé, y no estaba del todo mal; no era tan crujiente como un copo de Kellogg's, pero sabía más a maíz. Pasé del resto de los ingredientes: la grasa licuada (que en el menú del día era sebo de ternera, traído de uno de los mataderos cercanos) y el suplemento proteínico, un pegajoso mejunje marrón que se componía de melaza y urea. La urea es un tipo de nitrógeno sintético elaborado a partir de gas natural, similar al fertilizante que George Naylor esparcía en sus campos.

Antes de someterse a esta dieta concentrada, los recién llegados al complejo disfrutan de unos cuantos días de heno fresco de tallo largo (no comen durante su largo viaje y pueden llegar a perder hasta 45 kilos, así que deben reactivar con cuidado sus panzas). A lo largo de las siguientes semanas su ración diaria subirá gradualmente hasta casi 15 kilos de pienso, tres cuartos de los cuales son maíz.

Lo que introdujo el maíz en el menú de este y de prácticamente todos los cebaderos norteamericanos fue el precio, por supuesto, pero también la política del USDA, que durante décadas ha tratado de contribuir a mover la montaña de excedentes de maíz haciendo pasar tanta cantidad como fuese posible por los tractos digestivos del ganado, que puede convertirlo en proteínas.

Hemos llegado a considerar la alimentación basada en maíz una especie de antigua virtud, lo que tal vez sea cierto si nos referimos a los niños del Medio Oeste; sin embargo, alimentar a las vacas con grandes cantidades de maíz durante la mayor parte de sus vidas no es una práctica particularmente antigua ni virtuosa. Su principal ventaja es que las vacas alimentadas con maíz, una compacta fuente de energía calórica, engordan con rapidez; su carne también adquiere un buen veteado, lo que le proporciona un sabor y una textura que los consumidores estadounidenses han llegado a apreciar. Pero esa carne alimentada con maíz es manifiestamente menos saludable para nosotros, puesto que contiene más grasas saturadas y menos ácidos grasos omega-3 que la de los animales alimentados con pastos. Cada vez hay más estudios que indican que muchos de los problemas de salud asociados al consumo de carne de vacuno tienen que ver en realidad con las vacas alimentadas con maíz (los cazadores-recolectores que subsisten con carne de animales salvajes no presentan nuestros índices de enfermedades cardíacas). Del mismo modo que los rumiantes se adaptan mal a comer maíz, quizá los humanos también nos adaptemos de manera deficiente a comer rumiantes que comen maíz.

Sin embargo, el sistema de gradación del USDA ha sido diseñado para recompensar el veteado (un término más atractivo que «grasa intramuscular», que es de lo que se trata), y por tanto la alimentación del ganado con maíz. De hecho, el maíz ha llegado a arraigar de un modo tan profundo en el sistema de producción de carne de vacuno en Estados Unidos que cada vez que formulaba cualquier pregunta acerca del tema a los granjeros, los operarios del cebadero o los expertos en ciencia animal, me miraban como si acabase de llegar de otro planeta (o quizá de Argentina, donde se producen excelentes filetes exclusivamente con pastos).

La lógica económica que hay tras el maíz es inexpugnable, y en una granja industrial es la única que rige. Las calorías son calorías y el maíz es la más barata y práctica fuente de calorías del mercado. Por supuesto, fue la misma lógica industrial —las proteínas son proteínas— la que hizo que pareciese sensato alimentar a las vacas con restos de las propias vacas, hasta que los científicos se dieron cuenta de que esta práctica estaba expandiendo la encefalopatía espongiforme bovina (EEB), más conocida como «enfermedad de las vacas locas». Los despojos de carne bovina y la harina de huesos constituyen el medio más barato y práctico de satisfacer las necesidades proteínicas de una vaca (qué más da que estos animales fuesen herbívoros por naturaleza) y por eso aparecieron en los menús diarios de Poky y de la mayor parte de cebaderos, hasta que la Food and Drug Administration (FDA) prohibió esta práctica en 1997.

Ahora comprendemos que aunque quizá, en términos reduccionistas, a nivel molecular las proteínas sean proteínas, ecológicamente y en lo que respecta a la especie esto no es del todo cierto. Tal como descubrieron las tribus caníbales, comerse la carne de alguien de la propia especie conlleva un especial riesgo de infección. El kuru, una enfermedad que guarda un asombroso parecido con la EEB, se extendió entre los miembros de las tribus de Nueva Guinea que organizaban rituales en los que se comían el cerebro de sus familiares muertos. Algunos biólogos evolutivos creen que la evolución predispuso contra el canibalismo como medio de evitar esas enfermedades; la aversión de los animales por sus propias heces y por los cadáveres de los miembros de su especie puede indicar una estrategia similar. Por medio de la selección natural los animales han desarrollado un conjunto de normas de higiene que funcionan de un modo similar a los tabúes. Una de las cuestiones más preocupantes de las granjas industriales es la arrogancia con la que desobedecen estas normas, y fuerzan a los animales a superar esas aversiones profundamente arraigadas. Los hacemos cambiar sus instintos por antibióticos.

Aunque ha sido puesta en entredicho, por la enfermedad de las vacas locas, la lógica industrial que hizo que alimentar al ganado con ganado pareciese una buena idea, me sorprendió enterarme de que no había sido descartada. La prohibición de la FDA de alimentar a los rumiantes con proteínas de rumiantes establece una excepción con los productos sanguíneos y la grasa; probablemente mi buey se alimentará de sebo de vacuno reciclado procedente del mismo matadero al que se dirigirá en junio. («La grasa es grasa», me dijo el encargado del cebadero encogiéndose de hombros cuando enarqué una ceja.) Aunque Poky no lo hace, las normas siguen permitiendo a los cebaderos alimentar a los rumiantes con proteínas de animales no rumiantes. La harina de plumas y los desechos de pollo (es decir, su lecho, heces y restos de pienso) se aceptan como alimento para el ganado, así como la harina de pollo, de pescado y de cerdo. A algunos expertos en salud pública les preocupa que, como la carne de vacuno y la harina de huesos que las vacas solían comer están siendo utilizadas ahora para alimentar a pollos, cerdos y peces, los priones infecciosos puedan encontrar el camino de vuelta a las reses cuando estas se alimenten con las proteínas de los animales que a su vez las han estado ingiriendo.

Antes de la enfermedad de las vacas locas, un número extraordinariamente pequeño de personas dentro del negocio ganadero —y no digamos del público en general— comprendía la nueva y extraña cadena alimentaria semicircular que la industria agrícola había concebido para el ganado vacuno y, a su vez, para el consumidor de ganado vacuno. Cuando le comenté a Rich Blair lo mucho que me había sorprendido enterarme de que el ganado estaba comiendo ganado, me dijo: «Si te soy sincero, para mí también fue una especie de shock».

Comparado con todo el resto de las cosas con las que alimentamos al ganado, el maíz parece de lo más saludable. Y aun así viola la lógica evolutiva o biológica de la digestión bovina. Durante mi día en Poky pasé unas cuantas horas con el doctor Mel Metzin, el veterinario de la plantilla, aprendiendo más de lo que cualquier consumidor de carne de vacuno en realidad debería saber acerca de la vida gastrointestinal de la vaca moderna. El doctor Mel, como se le conoce en Poky, supervisa un equipo de ocho vaqueros que se pasan los días recorriendo las polvorientas calles del complejo detectando animales enfermos y llevándolos a los tres «hospitales» de Poky para someterlos a tratamiento. La mayor parte de los problemas de salud que afectan al ganado de cebadero tienen que ver directa o indirectamente con su dieta. «Están hechos para comer forraje —me explicó el doctor Metzin—, y les estamos haciendo comer grano. No es que no se puedan adaptar —continuó—, ahora estamos criando al ganado para conseguirlo en los cebaderos.»

En cierto modo, el trabajo de cría que se lleva a cabo en ranchos como el de los Blair consiste en seleccionar el ganado vacuno por su habilidad para comer grandes cantidades de maíz y por su eficacia para transformarlo en proteínas sin ponerse demasiado enfermo (después de todo, esos son precisamente los genes que se valoran en Gar Precision 1680, el padre de 534). En otras palabras, la especie está evolucionando para contribuir a absorber el exceso de biomasa proveniente de los maizales americanos. Pero las vacas todavía no lo han conseguido del todo y muchas de las reses de los cebaderos —prácticamente todas, en una u otra medida, según la opinión de varios expertos en ciencia animal con los que he hablado— sencillamente están enfermas.

La hinchazón es quizá lo más grave que le puede ocurrir a un rumiante que se alimenta de maíz. La fermentación en la panza produce grandes cantidades de gas, que normalmente se expulsa con eructos durante la rumia. Pero cuando la dieta contiene demasiado almidón y demasiada poca fibra, la rumia prácticamente se detiene y se forma en la panza una capa de limo espumoso que atrapa el gas. La panza se infla como un globo y llega a presionar los pulmones del animal. A no ser que se tomen medidas inmediatamente para relajar la presión (habitualmente introduciendo una manguera por el esófago), el animal se asfixia.

Una dieta concentrada de maíz también puede provocar acidosis en las vacas. Al contrario que nuestros estómagos, altamente ácidos, el pH normal de una panza es neutro. El maíz lo vuelve ácido, lo que provoca una especie de ardor de estómago bovino que en algunos casos puede llegar a matar al animal, aunque por lo general simplemente lo hace enfermar. Los animales con acidosis pierden el interés por la comida, jadean y salivan en exceso, se patean y se rascan el vientre y comen porquería. La enfermedad puede desembocar en diarreas, úlceras, hinchazón, rumenitis, afecciones hepáticas y en un debilitamiento general del sistema inmunitario que deja al animal vulnerable frente a todo el arsenal de enfermedades del cebadero: neumonía, coccidiosis, enterotoxemia, polio. Al igual que ocurre con los seres humanos modernos, las reses modernas son susceptibles de contraer una serie de enfermedades relativamente nuevas, consecuencia de la civilización, asumiendo que estemos dispuestos a considerar los cebaderos modernos algo civilizado.

El ganado raramente vive con las dietas del cebadero más allá de ciento cincuenta días, que debe de ser todo lo que su sistema puede tolerar. «No sé durante cuánto tiempo se les puede alimentar con esta comida antes de que aparezcan los problemas», comentó el doctor Metzin; otro veterinario me dijo que esta dieta terminaría por «hacer explotar sus hígados» y matarlos. Con el tiempo, los ácidos corroen las paredes de la panza, lo que permite a las bacterias acceder al torrente sanguíneo del animal. Estos microbios acaban en el hígado, donde forman abscesos y dañan su funcionamiento. Entre el 15 y el 30 por ciento de las vacas de cebadero presenta abscesos en el hígado cuando llega al matadero; el doctor Mel me contó que en algunos corrales la cifra alcanza el 70 por ciento.

Lo que mantiene a un animal de cebadero sano —o, al menos, relativamente sano— son los antibióticos. La monensina amortigua la acidez en la panza y ayuda a prevenir la hinchazón y la acidosis, y la tilosina, un tipo de eritromicina, reduce la incidencia de la infección hepática. La mayor parte de los antibióticos que se venden en Estados Unidos termina en el pienso de los animales, y en general todo el mundo admite (excepto el sector de la agricultura) que se trata de una práctica que está conduciendo directamente al desarrollo de nuevos supermicrobios resistentes a los antibióticos. En el debate sobre la utilización de los antibióticos en la agricultura se suele establecer una distinción entre usos clínicos y no clínicos. Los defensores de la salud pública no ponen objeciones a tratar a los animales enfermos con antibióticos: simplemente no quieren que los medicamentos pierdan su eficacia por culpa de las granjas industriales que se los suministran a animales sanos con el fin de estimular su crecimiento. Aquí los medicamentos se emplean solo para tratar a los animales enfermos, claro que probablemente esos animales nunca habrían enfermado si no los hubiésemos alimentado con grano.

Le pregunté al doctor Mel qué es lo que ocurriría si se prohibiese incluir en la dieta del ganado medicamentos como la monensina y la tilosina, tal como defienden algunos expertos en salud pública. «Tendríamos un índice de mortalidad más alto [actualmente es de alrededor del 3 por ciento, lo que se ajusta a la media de la industria] y un ganado menos productivo. Simplemente no podríamos alimentarlos tanto.» Todo el sistema tendría que cambiar y tomarse las cosas con más calma.

«¡Qué diablos!, si les diésemos un montón de pastos y de espacio, me quedaría sin trabajo.»

Mi primera impresión del corral 63, donde mi buey está pasando sus últimos cinco meses, fue «No está mal la finca, considerando las circunstancias». Se encuentra lo suficientemente alejado del molino de pienso para resultar bastante silencioso y tiene vistas a lo que creí que era un estanque o una presa hasta que me fijé en aquella porquería marrón. Esa masa de agua es lo que en la geografía de los CAFO se conoce como «laguna de estiércol». Pregunté al encargado del cebadero por qué no se limitaban a rociar el estiércol licuado sobre las granjas vecinas. «Los granjeros no quieren», me explicó. Los niveles de nitrógeno y fósforo son tan altos que rociar los cultivos supondría matarlos. Lo que no dijo es que los desechos del cebadero también contienen metales pesados y residuos hormonales, químicos persistentes que terminan en vías fluviales corriente abajo, donde los científicos han encontrado peces y anfibios con características sexuales anómalas. Los CAFO como Poky transforman lo que en una escala adecuada habría sido una preciosa fuente de fertilidad —estiércol de vaca— en residuos tóxicos.

El corral en el que vive 534 es sorprendentemente espacioso, del tamaño aproximado de una pista de hockey, con un comedero de cemento instalado en paralelo a la carretera y un abrevadero con agua fresca en la parte de atrás. Salté la verja y me uní a los 90 bueyes, que, todos a la vez, retrocedieron con pesadez unos cuantos pasos y esperaron a ver qué es lo que hacía.

Llevaba puesto el mismo jersey color zanahoria que llevaba en el rancho de Dakota del Sur con la esperanza de obtener de mi buey un destello de reconocimiento. Al principio no pude encontrarlo; las caras que me miraban o eran totalmente negras o tenían marcas blancas que no me resultaban familiares. Y entonces lo vi —las tres llamaradas blancas— a lo lejos, en la parte de atrás. Conforme avanzaba con cautela hacia él, la masa de piel bovina que había entre nosotros se apartó en silencio y ahí nos quedamos 534 y yo, mirándonos tontamente el uno al otro. ¿Destello de reconocimiento? Ninguno, nada en absoluto. Me dije que no debía tomármelo como algo personal; después de todo, 534 y sus compañeros de corral habían sido criados por el veteado de su carne y no por su capacidad para encariñarse con nadie. Reparé en que los ojos de 534 estaban algo inyectados en sangre. El doctor Metzin me había dicho que algunos animales se irritaban por culpa del polvo del cebadero. El problema es especialmente grave en los meses de verano, cuando los animales levantan con sus patas nubes de ese polvo y los trabajadores tienen que rociar los corrales con agua para mantenerlo a ras de suelo. Tuve que recordarme que aquello no era polvo normal, provocado por la suciedad, puesto que la suciedad que hay en un cebadero no es una suciedad normal; no, se trata de polvo fecal. Pero aparte de la calidad del aire, ¿cómo estaba llevando 534 su vida en el cebadero? No sé lo suficiente acerca de la vida emocional de los bueyes para afirmar con seguridad que 534 se sentía desgraciado, aburrido o indiferente, pero sí diría que no parecía feliz.

Sin embargo, estaba claro que comía bien. Mi buey había ganado, unos 90 kilos desde la última vez que nos habíamos visto, lo que saltaba a la vista: estaba más fornido alrededor de los hombros y redondo como un tonel a la altura de la cintura. Se movía ya más como un buey que como un ternero, y eso que aún faltaban dos meses para su primer cumpleaños. El doctor Metzin me felicitó por su tamaño y su estampa. «Tienes aquí un bonito ternero.» (Bah, no será para tanto...)

Si miraba con atención mi buey, podía imaginar las líneas blancas del gráfico del carnicero diseccionando su piel negra: cadera, falda, costillar, lomo, pecho. Desde cierto punto de vista —el del cebadero, el industrial—, 534 es una asombrosa máquina que sirve para transformar maíz n.° 2 en cortes de carne de vacuno. De aquí al momento de su sacrificio, 534 convertirá cada día casi 15 kilos de pienso en cerca de 2 kilos de ganancia en masa muscular, grasa y hueso. Así es al menos como 534 aparece en el programa informático que vi en el molino: la proporción de ganancia por pienso determina su eficiencia (comparado con otros animales destinados a carne, el ganado vacuno es terriblemente ineficiente: la proporción de carne por pienso en el pollo, el animal más eficiente según este baremo, es de 900 gramos de maíz por 450 gramos de carne, lo que explica por qué el pollo cuesta menos que el vacuno). Poky Feeders es, de hecho, una fábrica que transforma —tan deprisa como es bovinamente posible— materias primas baratas en un producto final menos barato por medio de la maquinaria del metabolismo bovino.

Pero las metáforas de la fábrica y la máquina oscurecen tanto como revelan los hechos acerca de la criatura que estaba frente a mí. Tenía, por supuesto, otra identidad bastante distinta —como animal, quiero decir, conectado, como lo deben estar todos los animales, con otros animales, plantas y microbios, así como con la tierra y el sol—. Es un eslabón en la cadena alimentaria, un hilo en la extensa red de relaciones ecológicas. Visto desde esta perspectiva, todo lo que ocurre en este corral parece bien diferente y ni mucho menos tan apartado de nuestro mundo como este pedazo de tierra incrustada de estiércol aquí, en mitad de ninguna parte en Kansas, puede sugerir.

Para empezar, la salud de estos animales está inextricablemente vinculada a la nuestra por esa red de relaciones. La antinatural dieta rica en maíz que mina la salud de un buey engorda su carne de tal modo que minará también la salud de los humanos que se la comerán. Los antibióticos que estos animales consumen junto con el maíz en este mismo instante están dando lugar, en sus tripas y en todos aquellos lugares a los que vayan a parar, a nuevas variedades de bacterias resistentes que algún día nos infectarán y resistirán los medicamentos de los que dependemos para tratar esa infección. Habitamos el mismo ecosistema microbiano que los animales de los que nos alimentamos, y todo lo que ocurre en él nos ocurre también a nosotros.

Después está el profundo montón de estiércol que tengo bajo mis pies y sobre el que 534 duerme. No sabemos gran cosa acerca de las hormonas que contiene —dónde terminarán o qué es lo que harán una vez que lleguen allí—, pero sí que sabemos algo sobre las bacterias: que pueden abrirse camino desde el estiércol del suelo hasta la piel de 534 y desde allí hasta nuestras hamburguesas. La velocidad a la que estos animales se sacrifican y procesan —400 por hora en la planta a la que irá 534— indica que tarde o temprano parte del estiércol adherido a sus pieles acabará en la carne que comemos. Una de las bacterias que casi con toda seguridad habita en el estiércol sobre el que me encuentro es particularmente letal para los humanos. La *Es-*

cherichia coli O157:H7 es una variedad relativamente nueva de la bacteria intestinal común (nadie la había detectado antes de 1980) que prospera a sus anchas en el ganado de cebadero; un 40 por ciento de las reses la lleva en sus tripas. Basta con ingerir diez de esos microbios para sufrir una infección mortal: producen una toxina que destruye los riñones humanos.

La mayor parte de los microbios que habitan en las tripas de una vaca y llegan a nuestra comida es eliminada por los potentes ácidos de nuestro estómago, ya que evolucionaron para vivir en el pH neutro de la panza. Pero la panza de un buey de cebadero alimentado con maíz es casi tan ácida como nuestro estómago, y en este nuevo entorno de fabricación humana se han desarrollado nuevas variedades de *E. coli* resistentes a los ácidos, como la O157:H7, otra criatura reclutada por la naturaleza para absorber el exceso de biomasa que sale del Cinturón Agrícola. El problema con estos microbios es que pueden deshacerse del baño de ácido de nuestros estómagos y después matarnos. Al acidificar la panza de los animales con maíz hemos derribado una de las más importantes barreras contra la infección de nuestra cadena alimentaria. Otra solución que se convierte en problema.

Recientemente hemos descubierto que este proceso de acidificación es reversible y que de este modo es posible disminuir en gran medida la amenaza de la *E. coli* O157:H7. Jim Russell, microbiólogo del USDA en la facultad de Cornell, ha descubierto que al sustituir el maíz por hierba o heno en la dieta de las vacas unos cuantos días antes de su sacrificio se reduce la población de *E. coli* O157:H7 en las tripas del animal hasta en un 80 por ciento. Pero semejante solución (¡¿hierba?!) se considera muy poco práctica por parte de la industria ganadera y (por consiguiente) del USDA. Su solución favorita para enfrentarse a la contaminación bacteriana es la radiación: esencialmente tratar de esterilizar el estiércol que se cuela en la comida.

Y todo esto por el maíz, ese alimento barato que en muchos sentidos resulta no serlo en absoluto. Mientras estaba en el corral 63 un volquete se detuvo junto al comedero y dejó caer un dorado río de pienso. La negra masa de piel vacuna se movilizó hacia él para comer. Los 1,60 dólares que estoy pagando por tres comidas diarias parece una ganga si el cálculo deja fuera ciertas cuestiones. Ese cálculo no tiene en cuenta, por ejemplo, el coste que supone para la salud pública la resistencia a los antibióticos o la comida envenenada con *E. coli* O157:H7. No tiene en cuenta el coste que suponen para los contribuyentes los subsidios agrarios que mantienen bajo el precio de las materias primas de Poky. Y desde luego no tiene en cuenta los innumerables costes ambientales que acarrea el maíz barato.

Permanecí junto a 534 mientras inclinaba su gran cabeza sobre el río de grano fresco. Qué absurdo, pensé, aquí estamos los dos, hundidos en estiércol hasta las corvas, en este lugar dejado de la mano de Dios con vistas a una laguna de estiércol en algún lugar de Kansas. Quizá estuviese dejado de la mano de Dios, pero al pensar en los lugares con los que estaba conectado por medio del río de maíz comercial me di cuenta de que aquel sitio no estaba tan apartado. Si retrocediese con el maíz desde ese comedero hasta los campos donde se planta, me encontraría de nuevo en mitad de aquel monocultivo de 32 millones de hectáreas, bajo una intensa lluvia de pesticida y fertilizante. Si continuase, podría acompañar los residuos de nitrógeno de ese fertilizante río Mississippi abajo hasta el golfo de México, donde vierten su veneno en una zona de dos millones de hectáreas tan carente de oxígeno que solo las algas pueden vivir en ella. Y si fuese aún más lejos, seguiría el fertilizante (y el combustible diésel y los pesticidas petroquímicos) necesarios para cultivar el maíz hasta los campos petrolíferos del golfo Pérsico.

No tengo la suficiente imaginación para mirar mi buey y ver en él un barril de petróleo, pero el petróleo es uno de los ingredientes más importantes en la producción de carne moderna y el golfo Pérsico es sin duda un eslabón en la cadena alimentaria que pasa por este (y cualquier) cebadero. El buey 534 comenzó su vida como parte de una cadena alimentaria que extraía toda su energía del sol que alimentaba los pastos, que a su vez les alimentaban a él y a su madre. Cuando se mudó del rancho al cebadero, del pasto al maíz, se unió a una cadena alimentaria industrial que funciona con combustible fósil y que, por tanto, es defendida por el ejército de Estados Unidos, otro de los costes de la comida barata que nunca se tiene en cuenta (una quinta parte del petróleo que se consume en Estados Unidos se emplea en la producción y el transporte de nuestra comida). Cuando volví a casa desde Kansas, pregunté a un economista especializado en agricultura y energía si sería posible calcular con precisión cuánto petróleo iba a ser necesario para criar mi buey hasta que alcanzase el peso de matadero. Asumiendo que 534 continúa comiendo 11 kilos de maíz al día y que alcanzará un peso de 540 kilos, a lo largo de su vida habrá consumido el equivalente a 133 litros de petróleo, casi un barril.

Así que esto es lo que el maíz comercial puede hacer con una vaca: industrializar ese milagro de la naturaleza que es un rumiante, coger su organismo alimentado por la luz del sol y los pastos de la pradera, y convertirlo en lo que menos necesitamos: otra máquina que funciona con combustible fósil. Pero esta máquina en particular puede sufrir.

Estando en el corral junto a mi buey imaginé que jamás podría volver a probar la carne de una de esas máquinas de proteínas. Hambre es lo último que podía sentir. Sin embargo, estoy seguro de que cuando pase el tiempo suficiente y la peste de ese lugar abandone mis fosas nasales, volveré a comer carne de vaca de cebadero. Comer carne industrial requiere un acto casi heroico de desconocimiento o, en mi caso, de olvido. Pero dejé Poky dispuesto a seguir los pasos de esa carne hasta la mesa en la que se sirviese como comida, a seguir esa cadena alimentaria al menos hasta ese punto. Sentía curiosidad por averiguar a qué sabría a partir de entonces la carne de vaca de cebadero, si yo sería capaz de detectar el sabor a maíz o, puesto que el gusto tiene tanto que ver con lo que hay en nuestra cabeza como con las moléculas que bailan en la lengua, algún matiz de petróleo. «Somos lo que comemos» es una obviedad difícil de discutir y, sin embargo, como sugiere una simple visita a un cebadero, resulta incompleta, porque también somos lo que come lo que comemos. Y lo que somos, o aquello en lo que nos hemos convertido, no es solo carne, sino también maíz n.º 2 y petróleo.

5

La planta de proceso

Fabricar alimentos complejos (18.000 granos)

DESMONTAR EL GRANO: EL MOLINO

Una de las cuestiones más extrañas acerca de los 250 millones de toneladas de maíz que se cosechan al año es la pequeña cantidad de ese total que nos comemos. Claro, molemos un poco para hacer harina, pero la mayor parte del maíz que comemos como maíz —ya sea en forma de mazorcas, copos, panecillos, tortillas o chips— proviene de variedades distintas a la n.º 2: suele ser maíz dulce o blanco. Estos usos representan una diminuta fracción de la cosecha —menos de 25 kilos por persona y año—, lo que probablemente explica por qué no nos consideramos grandes consumidores de maíz. Y aun así cada uno de nosotros es personalmente responsable de consumir una tonelada al año.

La mayor parte del resto de esa tonelada per cápita entra en nuestros cuerpos solo después de haber sido severamente procesada, reducida a compuestos simples por animales como el buey 534 o por una planta de proceso para después ser reensamblada en forma de ternera, pollo o cerdo, o de refrescos, cereales para el desayuno o aperitivos. Lo que no pasa por las tripas de un animal para convertirse en carne parará por uno de los 25 «molinos húmedos» que hay en Estados Unidos en el camino hacia su conversión en uno de los innumerables productos que la ciencia de los alimentos ha conseguido sacarse de la manga a partir de un grano de maíz (esos molinos se denominan «húmedos» para distinguirlos de los molinos tradicionales, en los que el maíz simplemente se muele hasta convertirse en la harina seca que se emplea en las tortillas, por ejemplo).

Alrededor de una quinta parte del río de maíz que fluye desde los silos de la Cooperativa de Granjeros de Iowa viaja hasta una planta de molienda húmeda, habitualmente en tren. Desde allí se ramifica en un montón de pequeños afluentes y solo vuelve a converger mucho después, en un plato o una copa. Porque lo que hace el molino húmedo es convertir el maíz en los cimientos sobre los que compañías como General Mills, McDonald's o Coca-Cola levantan nuestros alimentos procesados.

La primera descomposición básica de todo ese maíz comienza con la subdivisión del propio grano: su piel amarilla se transformará en diversas vitaminas y suplementos nutricionales; el diminuto germen (la parte oscura más cercana a la mazorca, que alberga el embrión de la futura planta de maíz potencial) se aplastará para obtener aceite, y la parte más grande, el endospermo, se verá saqueada y despojada de su preciado alijo de carbohidratos complejos.

Este enorme paquete de almidón constituye la más importante contribución del maíz a la cadena alimentaria industrial: una abundancia de moléculas de carbohidratos de cadena larga que los químicos han aprendido a descomponer para después reorganizarlas en cientos de compuestos orgánicos distintos: ácidos, azúcares, almidones y alcoholes. Los nombres de muchos de estos compuestos le resultarán familiares a todo aquel que haya estudiado la etiqueta de los ingredientes en los envases de los alimentos procesados: ácido cítrico y láctico; glucosa, fructosa y maltodextrina; etanol (tanto para las bebidas alcohólicas como para los coches), sorbitol, manitol y goma xantana; almidones modificados y no modificados, así como dextrinas y ciclodextrinas y GMS, por citar solo unos cuantos.

Observar cómo el río de maíz que fluye desde la granja de Naylor se divide, se subdivide y finalmente se desvía para convertirse en una molécula de fructosa destinada a edulcorar un refresco no es tan fácil como seguirlo hasta un cebadero en el que se transforma en un filete. Para empezar, las dos compañías que llevan a cabo la molienda húmeda de la mayor parte del maíz de Estados Unidos (Cargill y ADM) rehusaron permitirme observar cómo lo hacen. Además el proceso es bastante invisible, puesto que tiene lugar en el interior de una serie de cubas selladas, tuberías, tanques de fermentación y filtros. Aun así, me habría gustado seguir los pasos de mi maíz a través de la planta de ADM en Decatur (Illinois), la capital oficiosa del proceso del maíz en Estados Unidos, o hasta el molino de Cargill, en Iowa City, el destino más probable del tren que vi mientras lo cargaban en el silo de Jefferson; pero la cadena alimentaria industrial opera de forma encubierta cuando pasa por estas fábricas en su ruta hacia nuestros platos.

Lo más cerca que estuve de seguir el maíz en su paso por un molino fue en el Centro para la Investigación del Uso de los Cultivos de la Universidad de Iowa State, en Ames, a 72 kilómetros del silo de la cooperativa de los granjeros de Jefferson. Después de visitar la granja de George pasé un par de días en el campus de Ames, que en realidad debería llamarse Universidad del Maíz. El maíz es el protagonista de las esculturas y murales más destacados del campus, y el trabajo de esta institución tiene que ver en su mayor parte con la genética, la cultura, la historia y los usos de esta planta, aunque la soja, el segundo cultivo en Iowa, también recibe su cuota de atención. El Centro para la Investigación del Uso de los Cultivos se encarga de desarrollar nuevos usos para los excedentes de maíz y soja de Estados Unidos, y con ese fin lleva a cabo una molienda húmeda a pequeña escala con un artilugio a lo Rube Goldberg repleto de tubos de acero, cañerías, válvulas, conductos de ventilación, mesas de secado, centrifugadoras, filtros y tanques que Larry Johnson, director del centro, estuvo más que encantado de mostrarme.

Tal como Johnson lo describe, el proceso de molienda húmeda es esencialmente una versión industrial de la digestión: un alimento se descompone a lo largo de una serie de pasos que incluyen la aplicación de presión física, ácidos y enzimas. El orden de los pasos es diferente en la digestión industrial —los ácidos van antes de la masticación mecánica, por ejemplo—, pero los resultados son muy parecidos: un alimento complejo se ve reducido a moléculas simples, en su mayor parte azúcares.

«Primero dividimos el maíz en sus componentes botánicos (embrión, endospermo, fibra) y después en sus componentes químicos», me explicó Johnson cuando comenzábamos nuestro recorrido por la planta. Cuando un cargamento de maíz llega al molino, se pone a macerar durante treinta y seis horas en un baño de agua que contiene una pequeña cantidad de dióxido de sulfuro. El baño ácido hace que los granos se hinchen y liberen el almidón de las proteínas que los rodean. Después del baño, los granos hinchados se trituran en un molino. «Para entonces el germen está gomoso y sale disparado —me explicó Johnson—. Llevamos la lechada a un hidrociclón (básicamente una centrifugadora para líquidos), donde el germen sale flotando. Tras su secado, lo exprimimos para obtener aceite de maíz.» El aceite de maíz puede utilizarse para freír o para aliñar las ensaladas, o puede hidrogenarse y emplearse en margarinas y otros alimentos procesados: los átomos de hidrógeno se introducen a la fuerza en las moléculas de grasa para solidificarlas a temperatura ambiente (aunque originalmente se diseñaron como sustituto saludable de las grasas animales, los investigadores médicos creen ahora que estas grasas trans son en realidad peores para nuestras arterias que la mantequilla).

Una vez retirado el germen y machacados los granos, lo que queda es una papilla blanca de proteínas y almidón denominada «lechada de almidón». Con el fin de extraer tanta cantidad de proteínas como sea posible, la lechada de almidón se somete a una serie de triturados, filtrados y centrifugados cada vez más finos. La proteína extraída, denominada «gluten», se utiliza en la alimentación animal. A cada paso se añade más agua fresca; hacen falta alrededor de 19 litros y enormes cantidades de energía para procesar 22,5 kilos de maíz. La molienda húmeda es un modo energéticamente intensivo de fabricar comida; por cada caloría de comida procesada que produce se queman otras diez calorías de energía procedente de combustible fósil.

En este punto el proceso ha dado lugar a una papilla blanca que se vierte sobre una mesa de acero inoxidable y se seca hasta que se convierte en un polvo fino y extremadamente blanco: almidón de maíz. El almidón de maíz constituía el único producto de la molienda húmeda cuando la industria comenzó a llevarla a cabo en los años cuarenta del siglo XIX. Al principio las lavanderías eran sus principales clientes, pero los cocineros y los primeros procesadores de alimentos pronto empezaron a añadir almidón de maíz a tantas recetas como pudieron: ofrecía el glamour de la modernidad, pureza y una blancura absoluta. En 1866 los refinadores de maíz ya habían aprendido a utilizar ácidos para descomponer el almidón y obtener glucosa, y pronto los edulcorantes se convirtieron en el producto más importante de la industria —hoy lo siguen siendo—. El jarabe de maíz (que es básicamente glucosa o dextrosa, los términos son intercambiables) se convirtió en el primer sustituto doméstico barato del azúcar de caña.

Recuerdo que cuando estaba en la escuela elemental tuvimos que realizar un experimento científico en el que nos pidieron que masticásemos —y masticásemos y siguiésemos masticando— una galleta salada hasta que la papilla de almidón se volviese de pronto dulce en nuestras lenguas. El profesor nos explicó que las enzimas de nuestra saliva habían roto las largas moléculas de almidón para convertirlas en moléculas más cortas de glucosa. Un proceso muy parecido denominado «hidrólisis enzimática» revolucionó el refinado del maíz en los años cuarenta del siglo XX. Como las enzimas reemplazaron a los ácidos, los refinadores fueron capaces de producir edulcorantes cada vez más dulces a partir del maíz. Pero ninguno de ellos era tan dulce como el azúcar (o, de modo más preciso, la sacarosa). Este umbral no se cruzó hasta finales de los sesenta, cuando los químicos japoneses «rompieron la barrera de la dulzura», tal como se dice en la historia oficial del edulcorante de maíz alto en fructosa de la Asociación de Refinadores de Maíz. Descubrieron que una enzima denominada «glucosa isomerasa» podía transformar la glucosa en una molécula de azúcar mucho más dulce llamada «fructosa». Para 1970 el proceso de transformación del maíz en fructosa se había perfeccionado y el jarabe de maíz alto en fructosa —una mezcla de fructosa en un 55 por ciento y glucosa en un 45 por ciento que sabe exactamente igual de dulce que la sacarosa— llegó al mercado. Hoy en día es el más valioso producto alimentario procedente del refinado del maíz y supone 13.600 millones de kilos al año (25 kilos de maíz proporcionan 15 kilos de fructosa).

Aunque la tubería en la que reza JMAF (jarabe de maíz alto en fructosa) conduce al grifo más grueso del otro extremo de la apabullante maraña de tubos y válvulas de una refinería de maíz, de ningún modo es el único grifo que se puede encontrar allí. Hay docenas de «flujos de *outputs*» distintos. En varios puntos a lo largo de su camino por el molino una parte de la espesa papilla blanca de almidón se separa para otro fin o, en la jerga de los refinadores, para otra «fracción». El propio almidón es susceptible de transformarse en moléculas esféricas, cristalinas o altamente ramificadas, cada una de ellas destinada a un uso distinto: adhesivos, barnices, aprestos y plásticos para la industria; estabilizadores, espesantes, geles y «agentes controladores de viscosidad» para los alimentos.

Lo que queda en la papilla se «sacarifica», se trata con enzimas que lo convierten en jarabe de dextrosa. Una parte de esa dextrosa se extrae y se destina a jarabe de maíz; otras fracciones se convertirán en azúcares como la maltodextrina y la maltosa. La mayor parte del flujo de jarabe de maíz se lleva a través de tuberías hasta un tanque en el que se expone a enzimas de glucosa isomerasa y posteriormente pasa por filtros intercambiadores de iones para finalmente emerger convertido en fructosa. El resto del flujo de dextrosa se conduce a un tanque de fermentación, donde las levaduras o los aminoácidos se ponen a trabajar consumiendo los azúcares y en unas cuantas horas dan lugar a un brebaje alcohólico. Este brebaje se fracciona en diversos alcoholes, entre los que el etanol es el más importante —los depósitos de nuestros coches constituyen el destino final de una décima parte de la cosecha de maíz—. El brebaje fermentado también puede refinarse y convertirse en una docena de ácidos orgánicos y aminoácidos distintos que se utilizarán en el proceso de alimentos o en la fabricación de plásticos.

Y, más o menos, eso es todo: no sobra maíz ni ninguna otra cosa, excepto un poco de agua sucia (aunque incluso parte de esta «agua de maceración» se utiliza para elaborar comida para animales). La diferencia fundamental entre la digestión industrial del maíz y la animal es que en la primera al final prácticamente no quedan desechos.

Tomémonos un momento para dar un paso atrás y admirar esta enorme bestia de acero inoxidable e intrincadas tuberías: he aquí la criatura que ha conseguido adaptarse a la perfección, que ha evolucionado para ayudar a consumir los copiosos excedentes de biomasa que salen de las granjas norteamericanas digiriendo eficientemente los millones de kilos de maíz que todos los días llegan en tren para alimentarla. Si caminamos alrededor de la bestia hasta llegar a la parte de atrás, veremos cientos de grifos diferentes, grandes y pequeños, que llenan las cisternas de otros trenes con JMAF, etanol, jarabes, almidones y aditivos alimentarios de todo tipo. Ahora la cuestión es la siguiente: ¿quién o qué (además de nuestros coches) va a consumir y digerir toda esta biomasa recién fraccionada, los azúcares y los almidones, los alcoholes y los ácidos, los emulsionantes, los estabilizantes y los agentes de control de viscosidad? Aquí es donde entramos nosotros. Se requiere un cierto tipo de consumidor —uno industrial— para consumir estas fracciones del maíz, y nosotros somos —o hemos evolucionado para serlo— esa criatura perfectamente adaptada: el consumidor de comida procesada.

MONTARLO DE NUEVO: ALIMENTOS PROCESADOS

El sueño de liberar la comida de la naturaleza es tan viejo como comer. La gente empezó a procesar alimentos para evitar que la naturaleza volviese a llevárselos: después de todo, ¿qué es la putrefacción sino la naturaleza actuando a través de sus delegados microscópicos y recuperando la comida que tanto nos había costado conseguir? En la primera época del proceso de alimentos aprendimos a salar, secar, curar y encurtir, y en la segunda, a enlatar, congelar y envasar al vacío. Estas tecnologías fueron toda una bendición y nos liberaron de los ciclos naturales de abundancia y escasez, así como de la tiranía del calendario o la geografía: a partir de entonces un habitante de Nueva Inglaterra pudo comer maíz dulce, o algo parecido, en enero y degustar una piña por primera vez en su vida. Como apunta el historiador de los alimentos italiano Massimo Montanari, los productos frescos, locales y de temporada que tanto valoramos actualmente fueron durante la mayor parte de la historia de la humanidad «una forma de esclavitud», puesto que nos dejaban totalmente a merced de las vicisitudes de la naturaleza.

Sin embargo, incluso después de que la gente hubiese aprendido las nociones elementales de la conservación de los alimentos, el sueño de liberar la comida de la naturaleza continuó floreciendo, es más, incrementó su ambición y su fe en sí mismo. En la tercera época del proceso de alimentos, que arranca con el fin de la Segunda Guerra Mundial, limitarse a preservar los frutos de la naturaleza se consideraba poca cosa: el objetivo pasó a ser superar a la naturaleza. La prestigiosa tecnología y el gusto por las comodidades del siglo XX se combinaron con los avances del marketing y apartaron la mantequilla para hacer sitio a la margarina, sustituyeron los zumos de frutas por zumos elaborados a partir de zumo de frutas y finalmente por bebidas sin rastro de zumo en su composición (como el Tang), el queso por Cheez Whiz y la nata montada por Cool Whip.*

El maíz, una especie que no pasó de ser una modesta beneficiaria de las dos primeras épocas del proceso de alimentos (llevó bien el enlatado y la congelación), se hizo el amo de la tercera. Nunca llegaríamos a saberlo sin leer los ingredientes de las etiquetas (un género literario desconocido hasta esa tercera época), pero el maíz es el componente clave de esos cuatro alimentos procesados. Junto con la soja, su socio en las rotaciones del campo, el maíz ha hecho más que cualquier otra especie por ayudar a la industria alimentaria a ver cumplido el sueño de liberar la comida de las limitaciones impuestas por la naturaleza y de seducir al omnívoro para que consuma una sola planta en cantidades que nadie habría creído posibles.

De hecho, nos veríamos en un serio aprieto si quisiéramos encontrar un alimento procesado de última generación que no hubiese sido elaborado a partir de maíz o de soja. Según la formulación típica, el maíz aporta los carbohidratos (azúcares y almidones), y la soja, las proteínas; la grasa puede proceder de cualquiera de las dos (recordemos lo que George Naylor dijo sobre lo que realmente producía su granja: no maíz o soja, sino «energía y proteínas»). Cuanto más larga sea la lista de ingredientes de un alimento, más fracciones de maíz y soja encontraremos en él. Estas dos plantas proporcionan los cimientos sobre los que un ingeniero alimentario puede construir (añadiendo un puñado de aditivos sintéticos) prácticamente cualquier alimento procesado imaginable.

---

* Nombre comercial de un sucedáneo de nata montada elaborado por Kraft. *(N. del T.)*

Hace unos cuantos años, en una época en la que «seguridad alimentaria» significaba algo muy distinto de lo que significa ahora, tuve la oportunidad de visitar uno de los poquísimos lugares donde este tipo de trabajo se lleva a cabo. El Instituto Bell, un frondoso campus empresarial a las afueras de Minneapolis, es el laboratorio de investigación y desarrollo de General Mills, la sexta mayor compañía alimentaria del mundo. Allí 900 ingenieros alimentarios se pasan el día diseñando la comida del futuro, su sabor, su textura y sus envases.

La mayor parte de su trabajo se considera secreto, y en ningún sitio lo es tanto como en el área de cereales. En lo más profundo de lo más profundo del corazón del Instituto Bell, en las entrañas del laboratorio, se encuentra un laberinto de salas sin ventanas denominado, de un modo algo grandilocuente, Instituto de Tecnología Cereal. Se me permitió cruzar una sala de conferencias de alta seguridad en la que había una mesa con forma de herradura con un par de auriculares frente a cada asiento. Era el sanctasanctórum del instituto, la sala de crisis del cereal, donde los ejecutivos de General Mills se reúnen para escuchar los informes sobre los nuevos productos.

El secretismo que rodeaba al sucesor de Cocoa Peebles* me pareció risible y así lo dije. Pero, tal como me explicó uno de los ejecutivos, «las fórmulas no son objeto de propiedad intelectual; no es posible patentar un nuevo cereal. Solo podemos aspirar a tener el mercado para nosotros durante unos cuantos meses con el fin de establecer nuestra marca antes de que un competidor desplace el producto de un codazo. Así que tenemos mucho cuidado de no mostrar nuestras cartas». Por la misma razón, el instituto dispone de su propio taller de maquinaria, donde diseña y construye las máquinas que dan a los cereales del desayuno sus formas, haciendo mucho más difícil que un competidor consiga desplazar de un codazo, por ejemplo, un nuevo *marshmallow*** con forma de estrella fugaz. Para salvaguardar

---

* Nombre comercial de un tipo de cereales chocolateados. *(N. del T.)*

** En Estados Unidos es habitual encontrar *marshmallows* (conocidos en España como «jamones» o «nubes») de diversas formas en las cajas de cereales para el desayuno. *(N. del T.)*

esos secretos los ingenieros de alimentos no hablarían conmigo de proyectos en desarrollo, sino exclusivamente de fracasos anteriores, como el que supuso el lanzamiento de los cereales que reproducían las formas de los elementos de un juego de bolos. «En los grupos de control a los chavales les encantaron —me contó el arrepentido inventor del producto—, pero a las madres no les hizo gracia la idea de que los críos jugasen a los bolos con su desayuno por la mesa.» Esta es la razón de que nunca hayamos encontrado cereales con forma de bolos en el supermercado.

En muchos sentidos los cereales para el desayuno constituyen el prototipo de alimento procesado: cuatro centavos de maíz comercial (o de cualquier otro cereal igual de barato) transformados en cuatro dólares de comida procesada. ¡Menudo ejemplo de alquimia! Y sin embargo, se lleva a cabo de un modo bastante sencillo: se cogen unos cuantos *outputs* de los distintos flujos del molino húmedo (harina de maíz, almidón de maíz, edulcorante de maíz, así como un puñado de fracciones químicas más pequeñas) y se juntan para obtener una forma novedosa y atractiva. El color y el sabor, y posteriormente el envasado y la imagen de marca, le añaden aún más valor. Ah, sí, y las vitaminas y minerales, que se incorporan para dotar al producto de un lustre saludable y para reemplazar los nutrientes que se pierden cada vez que se procesa un alimento. Basándose en esta alquimia, el área de cereales genera más beneficios para General Mills que cualquier otra división. Como que las materias primas de los alimentos procesados son tan abundantes y baratas (ADM y Cargill estarán encantados de venderlas a quien las quiera), resulta imperativo proteger lo que haya de especial en el valor que se les añade.

Creo que la primera vez que oí el término «sistema alimentario» fue en General Mills. Desde entonces he visto en las páginas de *Food Technology*, la biblia mensual de la industria de los alimentos procesados, que esa denominación parece estar usurpando el lugar del simple y viejo término «alimentación». Supongo que «sistema alimentario» suena más lustroso y *high-tech* que «alimentación»; también sortea algunas de las connotaciones negativas que se asociaban a «alimentos procesados» en los años sesenta. Probablemente es un término tan bueno como cualquier otro cuando se trata de describir, como habitualmente hace esa revista, nuevos materiales comestibles elaborados a partir de «proteínas vegetales texturizadas» o un cereal nutracéutico para el desayuno tan reforzado con té verde, extracto de semillas de uva y antioxidantes que ni siquiera se le denomina «cereal», sino «sistema cardiosaludable».

Lo que hace exactamente el maíz en esos sistemas alimentarios tiene menos que ver con la nutrición o el sabor que con la economía. El sueño de liberar la comida de la naturaleza, que empezó siendo un sueño de los consumidores (para conseguir que fuese menos perecedera), es hoy más bien un sueño de quienes los alimentan, de las compañías que nos venden nuestra comida. Nadie estaba reclamando queso sintético ni cereales con forma de bolos; la comida procesada se ha convertido en gran medida en un negocio regido por la oferta, el negocio de encontrar maneras ingeniosas de envasar y comercializar la sobreabundancia de mercancías que sale de las granjas y de los molinos húmedos. En la actualidad las grandes ventajas del proceso de alimentos redundan en los propios procesadores. Para ellos la naturaleza es ante todo un problema, no tanto porque la comida se pueda echar a perder (aunque esa es siempre una preocupación cuando tu mercado es global), sino porque puedan hacerlo sus beneficios.

Como toda cadena alimentaria, la industrial está arraigada a un sistema natural por sus dos extremos: el campo del granjero en uno, el organismo humano en el otro. Desde un punto de vista capitalista, ambos sistemas están lejos de ser ideales.

La granja, vulnerable a las vicisitudes de la meteorología y a las plagas, es propensa a sufrir crisis derivadas de una producción insuficiente o de la sobreproducción; ambas pueden perjudicar el negocio. Obviamente la subida de precios de las materias primas recorta los beneficios. Y la ventaja potencial que supondría una bajada en los precios de esas materias primas —que permitiría vender más cantidad del producto a precios más bajos— no se da en el caso de los alimentos debido a la peculiar naturaleza de su consumidor, que solo puede comer una cierta cantidad de comida sin importar lo barata que pueda llegar a ser (los ejecutivos de la industria alimentaria llamaban a esto el problema del «estómago fijo»; los economistas hablan de «demanda inelástica»). La naturaleza ha condenado a las compañías que trabajan en la mitad de la cadena alimentaria con una fórmula que hace caer los niveles de beneficio. El crecimiento de la industria alimentaria estadounidense siempre topará con este molesto hecho biológico: por mucho que nos esforcemos, cada uno de nosotros solo puede comer unos 675 kilos de comida al año. Al contrario de lo que ocurre con muchos otros productos —como los CD o los zapatos—, la cantidad de alimento que podemos consumir sin explotar tiene un límite natural. Esto supone que la tasa natural de crecimiento de la industria alimentaria se sitúa alrededor del 1 por ciento al año, puesto que la tasa de crecimiento anual de la población de Estados Unidos es del 1 por ciento. El problema es que ese 1 por ciento nunca satisfará a Wall Street, que demanda como mínimo un 10 por ciento de rendimiento sobre su capital.

Esto deja dos opciones a compañías como General Mills y McDonald's, si es que pretenden crecer más deprisa que la población: averiguar el modo de conseguir que la gente gaste más dinero por esos tres cuartos de tonelada de comida o convencerlos de que coman más. Por supuesto, ambas estrategias no son excluyentes y la industria alimentaria invierte sus energías en perseguir las dos al mismo tiempo, lo que es una buena noticia para el protagonista de nuestra historia, porque resulta que transformar maíz en sistemas alimentarios complejos constituye un excelente medio de alcanzar esos dos objetivos.

Elaborar alimentos procesados a partir de una mercancía como el maíz no nos protege de las vicisitudes de la naturaleza, pero se acerca bastante. Cuanto más complejo sea nuestro sistema alimentario, más podremos practicar ese «sustitucionismo» sin alterar el sabor o la apariencia del producto. Así, si un día sube el precio de la grasa hidrogenada o de la lecitina derivadas del maíz, bastará con reemplazarlas por grasa o lecitina de soja y el consumidor nunca notará la diferencia (esta es la razón de que en las etiquetas podamos leer cosas como «Contiene al menos uno de los siguientes ingredientes: aceite de maíz, de soja o de girasol»). Tal como un asesor administrativo aconsejó en una ocasión a sus clientes de la industria alimentaria, «cuanto más se aleje del original la identidad de una materia prima en concreto (es decir, cuantos más pasos se den en su proceso), menos vulnerable será su procesador» frente a la variabilidad de la naturaleza.

De hecho, hay un montón de buenas razones para complicar nuestro producto o, como la industria prefiere decir, para «añadirle valor». Procesar un alimento puede añadir meses, incluso años, a su vida en los anaqueles, lo que nos permite comercializarlo en todo el mundo. Complicar nuestro producto también nos permite hacernos con una mayor parte del dinero que el consumidor gasta en comida. De cada dólar gastado, por ejemplo, en huevos sin procesar, 40 centavos revierten en el granjero. Sin embargo, George Naylor solo verá cuatro centavos de cada dólar gastado en edulcorantes de maíz; ADM, Coca-Cola y General Mills se llevan la mayor parte del resto (todos los granjeros con los que me encontré terminaban contando la historia del ejecutivo de la industria alimentaria que afirmó: «Se puede ganar dinero con la comida, a no ser que te estés dedicando a cultivarla»). Cuando los ingenieros de alimentos de Tyson idearon el *nugget* de pollo en 1983, una mercancía barata —el pollo— se convirtió de la noche a la mañana en un producto de gran valor añadido, y la mayor parte del dinero que los estadounidenses se gastaban en pollo pasó del bolsillo del granjero al del procesador.

Tal como Tyson comprendió, se trata de vender algo más que una mercancía, algo más parecido a un servicio: novedad, comodidad, estatus, refuerzos, últimamente incluso medicamentos. El problema es que un producto de valor añadido elaborado a partir de una mercancía barata puede convertirse también en una mercancía, puesto que tan baratas y abundantes son las materias primas. Esta lección atraviesa la historia de una compañía como General Mills, que arrancó su actividad en 1926 como un molino que vendía harina de trigo: trigo molido. Cuando ese producto se convirtió en una mercancía barata, la compañía se mantuvo en cabeza de la competición procesando el grano un poco más, generando harina blanqueada y después «enriquecida». Estaban añadiendo valor, vendiendo no solo trigo, sino también la idea de pureza y salud. Sin embargo, con el tiempo incluso la harina blanca enriquecida se convirtió en una mercancía, así que

General Mills se alejó un paso más de la naturaleza —de la granja y de las plantas en cuestión— inventando los preparados para tartas y los cereales para el desayuno edulcorados. Estaban vendiendo comodidad, con edulcorantes de maíz y grano como guarnición, y ahora han comenzado a vender cereales que se parecen una barbaridad a medicamentos. Así las cosas, el torrente de mercancías agrícolas baratas lleva a las compañías a buscar nuevas y cada vez más elaboradas maneras de añadir valor y así inducirnos a comprar más.

Cuando estuve en Minneapolis, hablé con uno de los vicepresidentes de General Mills, que iba a lanzar una nueva línea de bandejas de comida orgánica precocinada, un producto que en principio sonaba a oxímoron. La lista de ingredientes era interminable y rebosaba aditivos y crípticas fracciones de maíz: maltodextrina, almidón de maíz, goma xantana. Al parecer incluso la comida orgánica ha sucumbido a la lógica económica del proceso de alimentos. El ejecutivo me explicó con paciencia que vender alimentos sin procesar, o levemente procesados, siempre será una tontería, puesto que el precio de las mercancías agrícolas tiende a desplomarse con el tiempo, sean o no orgánicas. Una mayor cantidad de comida saliendo de la granja conduce bien a la caída de los beneficios, bien a un mayor procesamiento.

El otro problema de la venta de alimentos sin procesar, me explicó, es que siempre será difícil distinguir el maíz, los pollos o las manzanas de una compañía de los de otra. Tiene mucho más sentido convertir el maíz en una marca de cereales, el pollo en una bandeja de comida preparada y las manzanas en el ingrediente de un sistema alimentario nutracéutico.

Esto último es precisamente lo que ha llevado a cabo una compañía analizada en uno de los últimos números de *Food Technology*. TreeTop ha desarrollado una manzana troceada «baja en humedad, edulcorada naturalmente e impregnada con extracto de vino tinto». Dieciocho gramos de estos pedazos de manzana contienen la misma cantidad de «fenoles flavonoides anticancerígenos que cinco vasos de vino y tanta fibra alimentaria como una manzana». ¿Recuerdan cuando en los años sesenta soñábamos con comidas completas en píldoras, como en la serie *Los Supersónicos*? Por lo que se ve hemos pasado de la comida en píldoras a las píldoras en la comida, lo que tampoco se aleja mucho. En todo caso el mensaje es el siguiente: necesitamos ingenieros alimentarios que nos alimenten. Por supuesto, fueron los cereales para el desayuno enriquecidos los que abrieron el camino, al aportar muchas más vitaminas y minerales que cualquier cereal común. Lo que insinúan estos productos es que la naturaleza no está a la altura de la ingeniería alimentaria.

La noticia del gran avance de TreeTop aparecía en un artículo de *Food Technology* titulado «Transformar más frutas y verduras en alimentos». Yo creía que la fruta y las verduras ya eran alimentos, así que no necesitaban transformarse en ellos, pero supongo que esto simplemente demuestra que en lo que respecta a la comida estoy trasnochado. Es evidente que estamos llegando a la cuarta época del proceso de alimentos, en la que la comida procesada será infinitamente mejor (es decir, estará compuesta de aquello que la ciencia haya decidido que es bueno) que los alimentos originales en la que está basada. La industria alimentaria ha visto que la naturaleza no era lo bastante buena y se ha puesto a trabajar para mejorarla.

En los años setenta un fabricante de aditivos alimentarios de Nueva York llamado International Flavors & Fragances se defendía en su informe anual de la creciente amenaza de los «alimentos naturales» y explicaba por qué consumir alimentos sintéticos era mejor para nosotros. Según apuntaba la compañía de un modo algo amedrentador, los ingredientes naturales eran una «mezcla salvaje de sustancias creadas por las plantas y los animales con fines que no tienen nada que ver con la alimentación: su supervivencia y su reproducción». Si los humanos llegaron a consumir estas «sustancias sospechosas fue por su cuenta y riesgo».

Ahora, gracias al ingenio de la ciencia alimentaria moderna, tenemos elección. Podemos comer cosas diseñadas por los humanos con el único fin de que nos las comamos o comer «sustancias» diseñadas por la selección natural para sus propios fines, como engañar a una abeja, batir las alas o (¡ay!) fabricar un bebé. La comida del futuro se elaborará, como escribió un historiador de la alimentación en 1973, «en el laboratorio a partir de una amplia variedad de materiales», que incluirán no solo algas y hongos, sino también petroquímicos. Las proteínas se extraerán directamente del petróleo y después «se tejerán para conformar músculos "animales", largos y gruesos tubos de filetes». (Ahora que lo pienso, hace tiempo que el agronegocio ha perfeccionado el truco de transformar petróleo en filetes, aunque sigue necesitando maíz y ganado para conseguirlo.)

Lo único que realmente ha cambiado con respecto a ese futuro de comida *high-tech* imaginado en los sesenta es que los materiales de laboratorio a partir de los cuales se fabricarán esos alimentos llevan la etiqueta de «naturales», ya que el relativo prestigio de la naturaleza ha ocupado el lugar de la química moderna en los años que han pasado desde el auge del ecologismo. Además ¿por qué meterse en los problemas y los gastos que implica fabricar alimentos a partir del petróleo cuando de las granjas sale una auténtica riada de carbono barato? Por tanto, en lugar de crear alimentos a partir de materiales totalmente sintéticos, la industria los fabrica a partir de trozos de manzana enriquecidos, extractos de vino tinto, fracciones aromáticas derivadas de las naranjas, isoflavonas obtenidas de la soja, sucedáneos de carne creados a partir de micoproteínas y almidones resistentes derivados del maíz. («Aroma natural a frambuesa» no quiere decir que el aroma provenga de una frambuesa; probablemente proceda del maíz, pero, eso sí, no de algo sintético.) No obstante, la premisa reduccionista que subyace aquí —un alimento no es más que la suma de sus nutrientes— permanece intacta. Así que desmontamos las plantas y los animales en sus componentes, y después volvemos a montarlos convertidos en sistemas alimentarios de gran valor añadido. Esta proteica planta consigue así engañar al omnívoro y su predilección por comer especies variadas e incluso hacer que rebase el límite biológico de su apetito.

El almidón resistente, la última novedad en esa lista de ingredientes, tiene entusiasmados sobre todo a los refinadores de maíz. Han descubierto cómo sacarse de la manga un nuevo almidón a partir del maíz que es virtualmente indigerible. Cabría pensar que esta cualidad no es particularmente beneficiosa para un alimento, a no ser, por supuesto, que nuestro objetivo sea esquivar de algún modo el límite biológico de la cantidad de comida que cada uno de nosotros puede comer en un año. Como el cuerpo no puede descomponerlo, el almidón resistente se desliza a través del tracto digestivo sin transformarse en calorías o en glucosa, lo que es especialmente beneficioso para los diabéticos, según nos dicen. Cuando el falso almidón se una a los falsos azúcares y las falsas grasas, la industria habrá superado por fin el problema del estómago fijo: habrá comidas completas que podremos comer tantas veces y en tanta cantidad como queramos, puesto que estos alimentos no dejarán rastro alguno. Pasen y vean al consumidor industrial definitivo ¡y totalmente elástico!

6

El consumidor

Una república de grasa

En los primeros años del siglo XIX los estadounidenses empezaron a beber más que nunca y se embarcaron en una juerga colectiva que enfrentó a la joven república con su primera gran crisis de salud pública, el equivalente de entonces a la epidemia de obesidad de nuestra época. El whisky de maíz, repentinamente abundante y barato, se convirtió en la bebida favorita del país y en 1820 el estadounidense tipo se estaba ventilando media pinta al día. Esto supone más de 19 litros de licor al año por cada hombre, mujer y niño en Estados Unidos. Ahora la cifra asciende a menos de tres litros.

Tal como relata el historiador W. J. Rorabaugh en *The Alcoholic Republic*, tomábamos bebidas fuertes en el desayuno, la comida y la cena, antes y después de trabajar, y a menudo durante el trabajo. Era normal que a lo largo de la jornada laboral los patrones ofreciesen bebidas; de hecho, la pausa para el café moderna comenzó siendo una pausa a media mañana para el whisky llamada *the elevenses** (solo con pronunciarlo suena uno ya algo achispado). Exceptuando el breve respiro de los domingos por la mañana en la iglesia, los estadounidenses sencillamente no se reunían —ya fuese para construir un granero, bordar una colcha, desenvainar mazorcas de maíz o asistir a un mitin político— si no había una jarra de whisky de por medio. Los visitantes que llegaban de Europa —que tampoco eran precisamente un dechado de sobriedad— se maravillaban ante el libre fluir del licor

---

* Literalmente, «el de las once». *(N. del T.)*

norteamericano. «Vengan si les gusta empinar el codo —alentaba el periodista William Cobbett a sus compatriotas ingleses en un mensaje enviado desde Estados Unidos—, porque aquí podrán ponerse ciegos por cuatro perras.»

Los resultados de tanto empinar el codo fueron los que cabía esperar: una creciente marea de ebriedad pública, violencia y abandonos familiares, y un incremento de las enfermedades relacionadas con el alcohol. Algunos de los Padres Fundadores —George Washington, Thomas Jefferson y John Adams incluidos— denunciaron los excesos de la República Alcohólica, e inauguraron la disputa estadounidense sobre la bebida que un siglo después culminaría en la Prohibición.

Pero las consecuencias de nuestra borrachera nacional no tenían ni mucho menos tanta importancia como la causa subyacente del problema, que a grandes rasgos era la siguiente: los granjeros estadounidenses estaban produciendo demasiado maíz. Esto era cierto sobre todo en los nuevos asentamientos de las regiones del oeste de los Apalaches, cuyos fértiles suelos vírgenes producían una cosecha extraordinaria tras otra. Una montaña de excedentes de maíz se apilaba en el valle del río Ohio. De modo muy parecido a lo que ocurre actualmente, la asombrosa productividad de los granjeros resultó ser su peor enemigo, así como una amenaza contra la salud pública. Porque cuando las cosechas crecen, el grano inunda el mercado y su precio se desploma. Y ¿qué pasa después? El exceso de biomasa funciona como una aspiradora a la inversa: más tarde o más temprano, los ingeniosos profesionales del mercado descubrirán el modo de inducir al omnívoro humano a consumir esa plétora de calorías baratas.

Al igual que ocurre hoy en día, lo más inteligente que se podía hacer con todo ese maíz barato era procesarlo o, más concretamente, destilarlo para producir alcohol. La cordillera de los Apalaches dificultaba y encarecía el transporte del excedente de maíz desde el valle del río Ohio, donde no había muchos asentamientos, hasta los más populosos mercados del este, así que los granjeros transformaron su maíz en whisky, un producto de valor añadido, más compacto y portátil, y menos perecedero. En poco tiempo el precio del whisky se desplomó hasta tal punto que la gente podía permitirse beberlo por pintas. Que es precisamente lo que hicieron.

Hace ya tiempo que la República Alcohólica dejó paso a la República de la Grasa; hoy comemos de modo muy parecido a como entonces bebíamos, y por algunas de las mismas razones. Según el inspector general de sanidad, la obesidad es hoy una epidemia de manera oficial; puede decirse que se trata del problema de salud más apremiante al que nos enfrentamos, un problema que está costando al sistema sanitario unos 90.000 millones de dólares al año. La enfermedad anteriormente conocida como «diabetes del adulto» tuvo que ser rebautizada como «diabetes del tipo 2», puesto que ahora se da con frecuencia en niños. Un estudio publicado en el *Journal of the American Medical Association* predecía que un niño nacido en el año 2000 tiene un 33 por ciento de probabilidades de desarrollar una diabetes (un 40 por ciento en el caso de un niño afroamericano). Debido a la diabetes y a todos los problemas de salud que la obesidad conlleva, los niños de hoy pueden convertirse en la primera generación de estadounidenses cuya esperanza de vida sea más corta que la de sus padres. Y el problema no se circunscribe a Estados Unidos: la ONU informó de que en el año 2000 el número de personas que sufrían sobrenutrición (1.000 millones) sobrepasó al de aquellas que sufrían malnutrición (800 millones).

Se oyen todo tipo de explicaciones para esa expansión de la cintura de la humanidad, todas ellas plausibles. Cambios en el estilo de vida (somos más sedentarios, comemos más fuera de casa). Prosperidad (cada vez más gente puede permitirse una dieta occidental alta en grasas). Pobreza (la comida sana es más cara). Tecnología (solo una minoría realiza trabajos físicos; en casa, el mando a distancia nos mantiene clavados al sillón). Marketing astuto (porciones enormes, publicidad dirigida a los niños). Cambios en la dieta (más grasas, más hidratos de carbono, más alimentos procesados).

Todas estas explicaciones son del todo ciertas, pero vale la pena ir un poco más allá y buscar la causa que se esconde detrás de esas causas. Que no es otra que la siguiente: si la comida es abundante y barata, la gente comerá más y engordará. Desde 1977 la ingesta media de calorías de un estadounidense se ha disparado en más de un 10 por ciento. Esas 200 calorías tienen que ir a parar a algún sitio, y en ausencia de un incremento en la actividad física (algo que no ha ocurrido), terminan almacenándose en las células de grasa de nuestro cuerpo. Pero la cuestión es la siguiente: ¿de dónde salieron exactamente todas esas calorías extras? La respuesta a esa pregunta nos lleva de regreso a la fuente de casi todas las calorías: la granja.

La mayoría de los investigadores sitúa en los años setenta el momento de la subida de los índices de obesidad en Estados Unidos. Se trata, por supuesto, de la misma década en la que se adoptó una política agraria de alimentos baratos y comenzaron a desmantelarse cuarenta años de programas diseñados para evitar la sobreproducción. Earl Butz, como recordarán, buscaba incrementar los rendimientos agrícolas con el fin de reducir el precio de las materias primas de la cadena alimentaria industrial, especialmente el del maíz y la soja. Funcionó: el precio de la comida ya no era un problema político. Desde la administración Nixon, los granjeros de Estados Unidos han logrado producir 500 calorías adicionales por persona y día (añadidas a las 3.300 anteriores, que ya eran muchas más de las que necesitábamos); cada uno de nosotros está consiguiendo zamparse heroicamente 200 de esas calorías extras al final de su viaje por la cadena alimentaria. Probablemente las otras 300 se envían al extranjero o se transforman (¡otra vez!) en alcohol etílico: etanol para nuestros coches.

Resulta difícil no ver los paralelismos con la República Alcohólica de hace doscientos años. Antes de los cambios de estilo de vida, antes de las astucias del marketing, está la montaña de maíz barato. El maíz es el responsable de la mayor parte de las calorías de más que estamos cultivando y también del exceso calórico que nos estamos comiendo. Como entonces, lo más inteligente es procesar todos esos excedentes de grano, transformar esa mercancía barata en un producto de valor añadido para el consumidor, un paquete más denso y duradero de calorías. En los años veinte del siglo XIX las opciones para procesar alimentos eran básicamente dos: podías transformar tu maíz en cerdo o en alcohol. Ahora hay cientos de cosas que un procesador puede hacer con maíz: puede utilizarlo para fabricar cualquier cosa, desde *nuggets* de pollo y Big Macs hasta emulsionantes y productos nutracéuticos. Sin embargo, dado que nuestro deseo de dulzura ha sobrepasado incluso al de embriaguez, lo más inteligente que puede hacerse con 25 kilos de maíz es refinarlos para convertirlos en 15 kilos de jarabe de maíz alto en fructosa.

Eso es al menos lo que estamos haciendo con unos 13.250 millones de kilos de la cosecha anual de maíz: transformarlos en 8.000 millones de kilos de jarabe de maíz alto en fructosa. Teniendo en cuenta que el animal humano no pudo probar este alimento en particular hasta 1980, el hecho de que el JMAF se haya convertido en la principal fuente de dulzura de nuestra dieta constituye un notable logro por parte de la industria refinadora del maíz, por no hablar de esta sorprendente planta (al fin y al cabo, las plantas siempre han sabido que uno de los caminos más seguros hacia el éxito evolutivo es satisfacer el innato deseo del omnívoro mamífero por la dulzura). Desde 1985 cada estadounidense ha pasado de consumir 20 kilos de JMAF a 30. Cabe pensar que este incremento se habría compensado con una reducción en el consumo de azúcar, ya que el JMAF a menudo sustituye al azúcar, pero no es eso lo que ocurrió: es más, en el mismo período nuestro consumo de azúcar refinado aumentó en más de dos kilos. Esto significa que estamos comiéndonos y bebiéndonos todo ese jarabe de maíz alto en fructosa además de los azúcares que ya estábamos consumiendo. De hecho, desde 1985 nuestro consumo de azúcares en su conjunto —azúcar de caña, de remolacha, JMAF, glucosa, miel, jarabe de arce, lo que sea— ha aumentado de 57,6 a 71,1 kilos por persona.

Por eso es tan inteligente convertir el maíz en jarabe de maíz alto en fructosa: al inducir a la gente a consumir más calorías de las que en otras circunstancias consumiría, la lleva literalmente a masticar el excedente de maíz. El edulcorante de maíz es a la República de la Grasa lo que era el whisky a la República Alcohólica. Lean las etiquetas de los envases que hay en su cocina y descubrirán que el JMAF se ha colado hasta el último rincón de la despensa: no solo en nuestros refrescos y tentempiés, donde sería previsible encontrarlos, sino también en el kétchup y la mostaza, en el pan y los cereales, en la salsa de pepinillos y en las galletas saladas, en los perritos calientes y el jamón.

No obstante, la mayor parte de nuestros 30 kilos de jarabe de maíz alto en fructosa las consumimos en forma de refrescos, así que a la lista de fechas marcadas en rojo en la historia natural del *Zea mays* —junto con la catastrófica mutación sexual del teocinte, la presentación del maíz a cargo de Colón ante la corte de la reina Isabel en 1493 y la primera semilla híbrida de F-1 de Henry Wallace en 1927— tenemos que añadir ahora 1980. Aquel año el maíz se convirtió por primera vez en ingrediente de la Coca-Cola. En 1984 Coca-Cola y Pepsi ya habían sustituido por completo el azúcar por jarabe de maíz alto en fructosa. ¿Por qué? Porque el JMAF era unos cuantos centavos más barato que el azúcar (gracias en parte a los aranceles sobre el azúcar de caña importada conseguidos por los refinadores de maíz) y al parecer los consumidores no detectaron el cambio.

El cambio adoptado por los fabricantes de refrescos debería haber supuesto una simple transacción de suma cero entre maíz y azúcar de caña (ambas, casualmente, hierbas C-4). Pero no fue así: pronto comenzamos a engullir muchos más refrescos y por tanto más edulcorante de maíz. No hay que buscar mucho para encontrar la causa: al igual que ocurrió con el whisky de maíz en los años veinte del siglo XIX, el precio de los refrescos se desplomó. Hay que advertir, sin embargo, que Coca-Cola y Pepsi no se limitaron a bajar el precio de sus botellas de cola. Eso solo habría perjudicado sus márgenes de beneficio, porque ¿cuánta gente iba a comprar un segundo refresco únicamente porque costase unos cuantos centavos menos? Las compañías tenían una idea mucho mejor: aumentarían el tamaño de sus refrescos. Ya que la materia prima fundamental de los refrescos —el edulcorante de maíz— era ahora tan barata, ¿por qué no hacer que la gente pagase solo un poquito más por una botella mucho más grande? Reducimos el precio de cada centilitro, pero vendemos muchos más centilitros. Así comenzó la transformación de la esbelta botella de Coca-Cola de 25 centilitros en la regordeta botella de 60 centilitros que encontramos en la mayoría de las máquinas expendedoras.

Pero la invención del tamaño extragrande no debe atribuirse a los fabricantes de refrescos. Este honor pertenece a un hombre llamado David Wallerstein. Hasta su muerte en 1993, Wallerstein prestó sus servicios en la junta directiva de McDonald's, pero en los cincuenta y sesenta trabajó para una cadena de cines en Texas, donde se esforzó por incrementar las ventas de refrescos y palomitas de maíz, los dos artículos que proporcionan altos márgenes de beneficio de los que depende la rentabilidad de los cines. Tal como se relata en la historia oficial de McDonald's escrita por John Love, Wallerstein puso en práctica todo lo que se le ocurrió para tratar de engordar las ventas —dos por uno, ofertas en las sesiones matinales—, pero vio que le resultaba simplemente imposible inducir a los clientes a comprar más de un refresco y un paquete de palomitas. Y creía saber por qué: repetir ración hace que la gente se sienta un poco glotona.

Wallerstein descubrió que la gente se lanzaría a por más palomitas y refrescos —muchos más— siempre que se vendiesen en una sola ración gigante. Así nacieron el cubo de palomitas de dos cuartos, el Big Gulp* de 200 centilitros y, con el tiempo, el Big Mac y las patatas fritas jumbo, aunque costó lo suyo convencer a Ray Kroc. En 1968 Wallerstein entró a trabajar en McDonald's, pero por mucho que lo intentó no consiguió convencer a Kroc, fundador de la compañía, de los poderes mágicos del tamaño extragrande.

«Si la gente quiere más patatas fritas —le dijo Kroc—, puede comprar dos raciones.» Wallerstein le explicó pacientemente que los clientes de McDonald's sí querían más, pero eran reacios a comprar una segunda ración: «No quieren parecer glotones».

Kroc seguía mostrándose escéptico, así que Wallerstein fue en busca de pruebas. Empezó a vigilar los McDonald's de Chicago y alrededores y a observar la forma de comer de la gente. Vio que los clientes sorbían ruidosamente sus refrescos y rescataban fragmentos infinitesimales de sal y patata quemada de sus pequeños paquetes de patatas fritas. Cuando Wallerstein presentó sus conclusiones, Kroc cedió, aprobó las raciones extragrandes, y el espectacular aumento de las ventas confirmó la corazonada del experto en marketing.

Nuestros arraigados tabúes culturales respecto a la gula —uno de los siete pecados capitales, después de todo— nos habían estado reprimiendo. El dudoso logro de Wallerstein consistió en idear el equivalente dietético de una dispensa papal: «¡Hazlo más grande!». Había descubierto el secreto para expandir el (supuestamente fijo) estómago humano.

Cabría pensar que la gente dejaría de comer y beber tan pantagruélicas raciones en el momento en el que se sintiese llena, pero re-

---

* Literalmente, «gran trago». Se trata del nombre comercial del enorme vaso en el que la cadena 7-Eleven ofrece los refrescos. (N. del T.)

sulta que el hambre no funciona así. Los investigadores han descubierto que las personas (y los animales) a las que se les ofrece raciones grandes comerán hasta un 30 por ciento más de lo que comerían en otras circunstancias. Al parecer el apetito humano es sorprendentemente elástico, algo que tiene mucho sentido desde el punto de vista evolutivo: nuestros antepasados cazadores-recolectores consideraban apropiado darse un festín cada vez que se presentaba la ocasión, lo que les permitía almacenar reservas de grasa en previsión de futuras hambrunas. Los investigadores de la obesidad llaman a este rasgo el «gen ahorrador». Y si bien este gen resulta muy útil como medio de adaptación a un entorno impredecible marcado por la escasez de comida, es un desastre en un entorno donde abunda la comida rápida y en el que las ocasiones para darse un festín se presentan veinticuatro horas al día, siete días a la semana. Nuestros cuerpos están almacenando reservas de grasa en previsión de una hambruna que nunca llega.

Pero si la evolución ha hecho del omnívoro moderno un ser vulnerable a las lisonjas del tamaño extragrande, los nutrientes que con toda probabilidad encontrará en esas raciones gigantes —montones de azúcares añadidos y grasa— agravan aún más el problema. Como muchas otras criaturas de sangre caliente, los humanos han heredado una predilección por los alimentos de alta densidad energética que se refleja en el carácter goloso compartido por la mayoría de los mamíferos. La selección natural hizo que optásemos por el azúcar y la grasa (tanto por su textura como por su sabor), porque los azúcares y las grasas aportan una mayor cantidad de energía por bocado (eso es en realidad una caloría). Pero en la naturaleza —en los alimentos no procesados— rara vez hallamos esos nutrientes en las concentraciones a las que se encuentran en los alimentos procesados: jamás toparemos con una fruta cuyo contenido en fructosa se acerque siquiera al de un refresco, ni hallaremos un pedazo de carne con tanta cantidad de grasa como la que hay en un *nugget* de pollo.

Ahora empezamos a ver por qué los alimentos procesados constituyen una estrategia tan efectiva para convencer a la gente de que los consuma en más cantidad. El poder de la ciencia alimentaria reside en su habilidad para descomponerlos en sus partes nutritivas y después recomponerlos de tal forma que, realmente, pulsan nuestros botones evolutivos y burlan el sistema de selección de comida heredado por el omnívoro. Basta con añadir grasa o azúcar a cualquier cosa para que le sepa mejor a un animal programado por la selección natural para buscar alimentos de alta densidad energética. Los estudios llevados a cabo con animales lo demuestran: si ofrecemos a unas ratas soluciones de sacarosa pura o tubos de manteca de cerdo pura —golosinas que raramente encontrarían en la naturaleza—, se atiborrarán hasta enfermar. La sabiduría nutricional innata que pudiesen poseer se viene abajo cuando se enfrentan a azúcares y grasas en concentraciones no naturales —nutrientes arrancados de su contexto natural, es decir, de aquello que denominamos «alimentos»—. Los sistemas alimentarios pueden hacer trampa exagerando su densidad energética, engañando a un aparato sensorial que evolucionó para lidiar con alimentos sin descomponer, considerablemente menos densos.

Lo que hace que los omnívoros nos metamos en problemas es la elevada densidad energética de los alimentos procesados. La diabetes del tipo 2 generalmente aparece cuando el mecanismo que tiene el cuerpo para gestionar la glucosa se agota por exceso de uso. Prácticamente todo lo que comemos acaba tarde o temprano en la sangre en forma de moléculas de glucosa, pero los azúcares y los almidones simples se convierten en glucosa más deprisa que cualquier otro elemento. La diabetes del tipo 2 y la obesidad son exactamente lo que cabría esperar en un mamífero cuyo metabolismo se ha visto abrumado por un entorno de alimentos de alta densidad energética.

Esto nos lleva a preguntarnos por qué el problema se ha agravado tanto en los últimos años. Resulta que el precio de una caloría de azúcar o de grasa se ha desplomado desde los años setenta. Una de las razones de que la obesidad y la diabetes sean más comunes en las zonas más bajas de la escala socioeconómica es que la cadena alimentaria industrial ha convertido los alimentos de alta densidad energética en los más baratos del mercado en términos de coste por caloría. Un estudio publicado en el *American Journal of Clinical Nutrition* comparaba el coste energético de diferentes alimentos del supermercado. Los investigadores descubrieron que con un dólar podían comprarse 1.200 calorías de patatas chips y galletas; si gastásemos ese mismo dólar en alimentos sin procesar, como las zanahorias, solo podríamos comprar 250 calorías. En el pasillo de las bebidas por un dólar se pueden comprar 875 calorías de refresco o 170 calorías de zumo de frutas elaborado a partir de zumo concentrado. Desde el punto de vista económico tiene perfecto sentido que la gente que no puede destinar mucho dinero a la comida lo gaste en las calorías más baratas que pueda encontrar, especialmente cuando esas calorías más baratas —grasas y azúcares— son precisamente las que ofrecen las mayores recompensas neurobiológicas.

El maíz no es la única fuente de energía barata que hay en el supermercado —gran parte de la grasa añadida a los alimentos procesados proviene de la soja—, pero es de lejos la más importante. Como decía George Naylor, cultivar maíz constituye el modo más eficiente de obtener energía —calorías— a partir de media hectárea de tierra de Iowa. Esa caloría de maíz puede llegar a nuestros cuerpos en forma de una grasa animal, un azúcar o un almidón, tal es la proteica naturaleza del carbono encerrado en ese magnífico grano. Pero por muy productiva y proteica que sea la planta de maíz, al final ha sido un conjunto de decisiones humanas el que ha hecho que esas moléculas hayan llegado a ser tan baratas: un cuarto de siglo de políticas agrarias diseñadas para estimular la sobreproducción de este cultivo casi en exclusiva. En este país, sencillamente, subvencionamos el jarabe de maíz alto en fructosa, pero no las zanahorias. Mientras el inspector general de sanidad alerta sobre la epidemia de obesidad, el presidente firma leyes agrarias pensadas para hacer que el río de maíz barato siga fluyendo, garantizando que las calorías más baratas del supermercado continúen siendo las menos saludables.

7

La comida

Fast food

La comida que hay en el otro lado de la cadena alimentaria industrial que comienza en un campo de maíz de Iowa la prepara McDonald's y se consume en el interior de un coche en movimiento. O al menos esa es la versión de comida industrial que yo escogí comer; podría haber sido cualquier otra. Tras haber sido procesada de diversas formas y convertida en carne, la miríada de flujos de maíz comercial converge en las distintas clases de comida que podría haber consumido en KFC, en Pizza Hut o en Applebee's o preparar yo mismo con ingredientes comprados en el supermercado. Las comidas industriales están a nuestro alrededor, después de todo; integran la cadena alimentaria de la que la mayoría nos alimentamos la mayor parte del tiempo.

Isaac, mi hijo de once años, estaba más que contento de acompañarme al McDonald's. No va muchas veces, así que era una ocasión especial (para la mayoría de los niños estadounidense esto ha dejado de ser algo especial: uno de cada tres consume comida rápida todos los días). Judith, mi mujer, estaba menos entusiasmada. Se preocupa mucho por lo que come y un almuerzo a base de comida rápida suponía renunciar a una «comida de verdad», lo que le parecía una pena. Isaac le dijo que podría pedir una de las nuevas ensaladas *premium* de McDonald's con el aliño de Paul Newman. He leído en las páginas económicas que esas ensaladas se han convertido en todo un éxito, pero aunque no hubiese sido así, probablemente se mantendrían en el menú estrictamente por su utilidad retórica. Los expertos en marketing tienen un término para lo que una ensalada o una hamburguesa vegetariana hacen por las cadenas de comida rápida: «desmentir al que niega». Estos artículos más saludables del menú proporcionan al niño que quiere consumir comida rápida una gran herramienta con la que mitigar las objeciones de sus padres: «Pero, mamá, si puedes pedir ensalada...».

Que es exactamente lo que hizo Judith: pedir la ensalada Cobb con aliño César. A un precio de 3,99 dólares, era la opción más cara del menú. Yo pedí una hamburguesa de queso clásica, con patatas y Coca-Cola grandes. «Grande» significa 94 centilitros (¡casi un litro de refresco!), pero gracias a la magia económica del tamaño extragrande solo cuesta 30 centavos más que la «pequeña», de 47 centilitros. Isaac optó por los nuevos Chicken McNuggets de carne blanca, un batido de vainilla doble y patatas grandes, seguidos de un nuevo postre consistente en bolitas de helado liofilizadas. El hecho de que cada uno pidiese algo diferente es uno de los distintivos de la cadena alimentaria industrial, que descompone la familia por grupos demográficos y comercia con cada uno de ellos por separado: íbamos a comer los tres solos estando juntos, y por tanto probablemente comeríamos más. El precio total de lo que comimos fue de 14 dólares y estuvo empaquetado y listo para llevar en cuatro minutos. Cuando pasé por caja me llevé un abigarrado folleto en el que rezaba UNA RACIÓN COMPLETA DE DATOS NUTRICIONALES: ELIGE LA COMIDA QUE MÁS TE CONVIENE.

Podríamos habernos sentado en un reservado, pero hacía tan buen día que decidimos retirar la capota del coche y comer en su interior, algo que se tuvo en cuenta a la hora de diseñar tanto el coche como la comida. En Estados Unidos el 19 por ciento de las comidas se consumen en el coche. El coche dispone de posavasos, asientos delanteros y traseros y, excepto en el caso de las ensaladas, toda la comida (que podríamos haber pedido, pagado y recogido sin abrir siquiera la puerta del coche) puede consumirse fácilmente con una sola mano. De hecho, esto es lo genial del *nugget* de pollo: liberó al pollo del tenedor y el plato, le quitó todos sus posibles despojos y lo hizo tan fácil de comer y tan adecuado para consumirse en el coche como la hamburguesa precondimentada. No me cabe la menor duda de que los ingenieros alimentarios que trabajan en el cuartel general de McDonald's de Oak Brook (Illinois) están ahora mismo ocupados en conseguir una ensalada que pueda comerse con una sola mano.

Y si bien comerse la ensalada Cobb de Judith en el asiento delantero a 90 kilómetros por hora suponía todo un reto, parecía ser lo correcto, puesto que el maíz era el tema central de esa comida: el coche también estaba comiendo maíz, ya que en parte estaba alimentado por etanol. Y a pesar de que este aditivo garantiza una disminución de la calidad del aire de California, las nuevas resoluciones federales, aprobadas bajo la presión de los transformadores de maíz, exigen a las refinerías del estado contribuir al consumo de los excedentes de maíz diluyendo su gasolina con un 10 por ciento de etanol.

De niño comí muchos menús de McDonald's. Fue en la época anterior a la de Wallerstein, cuando aún había que pedir una segunda hamburguesa pequeña o un segundo paquetito de patatas fritas si querías más, y cuando el *nugget* de pollo aún no se había inventado. (Una de las más memorables comidas de McDonald's de mi niñez terminó cuando alguien chocó contra la parte trasera de nuestra ranchera en un semáforo y mi batido salió despedido en blancas y cremosas lianas por el coche.) Me encantaba todo lo relacionado con la comida rápida: las raciones individuales envueltas como si fuesen regalos (el hecho de no tener que compartirla con mis tres hermanas constituía una parte importante de su atractivo, la comida rápida era propiedad privada en el mejor de los sentidos), el familiar y suculento aroma a patatas fritas que inundaba el coche y lo agradable que resultaba morder una hamburguesa y sentir sus diversas capas (el dulce y esponjoso bollo de pan, el crujiente pepinillo, la sabrosa jugosidad de la carne).

La comida rápida bien diseñada posee su propio aroma y su propio sabor, un aroma y un sabor conectados solo nominalmente con las hamburguesas o las patatas fritas o, si vamos al caso, con cualquier otro alimento. Desde luego, las hamburguesas y las patatas fritas que preparamos en casa no los tienen. Y sin embargo, los Chicken McNuggets sí, aun siendo un alimento total y absolutamente distinto, elaborado a partir de una especie diferente. Sea lo que sea (seguro que los ingenieros de alimentos lo saben), ese aroma genérico a comida rápida es para millones de personas uno de los imborrables olores y sabores de la infancia, lo que la convierte en una especie de comida casera. Y como ocurre con otras comidas reconfortantes, aporta (además de nostalgia) una inyección de carbohidratos y grasa, que según creen algunos científicos alivia el estrés y baña el cerebro en químicos que hacen que se sienta bien.

Isaac comentó que sus McNuggets de carne blanca estaban muy buenos, lo que supone toda una mejora con respecto a la vieja receta. Los McNuggets han sido objeto de crítica en los últimos tiempos, lo que puede explicar su reformulación. En el transcurso de un juicio emprendido contra McDonald's por parte de un grupo de adolescentes obesos en 2003, un juez federal de Nueva York desacreditó el McNugget a pesar de que finalmente desestimó la demanda. «Los McNuggets no son simplemente pollo frito en una sartén —escribió en su resolución—, sino más bien una creación *mcfrankensteiniana* a partir de diversos elementos que no se utilizan en la cocina casera.» Tras enumerar los 38 ingredientes del McNugget, el juez Sweet indicó que el marketing desarrollado por McDonald's rayaba en el engaño, puesto que el plato no era lo que aparentaba ser —es decir, un simple pedazo de pollo frito— y, en contra de lo que el consumidor podía razonablemente esperar, contenía en realidad más grasas y calorías totales que una hamburguesa con queso. Desde el juicio McDonald's ha reformulado el *nugget* con carne blanca y ha empezado a distribuir «Una ración completa de datos nutricionales».* Según el folleto, una ración de seis *nuggets* contiene ahora exactamente diez calorías menos que una hamburguesa con queso. La ciencia alimentaria se anota otro tanto.

Cuando pregunté a Isaac si los nuevos *nuggets* sabían más a pollo que los anteriores, se mostró desconcertado. «No, saben a lo que son, a *nuggets*», y lanzó a su padre un fulminante «buah» de dos sílabas. Al menos en la mente de este consumidor, el vínculo entre un *nugget* y el pollo que contiene nunca pasó de ser conceptual, y probablemente te irrelevante. En la actualidad el *nugget* constituye en sí mismo un

---

* En 2005 McDonald's anunció que comenzaría a imprimir información nutricional en sus envases. *(N. del A.)*

género de comida para los niños estadounidenses, muchos de los cuales los comen a diario. Para Isaac el *nugget* es el sabor inconfundible de la infancia, tiene poco que ver con el pollo y sin duda será en el futuro un vehículo para la nostalgia, una magdalena proustiana en ciernes.

Isaac nos pasó uno a la parte delantera para que Judith y yo lo probásemos. Tenía buen aspecto y olía bastante bien, y bajo el crujiente rebozado aparecía un interior de un blanco luminoso que recordaba a la carne de la pechuga del pollo. En apariencia y textura un *nugget* sin duda alude al pollo frito, pero lo único que pude detectar al probarlo fue sal, ese aroma multiuso a comida rápida y, vale, quizá una nota de caldo de pollo matizando la sal. Pero sobre todo el *nugget* parecía más una abstracción que una comida en toda regla, una idea de pollo esperando a encarnarse.

Los ingredientes enumerados en el folleto indican que hay mucha reflexión en un *nugget*, eso y también mucho maíz. De los 38 ingredientes necesarios para hacer un McNugget conté 30 que pueden derivarse del maíz: el propio pollo, alimentado con maíz, almidón modificado (para ligar la carne de pollo pulverizada), mono-, tri- y diglicéridos (emulsionantes, que evitan que las grasas y el agua se separen), dextrosa, lecitina (otro emulsionante), caldo de pollo (para recuperar parte del sabor que se pierde al procesarlo), harina de maíz amarillo y más almidón modificado (para el rebozado), maicena (un espesante), grasa vegetal, aceite de maíz parcialmente hidrogenado y ácido cítrico como conservante. Hay otro par de plantas que toman parte en el *nugget*: en el rebozado hay algo de trigo y en ocasiones el aceite hidrogenado puede elaborarse a partir de soja, de colza o de algodón en lugar de maíz, dependiendo del precio de mercado y la disponibilidad.

Según el folleto, los McNuggets también contienen varios ingredientes totalmente sintéticos, sustancias semicomestibles que en última instancia no provienen del maíz o de la soja, sino de una refinería de petróleo o de una planta química. Estos químicos son los que hacen posible el proceso de alimentos moderno, al evitar que sus materiales orgánicos se pudran o adquieran un mal aspecto después de unos cuantos meses en el congelador o en circulación. Encabezando la lista aparecen los «agentes de fermentación»: fosfato alumínico sódico, fosfato monocálcico, pirofosfato de ácido sódico y lactato de calcio. Son antioxidantes que se añaden para evitar que las diversas grasas animales y vegetales que hay en un *nugget* se enrancien. Después están los «agentes antiespumantes», como el dimetilpolisiloxano, que se añade al aceite de cocción para evitar que los almidones se combinen con moléculas de aire y generen espuma durante la fritura. Al parecer el problema es lo bastante serio para justificar la incorporación de un químico tóxico a la comida: según el *Handbook of Food Additives*, se sospecha que el dimetilpolisiloxano es cancerígeno y se ha comprobado que causa efectos mutágenos, tumorígenos y reproductivos; también es inflamable. Pero el ingrediente más alarmante del Chicken McNugget quizá sea el terbutilhidroquinona (TBHQ), un antioxidante derivado del petróleo que se rocía directamente sobre el *nugget* o en el interior de la caja que lo contiene para «contribuir a preservar su frescura». Según *A Consumer's Dictionary of Food Additives*, el TBHQ es un tipo de butano (como el líquido combustible de los mecheros) que la FDA permite a los transformadores de alimentos utilizar con moderación. El aceite que hay en un *nugget* no puede contener más de un 0,02 por ciento de esta sustancia. Lo que probablemente da igual, teniendo en cuenta que la ingesta de un solo gramo de TBHQ puede provocar «náuseas, vómitos, zumbidos en los oídos, delirio, sensación de ahogo y colapsos». Ingerir cinco gramos de TBHQ podría matarnos.

Viendo la cantidad de moléculas exóticas empleadas para crear un alimento tan complejo lo lógico sería esperar que el *nugget* de pollo hiciese algo más espectacular que resultar agradable al paladar de un niño o llenar su estómago por poco dinero. Por supuesto, ha conseguido vender un montón de pollo para compañías como Tyson, que inventó el *nugget* —a instancias de McDonald's— en 1983. El *nugget* es la razón de que el pollo haya reemplazado al vacuno como la carne más popular en Estados Unidos.

Comparada con los *nuggets* de Isaac, mi hamburguesa con queso estaba construida de una forma bastante simple. Según la «ración completa de datos nutricionales», la hamburguesa con queso contiene tan solo seis ingredientes, todos ellos conocidos excepto uno: carne de vacuno cien por cien, un panecillo, dos lonchas de queso americano, kétchup, mostaza, pepinillo, cebolla y «condimento grill», lo que quiera que esto sea. También sabía bastante bien, aunque, pensándolo dos veces, lo que detecté fue el sabor de los condimentos: si se prueba sin acompañamiento, el grisáceo círculo de carne picada prácticamente no sabe a nada. Y sin embargo, todo el conjunto, especialmente al primer mordisco, conseguía emitir un aura hamburguesil bastante convincente. No obstante, sospecho que esto se debe más a la brillantez olfativa del «condimento grill» que a la carne de vacuno cien por cien.

En realidad la relación de mi hamburguesa con queso con la carne de vacuno resultaba casi tan metafórica como la del *nugget* con el pollo. Mientras me la comía tuve que recordarme que en aquel alimento estaba implicada una vaca de verdad, con toda probabilidad una vieja vaca lechera exhausta (la fuente de la mayor parte de la carne de vacuno que se emplea en la comida rápida), pero posiblemente también contendría pedacitos de un buey como 534. Parte del atractivo de las hamburguesas y los *nuggets* estriba en que esas abstracciones deshuesadas nos permiten olvidar que estamos comiendo animales. Había visitado el comedero de Garden City solo unos meses antes, pero esta experiencia con el ganado vacuno tenía tan poco que ver con aquella, que parecía tener lugar en otra dimensión. No, no pude detectar el maíz, el petróleo, los antibióticos, las hormonas ni el estiércol del cebadero. Y aunque «Una ración completa de datos nutricionales» no enumeraba esos datos, también habían participado en la elaboración de esa hamburguesa, formaban parte de su historia natural. Esto es quizá lo que mejor sabe hacer la cadena alimentaria industrial: oscurecer la historia de los alimentos que produce procesándolos hasta tal punto que, más que productos naturales —cosas elaboradas a partir de plantas y animales— parecen puros productos culturales. A pesar del torrente de información de utilidad que contenía el folleto de McDonald's —miles de palabras y números que especificaban los ingredientes y los tamaños de las raciones, las calorías y los nutrientes—, toda esa comida seguía resultando totalmente opaca. ¿De dónde viene? Viene de McDonald's.

Pero no es así. Viene de camiones frigoríficos y de almacenes, de mataderos y granjas industriales situados en lugares como Garden

City (Kansas), de ranchos en Sturgis (Dakota del Sur), de laboratorios de ciencia alimentaria en Oak Brook (Illinois), de compañías dedicadas al desarrollo de sabores instaladas alrededor de la autopista de New Jersey, de refinerías de petróleo, de plantas de proceso propiedad de ADM y Cargill, de silos que funcionan en ciudades como Jefferson y, en el otro extremo de todo este largo y tortuoso sendero, de un campo de maíz y soja cultivado por George Naylor en Churdan (Iowa).

No es imposible calcular exactamente cuánto maíz consumimos Judith, Isaac y yo en nuestra comida de McDonald's. Imagino que mi hamburguesa de 112 gramos, por ejemplo, supone casi 900 gramos de maíz (basándome en el índice de conversión de 3.175 gramos de maíz por cada 450 gramos de ganancia de una vaca, la mitad de la cual es carne comestible). Los *nuggets* son algo más difíciles de traducir en maíz, puesto que no se dice cuánto pollo de verdad hay en cada *nugget*; pero si seis nuggets contienen 112 gramos de carne, habrían sido necesarios 225 gramos de maíz para criar un pollo. Un refresco de 950 mililitros contiene 86 gramos de jarabe de maíz alto en fructosa (lo mismo que un batido doble), que puede refinarse a partir de 150 gramos de maíz; por tanto, nuestras tres bebidas se llevan otros 450 gramos. Subtotal: 2.700 gramos de maíz.

A partir de aquí los cálculos son más complicados porque, según la lista de ingredientes del folleto, el maíz está en todas partes, pero en cantidades que no se especifican. En mi hamburguesa con queso es donde hay más edulcorante de maíz, por extraño que parezca: tanto el panecillo como el kétchup contienen JMAF. También está en el aliño de la ensalada y en las salsas para los *nuggets*, por no mencionar el postre de Isaac (de los 60 artículos del menú enumerados en el folleto, 45 contienen JMAF). Y después están todos los demás ingredientes derivados del maíz que hay en el *nugget*: los aglutinantes, emulsionantes y espesantes. Además de los edulcorantes de maíz, el batido de Isaac contiene sólidos de jarabe de maíz, mono- y diglicéridos, y leche procedente de animales alimentados con maíz. La ensalada Cobb de Judith también está repleta de maíz, a pesar de que no haya un solo grano a la vista: Paul Newman elabora su aliño con JMAF, jarabe de maíz, almidón de maíz, dextrina, color caramelo y goma xantana; la propia ensalada contiene queso y huevos procedentes de animales alimentados con maíz. La pechuga de pollo a la parrilla de la ensalada está inyectada con una «solución de sabor» que contiene maltodextrina, dextrosa y glutamato monosódico. Desde luego, hay muchas hojas verdes en la ensalada de Judith, pero la abrumadora mayoría de las calorías que contiene (y contiene 500, contando el aliño) provienen en última instancia del maíz.

¿Y las patatas fritas? Se podría pensar que se trata básicamente de patatas. No obstante, puesto que la mitad de las 540 calorías de una ración grande de patatas fritas proviene del aceite en el que están fritas, la fuente de esas calorías no es en definitiva una granja de patatas, sino un campo de maíz o de soja.

Al final tanto cálculo pudo conmigo, pero conseguí llegar lo bastante lejos para concluir que, contando el del depósito de gasolina (ahí hay unos 25 kilos para producir 9,5 litros de etanol), la cantidad de maíz que se empleó para elaborar nuestro festín ambulante de comida rápida habría desbordado el maletero, dejando tras de sí un rastro de granos dorados sobre el asfalto.

Algún tiempo después encontré otra manera de calcular la cantidad de maíz que habíamos comido ese día. Pedí a Todd Dawson, un biólogo de Berkeley, que pasase una comida de McDonald's por su espectrómetro de masas y calculase qué cantidad de su contenido en carbono provenía originalmente de una planta de maíz. Resulta difícil de creer que la identidad de los átomos de una hamburguesa con queso o de una Coca-Cola se preserve desde el campo de labranza hasta el mostrador de un establecimiento de comida rápida, pero la firma de esos isótopos de carbono es indestructible y continúa siendo legible para el espectrómetro de masas. Dawson y su colega Stefania Mambelli prepararon un análisis que mostraba a grandes rasgos qué cantidad del carbono contenido en los diversos elementos de un menú de McDonald's provenía del maíz y lo reflejaron en un gráfico. Los refrescos aparecían en lo más alto, lo que no resulta sorprendente, ya que son poco más que edulcorante de maíz, pero prácticamente todo lo que nos comimos reveló también una alta proporción de maíz. En orden decreciente de contenido en maíz, así es como el laboratorio midió nuestra comida: refresco (cien por cien maíz), batido (78 por ciento), aliño para la ensalada (65 por ciento), *nuggets* de pollo

(56 por ciento), hamburguesa con queso (52 por ciento) y patatas fritas (23 por ciento). Lo que a ojos del omnívoro parece una comida extraordinariamente variada resulta ser, vista a través de los ojos del espectrómetro de masas, la comida de un tipo de consumidor mucho más especializado. Así que esto es en lo que ha llegado a convertirse el consumidor industrial: un koala del maíz.

¿Y qué? ¿Por qué debería importarnos el hecho de habernos convertido en una raza de comedores de maíz como jamás se ha visto? ¿Es necesariamente algo malo? La respuesta depende de dónde se encuentre cada uno.

Si uno está en el agronegocio, transformar maíz barato en 45 artículos diferentes de McDonald's constituye un logro impresionante. Representa una solución a las contradicciones agrícolas del capitalismo, el reto de incrementar los beneficios de la industria alimentaria más deprisa de lo que crece la población de Estados Unidos. Las raciones extragrandes de carbono barato fijado por el maíz resuelven el problema del estómago fijo; quizá no consigamos expandir el número de consumidores de Estados Unidos, pero hemos averiguado cómo expandir el apetito de cada uno de ellos, lo que es casi igual de bueno. Judith, Isaac y yo consumimos en conjunto un total de 4.510 calorías en nuestra comida, más de la mitad de las que cada uno de nosotros probablemente debería consumir en un día. Sin duda habíamos cumplido con nuestra parte en el proceso de masticar los excedentes de maíz. (También habíamos consumido un montón de petróleo, y no solo porque estuviésemos en un coche. Para cultivar y procesar esas 4.510 calorías alimentarias se requieren al menos diez veces más calorías de energía fósil, el equivalente a cinco litros de petróleo.)

Si uno se encuentra en los peldaños más bajos de la escalera económica norteamericana, nuestra cadena alimentaria «maicificada» ofrece auténticas ventajas: no exactamente comida barata (porque el consumidor en última instancia paga el coste añadido del proceso de alimentos), pero sí calorías baratas en diversas y atractivas formas. No obstante, a largo plazo el consumidor paga un alto precio por estas calorías baratas: obesidad, diabetes del tipo 2, enfermedades cardíacas.

Sin embargo, para alguien que se encuentre en el extremo más bajo de la escalera económica mundial la cadena alimentaria industrial estadounidense cebada con maíz resulta un total y absoluto desastre. Antes he mencionado que toda la vida en la tierra puede verse como una competición en pos de la energía capturada por las plantas y almacenada en carbohidratos, una energía que medimos en calorías. Hay un límite a la cantidad de estas calorías que las tierras cultivables pueden producir al año en todo el mundo, y una comida industrial que se compone de carne y alimentos procesados consume —y despilfarra— una exorbitante cantidad de esa energía. Comer maíz directamente (como hacen los mexicanos y muchos africanos) supone consumir toda la energía que hay en su interior; pero cuando alimentamos a un buey o a un pollo con ese maíz, el 90 por ciento de su energía se pierde: en huesos, plumas o piel, en su metabolismo y su vida de buey o de pollo. Esta es la razón por la que los vegetarianos defienden comer «en la parte baja de la cadena alimentaria»; cada paso hacia arriba en esa cadena reduce diez veces la cantidad de energía alimentaria, lo que explica que en cualquier ecosistema haya muchos menos depredadores que presas. Pero procesar alimentos también quema energía. Esto significa que la cantidad de energía alimentaria que se pierde en la elaboración de algo como el Chicken McNugget podría servir para alimentar a muchos niños y no solo al mío, y que detrás de las 4.510 calorías que ingerimos entre los tres hay decenas de miles de calorías de maíz que podrían haber alimentado a muchísima gente hambrienta.

¿Y qué aspecto tiene esta cadena alimentaria industrial cebada con maíz si se observa desde un maizal? Bueno, depende de si uno es el granjero o la planta. Podría pensarse que esa «maicificación» de nuestro sistema alimentario habría redundado en beneficio del granjero, pero no es así. El triunfo del maíz es consecuencia directa de su sobreproducción, lo que ha supuesto un desastre para la gente que se dedica a cultivarlo. El cultivo de maíz y nada más que maíz también ha cobrado un peaje a las tierras del granjero, la calidad del agua local y la salud general de su comunidad, la biodiversidad de su entorno y la salud de todas las criaturas que viven en él o más allá, río abajo. Y no solo de esas criaturas, porque el maíz barato también ha cambiado, sobre todo para mal, las vidas de miles de millones de animales destinados a nuestra alimentación, animales que no vivirían en granjas industriales si no fuese por el océano de maíz en el que esas ciudades animales flotan.

Pero volvamos un momento a ese campo de Iowa y observemos la cuestión —a nosotros— desde el punto de vista de la propia planta. Maíz, maíz, maíz hasta donde alcanza la vista, tallos de tres metros alineados hacia el horizonte en hileras perfectas de 75 centímetros, un jardín de maíz de 32 millones de hectáreas desplegado a lo largo del continente. Afortunadamente esta planta no puede formarse una opinión de nosotros, porque sería de lo más risible: los granjeros se arruinan cultivándola; aniquila o empobrece un número incalculable de otras especies; los humanos la comen y la beben tan deprisa como pueden, algunos de ellos —como mi familia y yo— en coches que también están diseñados para bebérsela. Sin la menor duda, de todas las especies que han encontrado la manera de prosperar en un mundo dominado por el *Homo sapiens*, ninguna ha tenido un éxito tan espectacular —es decir, ninguna ha colonizado tantas hectáreas y tantos cuerpos— como el *Zea mays*, la hierba que ha domesticado a quien la domesticó. Hay que preguntarse por qué los estadounidenses no adoran esta planta con tanto fervor como los aztecas; como ellos en otros tiempos, hacemos extraordinarios sacrificios por ella.

Estas eran, al menos, las algo febriles especulaciones que cruzaban mi mente mientras nos zampábamos nuestro menú de comida rápida en la autopista. ¿Qué tendrá la comida rápida? No solo te la sirven en un suspiro, sino que la mayoría de las veces también se come a esa velocidad: nosotros nos la terminamos en menos de diez minutos. Como estábamos en el descapotable y el sol brillaba en lo alto, no puedo quejarme del ambiente de McDonald's. Quizá la razón de que nos la comamos tan deprisa sea que no resiste una degustación. Cuanto más te concentras en su sabor, más te das cuenta de que no sabe a nada conocido. Antes decía que McDonald's sirve algo así como una comida reconfortante, pero después de unos cuantos bocados me inclino a pensar que están vendiendo algo más esquemático, algo más parecido al significante de una comida reconfortante. Así que comes más y comes más deprisa, con la esperanza de poder atrapar de algún modo la idea original de una hamburguesa con queso o de una patata frita mientras se te escurre entre los dedos. Y así una y otra vez, mordisco tras mordisco, hasta que te sientes no exactamente satisfecho, sino simple y lamentablemente lleno.

Segunda parte

Pastoril: hierba

8

Toda carne es hierba

La tarde del primer día de verano estaba descansando sentado en medio de unos pastos de un verde imposible. «El día más largo del año» es lo que anotaría esa noche en mi cuaderno, ya en la cama, seguido por «literalmente», algo que luego tacharía para sustituirlo por «en sentido figurado». ¿Qué quieren que les diga? Estaba cansado. Había pasado la tarde haciendo heno, bueno, ayudando a un granjero a hacer heno, y después de unas cuantas horas bajo el sol del mediodía, levantando y lanzando pacas de heno de 22 kilos al interior de una carreta, me dolía todo. Pensamos en la hierba como algo suave y acogedor, pero después de que se seque al sol y de triturarla mecánicamente —después de que se convierta en heno— resulta lo bastante afilada para hacerte sangrar, y desprende suficiente polvo para que se te espesen los pulmones. Yo terminé cubierto de paja y con los antebrazos tatuados en rojo por los pinchazos.

Los demás —Joel Salatin, que era el dueño de la granja, su hijo Daniel y dos ayudantes— habían ido a buscar algo al granero y me habían permitido disfrutar de un agradable momento en los pastos para que me recuperase antes de poner de nuevo en marcha la empacadora. Nos estábamos apresurando a recoger ese heno antes de que llegasen las tormentas previstas para la tarde. Era lunes, el primero de mis siete días de trabajo en la granja, y hasta ese momento la principal conclusión que había extraído era que, en el caso de sobre-

147

vivir a las tareas de la semana, nunca volvería a quejarme de los precios, cualesquiera que estos fuesen, de los productos de los granjeros: un dólar por un huevo me parecía del todo razonable; 50 dólares por un filete, un chollo.

El gemido de la maquinaria agrícola se había apagado y en su lugar pude oír los diversos sonidos de las aves: el de los pájaros cantores en los árboles, pero también el grave chismorreo de las gallinas y el aún más grave glugluteo de los pavos. Más allá, en una loma extraordinariamente verde, pude avistar un pequeño rebaño de vacas pastando y debajo, en una ladera más suave, varias docenas de corrales portátiles para pollos marchando en formación pradera abajo.

Me di cuenta de que lo que tenía frente a mí era una escena de una belleza casi pastoril en su sentido clásico —las praderas salpicadas de animales satisfechos con el bosque como telón de fondo y un sinuoso arroyo hilvanando todo el conjunto— tan solo deslucida por el hecho de que no podía quedarme allí admirándola, tumbado en los mullidos pastos, durante el resto de la tarde. (¿No se suponía que el ocio era una parte fundamental de las églogas pastoriles?) Nuestra cultura, tal vez incluso nuestra biología, nos predispone a reaccionar ante estos paisajes de transición cubiertos de hierba, suspendidos entre el carácter salvaje del bosque y los artificios de la civilización. «Los argumentos de la visión de lo verde», lo llamaba Henry James. Acababa de regresar de Europa para recorrer la Nueva Inglaterra rural y se vio cautivado por los encantos pastoriles de Connecticut a pesar de sí mismo y de todo lo que sabía acerca de la historia, del triunfo inevitable de la máquina, del «ferrocarril amedrentador». Un siglo antes Thomas Jefferson había planteado los argumentos de la visión de lo verde con una fuerza que algunos todavía sentimos: su ideal agrícola era un intento de fabricar una realidad norteamericana a partir de los sueños pastoriles del viejo mundo, aunque a veces incluso él dudaba de que ese paisaje de transición pudiese sobrevivir al advenimiento de la industria. Pero ya en tiempos de Virgilio la égloga pastoril atravesaba dificultades, amenazada por la invasión de los humedales por un lado y las corrupciones de la civilización por otro.

El mero hecho de que haya sobrevivido es un auténtico milagro. Dos siglos y una hora en coche por el Blue Ridge separan Mon-

ticello, el nombre de la residencia de Thomas Jefferson, de Joel Salatin, que se describe como un «granjero-cristiano-conservador-
libertario-ecologista-lunático» y que está intentando de nuevo, contra
viento y marea, sustentar el viejo ideal agrícola-pastoril sobre hierba
auténtica, renovarlo mucho después de que el triunfo del sistema industrial que tanto inquietaba a Jefferson se haya completado. Llegué
al valle de Shenandoah para comprobar si una granja así —y la cadena alimentaria alternativa de la que forma parte— pertenecía al pasado o al futuro.

Aquella tarde, mientras asimilaba la visión de lo verde de Salatin,
se me ocurrió que lo único que faltaba en aquella escena era un pastor
feliz; aunque, pensándolo bien, ¿no era ese pastor feliz aquel tipo alto
de tirantes azules anchos y sombrero flexible que trotaba hacia mí? El
sombrero de paja de ala ancha de Salatin servía para algo más que proteger su cuello y su rostro del sol de Virginia: era una declaración de
principios política y estética que descendía de Virgilio a través de Jefferson con una parada en la contracultura de los sesenta. Mientras que
la gorra de una compañía de pienso, blasonada con el logo de un gigante de la industria agrícola, hablaría de mano de obra, implicaría (en
muchos sentidos) una deuda con lo industrial, el desenfadado sombrero de Salatin —adviértase que está hecho de hierba y no de plástico—
hablaba de independencia, de suficiencia, incluso de despreocupación.
«En nuestra granja los animales realizan la mayor parte del trabajo»,
me dijo la primera vez que hablamos. En aquel momento, demasiado cansado para ponerme en pie, esta afirmación me sonó a vano artificio pastoril. Sin embargo, tal como comprendería al término de mi
semana en la granja de Salatin, la vieja idea pastoril está viva y, si no
exactamente coleando, continúa siendo útil, quizá incluso necesaria.

El genio del lugar

La granja Polyface cría pollos, ganado vacuno, pavos, conejos y cerdos, y produce huevos, además de tomates, maíz dulce y bayas en medio centenar de hectáreas de pasto entretejidas con otras 180 hectáreas de bosque, pero si preguntas a Joel Salatin qué hace para ganarse

la vida (¿es principalmente un ranchero dedicado al ganado vacuno?, ¿un criador de pollos?), te responderá sin dudar: «Soy un cultivador de hierba». La primera vez que oí esta denominación no llegué a entenderla; el heno parecía el menos importante (y el menos comestible) de sus cultivos, y ni siquiera lo llevaba al mercado. Pero esa «granja de muchas caras», como él mismo la llama, se apoya en una sola planta o, mejor aún, en toda una comunidad de plantas que para abreviar denominamos «hierba».

La «hierba», así entendida, constituye la base de la compleja cadena alimentaria que Salatin ha montado en Polyface, donde media docena de especies animales diferentes se crían juntas, ejecutando una danza rotatoria intensiva cuyo tema central es la simbiosis. Salatin es el coreógrafo, y las hierbas, su escenario verde; esa danza ha hecho de Polyface una de las granjas alternativas más productivas e influyentes de Estados Unidos.

Aunque aún estábamos en la tercera semana de junio, los pastos que tenía bajo los pies ya habían presenciado varias rotaciones. Antes de su siega, que se había llevado a cabo a comienzos de la semana para obtener el heno que alimentaría a los animales durante el invierno, el ganado vacuno había salido dos veces a pastar en ellos en jornadas de un día entero a cuyo término varios centenares de gallinas ponedoras ocupaban su lugar. Llegaban en el Eggmobile,* un destartalado gallinero portátil diseñado y construido por Salatin. ¿Por qué gallinas? «Porque así es como funciona la naturaleza —me explicó—. Las aves siguen a los herbívoros y van limpiando tras ellos.» Así, durante su turno en los pastos las gallinas prestan varios servicios ecológicos tanto al ganado como a la hierba: retiran los sabrosos gusanos y larvas de mosca de las boñigas y de paso esparcen el estiércol y eliminan los parásitos. (Esto es lo que Joel quiere decir cuando afirma que los animales son los que se encargan del trabajo aquí: las gallinas son su «equipo sanitario», la razón de que su ganado no necesite parasiticidas químicos.) Y mientras están en ello, picoteando las briznas de hierba cortadas por el ganado que tanto les gustan, las gallinas aplican unos cuantos miles de kilos de nitrógeno al pasto y producen varios miles

* Literalmente, «huevomóvil». *(N. del T.)*

150

de huevos excepcionalmente sustanciosos y con un sabor fuera de lo común. Después de unas cuantas semanas de descanso, el ganado volverá a pastar en estos campos y cada buey transformará su exuberante hierba en carne a un ritmo de 900 a 1.300 gramos al día.

Al final de la temporada los animales de Salatin habrán transformado sus hierbas en unas 12 toneladas de carne de vacuno, 24 toneladas de carne de cerdo, 12.000 pollos para asar, 800 pavos, 500 conejos y 30.000 docenas de huevos. Para medio centenar de hectáreas de pasto se trata de una cantidad asombrosa de comida, pero lo que quizá resulta aún más asombroso es que esos pastos no se verán en absoluto mermados por este proceso; de hecho, es lo mejor que les puede ocurrir, puesto que se volverán aún más exuberantes y fértiles, e incluso los notaremos más mullidos bajo los pies (esto es gracias al incremento del tráfico de lombrices de tierra). La arriesgada apuesta de Salatin consiste en estar convencido de que el hecho de que nos alimentemos de la naturaleza no tiene por qué ser un juego de suma cero según el cual al final de la temporada habremos ganado tanto como la naturaleza haya perdido: menos capa vegetal, menos fertilidad, menos vida. En otras palabras, está apostando por una propuesta muy diferente, una propuesta que se parece muchísimo a esa famosa e inasequible comida gratis.

Y nada de esto es posible sin la hierba. De hecho, la primera vez que estuve con Salatin insistió en que, incluso antes de ir a ver sus animales, me tumbase boca abajo en el pasto para que me familiarizara con las mucho menos carismáticas especies que su granja estaba cultivando y que, a su vez, estaban cultivando su granja. Adoptando el punto de vista de una hormiga, repasó el censo de solo 1.000 centímetros cuadrados de pasto: dáctilo, cola de zorro, un par de festucas diferentes, poa y timotea. Después catalogó las legumbres —trébol blanco y rojo, además de altramuces— y finalmente especies de hoja ancha como el llantén, el diente de león o la *queen anne's lace*. Y eso únicamente en cuanto a las plantas, especies que comparten la superficie con un puñado de insectos itinerantes; bajo tierra hay asimismo lombrices ocultas a la vista en sus túneles (reconocibles por los montículos de sustancioso humus que excretan), tuzas, marmotas e insectos cavadores, todos ellos abriéndose paso a oscuras a través de una

151

ignota selva de bacterias, fagos, nemátodos con aspecto de anguila, minúsculos rotíferos y miles y miles de micelios, los filamentos subterráneos de los hongos. Consideramos las hierbas la base de esta cadena alimentaria, pero detrás —o debajo— de esa superficie herbácea está el suelo, esa comunidad increíblemente compleja de los vivos y los muertos. Dado que un suelo sano digiere a los muertos para dar de comer a los vivos, Salatin lo llama el estómago de la tierra.

Pero es sobre la hierba, el intermediario entre el sol y el suelo, donde la mirada humana ha tendido siempre a posarse, y no solo nuestra mirada. Un gran número de animales también se ven cautivados por la hierba, lo que explica en parte nuestra profunda atracción por ella: venimos aquí para comernos los animales que se comieron las hierbas que nosotros (al no disponer de panza) no podemos comernos. «Toda carne es hierba.» Esta tosca ecuación del Antiguo Testamento refleja el aprecio por parte de una cultura pastoril de la cadena alimentaria que la sustentaba, aunque los cazadores-recolectores que vivían en la sabana africana hace miles de años también habrían comprendido perfectamente esa conexión carne-hierba. Es ahora, en nuestros tiempos, después de que empezásemos a criar nuestro ganado con grano en Explotaciones de Cebado de Animales Estabulados (siguiendo la nueva y discutible ecuación «Toda carne es maíz»), cuando podríamos pasar por alto nuestro viejo compromiso con la hierba.

O quizá debería decir que podríamos pasarlo por alto parcialmente, porque sin duda nuestro permanente afecto por ella —reflejado en nuestros escrupulosamente cuidados jardines y campos deportivos, así como en la persistencia de tantas formas de égloga en las que siempre aparece la hierba, en todas partes, desde la poesía a las etiquetas de supermercado— expresa un reconocimiento inconsciente de nuestra vieja dependencia. Nuestra inclinación hacia la hierba, que tiene la fuerza de un tropismo, se cita con frecuencia como un perfecto ejemplo de «biofilia», palabra acuñada por el biólogo y entomólogo E. O. Wilson para designar lo que él asegura que es la atracción genética que hemos heredado hacia las plantas, los animales y los paisajes con los que hemos coevolucionado.

Ciertamente aquella tarde de verano en la granja de Joel Salatin estaba sintiendo el tirón de lo pastoril; quién sabe si su origen se encontraba o no en mis genes, pero la idea no me parece en absoluto descabellada. Nuestra alianza coevolutiva con las hierbas tiene raíces profundas y probablemente ha hecho más por asegurar nuestro éxito como especie que cualquier otra, con la posible excepción de nuestra alianza con el billón aproximado de bacterias que habitan en el intestino humano. Trabajando juntos, el hombre y la hierba se han extendido por la tierra mucho más de lo que habría sido posible si lo hubiesen hecho en solitario.

La alianza humanos-hierba ha tenido, de hecho, dos fases distintas que nos han trasladado desde nuestra época de cazadores-recolectores a la de agricultores o, si pautamos esta historia natural como lo harían las hierbas, desde la Edad de las Perennes, como las festucas y las poas de estos pastos, a la Edad de las Anuales, como el maíz que George Naylor y yo plantamos en Iowa. En la primera fase, que comenzó cuando nuestros primeros ancestros bajaron de los árboles para cazar animales en la sabana, la relación de los humanos con la hierba contaba con la intermediación de los animales que (al contrario que nosotros) podían digerirla, algo muy parecido a lo que sigue ocurriendo en la sabana posmoderna de Joel Salatin. Como Salatin, los cazadores-recolectores promovieron deliberadamente el bienestar de las hierbas con el fin de atraer y engordar a los animales de los que dependían. Los cazadores prendían fuego cada cierto tiempo a la sabana para mantenerla limpia de árboles y nutrir el suelo. En cierto sentido, ellos también eran «cultivadores de hierba», cuidaban de ella a propósito para poder cosechar carne.

Así fue, al menos, desde nuestro punto de vista. Desde la perspectiva de las hierbas el acuerdo parece todavía más inteligente. El desafío existencial al que se enfrentan las hierbas en casi todas las regiones áridas consiste en competir con los árboles por el territorio y la luz solar. La estrategia evolutiva que desarrollaron fue hacer que sus hojas resultasen nutritivas y sabrosas para los animales que, a su vez, nos resultan nutritivos y sabrosos a nosotros, la criatura de gran cerebro mejor equipada para vencer a los árboles en su nombre. Pero para que esa estrategia tuviese éxito las hierbas necesitaban una anatomía que pudiese soportar los rigores del pastoreo y del fuego, así que desarrollaron un sistema de raíces profundas y una corona pegada a la tierra que en muchos casos echa brotes a ras de suelo, por lo que pueden recuperarse con rapidez después de un fuego y reproducirse incluso cuando los animales que las pastan (o las máquinas cortacésped) les impiden florecer y producir semillas. (Yo creía que éramos nosotros los que dominábamos las hierbas cada vez que cortábamos el césped, pero en realidad estamos jugando a favor de su estrategia para dominar el mundo, ayudándolas a superar a los árboles y los arbustos en la competición.)

La segunda fase del matrimonio entre hierbas y humanos se suele denominar «invención de la agricultura», una autoalabanza que pasa por alto la función de las propias hierbas en la revisión de los términos de la relación. Hace unos diez mil años, un puñado de especies herbáceas particularmente oportunistas —los ancestros del trigo, el arroz y el maíz— evolucionaron para producir formidables semillas densas en nutrientes que podían alimentar a los humanos directamente y por tanto dejar fuera los animales que ejercían de intermediarios. Las hierbas lograron esta proeza convirtiéndose en anuales, empleando toda su energía en fabricar semillas en lugar de almacenar una parte bajo tierra, en raíces y rizomas, para pasar el invierno. Estas monstruosas hierbas anuales no solo superaron a los árboles, que los humanos talaban de modo servicial para expandir su hábitat, sino que también derrotaron a las hierbas perennes, que en muchos lugares sucumbieron al arado. Sus patrocinadores humanos hicieron pedazos las praderas de policultivos perennes para convertir la tierra en un lugar seguro para las anuales, que a partir de entonces se cultivarían en estrictos monocultivos.

ORGÁNICO INDUSTRIAL

Aunque resulte difícil de creer, si observamos a Joel Salatin y a George Naylor desde una distancia suficiente, veremos que se dedican prácticamente a la misma actividad: cultivar hierbas para alimentar al ganado vacuno, los pollos y los cerdos que nos alimentan a nosotros. Sin embargo, comparado con Salatin, Naylor forma parte de un sistema industrial infinitamente más complejo en el que están implica-

154

dos no solo el maíz (y la soja), sino también los combustibles fósiles, los petroquímicos, la maquinaria pesada, los CAFO y un alambicado sistema de distribución internacional que lleva todos estos elementos de un lado a otro: trae la energía desde el golfo Pérsico, conduce el maíz a los CAFO y los animales al matadero, y, finalmente, lleva su carne al Wal-Mart o al McDonald's que está al lado de tu casa. Este sistema constituye en su conjunto una gran máquina que transforma *inputs* de semillas y energía fósil en *outputs* de carbohidratos y proteínas. Y esa máquina, como cualquier otra, genera flujos de residuos: el nitrógeno y los pesticidas que se arrastran desde los campos de maíz; el estiércol acumulado en las lagunas de los cebaderos; el calor y los gases producidos por todas las máquinas que hay en el interior de la máquina, los tractores, los camiones y las cosechadoras.

La granja Polyface está tan lejos de este tipo de agricultura industrializada como es posible estarlo sin salirse del planeta. La granja de Joel constituye una realidad alternativa a la de George: cada uno de los principios que rigen una explotación convencional de 200 hectáreas dedicadas al maíz y a la soja en Churdan (Iowa) encuentra su reflejo opuesto en el espejo de estas 220 hectáreas de Swoope (Virginia). Por ejemplo:

GRANJA NAYLOR	GRANJA POLYFACE
Industrial	Pastoril
Especies anuales	Especies perennes
Monocultivo	Policultivo
Energía fósil	Energía solar
Mercado global	Mercado local
Especializada	Diversificada
Mecánica	Biológica
Fertilidad importada	Fertilidad local
Infinidad de *inputs*	Pienso para los pollos

Desde hace medio siglo, es decir, desde que la agricultura industrial se hizo con el dominio en Estados Unidos, la principal alternativa a sus métodos y a su enfoque general se conoce como «orgánica», una palabra elegida (por J. I. Rodale, editor y fundador de la revista *Organic Gardening and Farming*) para sugerir que debería ser la naturaleza y no la máquina la que aportase el modelo agrícola. Antes de mi viaje por la industria de los alimentos orgánicos creía que prácticamente cualquier granja orgánica pertenecería al lado derecho de esa tabla, el de Polyface. Pero resulta que esto no es necesariamente así: ahora hay granjas «orgánicas industriales» que están firmemente asentadas en el lado izquierdo. Y se da una paradoja todavía mayor: la granja Polyface no es técnicamente una granja orgánica aunque, se mire por donde se mire, es más «sostenible» que prácticamente cualquier otra granja orgánica. Este ejemplo nos lleva a pensar mucho más detenidamente en lo que estas palabras —«sostenible», «orgánico», «natural»— en verdad significan.

De hecho, la razón de que hubiese decidido ir a la granja Polyface tuvo mucho que ver, en primer lugar, con la extraordinariamente estricta noción de la palabra «sostenible» de Joel Salatin. Como parte de mi trabajo de documentación acerca de la cadena alimentaria orgánica, me enteré de un montón de cosas sobre ese granjero orgánico de Virginia a quien los nuevos estándares orgánicos del gobierno federal no servían para nada. También escuché muchas cosas sobre los excepcionales alimentos que estaba produciendo. Así que lo telefoneé, esperando conseguir unas cuantas citas sabrosas sobre la industria orgánica y quizá convencerlo de que me enviase un filete o un pollo criado en sus pastos.

Las citas sabrosas las conseguí. Hablando como una ametralladora que sonaba como un cruce entre Bill Clinton y un evangelista televisivo pasado de vueltas, Salatin lanzó una cáustica invectiva contra el «imperio orgánico». Me esforcé por seguir el hilo de su enérgica diatriba, que iba de la «mentalidad del conquistador occidental» y la «lucha de los paradigmas» a los «deseos innatos característicos de un pollo» y la imposibilidad de «coger un producto decididamente oriental, conectado y holístico, y venderlo a través de un sistema mercantil decididamente occidental, reduccionista y *wallstreetificado*».

«¿Sabes cuál sería el mejor certificado orgánico? Hacer una visita sin avisar a una granja y echar un largo vistazo a la biblioteca del granjero. Porque es de aquello con lo que alimentas tus emociones y tus pensamientos de lo realmente va todo esto. Mi manera de producir un pollo es una prolongación de mi manera de ver el mundo. Puedes llegar a saber mucho más sobre este asunto mirando qué es lo que tengo en la biblioteca que haciéndome rellenar un puñado de formularios.» Le pregunté qué había en su biblioteca. J. I. Rodale. Sir Albert Howard. Aldo Leopold. Wes Jackson. Wendell Berry. Louis Bromfield. Los textos clásicos sobre la agricultura orgánica y el ruralismo estadounidense.

«Nunca nos hemos considerado orgánicos, sino "ultraorgánicos". ¿Por qué rebajarnos a un nivel inferior al que nos corresponde? Si dijese que soy orgánico, la gente se quejaría porque compro el maíz a un vecino que podría estar utilizando atrazina. Pues bien, prefiero mil veces emplear mi dinero en mantener mi entorno productivo y sano a exportar mis dólares a algún lugar a 800 kilómetros de aquí para conseguir un "producto puro" que en realidad está recubierto de combustible diésel. Hay un montón de variables a la hora de tomar la decisión correcta más allá de que el pienso de los pollos lleve químicos o no. Como, por ejemplo, ¿qué clase de hábitat es el que va a posibilitar que ese pollo exprese en toda su dimensión sus rasgos fisiológicos distintivos? ¿Una nave con 10.000 aves que apesta hasta el quinto pino o un corral nuevo en el que todos los días hay hierba verde y fresca? Ahora dime, ¿cuál de esos pollos debería llamarse "orgánico"? Me temo que tendrás que preguntárselo al gobierno, porque ahora ellos se han apropiado de la palabra.

»Tanto yo como quienes compran mi comida somos como los indios: solo queremos optar por quedarnos al margen. Eso es todo lo que los indios querían: mantener sus tiendas, dar a sus hijos hierbas en lugar de medicamentos patentados y sanguijuelas. Les daba igual si había un Washington D.C. o un Custer o un USDA; simplemente dejadnos en paz. Pero la mente occidental no puede concebir la opción de mantenerse al margen. Vamos a tener que volver a librar la batalla de Little Bighorn para preservar el derecho a mantenernos al margen o de lo contrario tus nietos y los míos no tendrán otra elección que comer basura fecal amalgamada, irradiada, genéticamente prostituida y con un código de barras procedente del conglomerado procesador centralizado.»

Uau...

Como decía, conseguí mis citas, pero no la comida. Antes de colgar el teléfono pregunté a Salatin si me enviaría uno de sus pollos y quizá también un filete. Me dijo que no podía. Supuse que quería decir que no estaba preparado para hacer envíos, así que le ofrecí mi número de cuenta de FedEx.

«No, me parece que no me has entendido. No creo que sea sostenible (o, si lo prefieres, "orgánico") enviar carne por FedEx a través de todo el país. Lo siento, pero no puedo hacerlo.»

Este hombre se lo tomaba en serio.

«El hecho de que podamos enviar lechuga orgánica desde el valle de Salinas o flores orgánicas desde Perú no significa que debamos hacerlo, no si realmente nos tomamos en serio la energía, la estacionalidad y el biorregionalismo. Me temo que si quieres probar uno de nuestros pollos vas a tener que conducir hasta Swoope para recogerlo.»

Es lo que finalmente hice. Pero antes de viajar a Virginia para pasar esos días en la granja («Tu aventura a lo Paris Hilton», como la llamó mi mujer) estuve varias semanas dando vueltas por el imperio orgánico para comprobar si las críticas de Salatin, que me habían pillado por sorpresa, eran justas. Una nueva cadena alimentaria alternativa estaba cobrando forma en este país, algo que me pareció bueno sin reservas: lo que en los años sesenta había sido un movimiento marginal había pasado a ser un negocio próspero, de hecho se trataba del rincón de la industria alimentaria en más rápido crecimiento. Salatin sugería que la cadena alimentaria orgánica no podía extenderse por los supermercados y los establecimientos de comida rápida de Estados Unidos sin sacrificar sus ideales. Me pregunté si no sería uno de esos casos en los que el ideal se convierte en enemigo de lo bueno, pero Salatin estaba convencido de que «orgánico industrial» era una contradicción de términos. Decidí que tenía que averiguar si estaba en lo cierto.

9

Orgánico a lo grande

Disfruto comprando en la cadena de productos orgánicos Whole Foods casi tanto como husmeando en una buena librería, lo que, ahora que lo pienso, probablemente no es algo accidental: comprar en Whole Foods es también una experiencia literaria. Esto no va en detrimento de la comida, que generalmente es de buena calidad, en su mayor parte alimentos con «certificado orgánico», «criados respetuosamente» o «en libertad». Pero ahí está precisamente la cuestión: esa prosa evocadora contribuye tanto como todo lo demás a hacer de esta comida algo realmente especial, elevando un huevo, una pechuga de pollo o una bolsa de rúcula del reino de las vulgares proteínas y carbohidratos a un nivel de experiencia mucho más fascinante, con complejas dimensiones estéticas, emocionales e incluso políticas. Tomemos como ejemplo el solomillo que hace poco vi en el expositor de la carne. Según el folleto que encontré en el mostrador, había formado parte de un buey que pasó sus días «viviendo en hermosos parajes», desde «praderas de alta montaña y gran diversidad vegetal» a «frondosos bosques de álamos y kilómetros de llanura colmados de artemisas». Bueno, un solomillo así tiene que saber mejor que uno de los supermercados Safeway, donde la única información que lo acompaña es un número: el precio, quiero decir, y pueden apostar a que será considerablemente más bajo. Pero evidentemente no soy el único comprador dispuesto a pagar más por una buena historia.

Con el desarrollo de los orgánicos y la creciente preocupación por los efectos sobre la salud de la comida industrial, los alimentos con historia están apareciendo por todas partes en los supermercados, pero es Whole Foods el que sistemáticamente ofrece la literatura de ultramarinos de mayor calidad. En una de mis últimas visitas llené el carro de la compra con huevos «procedentes de gallinas vegetarianas no enjauladas», leche de vacas que viven «al margen de miedos y angustias innecesarios», salmón salvaje pescado por nativos norteamericanos en Yakutat (Alaska; población: 833 habitantes) y tomates de la variedad *heirloom* provenientes de la granja Capay (a 4,99 dólares el medio kilo), «una de las pioneras del movimiento orgánico». El tipo de pollo *broiler* que me llevé incluso tenía nombre: Rosie, que resultó ser un «pollo criado en libertad» y «de forma sostenible» por Petaluma Poultry, una compañía cuyos «métodos de cría tratan de establecer relaciones armoniosas con la naturaleza, preservando la salud de todas las criaturas y del mundo natural». Vale, no será la frase más melodiosa, ni siquiera la más significativa, pero al menos son gente con corazón.

En varios rincones de la tienda me vi forzado a elegir entre historias que competían sutilmente entre sí. Por ejemplo, en el expositor de la leche me encontré con algunas que estaban «ultrapasteurizadas», un paso extra en su proceso que se presentaba como una bendición para el consumidor, puesto que aumentaba la vida útil del producto. Pero luego había otra que procedía de una lechería que se jactaba de haber dicho no a la ultrapasteurización, con lo que sugería que su producto era más fresco, menos procesado y por tanto más orgánico. Esa era la lechería que hablaba de vacas que vivían sin angustias, algo que a esas alturas yo mismo estaba empezando a experimentar.

La etiqueta de esa lechería tenía mucho que decir acerca del modo de vida bovino: proporcionaban a sus frisonas un «entorno adecuado que incluía lugares donde cobijarse y una zona de descanso confortable (...), espacio suficiente, instalaciones apropiadas y la compañía de sus semejantes». Todo esto sonaba bastante bien, hasta que leí la historia de otra lechería que vendía leche cruda —no había sido procesada en absoluto— y cuyas «vacas pastan en verdes prados durante todo el año». Lo que me llevó a preguntarme si la idea que la primera lechería tenía de un entorno adecuado para una vaca incluía, como había supuesto, pastos. De pronto la ausencia de esa palabra en su historia me pareció de lo más sospechoso. Como diría un crítico literario, el escritor parecía estar elidiendo el concepto de vacas y hierba en su totalidad. Es más, cuanto más compraba en Whole Foods, más pensaba que se trataba de un lugar donde no irían mal las habilidades de un crítico literario, y quizá tampoco las de un periodista.

Las etiquetas repletas de palabras, los folletos que indican los puntos de venta y los planes de certificación están destinados a aclarar a ojos del consumidor una cadena alimentaria compleja y oscura. En la economía de los alimentos industriales prácticamente la única información que viaja a lo largo de la cadena alimentaria que conecta al productor con el consumidor es el precio. Basta con echar un vistazo al típico anuncio de supermercado que suele aparecer en los periódicos. La única cualidad que exhibe es en realidad una cantidad: tomates a 0,69 dólares el medio kilo; carne picada de aguja a 1,09 dólares el medio kilo; huevos a 0,99 dólares la docena, especial de la semana. ¿Existe otra categoría de productos que se venda basándose en semejante reduccionismo? La escasísima información viaja en las dos direcciones, por supuesto, y los granjeros que reciben el mensaje de que a los consumidores solo les preocupa el precio únicamente se interesarán por el rendimiento. Así es como se refuerza una economía basada en la comida barata.

Una de las innovaciones claves de los alimentos orgánicos fue permitir que un poco más de información atravesase la cadena alimentaria entre el productor y el consumidor, un fragmento implícito de narrativa acompañando al número. La etiqueta de «orgánico certificado» nos cuenta una pequeña historia acerca de cómo se produjo ese alimento, y proporciona al consumidor un medio para responder al granjero con otro mensaje: si valora los tomates producidos sin pesticidas nocivos o si prefiere alimentar a sus hijos con leche de vacas a las que no se les han inyectado hormonas de crecimiento. La palabra «orgánico» ha demostrado ser una de las más poderosas del supermercado: sin ayuda alguna del gobierno, granjeros y consumidores, trabajando al unísono de este modo, han levantado una industria de 11.000 millones de dólares que constituye el sector de la economía alimentaria en más rápido crecimiento.

Pero la etiqueta de «orgánico» en sí misma —como cualquier otra que podamos encontrar en el supermercado— no es sino una sustituta imperfecta de la observación directa de la producción de un alimento, una concesión al hecho de que en una sociedad industrial mucha gente no tiene el tiempo ni las ganas de seguir el rastro de su comida hasta la granja, una granja que suele estar situada a una media de 2.500 kilómetros de distancia. Así que para tender ese puente confiamos en los certificadores, los escritores de etiquetas y, en buena medida, en lo que imaginamos que es el verdadero aspecto de las granjas que producen nuestra comida. La etiqueta de «orgánico» puede evocar la imagen de una agricultura más sencilla, pero su existencia misma es un artefacto industrial. La pregunta es la siguiente: ¿y qué hay de las propias granjas?, ¿hasta qué punto se ajustan a las historias que se cuentan sobre ellas?

Considerada en su conjunto, la historia que se ofrece en Whole Foods es un relato pastoril en el que los animales de granja viven de un modo parecido a como lo hacían en los libros que leíamos de niños, y nuestras frutas y verduras crecen en los suelos bien abonados de granjas muy parecidas a la de Joel Salatin. En una etiqueta, «orgánico» evoca una narración sustanciosa, incluso si es el consumidor el encargado de rellenarla con la mayoría de los detalles, aportando el héroe (el agricultor estadounidense que posee una granja familiar), el villano (el agroempresario) y el género literario, que he llegado a catalogar como la «égloga de supermercado». A estas alturas conocemos suficientemente bien el tema para creernos una historia tan simple, pero no mucho mejor, y los poetas de la tienda de comestibles hacen todo lo posible para animarnos a suspender nuestra incredulidad.

La égloga de supermercado es una forma literaria de lo más seductora, lo bastante para sobrevivir a pesar de un montón de hechos incómodos. Sospecho que esto se debe a que satisface algunos de nuestros más viejos y profundos anhelos, no solo de alimentos seguros, sino también de una conexión con la tierra y con el puñado de criaturas domesticadas de las que dependemos desde hace mucho tiempo. Whole Foods comprende esto mucho mejor que nosotros. Uno de los asesores de marketing de la empresa me explicó que el cliente de Whole Foods siente que al comprar alimentos orgánicos está «formando parte de una experiencia auténtica» y protagonizando con la imaginación un «retorno a un pasado utópico que no excluye los aspectos positivos de la modernidad». Esto recuerda mucho a las églogas de Virgilio, que también trataban de estar en misa y repicando. En *The Machine in the Garden* Leo Marx escribe que Títiro, el pastor nada primitivo creado por Virgilio, «disfruta de lo mejor de ambos mundos, el sofisticado orden del arte y la sencilla espontaneidad de la naturaleza». Continuando con la tradición pastoril, Whole Foods ofrece lo que Marx denomina «un espacio de reconciliación» entre los dominios de la naturaleza y la cultura, un lugar donde, en palabras del asesor de marketing, «la gente regresará al origen de las cosas por medio de los alimentos orgánicos», quizá sentándose frente al televisor a disfrutar de una de las bandejas de comida orgánica precocinada para microondas (cuatro palabras que jamás habría esperado ver en la misma frase) amontonadas en la nevera de los alimentos congelados. ¿Qué les parece como ejemplo de estar en misa y repicando?

Desde luego la contradicción más peliaguda que Whole Foods debe resolver es la que existe entre la industrialización de los alimentos orgánicos, industria de la que forma parte, y los bucólicos ideales sobre los que esa industria se ha erigido. El «movimiento orgánico», como en otro tiempo fue denominado, ha recorrido un camino extraordinariamente largo en los últimos treinta años, hasta el punto de que ahora parece mucho menos un movimiento que un gran negocio. Alineadas en las paredes que rodean la sección de productos frescos de mi Whole Foods hay fotografías a todo color de granjeros orgánicos locales acompañadas de textos en los que se expone su filosofía agrícola. Un puñado de esas granjas —como Capay, por ejemplo— siguen vendiendo sus productos a Whole Foods, pero la mayoría hace tiempo que abandonó los expositores de productos frescos, aunque sus fotos aún sigan en las paredes. Esto se debe a que en los últimos años Whole Foods ha adoptado el sistema estándar de distribución regional de la industria de los comestibles, según el cual no resulta práctico apoyar a las granjas pequeñas. Enormes almacenes compran productos frescos para docenas de tiendas al mismo tiempo, lo que los obliga a tratar exclusivamente con granjas enormes. Así que mientras los pósters siguen mostrando a agricultores que trabajan en granjas familiares y su filosofía, los productos a la venta que hay debajo provienen sobre todo de dos grandes empresas de California dedicadas al cultivo orgánico, Earthbound Farm y Grimmway Farms;* entre las dos dominan el mercado de los productos orgánicos frescos de Estados Unidos. (Earthbound cultiva el 80 por ciento de la lechuga orgánica que se vende en el país.)

Mientras echaba a mi carro de Whole Foods una cajita de plástico de ensalada prelavada *spring mix* de Earthbound, me di cuenta de que me estaba internando en lo más profundo del vientre de la bestia industrial a la que Joel Salatin denominaba «el imperio orgánico» (hablando de mi ensalada, otro pequeño granjero «ultraorgánico», amigo de Joel, me había dicho que «no utilizaría esa cosa ni para hacer compost», el insulto de cabecera entre los puristas de lo orgánico). Pero no estoy dispuesto a aceptar la premisa de que la industria orgánica sea necesariamente algo malo, no si el objetivo es reformar un sistema alimentario de medio billón de dólares basado en cadenas de supermercados y en un consumidor que espera que su comida sea práctica y barata.

Y sin embargo, en la medida en que el movimiento orgánico fue concebido como una crítica a los valores industriales, sin duda llegará un momento en el que el proceso de industrialización costará el alma a lo orgánico (por utilizar una palabra que los defensores de lo orgánico siguen pronunciando sin ironía), en el que la égloga de supermercado responderá más a la ficción que a los hechos: otra mentira de los responsables de marketing.

La cuestión es esta: ¿se ha llegado ya a ese momento, como sugiere Joel Salatin?, ¿hasta qué punto aguanta la égloga de supermercado una lectura atenta y un escrutinio periodístico?

---

* Grimmway Farms posee Cal-Organic, una de las marcas ubicuas en el supermercado estadounidense. *(N. del A.)*

Aguanta tan bien como podría esperarse de algo genuinamente pastoril que se encuentra en el vientre de una industria de 11.000 millones de dólares, es decir, no demasiado bien. Al menos eso es lo que descubrí cuando seguí el rastro de algunos de los artículos de mi carro de Whole Foods hasta las granjas donde se habían cultivado. Me enteré, por ejemplo, de que parte de la leche orgánica (desde luego no toda) proviene de granjas industriales, donde miles de frisonas que jamás han visto una brizna de hierba se pasan la vida confinadas en una «parcela seca» cercada, comiendo grano (orgánico certificado) y enchufadas a una máquina de ordeño tres veces al día. La razón de que gran parte de esa leche se ultrapasteurice (un proceso de alta temperatura que daña su calidad nutricional) es que de ese modo las grandes compañías como Horizon o Aurora pueden venderla a gran distancia. Descubrí una carne de ternera orgánica criada en «cebaderos orgánicos» y jarabe de maíz alto en fructosa orgánico —más palabras que nunca habría esperado ver en la misma frase—. Y también me enteré de cómo se fabricaban las bandejas de comida orgánica precocinada antes mencionadas, un recipiente que podía calentarse en el microondas y que contenía «arroz, verduras y pechuga de pollo a la parrilla en salsa de ajedrea». Resulta que *Country Herb* —así se llama este plato— es un producto orgánico muy industrializado que implica una coreografía de 31 ingredientes que llegan desde granjas remotas, laboratorios y plantas de proceso diseminados por alrededor de media docena de estados y dos países, y que contiene misterios de la moderna tecnología alimentaria como el aceite de alazor alto-oleico, goma guar, goma xantana, lecitina de soja, carragenano y «sabor grill natural». Varios de estos ingredientes son aditivos sintéticos permitidos por las leyes orgánicas federales. Vaya con los alimentos «integrales».* El fabricante de *Country Herb* es Cascadian Farm, que fue una granja orgánica pionera del estado de Washington y que hoy, convertida en procesadora, es una filial al cien por cien de General Mills (desde entonces, el pollo *Country Herb* ha sido retirado).

También visité a Rosie, la *broiler* orgánica, en su granja de Petaluma, que se parece más a una fábrica de animales que a una granja.

* El autor ironiza aquí con el nombre de la tienda. *Whole Foods* significa literalmente «alimentos integrales». *(N. del T.)*

Vive en una nave con otras 20.000 Rosies que, aparte de su certificado de alimento orgánico, llevan una vida no muy distinta de la de
cualquier otro pollo industrial. Eh, ¿y qué hay del «criadas en libertad» que prometía la etiqueta? Cierto, hay una pequeña puerta en la
nave que conduce a un angosto patio cubierto de hierba. Pero la historia de la cría en libertad exige un poco de imaginación cuando uno
descubre que esa puerta permanece cerrada a cal y canto hasta que
los pollos tienen al menos cinco o seis semanas de edad —por miedo
a que pillen algo ahí fuera— y que los sacrifican solo dos semanas
después.

DE PEOPLE'S PARK A PETALUMA POULTRY

Si uno camina cinco manzanas hacia el norte desde el Whole Foods
de Berkeley a lo largo de Telegraph Avenue y después gira a la derecha en Dwight Street, pronto llegará a un zona verde y arbolada repleta de basura desparramada y salpicada de cochambrosos campa-
mentos en los que viven unas cuantas docenas de personas sin hogar.
Estos hombres y mujeres, en su mayoría de unos cincuenta o sesenta
años y algunos todavía influidos por el estilo hippy en su peinado y
su forma de vestir, se pasan la mayor parte del día durmiendo y bebiendo, como tantos indigentes en todo el mundo. Sin embargo, aquí
también invierten su tiempo en ocuparse de pequeños y desaliña-
dos huertos de flores y verduras —unos cuantos tallos de maíz, algunas plantas de brócoli echadas a perder—. People's Park es hoy el
más triste de los lugares, un desolado monumento a las esperanzas de
los años sesenta, cercenadas hace mucho tiempo. Y sin embargo, aunque la distancia socioeconómica entre los acomodados compradores
que recorren los pasillos de Whole Foods y los nada acomodados sin
techo de People's Park difícilmente podría ser mayor, las dos instituciones del vecindario son ramas del mismo árbol, por improbable que
parezca.

Es más, si hubiese alguna clase de justicia poética en el mundo,
hace tiempo que los ejecutivos de Whole Foods habrían colocado
una placa conmemorativa en People's Park y habrían instalado una

caseta para regalar frutas y verduras orgánicas. El movimiento orgánico, de un modo muy parecido al ecologismo y al feminismo, está profundamente arraigado en el radicalismo de los sesenta que floreció
brevemente en este lugar; es uno de los varios afluentes de la contracultura que terminó por desaparecer en la corriente dominante estadounidense, no sin antes alterar significativamente su curso. Y si se
sigue el recorrido inverso de ese afluente hasta su manantial, el viaje
pasará en algún momento por este parque.

People's Park nació el 20 de abril de 1969, cuando un grupo auto-
denominado Comisión Robin Hood ocupó un solar propiedad de la
Universidad de California y se puso a trabajar extendiendo el césped,
plantando árboles y, lo que quizá resultaba más propicio, sembrando
un huerto de verduras. Los radicales, que se llamaban a sí mismos «re-
formistas agrarios», anunciaron que querían establecer en aquel lugar
un nuevo modelo de sociedad cooperativa construida de abajo arriba;
esto incluía cultivar su propia comida «no contaminada». Una de las
inspiraciones del acto de desobediencia civil de la comisión fue el
ejemplo de los Cavadores en la Inglaterra del siglo XVII, que también
ocuparon tierras de propiedad pública con la intención de cultivar
comida para regalársela a los pobres. En People's Park esa comida sería orgánica, una palabra que en aquel entonces rebosaba significados
que no se limitaban a un método agrícola en concreto.

En *Appetite for Change*, su informe definitivo de cómo la contracultura de los sesenta cambió nuestro modo de comer, el historiador
Warren J. Belasco escribe que los acontecimientos de People's Park
marcaron el «reverdecimiento» de la contracultura, el giro pastoril que
conduciría al movimiento comunal en el campo, a las cooperativas
de alimentos y al «capitalismo de guerrilla» y, finalmente, al auge de la
agricultura orgánica y de negocios como Whole Foods. El momento
para dar ese giro hacia la naturaleza llegó en 1969: el DDT aparecía en
las noticias, un vertido de petróleo en Santa Bárbara había ennegrecido la costa de California y en Cleveland el río Cuyahoga ardió. De la
noche a la mañana daba la impresión de que la palabra «ecología» estaba en boca de todo el mundo, seguida muy de cerca por «orgánico».

Como apunta Belasco, la palabra «orgánico» había gozado de
cierta popularidad entre los críticos sociales ingleses del siglo XIX,

que contrastaban a la fragmentación y la atomización social que trajo
consigo la Revolución Industrial con el ideal de una sociedad orgánica perdida en la que los vínculos de la cooperación y el afecto seguían en vigor. «Orgánico» se refería a todo aquello que lo industrial
no era. Pero la aplicación de la palabra a la comida y a la agricultura
es algo que ha ocurrido mucho más recientemente: en los años cuarenta, en las páginas de *Organic Gardening and Farming*. Fundada en 1940
por J. I. Rodale, un fanático de la comida sana del Lower East Side
neoyorquino, la revista dedicaba sus páginas a los métodos agrícolas
para cultivar alimentos sin utilizar químicos sintéticos, «orgánicamente», y a los beneficios para la salud derivados de ello. El abuelo de Joel
Salatin estaba suscrito.

Organic Gardening and Farming luchó por salir adelante en la oscuridad hasta 1969, cuando una entusiasta reseña en el *Whole Earth
Catalog* llamó la atención de los hippies que trataban de averiguar
cómo cultivar verduras sin convertirse en clientes del complejo militar-industrial. Según escribió el corresponsal de *Whole Earth*:

> Si yo fuese un dictador dispuesto a controlar la prensa nacional,
> *Organic Gardening* sería la primera publicación que acallaría, porque es
> la más subversiva. Creo que los horticultores orgánicos encabezan un
> esfuerzo serio por salvar el mundo, cambiando la disposición del hom-
> bre hacia él para alejarse del estado colectivo, centralista y superindus-
> trial y alcanzar una relación más sencilla, real y de tú a tú con la pro-
> pia tierra.

En dos años la distribución de *Organic Gardening and Farming* pasó
de 400.000 a 700.000 ejemplares.

Como indica la elogiosa reseña de *Whole Earth*, la contracultura
había conseguido maridar las definiciones de la palabra «orgánico»,
desde las más generales hasta las más concretas. El huerto orgánico
plantado en People's Park (que pronto fue imitado en parcelas urba-
nas en todo el país) se concibió como una especie de modelo a escala de una sociedad más cooperativa, un espacio de reconciliación que
proponía sustituir la actitud de conquista de la naturaleza característica del industrialismo por un enfoque más suave y armonioso. Como
utopía pastoril en miniatura, un huerto así acogía no solo a los huma-

nos que se ocupaban de él y comían sus alimentos, sino también «tantos reinos de vida como sea posible», según se decía en uno de los primeros informes sobre los huertos populares de Berkeley que dio a conocer una publicación *underground* llamada *Good Times*. Las verduras cosechadas en estos solares, a veces denominados «conspiraciones del suelo», aportarían además de calorías sanas una «dinámica comestible», un «nuevo medio mediante el cual las personas pueden relacionarse entre sí y con su alimento». Por ejemplo, al repudiar los químicos agrícolas, los orgánicos también rechazaban la maquinaria bélica, puesto que las mismas empresas —Dow, Monsanto— que fabricaban los pesticidas también fabricaban el napalm y el Agente Naranja, el herbicida con el que el ejército de Estados Unidos estaba librando la guerra contra la naturaleza en el sudeste asiático. Por tanto, comer alimentos orgánicos maridaba lo personal con lo político.

Por eso lo que estaba en juego era mucho más que un método agrícola. Basándose en la premisa ecológica de que todo está conectado, el movimiento orgánico primitivo trató de establecer no solo un modo alternativo de producción (las granjas libres de químicos), sino también un sistema alternativo de distribución (las cooperativas de alimentos anticapitalistas) e incluso un modo alternativo de consumo (la «contracocina»). Estos eran los tres puntales sobre los que el revolucionario programa orgánico se sustentaba; la ecología nos había enseñado que «nunca puedes hacer solamente una cosa», así que lo que comías era inseparable de cómo se había cultivado y de cómo había llegado a la mesa.

Una contracocina basada en grano integral e ingredientes orgánicos no procesados surgió para desafiar la «comida de pan blanco» convencional e industrial. («Comida de plástico» era uno de los calificativos más utilizados.) Por un montón de razones que retrospectivamente nos parecen ridículas, todos los alimentos oscuros —arroz, pan, trigo, huevos, azúcar, salsa de soja, tamari— se consideraron moralmente superiores a los blancos. Los alimentos oscuros estaban menos adulterados por la industria, claro, pero había otra razón igual de importante: al comerlos estabas manifestando tu solidaridad con los pueblos de piel oscura del mundo. (Los beneficios para la salud de estos alimentos no serían reconocidos hasta más adelante; no iba a ser la primera ni la última vez que una presunción orgánica se veía respaldada científicamente.) Pero quizá lo mejor de todo era que los alimentos oscuros eran precisamente los que tus padres no comían.

Cultivar todas estas cosas sin utilizar químicos fue un verdadero reto, sobre todo para los chicos de ciudad que llegaban a la granja o al huerto con la cabeza llena de ideales bucólicos y sin la menor experiencia hortícola. Las comunas rurales funcionaron como destartalados centros de investigación dedicados a la agricultura orgánica, lugares donde agricultores novatos podían experimentar elaborando compost y concibiendo métodos alternativos de control de plagas. Los resultados de su brusco aprendizaje se exhibían en las cooperativas de alimentos, donde durante muchos años el triste aspecto de los productos constituyó la norma. Pero estos estrafalarios granjeros continuaron adelante siguiendo al pie de la letra los consejos de Rodale, y algunos de ellos llegaron a convertirse en excelentes agricultores.

Uno de los más notables fue Gene Kahn, fundador de Cascadian Farm, la compañía responsable de la bandeja de comida orgánica precocinada que metí en mi carro de Whole Foods. Cascadian Farms es hoy básicamente una marca de General Mills, pero empezó siendo una granja hippy semicomunal situada en un angosto y precioso terreno encajado entre el río Skagit y las North Cascades, a unos 120 kilómetros al nordeste de Seattle (resulta que la idílica finca que aparece en el paquete es real). Gene Kahn puso en marcha en 1971 la granja, originalmente denominada New Cascadian Survival and Reclamation Project,* con la idea de cultivar alimentos para el colectivo de hippies de mentalidad ecologista con el que había conectado en la vecina Bellingham. En aquella época Kahn era un joven de veinticuatro años procedente del South Side de Chicago que había abandonado sus estudios de posgrado y que se había inspirado en *Primavera silenciosa*, de Rachel Carson, y en *Diet for a Small Planet*, de Frances Moore Lappé, para volver a la tierra y desde ahí cambiar el sistema

---

* Literalmente, Nuevo Proyecto para la Supervivencia y Recuperación de las Cascadas. *(N. del T.)*

alimentario estadounidense. Este sueño no resultaba tan extravagante
en 1971, pero sin duda lo fue el éxito con el que Khan lo llevó a cabo:
llegó a ser un pionero del movimiento orgánico y con toda probabilidad ha hecho tanto como el que más por introducir en el sistema la
comida orgánica, sacándola de las cooperativas de alimentos y lleván-
dola al supermercado. La epónima Cascadian Farm es un escaparate de
General Mills —«una granja de relaciones públicas.», como abiertamente reconoce su fundador—, y Kahn, en otro tiempo granjero
hippy, uno de los vicepresidentes de General Mills. Cascadian Farms
es precisamente lo que Joel Salatin tiene en mente cuando habla de
un imperio orgánico.

Al principio, como la mayoría de los primeros agricultores orgánicos, Kahn no tenía ni idea de lo que estaba haciendo y sufrió su
cuota de cultivos echados a perder. En 1971 la agricultura orgánica
estaba en pañales: unos cuantos cientos de aficionados desperdigados
que aprendían a fuerza de equivocarse cómo cultivar alimentos sin
utilizar productos químicos, un intento de rudimentaria I+D *ad hoc*
que no contaba con ninguna clase de ayuda institucional. (De hecho,
hasta hace poco el USDA se ha mostrado activamente hostil con la
agricultura orgánica, puesto que la consideraba —de un modo bastante acertado— una crítica a la agricultura industrializada que el
propio departamento estaba promoviendo.) En lugar del servicio de
extensión agrícola del USDA, el pionero de la agricultura orgánica
contaba con la *Organic Gardening and Farming* (a la que Kahn estaba
suscrito) y el modelo de varios sistemas agrícolas premodernos des-
critos en libros como *Farmers of Forty Centuries*, de F. H. King, y *The Soil
and Health* y *An Agricultural Testament*, ambos de sir Albert Howard. Este
último libro puede considerarse con justicia la biblia del movimiento.

Quizá más que cualquier otro escritor, sir Albert Howard (1873-
1947), un agrónomo inglés que recibió el título de sir después de
treinta años de investigación en la India, aportó las bases filosóficas
de la agricultura orgánica. Incluso aquellos que jamás habían leído su
Testament de 1940 absorbieron su pensamiento a través de las páginas
del *Organic Gardening and Farming* de Rodale, donde lo veneraban, y

en los ensayos de Wendell Berry, que en 1971 escribió un influyente artículo sobre Howard en *The Last Whole Earth Catalog*. En él Berry se ocupaba sobre todo de su llamativa —y clarividente— idea de que necesitamos abordar «el problema de la salud del suelo, la planta, el animal y el hombre en su conjunto, como un único gran tema».

Para tratarse de un libro que dedica tal cantidad de páginas al modo adecuado de fabricar compost, *An Agricultural Testament* constituye una importante obra filosófica y de ciencia agrícola. De hecho, el establecimiento de líneas de conexión entre esferas tan aparentemente dispares —de la fertilidad del suelo a la «salud nacional», de la suma importancia de la orina animal a las limitaciones del método científico— es la contribución más notable de Howard, y constituye tanto su método como su mensaje. Y aunque Howard jamás utiliza el término «orgánico», es posible extraer de sus escritos todos los diversos significados de la palabra: como programa dirigido no solo a la reforma agraria, sino también a la social. Si comparamos la definición actual de «orgánico» con su concepción genuinamente holística, nos daremos cuenta de cuánto ha menguado.

Como muchos trabajos que abordan la crítica social y ambiental, *An Agricultural Testament* es a grandes rasgos la historia de una caída en la tentación. En el caso de Howard la serpiente en cuestión es un químico alemán del siglo XIX que respondía al nombre de barón Justus von Liebig y su fruta prohibida, un conjunto de iniciales: NPK. Fue Liebig, en su monografía de 1840 *La química y su aplicación a la agricultura*, quien encaminó la agricultura hacia la industrialización cuando desmontó el concepto cuasimítico de la fertilidad del suelo y lo convirtió en un simple inventario de los elementos químicos que las plantas necesitan para crecer. De golpe, la biología del suelo dejó paso a la química del suelo y, específicamente, a los tres nutrientes químicos que Liebig señaló como cruciales para el crecimiento de las plantas: nitrógeno, fósforo y potasio o, por utilizar las iniciales con las que estos elementos aparecen en la tabla periódica, NPK. (Las tres letras se corresponden con la denominación de tres dígitos que aparece en todos los sacos de fertilizante.) El trabajo de Howard constituye en gran parte un intento de echar abajo lo que él denominaba la «mentalidad NPK».

Sin embargo, la mentalidad NPK engloba mucho más que fertilizantes. De hecho, leer a Howard es empezar a preguntarse si no será una de las claves de todo lo que hay de malo en la civilización moderna. Según el pensamiento de Howard, la mentalidad NPK es una forma de abreviar tanto los poderes como las limitaciones de la ciencia reduccionista. Y es que, tal como los seguidores de Liebig descubrieron, el NPK «funciona»: si das a las plantas estos tres elementos, crecerán. De la consecución de este éxito a extraer la conclusión de que todo el misterio de la fertilidad del suelo estaba resuelto había solo un paso. Incitó a replantearse por completo el suelo (y con él la agricultura) como una especie de máquina y no como un sistema vivo: apliquemos *inputs* de NPK por este lado y conseguiremos que por el otro salgan cosechas de trigo o de maíz. La concepción del suelo como máquina parecía funcionar, al menos a corto plazo, por lo que ya no había necesidad de preocuparse por cuestiones tan pintorescas como las lombrices de tierra o el humus.

El humus es el material que dota el suelo de su aspecto negruzco y su característico aroma. Resulta difícil decir qué es exactamente el humus, porque es muchas cosas. El humus es lo que queda de la materia orgánica después de que la hayan descompuesto los miles de millones de organismos grandes y pequeños que habitan en un puñado de tierra, las bacterias, fagos, hongos y lombrices responsables de la descomposición. (El salmista que describió la vida como un tránsito del «polvo al polvo» habría sido más preciso si hubiese dicho «del humus al humus».) Pero el humus no es tanto el producto final de la descomposición como una etapa intermedia, puesto que hay otro grupo de organismos que lo descomponen en los elementos químicos que las plantas necesitan para crecer, entre otros el nitrógeno, el fósforo y el potasio. Este proceso es tanto biológico como químico, e implica la simbiosis entre las plantas y el hongo micorriza que vive entre sus raíces; el hongo ofrece nutrientes solubles a las raíces y recibe a cambio una gota de sacarosa. Otra relación simbiótica crucial vincula las plantas con las bacterias de un suelo rico en humus que fija el nitrógeno atmosférico, adaptándolo a una forma que las plantas pueden utilizar. Pero el humus no se limita a proporcionar a las plantas un bufet de nutrientes: también es el pegamento que liga las diminutas partículas minerales del suelo, agrupándolas en migas porosas, y retiene el agua para que esté al alcance de las raíces en lugar de filtrarse inmediatamente.

Reducir tamaña complejidad biológica a NPK nos muestra el reduccionismo del método científico en su peor versión. Cualidades complejas se ven reducidas a simples cantidades; la biología deja paso a la química. Como apuntó Howard —si bien no fue el primero en hacerlo—, este método solo puede ocuparse de una o dos variables al mismo tiempo. El problema es que, una vez que la ciencia ha reducido un fenómeno complejo a un par de variables, por muy importantes que estas sean, se tiende a pasar por alto todo lo demás, a dar por supuesto que tan solo existe lo que se puede medir o que, al menos, es lo único que en verdad importa. Cuando confundimos lo que podemos saber con todo lo que es posible saber, la saludable asunción de la propia ignorancia frente a un misterio como el de la fertilidad del suelo deja paso a una insolencia que nos lleva a tratar la naturaleza como si fuese una máquina. Una vez que se ha dado este salto, los *inputs* se suceden, así que, como hemos descubierto, cuando el nitrógeno sintético con el que alimentamos a las plantas las hace más atractivas para los insectos y más vulnerables a las enfermedades, el granjero recurre a los pesticidas químicos para arreglar la máquina que se le ha estropeado.

En cuanto a los abonos artificiales —el término que originalmente designaba a los fertilizantes sintéticos—, Howard sostenía que nuestra insolencia amenazaba con dañar no solo la salud del suelo (puesto que la agresividad de los productos químicos acaba con la actividad biológica en el humus), sino también «la salud nacional». Vinculaba la salud del suelo a la de todas las criaturas que dependían de ella, una idea que, mucho antes del advenimiento de la agricultura industrial, era un lugar común del que Platón o Thomas Jefferson, entre otros muchos, ya se habían ocupado. Howard lo planteaba de esta manera: «Los abonos artificiales conducen inevitablemente a la nutrición artificial, a la comida artificial, a los animales artificiales y, finalmente, a los hombres y mujeres artificiales».

Los vuelos retóricos de Howard nos pueden sonar un poco exagerados (después de todo, estamos hablando de fertilizantes), pero ese texto fue escrito en el fragor de la batalla campal que acompañó la introducción de la agricultura química en Inglaterra en los años treinta y cuarenta. «La gran controversia del humus», como se denominó, llegó a la Cámara de los Lores en 1943, un año en el que cabe pensar que había cuestiones más apremiantes en la agenda. Pero el Ministerio de Agricultura inglés estaba promoviendo los nuevos fertilizantes, y muchos agricultores se quejaron de que, como resultado, sus pastos y sus animales se habían vuelto menos robustos. Howard y sus aliados estaban convencidos de que «la historia condenará [el fertilizante químico] como una de las más grandes desgracias que jamás hayan ocurrido a la agricultura y a la humanidad». Aseguraba que la adopción a gran escala de los abonos artificiales destruiría la fertilidad del suelo, volvería a las plantas vulnerables frente a las plagas y las enfermedades, y perjudicaría la salud de los animales y las personas que las consumiesen, porque ¿cómo iban a ser esas plantas más nutritivas que el suelo en el que habían crecido? Además el incremento a corto plazo de las cosechas que proporcionaban los fertilizantes no podía mantenerse; como que los productos químicos iban a destruir con el tiempo la fertilidad del suelo, las grandes cosechas de hoy estaban menguando las de mañana. No hace falta decir que la gran controversia del humus de los años cuarenta se resolvió a favor de la mentalidad NPK.

Howard apuntó otro camino: «Ahora tenemos que desandar nuestros pasos», escribió, con lo que quería decir que había que tirar por la borda el legado de Liebig y la agricultura industrial. «Tenemos que volver a la naturaleza y copiar los métodos que observemos en el bosque y la pradera.» La apuesta de Howard por rediseñar la granja imitando la naturaleza no era meramente retórica; tenía en mente prácticas y procesos concretos, esbozados en un párrafo al comienzo de *An Agricultural Testament* que constituye un buen resumen de todo el ideal orgánico:

> La madre tierra nunca intenta cultivar sin ganado; siempre planta cultivos variados; se pone gran esmero en preservar el suelo y prevenir la erosión; los desechos mezclados de vegetales y animales se

convierten en humus: nada se desperdicia; los procesos de crecimiento y decadencia se equilibran mutuamente; se tiene el mayor de los cuidados en almacenar el agua de lluvia; se deja que tanto las plantas como los animales se protejan a sí mismos contra las enfermedades.

Cada uno de los procesos biológicos que tienen lugar en un bosque o una pradera podría tener su análogo en una granja: los animales podrían alimentarse de desechos vegetales, tal como hacen en su hábitat silvestre; a su vez, sus desechos podrían nutrir el suelo; las cubiertas protectoras podrían proteger el suelo desnudo tal como hace la hojarasca en el bosque; la pila de compost, actuando como la mullida capa en descomposición que hay bajo la hojarasca, podría producir humus. Incluso las enfermedades y los insectos podrían ejercer la salutífera función que llevan a cabo en la naturaleza: eliminar las plantas y animales más débiles, que Howard predijo que serían mucho menores en número una vez que el sistema funcionase adecuadamente. Para él, los insectos y las enfermedades —la cruz de la agricultura industrial— son simplemente «censores de la naturaleza» que pueden resultar útiles al granjero para «observar variedades y métodos agrícolas inapropiados para ese lugar». En una granja sana las plagas no serían más relevantes que en un bosque o un pasto sanos, que deberían marcar la pauta agrícola. Por tanto, Howard estaba pidiendo a los granjeros que considerasen sus granjas más como organismos vivos que como máquinas.

La idea de imitar los sistemas naturales en su totalidad se opone radicalmente a la ciencia reduccionista, que trabaja descomponiendo esos sistemas en las partes que los integran con el fin de comprender cómo funcionan y después manipularlos, variable por variable. En este sentido el concepto de agricultura orgánica de Howard es premoderno e incluso podría decirse que anticientífico: nos está diciendo que no necesitamos entender cómo funciona el humus ni qué es lo que hace el compost para sacarles partido. Nuestra ignorancia de ese fecundo territorio salvaje que es el suelo (incluso el hecho de considerarlo un territorio salvaje) no es óbice para cuidar de él y cultivarlo. Al contrario, la saludable consciencia de todo lo que desconocemos —incluso de sus misterios— evita que intentemos recurrir a simplificaciones excesivas y a los remedios milagrosos que nos proporcione la tecnología.

Una de las acusaciones habituales contra la agricultura orgánica es que se trata más de una filosofía que de una ciencia. Hay algo de verdad en esta crítica, en el caso de que sea una crítica, aunque la razón de que los agricultores orgánicos puedan ponerse a la defensiva por su culpa es todo un misterio, quizá un vestigio de nuestro culto a la ciencia como única herramienta fiable con la que aproximarnos a la naturaleza. Según la concepción de Howard, la filosofía de emulación de los procesos naturales precede a la ciencia en su comprensión. El cultivador de arroz que introduce patos y peces en su arrozal quizá no entienda todas las relaciones simbióticas que está poniendo en juego, que los patos y los peces están proporcionando nitrógeno al arroz y al mismo tiempo comiéndose las plagas. Aun así, gracias a este ingenioso policultivo, recogerá grandes cosechas de comida.

La filosofía subyacente en la concepción de la agricultura orgánica de Howard es, por supuesto, una variante del pragmatismo, la escuela de pensamiento que está dispuesta a aceptar como verdad todo aquello que funcione. Charles Darwin nos enseñó que hay un cierto pragmatismo —lo llamó «selección natural»— en el mismo corazón de la naturaleza, guiando la evolución: lo que funciona es lo que sobrevive. Esta es la razón de que Howard pasase tanto tiempo estudiando los sistemas agrícolas de los campesinos en la India y otros lugares: los mejores sobrevivían siempre que produjesen comida a partir de la misma tierra año tras año sin agotar el suelo.

En la agronomía de Howard la ciencia es básicamente una herramienta para describir lo que funciona y explicar por qué lo hace. Y resulta que, en los años que han pasado desde que Howard escribía, la ciencia ha respaldado un gran número de sus aseveraciones no científicas: las plantas cultivadas en suelos fertilizados sintéticamente son menos nutritivas que las que han crecido en suelos abonados con compost,* esas plantas son más vulnerables a las enfermedades y a las

---

* Asami, *et al.* (2003); Benbrook (2005); Carbonaro (2001); Davis, *et al.* (2004). (*N. del A.*)

plagas de insectos,* los policultivos son más productivos y menos proclives a las enfermedades que los monocultivos,** y, de hecho, la salud del suelo, las plantas, los animales, los humanos e incluso la nación están, como aseguraba Howard, conectados por líneas que ahora podemos empezar a trazar con confianza empírica. Quizá no estemos preparados para actuar basándonos en este conocimiento, pero sabemos que las civilizaciones que abusan de su suelo terminan por derrumbarse.***

Si las granjas que siguen el modelo de los sistemas naturales funcionan tan bien como Howard sugiere, ¿por qué no vemos más? Lo triste es que el ideal orgánico tal como Howard y otros lo plantearon se ha tenido en cuenta básicamente para incumplirlo. La actividad de las granjas orgánicas ha llegado a parecerse cada vez más al sistema industrial que en un principio pretendían reemplazar, sobre todo conforme la agricultura orgánica se ha ido volviendo más próspera y ha sido adoptada por el agronegocio. La lógica de ese sistema ha demostrado ser hasta la fecha más implacable que la de los sistemas naturales.

El recorrido de Cascadian Farm desde sus inicios como New Cascadian Survival and Reclamation Project hasta convertirse en filial de General Mills constituye una parábola de este proceso. Una nublada mañana, hace unos cuantos inviernos, Kahn me llevó a ver la granja original, siguiendo los meandros del río Skagit hacia el este a bordo de un nuevo Lexus verde selva con placas de matrícula personalizadas en las que rezaba ORGÁNICO. Kahn es un hombre entrado en la cincuentena de acusado aspecto aniñado; si no se afeitase y perdiese nueve kilos, no resultaría difícil reconocer su rostro entre el rosario de barbas y los tractores que aparecen en las fotos de su oficina. Mientras nos dirigíamos en el coche hacia la granja George Khan recorrió para mí la historia de su compañía y habló francamente y sin ponerse a la defensiva sobre todo lo que había tenido que transigir desde sus tiem-

---

* Altieri (1995); Tilman (1998). (*N. del A.*)
** Altieri (1995, 1999); Tilman (1998); Wolfe (2000). (*N. del A.*)
*** Diamond (2005). (*N. del A.*)

pos de granjero orgánico hasta su situación actual de empresario agrícola y sobre «cómo con el tiempo todo se adapta a la forma de ser del mundo».

Al final de los años setenta Kahn ya se había convertido en un agricultor orgánico bastante bueno y en un hombre de negocios incluso mejor. Había descubierto las ventajas económicas de añadir valor a sus productos procesándolos (congelando arándanos y fresas, elaborando mermelada), y cuando Cascadian Farm empezó a procesar alimentos, Kahn vio que podía hacer más dinero comprando los productos de otros granjeros que cultivándolos por su cuenta, el mismo descubrimiento que las empresas convencionales del negocio agrícola habían realizado mucho tiempo atrás.

«La idea de "comunidad cooperativa" con la que arrancamos empezó a imitar gradualmente el sistema —me contó Kahn—. Estábamos enviando alimentos a todo el país utilizando combustible diésel; éramos granjeros orgánicos industriales. Poco a poco iba perteneciendo más a este mundo y había mucha presión en el negocio para privatizarse más.»

Esa presión llegó a ser insoportable en 1990, cuando tras la crisis del alar, Kahn prácticamente lo perdió todo y el control de Cascadian Farm terminó en manos empresariales. El episodio del alar marcó un antes y un después en la historia del movimiento orgánico y supuso el pistoletazo de salida para la industria orgánica moderna. A lo largo de su historia, los crecimientos más acentuados de lo orgánico han seguido muy de cerca los repuntes de la preocupación pública por el suministro de comida industrial. Algunos críticos condenan lo orgánico por aprovecharse una y otra vez de las «crisis de alimentos», y aunque hay algo de cierto en esta acusación, no está claro si los cargos van dirigidos con más fuerza hacia los alimentos orgánicos o hacia los industriales. Los agricultores orgánicos responden que los episodios que atraen la atención del público sobre los pesticidas, la intoxicación por comida, los cultivos modificados genéticamente y la enfermedad de las vacas locas son «instructivos», de ellos se pueden extraer enseñanzas sobre el sistema alimentario industrial y sus alternativas. El del alar fue uno de los primeros.

Tras la emisión en el programa *60 Minutes* de un informe algo

subido de tono que destapaba la utilización por parte de los cultivadores de manzanas del alar un regulador químico del crecimiento de
uso muy extendido en las plantaciones convencionales y que la Agencia de Protección Ambiental había declarado cancerígeno, el estadounidense medio descubrió de pronto los orgánicos. «Panic for Organic» fue el titular de portada de un semanario y, de la noche a la
mañana, la demanda de las cadenas de supermercados se disparó. Sin
embargo, la deslavazada industria no estaba muy preparada para las
grandes audiencias. Como muchos productores orgánicos, Gene
Kahn se endeudó hasta las cejas para financiar una ambiciosa expansión, llegó a acuerdos con granjeros para que cultivasen una enorme
cantidad de productos orgánicos y después vio con horror que la burbuja se desinflaba junto a los titulares sobre el alar. al haber asumido
excesivos compromisos financieros, Kahn se vio forzado a vender la
participación mayoritaria de su compañía —a Welch's— y el en otro
tiempo granjero hippy se embarcó en lo que él mismo denomina su
«aventura empresarial».

«Pasamos a formar parte de la industria alimentaria —me dijo—,
pero yo quería afianzar esa posición para redefinir nuestro modo de
cultivar alimentos, no lo que la gente quería comer o cómo lo distri-
buíamos. Eso, tan seguro como que existe el infierno, no cambiará
jamás.» Convertirse en parte de la industria alimentaria significaba
desprenderse de dos de las tres patas sobre las que originalmente se
sustentaba el movimiento orgánico: la contracocina —lo que la gente quiere comer— y las cooperativas de alimentos y otros medios alternativos de distribución. Kahn apostaba por que el negocio agrícola podría acomodarse con mayor facilidad sobre la primera pata —el
nuevo modo de cultivar alimentos—, considerando lo orgánico esencialmente un nicho de productos que podrían distribuirse y comercia-
lizarse por medio de los canales ya existentes. El ideal orgánico original sostenía que estos tres elementos no podían separarse, puesto que
(tal como nos enseñó la ecología) todo estaba conectado. Pero Gene
Kahn, por su parte (y de ningún modo fue el único), era realista, un
hombre de negocios con unas nóminas que pagar. Y no iba a mirar
hacia atrás.

«Puedes elegir entre deprimirte o seguir adelante. Nosotros nos esforzamos por construir una comunidad cooperativa y un sistema alimentario local, pero al final aquello no resultó. Para la mayor parte de la gente solo se trata de comida. Solo es comida. Podemos sacralizarla, podemos hablar de comunión, pero solo es comida.»

En los años que siguieron al estallido de la burbuja del alar en 1990 la industria orgánica se recuperó, embarcándose en un período de crecimientos anuales de más del 10 por ciento y de rápida consolidación, mientras las compañías alimentarias convencionales comenzaban a tomarse en serio lo orgánico (o, al menos, el mercado orgánico).

Gerber's, Heinz, Dole, ConAgra y ADM crearon o adquirieron marcas orgánicas. La propia Cascadian Farm se convirtió en un miniconglomerado al adquirir Muir Glen, una procesadora de tomate orgánico, y la empresa combinada cambió su nombre por el de Small Planet Foods. El año 1990 también marcó el comienzo del reconocimiento federal a la agricultura orgánica: ese año el Congreso aprobó la Ley de Alimentación y Producción Orgánica (OFPA). La legislación daba instrucciones al Departamento de Agricultura —que históricamente había tratado la agricultura orgánica con abierto desprecio— para establecer estándares nacionales uniformes para la agricultura y los alimentos orgánicos, al fijar la definición de una palabra que siempre había significado cosas diferentes según quién la utilizase.

Llegar a un acuerdo respecto a esa definición conllevó un agotador proceso que duró una década, puesto que diversas fuerzas dentro y fuera del movimiento batallaban por el control de un término que había llegado a desprender cierta magia en el mercado. El agronegocio luchó por una definición tan ambigua como fuese posible, en parte para facilitar a las compañías convencionales su introducción en lo orgánico, pero también por miedo a que todo lo que se consideraba «no orgánico» —como los alimentos modificados genéticamente— pudiese más adelante arrastrar un estigma oficial. Al principio el USDA, actuando como tenía por costumbre desde hacía mucho tiempo, hizo un favor a sus clientes del agronegocio estableciendo en 1997 un aguado conjunto de pautas que, sorprendentemente, permitía el uso de cultivos genéticamente modificados, la irradiación y el fango de aguas residuales en la producción de alimentos orgánicos. Hubo quien vio en ello la mano negra de compañías como Monsanto o ADM, pero parece más probable que el USDA estuviese simple y razonablemente dando por supuesto que la industria orgánica, como cualquier otra, preferiría una carga de regulaciones tan ligera como fuese posible. Pero resultó que la industria orgánica no era como las demás: en su composición genética permanecían muchos de los valores del viejo movimiento y reaccionó con furia frente a la inconsistencia de esas pautas. Una riada sin precedentes de comentarios públicos por parte de los indignados agricultores orgánicos y los consumidores forzó al USDA a volver a la mesa de trabajo, lo que fue mayoritariamente considerado una victoria de los principios del movimiento.

Pero mientras el enfrentamiento con el gobierno sobre el significado de la palabra «orgánico» se llevaba los titulares en 1997, otra batalla igualmente importante estaba en marcha en el interior del USDA entre los grandes y los pequeños de lo orgánico —o, en otras palabras, entre la industria orgánica y el movimiento orgánico— y en este caso el resultado fue sin duda más ambiguo. ¿Podía una granja industrial ser orgánica? ¿Tenían las vacas lecheras derecho a pastar en prados? ¿Había espacio para los aditivos alimentarios y los químicos sintéticos en la comida orgánica procesada? Si las respuestas a estas preguntas les parecen de cajón, es que también se han quedado anticuados en su bucólica visión de lo orgánico. Los grandes ganaron las tres peleas. Los estándares finales cumplieron una buena función al fijar el listón para un tipo de agricultura más responsable en términos ambientales, pero, quizá inevitablemente, teniendo en cuenta que fue el pensamiento burocrático e industrial el que se aplicó, muchos de los valores filosóficos que encarnaba la palabra «orgánico» —el tipo de valores expresados por Albert Howard— no sobrevivieron al proceso legislativo federal.

Entre 1992 y 1997 Gene Kahn formó parte del Consejo Nacional de Estándares Orgánicos del USDA, donde desempeñó un papel clave en el establecimiento de pautas seguras para las bandejas de comida orgánica precocinada y muchos otros alimentos orgánicos procesados. Y fue toda una proeza, porque Kahn y sus aliados tuvieron que sortear la legislación original de 1990, que había prohibido sin reservas los aditivos alimentarios sintéticos y los agentes industriales. Kahn sostenía que no era posible conseguir comida orgánica procesada sin aditivos sintéticos, necesarios tanto para la fabricación como para la conservación de esos productos de supermercado. Algunos de los representantes de los consumidores en el consejo arguyeron que esa era precisamente la cuestión, y que si la no utilización de aditivos sintéticos significaba la imposibilidad de fabricar las bandejas de comida orgánica precocinada, entonces ese producto era algo que simplemente no se debía hacer con alimentos orgánicos. Estaba en juego la propia idea de una contracocina.

Joan Dye Gussow, nutricionista y miembro del consejo de estándares, lanzó un ataque sin pelos en la lengua contra los sintéticos en un artículo de 1996 que fue muy comentado en aquella época: «¿Es posible certificar un Twinkie orgánico?». Gussow demostraba que bajo las normas propuestas algo así era del todo factible y se preguntaba si lo orgánico debía limitarse a reproducir la oferta de alimentos existente, con su comida basura altamente procesada, salada y azucarada, o si debía aspirar a algo mejor, a una contracocina basada en alimentos integrales. Kahn respondió con un argumento enraizado en el populismo del mercado: «Si el consumidor quiere un Twinkie orgánico, deberíamos dárselo». Tal como me lo planteó en el camino de regreso desde Cascadian Farm, «lo orgánico no es tu madre». Al final todo se redujo a un enfrentamiento entre el viejo movimiento y la nueva industria, y ganó la nueva industria: los estándares finales simplemente ignoraron la ley de 1990, y elaboraron una lista de los aditivos y sintéticos admisibles, del ácido ascórbico a la goma xantana.*

«Si hubiésemos perdido en el asunto de los sintéticos —me dijo Kahn—, estaríamos fuera del negocio.»

---

* Después de que Arthur Harvey, un cultivador de arándanos de Maine, ganase en 2003 un juicio que forzó al USDA a obedecer la letra de la ley de 1990, los miembros de los grupos de presión que trabajaban para la Asociación de Comercio Orgánico consiguieron deslizar algunas frases en una ley de asignaciones del USDA, restaurando —y posiblemente ampliando— el derecho de la industria a utilizar productos sintéticos en los alimentos orgánicos. (*N. del A.*)

Lo mismo puede decirse de los grandes productores de carne y lácteos orgánicos, que lucharon por conseguir unos estándares que asegurasen la granja orgánica industrial. Mark Retzloff, de Horizon Organic, trabajó denodadamente por preservar la capacidad de su compañía —que es el Microsoft de la leche orgánica, con más de la mitad del mercado bajo su control— para gestionar su lechería industrial a gran escala en el sur de Idaho. Allí, en el desierto occidental, donde la hierba es tan escasa como preciada, la compañía estaba ordeñando varios miles de vacas que, en lugar de pastar en el campo (como muchos consumidores creen que hacen sus vacas orgánicas), se pasan el día dando vueltas en una parcela seca, un recinto vallado sin rastro de hierba. Aunque lo quisiera es poco probable que una compañía lechera pudiera alimentar con pasto a tal cantidad de vacas; se necesitaría al menos casi media hectárea de hierba por animal y más horas de las que tiene el día para mover todas esas vacas, llevarlas todas las mañanas hasta su remota hectárea de pasto y traerlas de vuelta a la sala de ordeño todas las tardes. Así que, en lugar de eso, como ocurre en la típica lechería industrial, cuando no las estaban ordeñando sus tres veces al día, estas vacas orgánicas se quedaban ahí comiendo grano y forraje. Su pienso orgánico llegaba desde el oeste y sus residuos se acumulaban en lagunas de estiércol. Retzloff aseguraba que mantener confinadas las vacas permitía que sus peones, todos ellos provistos de estetoscopios, vigilasen de cerca su salud. Naturalmente las vacas solo necesitan ese tipo de vigilancia cuando viven apelotonadas de esta manera y no se les pueden suministrar antibióticos.

A los pequeños propietarios de granjas lecheras del consejo, y no digamos a los representantes de los consumidores, una granja industrial de este tipo no les sonaba demasiado orgánica. La OFPA también había dejado claro que el bienestar de los animales orgánicos debía tenerse en cuenta y que había que dar cabida a su «comportamiento natural», lo que en el caso de las vacas, rumiantes que han evolucionado para comer hierba, sin duda significaba pastar en el campo. Podría decirse que toda la idea pastoril estaba insertada en el sistema de estos animales y que se interponía firmemente en el camino hacia su industrialización. Entonces ¿cómo podía la lógica de la industria esperar siquiera imponerse?

El USDA escuchó los argumentos de las dos partes y al final determinó que las vacas lecheras debían tener «acceso a los pastos», lo que sugiere una victoria del ideal pastoril que en la práctica resultó no ser tal. En sí misma, «acceso a los pastos» es una pauta extremadamente vaga. (¿En qué consiste ese «acceso»? ¿Cuánto pasto por animal? ¿Con qué frecuencia podrían pastar?) Y hubo una disposición que la hizo aún más insustancial al establecer que en ciertas etapas de la vida del animal incluso podía prescindirse de ese acceso. Algunas grandes lecherías orgánicas han decidido que la lactancia constituye una de esas etapas y hasta la fecha el USDA no se ha opuesto. Algunos de sus certificadores orgánicos se han quejado de que «acceso a los pastos» es algo tan vago que carece de significado y que por tanto es imposible ejecutarlo. Resulta difícil discutírselo.

Junto a la lista nacional de sintéticos admisibles, «acceso a los pastos» y, en el caso de otros animales orgánicos, «acceso al exterior» indican hasta qué punto la palabra «orgánico» se ha estirado y retorcido para admitir precisamente la clase de prácticas industriales frente a las que en otro tiempo supuso una crítica y una alternativa. Los estándares finales también demuestran cómo, tal como dice Gene Kahn, «con el tiempo todo se adapta a la forma de ser del mundo». Y sin embargo, los valores y la imaginería pastoriles encarnados en esa palabra sobreviven en la mente de mucha gente: basta con mirar un envase de leche orgánica, con sus vacas felices y sus verdes pastos. Se trata por tanto de un venerable ideal que han vaciado, reducido a un artificio efectista y sentimental impreso en el costado de un cartón de leche: una égloga de supermercado.

EN LA GRANJA ORGÁNICA INDUSTRIAL

«Asúmelo», diría Gene Kahn. Lo importante, el auténtico valor de llevar lo orgánico a escala industrial no es otro que la cantidad de hectáreas que se gestionan de manera orgánica. Tras cada bandeja de comida orgánica precocinada, tras cada pollo o cada cartón de leche orgánica industrial hay una cierta cantidad de tierra que nunca será ahogada en químicos, un innegable beneficio para el ambiente y la salud pública. Entendí qué era lo que quería decir. Así que decidí viajar por California para ver esas granjas por mí mismo. ¿Por qué California? Porque la agricultura industrial de ese estado cultiva la mayor parte de los productos frescos de Estados Unidos, y lo orgánico se ha convertido en gran medida en una subdivisión, o una marca, de esa agricultura.

Ninguna de las granjas que había visitado hasta entonces podía prepararme para las granjas orgánicas industriales que vi en California. Cuando pienso en la agricultura orgánica, pienso en granjas familiares, en algo a pequeña escala, en setos, en pilas de compost y en rancheras abolladas, en el viejo concepto agrario (que de hecho nunca ha tenido muchos seguidores en California). No pienso en equipos de temporeros, cosechadoras del tamaño de casas, fábricas móviles de envasado desfilando por campos de lechugas romanas, naves para 20.000 pollos *broiler* o cientos de hectáreas de maíz, brócoli o lechuga perdiéndose en el horizonte. A primera vista estas granjas son exactamente iguales que cualquier otra granja industrial de California, y de hecho algunas de las mayores explotaciones orgánicas del estado son propiedad de macrogranjas convencionales que también se encargan de su manejo. El mismo granjero que esteriliza el suelo de un campo fumigándolo con productos tóxicos aplica compost en el siguiente para cuidar de su fertilidad natural.

¿Hay algo aquí que no cuadra? Francamente no estoy seguro. Gene Kahn defiende que el tamaño de una granja no tiene nada que ver con su fidelidad a los principios orgánicos y que, a no ser que lo orgánico «aumente su escala nunca pasará de ser comida para *yuppies*». Para argumentar su punto de vista Kahn me envió a visitar algunas de las granjas a gran escala que proveen a Small Planet Foods. Entre ellas estaban Greenways, la explotación de Central Valley que cultiva verduras para sus comidas congeladas (y tomates para Muir Glen), y Petaluma Poultry, que cría el pollo que encontramos en sus comidas congeladas y también a Rosie, el pollo orgánico al que conocí en Whole Foods. También visité el valle de Salinas, donde Earthbound Farm, el mayor cultivador orgánico del mundo, tiene la mayor parte de sus campos de lechugas.

Mi primera parada fue Greenways Organic, una próspera explotación de productos frescos de 800 hectáreas insertada en una granja convencional de 9.600 hectáreas situada en Central Valley, a las afueras de Fresno; aunque prácticamente no había forma de distinguir los cultivos, las máquinas, los equipos, las rotaciones y los campos, allí se practican conjuntamente dos tipos diferentes de agricultura industrial.

En muchos aspectos funciona el mismo modelo industrial en ambos campos, pero los *inputs* químicos utilizados en los de la granja convencional se sustituyen en los orgánicos por *inputs* más benignos. Así que, en lugar de con fertilizantes petroquímicos, las hectáreas orgánicas de Greenways se nutren del compost que se elabora por toneladas en una granja de caballos cercana y de gallinaza. En lugar de utilizar pesticidas tóxicos, los insectos se controlan con agentes orgánicos aprobados para su fumigación (en su mayor parte derivados de plantas), como la rotenona, el piretro o el sulfato de nicotina, e introduciendo insectos beneficiosos, como las crisopas. *Inputs* y *outputs*: una máquina mucho más verde, pero una máquina al fin y al cabo.

Quizá el mayor reto al que se enfrenta la agricultura orgánica a escala industrial sea controlar las malas hierbas sin utilizar herbicidas químicos. Greenways hace frente a sus malas hierbas a través de una labranza frecuente y cuidadosamente programada. Los campos se riegan incluso antes de plantar los cultivos para que las semillas de las malas hierbas que hay en el suelo germinen, y a continuación un tractor labra el campo para matarlas en lo que constituye el primero de los muchos pases que dará a lo largo de la temporada de cultivo. Cuando los cultivos alcanzan una altura que impide el paso del tractor, los trabajadores de la granja, provistos de antorchas de propano, eliminan a mano una a una las malas hierbas más grandes. El resultado son campos que parecen tan despejados como los que se empapan en herbicidas. Pero este método, que, según descubrí, es típico de las explotaciones orgánicas a gran escala, supone en el mejor de los casos un riesgo. La labranza intensiva —mucho más intensiva que en un campo convencional— destruye la capa cultivable del suelo y reduce su actividad biológica tanto como lo harían los productos químicos; además, la labranza frecuente libera tal cantidad de nitrógeno al aire que estos campos orgánicos limpios de malas hierbas requieren mucho más fertilizante de nitrógeno de lo que de otro modo necesitarían. En un suelo menos agitado, más sano, las bacterias que fijan el nitrógeno darían lugar a la mayor parte de la fertilidad que los cultivadores orgánicos industriales deben incorporar en forma de compost, abonos, emulsiones de pescado o nitrato de Chile, *inputs* todos ellos permitidos por las leyes federales (sin embargo, la normativa internacional sobre agricultura orgánica prohíbe el uso del nitrato de Chile, una forma mineral de nitrógeno que se extrae en Chile, con frecuencia utilizando mano de obra infantil). No resulta sorprendente que los fabricantes de estos *inputs* presionasen con todas sus fuerzas para influir en las leyes federales sobre agricultura orgánica; al final se vio que era más fácil acordar una simple lista de materiales permitidos y prohibidos que tratar de legislar un modelo agrícola más genuinamente ecológico.

Sin embargo, los mejores agricultores orgánicos deploran este tipo de sustitución de *inputs* por considerarla un menoscabo del ideal orgánico, según el cual las granjas deberían, en lo posible, garantizar su fertilidad por sí mismas y controlar las plagas a través de la diversificación y la rotación de cultivos. Afirmar que las granjas orgánicas más pequeñas, por el mero hecho de serlo, se ajustan más a los ideales orgánicos establecidos por Albert Howard es demasiado simplista: muchas granjas orgánicas pequeñas también practican la sustitución de *inputs*. El ideal orgánico es tan riguroso —un sistema sostenible modelado a imagen y semejanza de la naturaleza que requiere no solo la ausencia de químicos sintéticos, sino también de *inputs* adquiridos de cualquier clase, y que devuelve al suelo todo lo que le quita— que básicamente se tiene en cuenta para incumplirlo. De cualquier modo, cuando estás en mitad de una plantación de 64 hectáreas de brócoli en Central Valley, llegas a entender por qué los agricultores que más se acercan a cumplir con ese ideal suelen ser los más pequeños. Son los granjeros que pueden plantar literalmente docenas de cultivos diferentes en campos que parecen colchas hechas de retazos y que practican largas y complicadas rotaciones, con lo que consiguen la rica diversidad, tanto en el espacio como en el tiempo, que constituye la clave para que una granja sea sostenible de un modo parecido a como lo es un ecosistema natural.

Para bien o para mal, no es con granjas de este tipo con las que una gran compañía como Small Planet Foods, o Whole Foods, hace negocios hoy en día. Simplemente resulta más rentable comprar en una granja de 400 hectáreas que en 10 de 40. Sin embargo, esto no se debe a que las granjas grandes sean necesariamente más productivas. De hecho, los sucesivos estudios han demostrado que, en términos de cantidad de comida producida por hectárea, las granjas pequeñas son en realidad más productivas que las grandes; son los mayores costes de transacción los que hacen que a una compañía como la de Kahn no le resulte práctico tratar con ellas —eso y el hecho de que no cultivan nada en cantidades enormes—. Desde el momento en el que tu negocio implica abastecer las neveras de alimentos congelados o la sección de productos frescos de una cadena nacional, sea Wal-Mart o Whole Foods, las cantidades de productos orgánicos que necesitas hacen que resulte imperativo comprar en granjas que operan en la misma escala industrial que tú. Todo está conectado. Los valores industriales de especialización, las economías de escala y la mecanización terminan por desalojar los valores ecológicos como la diversidad, la complejidad y la simbiosis. O, por enmarcar el tema en términos menos abstractos como uno de los empleados de Kahn hizo por mí, «simplemente la cosechadora no puede girar en un campo de maíz de dos hectáreas», y Small Planet Foods consume hoy en día cantidades de maíz que requieren ese tipo de cosechadoras.

La gran pregunta es si la lógica de una cadena alimentaria industrial puede conciliarse con la lógica de los sistemas naturales a los que la agricultura orgánica ha tratado de ajustarse. Dicho de otro modo, ¿industrial orgánico es una contradicción de términos?

Kahn está convencido de que no, pero hay quienes, tanto dentro como fuera de su compañía, ven en ello una tensión innegable. Sarah Huntington es una de las empleadas más antiguas de Cascadian Farm. Trabajó con Kahn en la granja original y a lo largo del tiempo ha desempeñado prácticamente todos los trabajos dentro de la compañía. «Las fauces de esa bestia procesadora devoran cuatro hectáreas de maizal por hora —me dijo—. Y no tienes más remedio que plantar una variedad concreta, como la jubilee, que madura de golpe y aguanta el proceso. Así que ya ves cómo el sistema te empuja constantemente hacia el monocultivo, que es el anatema de lo orgánico. Pero ese es el reto: cambiar el sistema más de lo que él te cambia a ti.»

Una de las maneras más destacadas de cambiar el sistema que compañías como Small Planet Foods están poniendo en práctica es ayudar a las granjas convencionales a transformar una parte de sus hectáreas en orgánicas. Varios miles de hectáreas del suelo agrícola estadounidense son hoy orgánicos como resultado de los esfuerzos de la compañía, que van mucho más allá de ofrecer contratos, y proporcionan formación e incluso gestión. Kahn ha contribuido a demostrar a los escépticos que la agricultura orgánica —que hasta hace bien poco era calificada de «agricultura hippy»— puede funcionar a gran escala. Los beneficios ambientales de este proceso deben valorarse en su justa medida. Y sin embargo, la industrialización de lo orgánico tiene un precio. El más obvio es la llegada de las fusiones al mundo de las granjas: en la actualidad dos cultivadores gigantes venden la mayor parte de los productos orgánicos frescos de California.

Uno de ellos es Earthbound Farm, una compañía que posiblemente encarna la mejor versión de la agricultura orgánica industrial. Si Cascadian Farm es una granja orgánica de primera generación, Earthbound pertenece a la segunda. La pusieron en marcha a principios de los años ochenta Drew y Myra Goodman, dos personas de las que nadie esperaría que fuesen a convertirse en granjeros y que abandonaron la ciudad por la tierra sin tener la menor experiencia agrícola. Habían crecido a pocas manzanas de distancia el uno del otro en el Upper East Side de Manhattan y estudiaban en el mismo instituto privado de corte progresista. No se unieron hasta que se marcharon a California para ir a la universidad, Drew a Santa Cruz, Myra a Berkeley. Cuando vivían cerca de Carmel, matando el tiempo antes de empezar los estudios de posgrado, Drew y Myra alquilaron unas cuantas hectáreas al borde de la carretera donde pusieron en marcha una granja orgánica en la que cultivaban frambuesas y esas lechugas baby que los chefs estaban poniendo de moda en los ochenta. Todos los domingos Myra lavaba y metía en una bolsa un manojo de lechugas para consumo propio, una ensalada para cada noche de la semana.

Así descubrieron que las lechugas de hoja entera aguantaban especialmente bien hasta la cena del sábado siguiente.

Un día de 1986 los Goodman se enteraron de que el chef de Carmel que les compraba la mayor parte de las lechugas se había mudado y de que su sustituto pensaba utilizar su propio proveedor. De pronto se vieron con un campo de lechugas baby del que tenían que deshacerse, lechugas que no seguirían siendo baby durante mucho tiempo. Así que decidieron lavarlas, meterlas en bolsas y tratar de venderlas en el canal minorista como ensalada prelavada. Los encargados de productos frescos recibieron el novedoso producto con escepticismo, así que los Goodman les ofrecieron la devolución de todas las bolsas que no consiguiesen vender al final de la semana. No se devolvió ninguna. El negocio de las *spring mix* acababa de nacer.

Así es al menos como Myra Goodman —una locuaz y bronceada mujer de largas piernas— me contó la historia de la creación de Earthbound durante un almuerzo en el puesto que la compañía tiene a pie de carretera en el valle de Carmel. Como Cascadian Farm, Earthbound sigue manteniendo una granja abierta a los visitantes y un puesto a pie de carretera como recordatorio tangible de sus raíces. Sin embargo, al contrario que Cascadian, Earthbound sigue estando muy involucrada en el negocio agrícola, aunque la mayor parte de sus tierras están a una hora y media al norte de Carmel, en el valle de Salinas. Asomado al Pacífico, cerca de Monterrey, este fértil valle mecido por la brisa marina ofrece las condiciones ideales para cultivar lechugas nueve meses al año. En invierno la compañía levanta la explotación y la traslada, junto a muchos de sus empleados, al sur, concretamente a Yuma (Arizona).

El negocio de las ensaladas prelavadas se convirtió en uno de los grandes éxitos de la agricultura estadounidense durante los años ochenta y noventa, una época en la que no había mucho que celebrar, y los Goodman son responsables directos de gran parte de ese éxito. Contribuyeron a destronar la lechuga iceberg, que hasta entonces dominaba el valle, introduciendo docenas de mezclas de ensaladas distintas e innovando en el cultivo, la cosecha, la limpieza y el envasado de las lechugas. El padre de Myra, ingeniero e incorregible manitas, diseñó unas lavadoras de ciclo suave para lechugas cuando el cuartel general del negocio todavía estaba instalado en su sala de estar de Carmel; más adelante la compañía introdujo una de las primeras cosechadoras de lechugas baby modificadas y contribuyó a la creación y desarrollo del envasado de lechugas en bolsas de plástico especiales insufladas con gases inertes con el fin de alargar su vida útil.

El crecimiento de Earthbound Farm se disparó después de que Costco les encargase un pedido en 1993. «Costco quería nuestra mezcla prelavada de ensaladas, pero no la quería orgánica —me contó Myra—. Para ellos, la palabra "orgánico" lanzaba el mensaje equivocado: precio alto y calidad baja.» En esa época lo orgánico todavía se estaba recuperando del auge y la caída que siguieron al episodio del alar. Pero los Goodman estaban comprometidos con las prácticas agrícolas orgánicas, así que decidieron vender a Costco sus lechugas cultivadas orgánicamente, pero sin llamarlas así.

«Costco empezó llevándose dos mil cajas a la semana —me dijo Myra— y los pedidos siguieron aumentando.» Wal-Mart, Lucy's y Albertson's lo siguieron poco después. Los Goodman pronto se dieron cuenta de que para alimentar las fauces de esa bestia industrial Earthbound tendría que industrializarse a su vez. Sus días de lavar lechuga en la sala de estar y venderla en el mercado de granjeros de Monterrey habían terminado. «No sabíamos cultivar a esa escala —me contó Drew— y necesitábamos mucha más tierra, y deprisa.» Así que los Goodman se asociaron con dos de los cultivadores convencionales más prestigiosos del valle de Salinas, primero con Mission Ranches, en 1995, y después con Tanimura & Antle, en 1999. Estos cultivadores (no hay nadie en el valle que se llame a sí mismo «granjero») controlaban algunas de las mejores tierras del valle; también sabían cómo cultivar, cosechar, envasar y distribuir enormes cantidades de productos. De lo que no sabían nada era de producción orgánica; de hecho, Mission Ranches lo había intentado sin éxito en una ocasión.

Por medio de estas asociaciones los Goodman han contribuido a transformar en orgánicas varios miles de hectáreas de tierra de primera calidad en el valle de Salinas; si sumamos todas las tierras en las que se están cultivando productos para Earthbound —que ya no son solo lechugas, sino también toda una línea de frutas y verduras—, la compañía representa un total de 10.000 hectáreas orgánicas (incluidas las correspondientes a las 135 granjas que cultivan bajo contrato con Earthbound). Los Goodman calculan que sacar toda esa tierra de la producción convencional ha supuesto eliminar unos 121.500 kilos de pesticida y 3.600 toneladas de fertilizante petroquímico que de lo contrario se habrían aplicado, toda una bendición tanto para el medioambiente como para la gente que trabaja en esos campos. Además los tractores de Earthbound utilizan combustible biodiésel.

Esperaba que un campo de lechugas *spring mix* se pareciese mucho a lo que hay en la bolsa: una docena de variedades mezcladas en feliz profusión. Pero resulta que la mezcla viene después. Cada variedad, que posee sus propias y levemente diferenciadas necesidades de cultivo y su propia vida útil, se planta en un monocultivo de unas pocas hectáreas, lo que da al valle el aspecto de un mosaico de bloques gigantes de colores: verde oscuro, burdeos, verde pálido, verde azulado. Conforme vas acercándote ves que los bloques están divididos en series de bancales de dos metros de ancho densamente plantados con una sola variedad. Cada franja, libre de malas hierbas, es tan lisa y plana como un tablero, nivelada con un láser de tal modo que la cosechadora modificada pueda cortar cada hoja exactamente por el mismo punto. Los campos allanados de Earthbound ejemplifican una de las ideas industriales más poderosas: el enorme incremento en la eficacia que se obtiene cuando puedes ajustar la irregularidad de la naturaleza a la precisión y el control de una máquina.

Aparte del alto nivel de precisión —además del espacio, el tiempo también lo gestionan escrupulosamente en esta granja—, las prácticas orgánicas que se llevan a cabo en Earthbound se parecen a las que vi en la granja de Greenways. También aquí se recurre a la labranza frecuente para controlar las malas hierbas, aunque en este caso los equipos de temporeros, con las cabezas envueltas en pañuelos de colores vivos para protegerse del intenso sol, dan un último pase por cada bloque antes de la cosecha para retirar las malas hierbas a mano. Con el fin de aportar fertilidad —el mayor gasto de la granja—, el compost se lleva en camiones; algunos cultivos también se tratan con emulsión de pescado mezclada con el agua y una guarnición de gallinaza en forma de bolitas. A lo largo del invierno se planta un cultivo de cobertura de legumbres para aumentar el nivel de nitrógeno en el suelo.

Para controlar las plagas se planta una franja de flores cada seis o siete franjas de lechuga: alisos de mar para atraer a las crisopas y los sírfidos, que se comen los áfidos que pueden acosar a las lechugas. Aparte de un jabón insecticida que sirve para controlar los insectos en las crucíferas, raramente se las rocía con pesticidas. «Preferimos practicar la resistencia y la elusión», me explicó Drew Goodman. O como dijo el encargado de su granja, «tienes que abandonar la idea chulesca de que puedes cultivar lo que quieras donde quieras». Así que siguen de cerca los brotes de insectos o de enfermedades en sus campos y mantienen los cultivos vulnerables a una distancia prudencial; también buscan variedades dotadas de una gran resistencia natural. De vez en cuando perderán un bloque por culpa de una plaga, pero como norma general cultivar lechugas baby resulta menos arriesgado, puesto que, por definición, el cultivo permanece en la tierra durante un período muy corto, habitualmente unos treinta días. De hecho, la lechuga baby probablemente sea más fácil de cultivar orgánicamente que por el método convencional: los químicos agresivos pueden abrasar las hojas jóvenes y los fertilizantes de nitrógeno hacen que las lechugas sean más vulnerables a los insectos. Parece que los bichos se ven atraídos por ese nitrógeno gratis que hay en sus hojas, y como las plantas alimentadas químicamente crecen más deprisa, los insectos encuentran sus hojas más fáciles de perforar.

Desde el momento en el que una lechuga orgánica está lista para su recolección, el resto de su viaje desde el campo hasta la sección de productos frescos sigue una rápida y en ocasiones ingeniosa lógica industrial que solo es orgánica de nombre. «La única manera de vender un producto orgánico a un precio razonable es llevarlo a una cadena de abastecimiento convencional en cuanto lo recogemos», me explicó Drew Goodman. No hay nada especialmente sostenible en esa cadena: depende de los mismos equipos de trabajadores contratados que recogen los productos a lo largo del valle cobrando por pieza y de la misma enorme cantidad de energía que se necesita para llevar cualquier bolsa de ensalada prelavada a los supermercados de todo el país (aunque Earthbound se esfuerza por compensar su consumo de combustible fósil plantando árboles).

Esa cadena de abastecimiento convencional comienza con el ingenioso aparato que Earthbound desarrolló para recolectar las lechu-gas baby: un máquina afeitadora de lechugas del tamaño de un coche que desciende entre las hileras cortando las lechugas baby por un punto preciso, justo debajo del cogollo. Unos brazos articulados se extienden en la parte frontal de la máquina para rastrillar suavemente el bancal por delante de la cuchilla, espantando cualquier ratón que pudiera haberse colado en la lechuga. Un ventilador hace llegar las hojas cortadas a una rejilla sobre la que se agitan para eliminar los fragmentos de tierra, y después las hojas pasan a una cinta transporta-dora que las deposita en bolsones de plástico blanco que los operarios apilan en palés dispuestos en un remolque que los va siguiendo. Al final de cada hilera los palés se cargan en un camión refrigerador y entran así en una cadena de frío que no se romperá hasta llegar a la sección de productos frescos del supermercado.

Los propios empleados de Earthbound (que reciben generosos beneficios para lo que se estila en el valle, entre ellos seguro médico y pensión de jubilación) manejan la cosechadora de lechugas baby, pero en el otro extremo del campo vi una brigada de temporeros mexica-nos, en su mayor parte mujeres, que se movían lentamente entre las hileras, arrancando las malas hierbas. Me fijé en que algunos de los trabajadores llevaban tiritas azules en los dedos. Las tiritas son de colo-res para que los inspectores de la planta puedan retirarlas fácilmente de las lechugas; además las tiritas llevan un filamento metálico para que el detector de metales por el que pasa cada hoja de Earthbound la retire antes de que acabe en la ensalada de un cliente.

Una vez llenos, los camiones llevan su cargamento de hojas de lechuga al muelle de carga de la planta procesadora de San Juan Bau-tista, básicamente un frigorífico de más de 18.000 metros cuadrados diseñado para mantener la lechuga exactamente a dos grados centí-grados de temperatura durante todo el proceso de separación, mezcla, lavado, secado y envasado. Los empleados, en su mayor parte mexica-nos, van ataviados con abrigos que les llegan hasta los pies y se encar-gan de vaciar las cajas de rúcula, radiccio y lechuga rizada en ríos de agua ligeramente clorada que fluyen sobre una base de acero inoxi-dable, el primero de los tres lavados a los que todas las hojas serán so-metidas. Vista desde arriba, la instalación de envasado de lechugas parece uno de esos intrincadísimos artilugios de Rube Goldberg, una maraña de conductos de agua, bandejas de agitación y centrifugadoras, detectores de tiritas azules, básculas y embolsadoras que en aproximadamente media hora propulsa la hoja de una lechuga baby recién recogida al interior de una bolsa o caja de polietileno de *spring mix* lista para aliñar. La planta lava y envasa 1.125 toneladas de lechuga a la semana; si pensamos en cuántas hojas baby se necesitan para conseguir medio kilo, vemos que se trata de una formidable cantidad de lechuga. También supone una formidable cantidad de energía: no solo para hacer funcionar las máquinas y refrigerar el edificio, sino también para el transporte de toda esa ensalada a través del país a los supermercados en camiones frigorífico y la fabricación de los envases de plástico en los que vienen empaquetadas. Una caja de 450 gramos de lechuga prelavada contiene 80 calorías de energía alimentaria. Según el ecologista de Cornell David Pimentel, cultivar, refrigerar, lavar, envasar y transportar esa caja de ensalada orgánica hasta un plato en la costa este requiere más de 4.600 calorías de combustible fósil, es decir, 57 calorías de combustible fósil por cada caloría de comida (estas cifras serían alrededor de un 4 por ciento más altas si la lechuga se hubiese cultivado de modo convencional).

Nunca había pasado tanto tiempo mirando y pensando en lechugas, que, si reflexionamos de verdad sobre ellas —al menos si lo hacemos en los confines del mayor frigorífico del mundo, lleno hasta los topes—, son algo realmente peculiar. De todas las cosas que los humanos nos llevamos a la boca pocas son tan elementales: un puñado de hojas, después de todo, que consumimos crudas. Cuando comemos ensalada nos comportamos de un modo muy parecido a los herbívoros, nos acercamos más que nunca a todas esas criaturas que hunden la cabeza en la hierba o se encaraman a los árboles para mordisquear las hojas de las plantas. Tan solo añadimos a esas hojas una finísima capa de barniz cultural al aliñarlas con aceite y vinagre. Esta forma de comer tiene muchas ventajas, porque ¿hay algo más sano que hincarle el diente a un montón de hojas verdes? El contraste entre la simplicidad de esta forma de comer, con todas sus connotaciones pastoriles, y la complejidad del proceso industrial que se esconde tras ella provocó una cierta disonancia cognitiva en mi refrigerado cerebro. Empezaba a tener la sensación de que ya no comprendía lo que esa palabra cuyo rastro había ido siguiendo a lo largo del país y a través de las décadas significaba en verdad; me refiero, por supuesto, a la palabra «orgánico». Es una pregunta inevitable y en cierto modo impertinente, y posiblemente esté fuera de lugar si uno observa el mundo tal como lo hacen Drew y Mira Goodman, pero ¿exactamente en qué sentido puede considerarse orgánica esa caja de ensalada que está a la venta en un Whole Foods a 4.800 kilómetros y cinco días de este lugar? Y si esa caja de plástico tan viajada merece esa denominación, ¿deberíamos entonces buscar otra palabra para describir la cadena alimentaria, mucho más corta y menos industrial, que los primeros en utilizar el término «orgánico» tenían en mente?

Esto es al menos lo que creen los granjeros orgánicos más pequeños que, como es lógico, están viendo que es imposible competir con la impresionante eficiencia industrial alcanzada por una compañía como Earthbound Farm. Las cadenas de supermercados no quieren tratar con docenas de granjeros orgánicos diferentes; quieren que sea solo una compañía la que les ofrezca una línea completa de frutas y verduras, y cada número de referencia que haya en la sección de productos frescos. Earthbound ha satisfecho este deseo, consolidando su posición en la sección de productos orgánicos del supermercado estadounidense y de paso creciendo hasta convertirse en una empresa de 350 millones de dólares. «Con el tiempo, todo se adapta a la forma de ser del mundo.» Drew Goodman me contó que llegó un día, hace varios años, en el que de pronto ya no se sentía cómodo atendiendo su puesto en el mercado de granjeros de Monterrey. Miró a su alrededor y comprendió lo siguiente: «Ya no pertenecemos a ese lugar. Ahora estamos en un negocio totalmente distinto». Goodman no pide disculpas por ello, y con razón: su compañía ha hecho muchísimo por su tierra, por sus trabajadores, por los cultivadores con los que trabaja y por sus clientes.

Sin embargo, su éxito, como el de Gene Kahn, ha abierto una brecha entre los grandes y los pequeños de lo orgánico y ha convencido a muchos de los fundadores del movimiento, así como a agricultores pioneros como Joel Salatin, de que ha llegado la hora de ir más allá de lo orgánico, de elevar el listón del sistema alimentario estadounidense una vez más. Algunos de estos granjeros innovadores ponen el énfasis en la calidad; otros, en los estándares laborales; algunos, en los sistemas locales de distribución, y aun otros, en conseguir una sostenibilidad más exhaustiva. Michael Ableman, uno de los granjeros autodenominados «ultraorgánicos» a los que entrevisté en California, dijo: «Quizá deberíamos abandonar la palabra "orgánico", dejársela a los Gene Kahn de este mundo. Para ser sincero, no estoy seguro de querer que se me asocie a esa palabra, porque lo que hago en mi granja no consiste simplemente en sustituir *inputs*».

Hace unos cuantos años, durante una conferencia sobre agricultura orgánica en California, un empresario de los cultivos orgánicos sugirió a un pequeño granjero que luchaba por sobrevivir en el competitivo mundo de la agricultura orgánica industrial que debería tratar de desarrollar un nicho para diferenciarse en el mercado. Conteniendo su furia, el pequeño granjero le contestó tan desapasionadamente como pudo: «Creo que ya desarrollé ese nicho hace veinte años. Se llama "orgánico". Y ahora usted, señor, está sentado en él».

LES PRESENTO A ROSIE, EL POLLO ORGÁNICO
CRIADO EN LIBERTAD

La última parada en mi recorrido por las granjas orgánicas industriales de California me llevó a Petaluma, donde traté sin éxito de encontrar la pintoresca finca, con su granero rojo, su campo de maíz y su granja, representada en el envase en el que iba envuelto el pollo orgánico para asar que compré en Whole Foods; tampoco pude encontrar a la propia Rosie, al menos no en el exterior criándose libremente.

El cuartel general de Petaluma Poultry no está en una granja, sino en un moderno y acicalado edificio de oficinas situado en un polígono industrial justo a la salida de la carretera 101; pocas tierras de labranza quedan ya en Petaluma, una próspera ciudad dormitorio de San Francisco. La supervivencia de Petaluma Poultry frente a este desarrollo (en otro tiempo había en la zona docenas de granjas de pollos, Petaluma Poultry entre ellas) da fe de la perspicacia del departamento de marketing de la compañía. Cuando su fundador Allen Shainsky se dio cuenta de la amenaza que suponían las procesadoras de pollos integradas como Tyson y Purdue, concluyó que el único modo de mantenerse en el negocio era a través de un marketing segmentado. Así que comenzó a procesar, en diferentes días de la semana, pollos para los mercados *kosher*, asiático, natural y orgánico. Cada uno de ellos requería un protocolo ligeramente distinto: para procesar un pollo *kosher*, por ejemplo, había que tener un rabino a mano; si era un pollo asiático, no había que cortarle la cabeza ni las patas; en el caso del mercado natural, se vendía el mismo pollo menos la cabeza y las patas, pero haciendo hincapié en que Rocky, que es como se llamó a este producto, no había recibido antibióticos ni subproductos animales de ninguna clase en su alimentación y que se le había facilitado un pequeño patio de recreo en el exterior de la nave para que pudiese, si así lo deseaba, criarse en libertad. Y para poder llamarlo «orgánico» se seguía el protocolo natural, con la salvedad de que también se le alimentaba con pienso orgánico certificado (maíz y soja cultivados sin utilizar pesticidas ni fertilizantes químicos) y se procesaba cuando era algo más joven y pequeño para que no pareciese tan caro. La filosofía no tenía mucho que ver en todo esto.

(Petaluma Eggs, un productor de huevos cercano vinculado a Petaluma Poultry por lazos empresariales, persigue una estrategia segmentada similar, ofreciendo huevos naturales de gallinas criadas en libertad [sin medicamentos en el pienso, sin jaulas en batería], huevos fértiles [todo lo de arriba con el añadido de que las gallinas tienen acceso a un gallo], huevos naturales enriquecidos con omega-3 [todo lo de arriba, excepto el gallo, más el añadido de algas kelp en el pienso para elevar los niveles de ácidos grasos omega-3], y huevos orgánicos certificados [sin jaulas ni medicamentos, más el pienso orgánico certificado]. Estos últimos se venden bajo la etiqueta de Judy's Family Farm, una marca que hasta mi visita a Petaluma nunca había relacionado con Petaluma Eggs. La etiqueta de Judy siempre me había hecho pensar en una pequeña granja familiar, quizá incluso en una comuna de lesbianas con el anhelo de una vuelta a la tierra en Sonoma. Pero resulta que Judy es el nombre de la esposa del principal propietario de Petaluma, un vendedor que evidentemente ha llegado a dominar a la perfección las convenciones de la égloga de supermercado. ¿A quién puede molestarle pagar los 3,59 dólares que cuesta una docena de huevos orgánicos cuando la granjera se llama Judy y probablemente tiene que levantarse todos los días al amanecer para recogerlos? Nunca llegué a estar seguro del tamaño y la sofisticación de las explotaciones de Petaluma Eggs: la compañía estaba demasiado preocupada por la bioseguridad para permitir que un visitante llegase más allá de la oficina.)

La vida de Rosie, el pollo orgánico, no es muy distinta de la que llevan sus primos *kosher* y asiáticos, todos ellos *broilers* cornish cross procesados según prácticas industriales de última generación (sin embargo, Petaluma Poultry sitúa el listón más arriba que la mayor parte de sus competidores, que suelen administrarles antibióticos y utilizan piensos elaborados a partir de subproductos animales). El cornish cross representa la cumbre de la cría industrial de pollos. Es el más eficaz transformador de maíz en pechugas jamás diseñado, si bien esa eficacia tiene un alto precio fisiológico: las aves crecen tan deprisa (alcanzan el tamaño de un pollo listo para asar en siete semanas) que sus pobres muslos no pueden seguir el ritmo y con frecuencia les fallan.

Después de dar una vuelta por las instalaciones en las que se realiza el proceso, totalmente automatizadas, donde es posible hacer que en menos de diez minutos un pollo deje de ser un cacareante pájaro cubierto de plumas para convertirse en un *pack* de piezas constreñidas en su envoltorio de plástico, el jefe de marketing me acompañó al exterior para conocer a la Rosie preprocesada. El lugar donde viven los pollos se asemeja más a un montón de barracones militares que a una granja: una docena de naves largas y bajas con ventiladores gigantes en cada extremo. Me puse lo que parecía un traje protector, blanco y con capucha, de los que se utilizan para manipular materiales peligrosos —como las aves no reciben antibióticos y viven apelotonadas, la compañía está constantemente preocupada por las infecciones, que podrían arruinar una nave al completo de la noche a la mañana— y entré. Veinte mil aves se alejaron de mí en bloque, como una nube blanca pegada al suelo, cacareando con suavidad. El aire era cálido y húmedo, y desprendía un intenso aroma a amoníaco; los gases me tomaron la garganta. Veinte mil pollos son muchos pollos, y formaban una blanca y ondulante alfombra casi tan larga como un campo de fútbol. Cuando se acostumbraron a nuestra presencia, las aves volvieron a dar pequeños sorbos en los bebederos que colgaban del techo, a picotear la comida orgánica de las bandejas elevadas conectadas por tubos con un silo instalado en el exterior, y básicamente se dedicaron a hacer lo que hacen los pollos, excepto cruzar las portezuelas situadas a ambos extremos de la nave.

Según me dijeron, comparadas con los pollos convencionales, estas aves orgánicas lo tienen bastante bien: disponen de más centímetros cuadrados de espacio habitable por ave (aunque resultaba difícil imaginar que pudiesen estar más apiñadas), y al no haber en el pienso hormonas ni antibióticos que aceleren su crecimiento consiguen vivir unos cuantos días más. Sin embargo, dadas las circunstancias, no está claro que una vida más larga sea necesariamente algo deseable.

En el exterior, a todo lo largo de cada una de las naves, había un patio cubierto de hierba de unos 4,5 metros de ancho, ni mucho menos lo bastante amplio para acoger a las 20.000 aves, en el caso de que alguna vez el grupo decidiese salir a tomar el aire en masa. Lo que, la verdad sea dicha, es lo último que quieren los encargados de la granja, puesto que estas indefensas, apelotonadas y genéticamente idénticas aves son extremadamente vulnerables a las infecciones. Esta es una de las mayores ironías de la producción de alimentos orgánicos dentro de un sistema industrial: es incluso más precaria que en un sistema industrial convencional. Pero las leyes federales dicen que un pollo orgánico debería tener «acceso al exterior», y la égloga de supermercado así lo imagina, así que Petaluma Poultry proporciona las puertas y el patio, y todo el mundo cruza los dedos.

Podría parecer que los encargados de la granja de Petaluma no tienen de qué preocuparse. Como la comida, el agua y la bandada se mantienen en el interior de la nave y las pequeñas puertas permanecen cerradas hasta que las aves alcanzan al menos las cinco semanas de vida y ya han adquirido unos hábitos, aparentemente no hay ninguna razón para que los pollos se aventuren a salir a lo que debe de parecerles un mundo desconocido y terrorífico. Como los pollos se sacrifican cuando cumplen siete semanas, la cría en libertad resulta ser para ellos no tanto un modo de vida como la opción de tomarse unas vacaciones de dos semanas.

201

Tras volver a respirar el aire fresco del exterior, agradecido de poder escapar de la humedad y el amoníaco, esperé junto a la puerta de los pollos para ver si alguno de ellos ejercía esa opción y bajaba por la pequeña rampa para darse un paseo por la hierba del patio, que acababan de cortar. Y seguí esperando. Al final llegué a la conclusión de que Rosie, el pollo orgánico criado en libertad, no capta el efectista artificio de la «cría en libertad». Me di cuenta de que el espacio que se le ha proporcionado con ese fin no es muy distinto del típico jardín delantero de las casas estadounidenses, una especie de espacio ritual destinado no tanto al uso de sus residentes como a servir de ofrenda simbólica a la comunidad. A pesar de que rara vez llega a pisarse, el jardín de la nave de los pollos recibe cuidados escrupulosos para honrar un ideal que, aunque nadie quiera admitirlo, se ha convertido en una especie de broma, en un vano y efectista artificio pastoril.

MI COMIDA ORGÁNICA INDUSTRIAL

Mi incursión en Whole Foods me proporcionó todos los ingredientes necesarios para cocinar una reconfortante cena invernal de domingo: pollo asado (Rosie) con verduras (patatas amarillas, col morada y calabaza roja de invierno de Cal-Organics), espárragos al vapor y una ensalada *spring mix* de Earthbound Farm. El postre sería aún más sencillo: helado orgánico de Stonyfield Farm con arándanos orgánicos de México.

Como que presentía que probablemente no era del todo adecuada para el *prime time* (o al menos para mi mujer) me serví a mí mismo, a la hora del almuerzo, la bandeja de comida orgánica precocinada de Cascadian Farm que me había comprado, directamente en su envase de plástico apto para microondas. Estuvo lista después de cinco minutos a máxima potencia. Mientras retiraba el film de polietileno que cubría el plato, me sentí un poco como un auxiliar de vuelo sirviendo comidas; de hecho, su aspecto y su sabor se parecían mucho a la comida de avión. Los pedazos de pollo presentaban marcas de grill cuidadosamente trazadas sobre su carne blanca y estaban impregnados en una marinada que les proporcionaba ese abstracto sabor a pollo que suele tener el pollo procesado, sin duda debido al «sabor a pollo natural» mencionado en la lista de ingredientes de la caja. Tanto los trozos de pollo como las verduras que lo acompañaban (zanahorias, guisantes, judías verdes y maíz) iban «arropados con una cremosa salsa de romero y eneldo», una cremosidad que claramente se había conseguido de forma sintética, puesto que entre los ingredientes no había ningún lácteo. Apuesto a que era la goma xantana (¿o sería el carragenano?) la responsable de la desafortunada viscosidad de la salsa. Para ser justos, uno no debería comparar una bandeja de comida orgánica precocinada con comida auténtica, sino con una bandeja de comida precocinada convencional, y según ese estándar (o, al menos, mi recuerdo de él) Cascadian Farm no tiene nada de que avergonzarse, sobre todo si tenemos en cuenta que un ingeniero alimentario que se dedica a la comida orgánica solo puede trabajar con una minúscula parte de los conservantes, emulsionantes y agentes de sabor sintéticos que sí están al alcance de sus colegas de Swanson o Kraft.

La cena estuvo mucho mejor, no me importa reconocerlo, con Rosie y su corte de verduras frescas. Asé el pollo en una bandeja, rodeado de las patatas y los trozos de calabaza de invierno. Después de retirarlo, extendí las hojas de col sobre una bandeja para galletas, las rocié con aceite de oliva y sal, y las introduje en el horno caliente para tostarlas. Pasados unos diez minutos la col estaba bien crujiente, y el pollo, listo para trinchar.

Todas las verduras que serví aquella noche menos una llevaban la etiqueta de Cal-Organic Farms, que, junto con Earthbound, domina la sección de productos frescos del supermercado. Cal-Organic es un gran productor de verduras orgánicas del valle de San Joaquín. Como parte del proceso de fusiones de la industria orgánica, la compañía fue adquirida por Grimmway Farms, que ya disfrutaba de un monopolio virtual en el campo de las zanahorias orgánicas. Al contrario que Earthbound, ni Grimmway ni Cal-Organic han formado nunca parte del movimiento orgánico. Ambas compañías las pusieron en marcha cultivadores convencionales que buscaban un nicho más rentable y a quienes preocupaba que el estado prohibiese ciertos pesticidas claves. «No soy necesariamente un fan de lo orgánico —manifestó un portavoz de Grimmway a un entrevistador—. Ahora mismo no veo que la agricultura convencional sea dañina. Que a largo plazo sigamos o no con los orgánicos dependerá de la rentabilidad.» En otras palabras, la filosofía no tiene nada que ver con esto.

La compañía en su conjunto controla ahora casi 7.000 hectáreas en California, tierra suficiente para permitirle, como a Earthbound, trasladar la producción a lo largo de la costa oeste (y hacia el sur, a México) con el fin de garantizar durante todo el año una oferta nacional de productos orgánicos frescos, tal como han hecho durante décadas los cultivadores convencionales de California. No hace tantos años que los productos orgánicos tenían solo una presencia testimonial en el supermercado, sobre todo en los meses de invierno. Hoy en día, gracias en gran medida a Grimmway y Earthbound, puedes encontrar prácticamente de todo durante todo el año.

También espárragos en enero, tal como descubrí. Esta era la única verdura que cociné que no provenía de Cal-Organic ni de Earthbound; habían sido cultivados en Argentina e importados por un pequeño distribuidor de San Francisco. Mi plan era servir una reconfortante cena invernal, pero no pude resistirme a los manojos de espárragos frescos que vendían en Whole Foods, a pesar de que me iban a salir a seis dólares el medio kilo. Nunca había probado espárragos orgánicos sudamericanos en enero y me pareció que mi incursión en el imperio orgánico lo demandaba. ¿Qué mejor manera de comprobar los límites de la palabra «orgánico» que cenar una exquisitez primaveral que se había cultivado según las normas orgánicas en una granja a 10.000 kilómetros (y dos estaciones) de distancia, se había recogido, envasado y refrigerado el lunes, enviado en avión a Los Ángeles el martes, transportado en camión hacia el norte, a uno de los centros regionales de distribución de Whole Foods, y se había puesto a la venta en Berkeley el jueves para que yo la cocinase al vapor el domingo por la noche?

Las implicaciones éticas de comprar un producto así son demasiado numerosas y peliagudas para poder desentrañarlas: está el gasto, está la enorme cantidad de energía que implica, el desafío a la estacionalidad y la cuestión de si los mejores suelos de Sudamérica deben destinarse a cultivar comida para los opulentos y sobrealimentados estadounidenses. Sin embargo, se puede aducir que mi adquisición de espárragos orgánicos argentinos genera un intercambio económico con un país que lo necesita con urgencia y alienta unos cuidados —el cultivo sin pesticidas ni fertilizantes químicos— que, de otro modo, la tierra de ese país no recibiría. Está claro que mi manojo de espárragos me había depositado en lo más profundo de la maraña de intercambios que acarrea un mercado orgánico global.

Vale, pero ¿a qué sabían?

Mis espárragos traídos en avión sabían a cartón húmedo. Después de probar uno o dos, nadie volvió a tocarlos. Quizá si hubiesen sido más dulces y tiernos los habríamos terminado, pero supongo que el hecho de que el espárrago estuviese fuera de lugar en una cena de invierno los hacía aún menos apetitosos. El espárrago pertenece a ese cada vez más reducido grupo de alimentos que en nuestra mente siguen firmemente vinculados al calendario estacional.

Todas las demás verduras estaban mucho más sabrosas; realmente buenas, de hecho. Dudo que hubiesen resultado tan dulces y hubiesen presentado un aspecto tan brillante después de un viaje en camión a través del país, aunque las lechugas de Earthbound, en su bolsa de polietileno, se mantuvieron crujientes hasta la fecha de caducidad, dieciocho días después de abandonar el campo, una hazaña tecnológica nada desdeñable. Los gases inertes, la escrupulosa cadena de frío y la bolsa de plástico de la era espacial (que permite a las hojas respirar lo suficiente) son en gran parte responsables de esa longevidad, pero en cierta medida también se debe, como me habían explicado los Goodman, al hecho de que las lechugas se cultivaron de forma orgánica. Al no haber sido infladas con nitrógeno sintético, las células de esas hojas, que crecen más despacio, desarrollan paredes más gruesas y admiten menos agua, lo que las hace más duraderas.

Y estoy convencido de que también más sabrosas. Cuando visité Greenways Organic, que cultiva tanto tomates convencionales como orgánicos, me enteré de que estos últimos alcanzan sistemáticamente niveles más altos en la escala de Brix (que mide los azúcares) que las mismas variedades cultivadas de forma convencional. Más azúcares significa menos agua y más sabor. Es lógico creer que esto también sirve para otras verduras orgánicas: cuanto más lento sea el crecimiento, más gruesas serán las paredes celulares, y a menor cantidad de agua, sabores más concentrados. Al menos esa ha sido siempre mi impresión, aunque al final la frescura probablemente influye en el sabor incluso más que el método de cultivo.

Servir una comida tan escrupulosamente orgánica plantea una pregunta inevitable: ¿la comida orgánica es mejor?, ¿vale la pena pagar su coste extra? Desde luego, mi comida de Whole Foods no salió barata, teniendo en cuenta que la cociné desde cero: Rosie costó 15 dólares (2,99 dólares el medio kilo); las verduras, otros 12 dólares (gracias a ese manojo de seis espárragos), y el postre, 7 dólares (incluidos 3 dólares por una caja de 170 gramos de arándanos). Pagué 34 dólares para dar de comer en casa a una familia de tres miembros (aunque hicimos una segunda comida con lo que sobró). Cabe formularse la sencilla pregunta de si lo orgánico es mejor y si vale lo que cuesta, pero, según he descubierto, las respuestas son cualquier cosa menos sencillas.

«¿Mejor para qué?» es el más importante corolario de esa pregunta. ¿Para el sabor? Muy probablemente, tal como he insinuado, al menos en el caso de los productos frescos, pero no necesariamente. Un producto fresco convencional recién recogido sabrá mejor que uno orgánico que ha viajado en un camión por las interestatales durante tres días. En el caso de la carne es más difícil de decir. Rosie resultó ser un pollo sabroso; no obstante, la verdad sea dicha, no tan sabroso como Rocky, su hermano mayor no orgánico. Esto se debe posiblemente a que Rocky es un pollo más viejo, y los pollos de mayor edad tienen por lo general más sabor. El hecho de que el maíz y la soja de la dieta de Rosie hubiesen sido cultivados sin productos químicos probablemente no modifica el sabor de su carne. Aunque habría que decir que tanto Rocky como Rosie saben más a pollo que las aves del mercado de masas alimentadas con antibióticos y subproductos animales, que dan lugar a una carne más blanda e insípida.

¿Mejor para qué? ¿Para la salud? Una vez más, probablemente, pero no de modo automático. Sí que creo que la cena orgánica que serví a mi familia es más sana que otra preparada con los mismos ingredientes producidos de forma convencional; sin embargo, me vería en un aprieto si tuviese que demostrar esto científicamente. Lo que sí podría probar, con la ayuda de un espectrómetro de masas, es que no contenía —o contenía muy pocos— residuos de pesticidas, los restos de sustancias cancerígenas, neurotoxinas y disruptores endocrinos que se suelen encontrar en carnes y productos frescos convencionales. Lo que probablemente no podría demostrar es que los bajos niveles de estas toxinas presentes en estos alimentos nos harían enfermar —provocarnos cáncer, por ejemplo, o interferir en el desarrollo neurológico o sexual de mi hijo—. Pero eso no quiere decir que esos venenos no nos estén haciendo enfermar: hay muy pocas investigaciones dedicadas a evaluar los efectos de una exposición regular a los niveles de pesticidas organofosforados o de hormonas de crecimiento que el gobierno considera «tolerables» en nuestros alimentos (el problema de estas tolerancias oficiales es que no tienen en cuenta adecuadamente la exposición a los pesticidas de los niños, que, debido a su menor tamaño y sus hábitos alimenticios, es mucho mayor que la de los adultos). Dado lo que sabemos acerca de la exposición a los disruptores endocrinos, cuyo impacto biológico depende menos de la dosis que del momento en el que se produce, minimizar la exposición de los niños a estos químicos parece una idea prudente. Me gusta mucho el hecho de que la leche contenida en el helado que serví proviniese de vacas que no habían recibido inyecciones de hormonas de crecimiento para disparar su productividad, o que el maíz con el que esas vacas fueron alimentadas, como el que alimenta a Rosie, no contuviese residuos de atrazina, el herbicida que suele rociarse sobre los maizales estadounidenses. Se ha demostrado que la exposición a minúsculas cantidades (0,1 partes por cada 1.000 millones) de este herbicida convierte las ranas macho normales en hermafroditas. Las ranas no son niños, por supuesto. Así que puedo esperar a que la ciencia lo determine o a que nuestro gobierno prohíba la atrazina (como han hecho los europeos), o puedo actuar ahora mismo basándome en la presunción de que los alimentos que no contienen este químico son mejores para la salud de mi hijo.

Por supuesto, la salubridad de un alimento no tiene que ver exclusivamente con su toxicidad; también tenemos que considerar su calidad nutricional. ¿Hay alguna razón para creer que mi comida de

Whole Foods sea más nutritiva que una idéntica, pero preparada con ingredientes cultivados de forma convencional?

A lo largo de los años ha habido intentos esporádicos de demostrar la superioridad nutricional de los productos orgánicos; sin embargo, en su mayor parte toparon con la dificultad de aislar la gran cantidad de variables que pueden afectar a la calidad nutricional de una zanahoria o de una patata: clima, suelo, geografía, frescura, prácticas agrícolas, genética, etcétera. En los años cincuenta el USDA, que entonces solía comparar la calidad nutricional de los productos frescos región por región, encontró diferencias notables: las zanahorias cultivadas en los profundos suelos de Michigan, por ejemplo, solían tener más vitaminas que las que se plantaban en los finos y arenosos suelos de Florida. Naturalmente esta información incomodó a los cultivadores de zanahorias de Florida, lo que probablemente explica por qué el USDA ya no lleva a cabo este tipo de investigaciones. La política agraria estadounidense, como la Declaración de Independencia, está basada en el principio de que todas las zanahorias son creadas iguales, incluso aunque haya buenas razones para creer que esto en absoluto es cierto. Pero en un sistema agrícola más dedicado a cuantificar que a cualificar, la ficción de que todos los alimentos son creados iguales resulta esencial. Por esta razón, al inaugurar el programa orgánico federal en el año 2000, el secretario de Agricultura puso todo su empeño en decir que la comida orgánica no es mejor que la convencional. «La etiqueta de "orgánico" es una herramienta de marketing —sostuvo el secretario Glickman—. No es una afirmación acerca de la seguridad de la comida. Y "orgánico" tampoco constituye un juicio de valor sobre nutrición o calidad.»

Algunas investigaciones interesantes llevadas a cabo recientemente sugieren otra cosa. Un estudio realizado por los investigadores de la Universidad de California-Davis y publicado en el *Journal of Agriculture and Food Chemistry* en 2003 describía un experimento que comparaba variedades idénticas de maíz, fresas y arándanos, cultivadas en terrenos colindantes utilizando diferentes métodos (orgánico y convencional incluidos), en función de sus niveles de vitaminas y polifenoles. Los polifenoles son un grupo de metabolitos secundarios fabricados por las plantas que, según hemos descubierto hace poco, desempeñan un importante papel en la salud y la nutrición humanas. Muchos son poderosos antioxidantes; algunos intervienen en la prevención o la lucha contra el cáncer; otros presentan propiedades antimicrobianas. Los investigadores de Davis descubrieron que las frutas y verduras orgánicas o cultivadas por otros métodos sostenibles contenían niveles significativamente más altos de ácido ascórbico (vitamina C) y un amplio abanico de polifenoles.

El descubrimiento de estos metabolitos secundarios en las plantas ha llevado nuestra comprensión de la complejidad biológica y química de los alimentos a un nivel de refinamiento mucho mayor, pero la historia nos indica que ni siquiera estamos cerca de llegar al fondo de esta cuestión. El primer nivel se alcanzó a comienzos del siglo XIX, con la identificación de los macronutrientes: proteínas, carbohidratos y grasa. Tras haber aislado estos componentes, los químicos creyeron que habían dado con la clave de la nutrición humana. Sin embargo, algunas personas (como los marineros) que seguían dietas ricas en macronutrientes enfermaban. El misterio se resolvió cuando los científicos descubrieron las vitaminas principales, una segunda clave de la nutrición humana. Ahora estamos descubriendo que los polifenoles de las plantas juegan un papel crucial en la tarea de mantenernos sanos (lo que podría explicar por qué las dietas altas en alimentos procesados enriquecidos con vitaminas siguen sin ser tan nutritivas como las basadas en los alimentos frescos). Uno se pregunta qué más hay en esas plantas, de qué otras de sus cualidades, aún desconocidas, hemos llegado a depender en el transcurso de nuestra evolución. En muchos sentidos los misterios que rodean la nutrición en el extremo de la cadena alimentaria donde se encuentra el consumidor reproducen fielmente los misterios que rodean la fertilidad en el extremo donde se encuentra el agricultor. Ambos dominios son como territorios salvajes que estamos convencidos de haber cartografiado a través de nuestra química, al menos hasta que el siguiente nivel de complejidad salga a la luz. Curiosamente Justus von Liebig, el químico alemán del siglo XIX de nombre espectacularmente irónico, es el responsable de la interpretación reduccionista que la ciencia realiza de ambos extremos de la cadena alimentaria. Como recordarán, fue Liebig quien pensó que había encontrado la clave química de la fertilidad del suelo con el descubrimiento del NPK, y fue el propio Liebig quien creyó que había hallado la clave de la nutrición humana cuando identificó los macronutrientes de la comida. Liebig no se equivocaba en ninguno de los dos casos, pero en ambas ocasiones cometió un error fatal al pensar que lo que sabíamos acerca de la nutrición de las plantas y de las personas era todo lo que necesitábamos saber para mantener la salud de ambas. Se trata de un error que probablemente se seguirá repitiendo hasta que desarrollemos un respeto más profundo por la complejidad de la comida y el suelo y, tal vez, por los vínculos entre ambos.

Pero volvamos a los polifenoles, que podrían darnos una pista acerca de la naturaleza de ese vínculo. ¿Por qué rayos el maíz o los arándanos cultivados orgánicamente tienen que albergar una cantidad significativamente mayor de estos compuestos? Los autores del estudio de Davis no han resuelto la cuestión, pero ofrecen dos atractivas teorías. Lo que lleva a las plantas a producir estos compuestos es, en primer lugar, defenderse de las plagas y las enfermedades; cuanto mayor sea la presión de los patógenos, más polifenoles producirá la planta. Estos componentes son, por tanto, producto de la selección natural y, más concretamente, de la relación coevolutiva que se establece entre las plantas y las especies que se alimentan de ellas. ¿Quién habría podido imaginar que los humanos evolucionamos para sacar provecho de una dieta basada en estos pesticidas de las plantas? ¿O que después inventaríamos un tipo de agricultura que nos privaría de ellos? La hipótesis de los autores de Davis es que las plantas que se defienden con pesticidas de fabricación humana no necesitan esforzarse tanto para fabricar sus propios pesticidas en forma de polifenoles. Al abrigo de nuestros mimos y los de nuestros químicos, las plantas no ven ninguna razón para invertir sus recursos en levantar una defensa fuerte (algo parecido a lo que ocurrió con las naciones europeas durante la Guerra Fría).

Una segunda explicación (que investigaciones posteriores parecen respaldar) podría ser que los suelos radicalmente simplificados en los que crecen las plantas fertilizadas químicamente no aportan todos los ingredientes básicos necesarios para sintetizar esos componentes, haciéndolas más vulnerables a los ataques, como sabemos que suelen ser las plantas cultivadas de forma convencional. El NPK podría ser suficiente para el crecimiento de la planta, pero aun así no le proporcionaría todo lo que necesita para fabricar ácido ascórbico, licopeno o reservatrol en cantidad. De hecho, muchos de los polifenoles (y especialmente una subcategoría denominada «flavonoles») contribuyen a dotar una fruta o una verdura de su característico sabor. Puede que ciertas cualidades del suelo que todavía no podemos identificar contribuyan a crear las cualidades que estamos empezando a determinar en nuestros alimentos y nuestros cuerpos.

Leyendo el estudio de Davis no pude evitar pensar en los primeros defensores de la agricultura orgánica, personas como sir Albert Howard y J. I. Rodale, a quienes les habría encantado —aunque no sorprendido— el descubrimiento. Ambos fueron ridiculizados por su convicción no científica de que un enfoque reduccionista de la fertilidad del suelo —la mentalidad NPK— disminuiría la calidad nutricional de los alimentos cultivados en él y, a su vez, la salud de las personas que se alimentasen de ellos. Creían que no todas las zanahorias son creadas iguales; nuestro modo de cultivarlas, el suelo en el que las cultivamos y aquello con lo que alimentamos ese suelo aportan cualidades a una zanahoria, cualidades que quizá escapan aún a la capacidad explicativa de nuestra química. Más tarde o más temprano los científicos del suelo y los nutricionistas alcanzarán a sir Howard, prestarán atención a su consejo de empezar a «abordar el problema de la salud del suelo, la planta, el animal y el hombre en su conjunto, como un único gran tema».

Así que resulta que esos arándanos orgánicos que reposan en ese montículo de helado de vainilla, al haber sido cultivados en un suelo de fertilidad compleja y obligados a luchar con sus propias armas contra las plagas y las enfermedades, son, de un modo cuantificable, más nutritivos que los convencionales. Probablemente para Albert Howard, J. I. Rodale y cualquier agricultor orgánico la noticia no suponga un terremoto, pero al menos se trata de una afirmación que podemos respaldar con una cita científica: *J. Agric. Food. Chem.*, vol. 51, n.º 5, 2003 (desde entonces han aparecido otros estudios; véase el capítulo de fuentes bibliográficas al final de este libro).

Obviamente todavía nos queda mucho que aprender acerca de la relación del suelo con las plantas, los animales y la salud, y sería un error apoyarnos demasiado en cualquier estudio. También sería un error asumir que la presencia de la palabra «orgánico» en una etiqueta implica automáticamente un beneficio para la salud, sobre todo cuando esa etiqueta acompaña alimentos muy procesados y transportados a través de largas distancias que probablemente han visto mermada gran parte de sus valores nutricionales, por no hablar de su sabor, mucho antes de llegar a nuestra mesa.

Por supuesto, la pregunta «¿Mejor para qué?» puede contestarse de un modo mucho menos egoísta. ¿Es mejor para el medio ambiente? ¿Mejor para los granjeros que los cultivan? ¿Mejor para la salud pública? ¿Para el contribuyente? La respuesta a esas cuatro preguntas es un (casi) rotundo sí. Durante la producción de las plantas y los animales que constituyeron mi comida ningún pesticida alcanzó el torrente sanguíneo de los operarios agrícolas, no hubo filtraciones de nitrógeno ni de hormonas de crecimiento a las cuencas fluviales no se contaminaron los suelos, no se despilfarraron antibióticos ni se firmó subvención alguna. Si ponemos en la balanza el alto precio que pagué por mi comida totalmente orgánica frente al, en comparación, bajo precio que, como debería ser, pagó por ella el mundo, esto empieza a parecer, al menos en términos de karma, un auténtico chollo.

Y sin embargo, sin embargo..., una comida orgánica industrial como la mía deja profundas huellas en el mundo. Las condiciones laborales de los trabajadores que recolectaron las verduras y llevaron a Rosie al matadero no son muy diferentes de las de quienes trabajan en las granjas industriales no orgánicas. Los pollos llevan vidas solo un poco mejores que las de sus equivalentes industriales; al final un CAFO es un CAFO, sin importar que la comida que se despacha en él sea orgánica o no. En cuanto a las vacas que produjeron la leche de nuestro helado, quizá hubiesen pasado un tiempo al aire libre, en pastos auténticos (Stonyfield Farm compra la mayor parte de su leche —aunque no toda— a pequeñas granjas lecheras), pero la etiqueta «orgánica» no lo garantiza. Y aunque las granjas orgánicas que visité no reciben pagos directos del gobierno, sí perciben otros subsidios que salen del dinero de los contribuyentes, sobre todo por medio de las subvenciones al agua y la electricidad en California. La planta de proceso refrigerada de 18.000 metros cuadrados en la que se lavó mi ensalada paga por su electricidad la mitad de lo que pagaría si Earthbound no estuviese clasificada como «empresa agrícola».

Pero lo que quizá resulta más desalentador es que mi comida orgánica industrial está tan empapada en combustible fósil como su equivalente convencional. Espárragos que viajan en 747 desde Argentina, arándanos transportados en camiones desde México, una ensalada refrigerada a dos grados desde que fue recogida en Arizona (adonde Earthbound traslada toda su explotación cada invierno) hasta el momento en el que cruzo con ella las puertas de mi Whole Foods... La industria alimentaria quema cerca de una quinta parte del petróleo que se consume en Estados Unidos (casi tanto como los automóviles).

Actualmente son necesarias entre siete y diez calorías de combustible fósil para llevar una caloría de energía alimentaria a un plato estadounidense. Y aunque es cierto que los granjeros orgánicos no utilizan fertilizantes elaborados a partir de gas natural ni rocían sus campos con pesticidas fabricados a partir de petróleo, los granjeros orgánicos industriales frecuentemente acaban quemando más combustible diésel que sus homólogos convencionales: transportando por la región voluminosos cargamentos de compost en camiones y eliminando las malas hierbas de sus campos, un proceso en el que se consume energía de un modo particularmente intensivo que implica riegos (para hacer que las malas hierbas germinen antes de la siembra) y labranzas adicionales. Dicho esto, el cultivo orgánico de alimentos utiliza alrededor de un tercio menos de combustible que el convencional, según David Pimentel, aunque ese ahorro desaparece si el compost no se produce *in situ* o en los alrededores.

Pero el cultivo de la comida es lo menos relevante: solo una quinta parte del total de la energía utilizada para alimentarnos se consume en la granja; el resto se gasta en el proceso y transporte de la comida. Al menos en términos de combustible quemado para llevarla de la granja a mi mesa, hay pocas razones para creer que mi bandeja de comida orgánica precocinada Cascadian Farm o mi ensalada *spring mix* de Earthbound Farm sean más sostenibles que una bandeja de comida precocinada o una ensalada convencionales.

En fin, al menos no nos la comimos en el coche.

Entonces ¿cadena alimentaria orgánica industrial es una contradicción de términos? Resulta difícil no llegar a la conclusión de que sí lo es. Desde luego, es posible vivir en la contradicción, al menos durante un tiempo, y a veces es necesario o puede compensar. Pero como mínimo deberíamos afrontar el coste de nuestros compromisos. La inspiración de lo orgánico fue encontrar un modo de alimentarnos que se ajustase más a la lógica de la naturaleza, levantar un sistema alimentario más parecido a un ecosistema que extrajese su fertilidad y su energía del sol. Alimentarnos de otro modo era «insostenible», una palabra de la que se ha abusado tanto que solemos olvidar su significado concreto: «Más tarde o más temprano se vendrá abajo». En gran medida los granjeros tuvieron éxito al crear la nueva cadena alimentaria a partir de sus granjas; los problemas comenzaron cuando toparon con las expectativas del supermercado. Como en muchos otros ámbitos, se ha demostrado que la lógica de la naturaleza no es rival para la del capitalismo, en la que la energía barata siempre ha sido un hecho. Y por eso la industria alimentaria orgánica se encuentra en la más inesperada, incómoda y, sí, insostenible de las posiciones: flotando en un proceloso mar de petróleo.

10

Hierba

Trece maneras de mirar un pasto

LUNES

Para ser algo que la gente dice apreciar tanto, la hierba resulta especialmente difícil de ver. Bueno, en sentido general se ve bastante bien, pero ¿cuánto vemos en realidad cuando miramos una zona de hierba? El color verde, por supuesto, quizá un registro fugaz de la brisa: una abstracción. La hierba es para nosotros más un trasfondo que una figura, un telón ante el que se disponen objetos más fáciles de interpretar dentro del paisaje: árboles, animales, edificios. Más que un sujeto por derecho propio, es un contexto. Quizá esto tenga que ver con la diferencia de tamaño que hay entre nosotros y los innumerables seres diminutos que conforman un pasto. Tal vez simplemente somos demasiado grandes para ver qué es lo que ocurre ahí abajo con todo detalle.

Al parecer la hierba nos gusta menos por lo que es que por lo que no es —el bosque, quiero decir—, y, sin embargo, estamos mucho más dispuestos a identificarnos con un árbol que con una brizna de hierba. Por lo general, cuando los poetas nos comparan con hojas de hierba, es para hacernos sentir más humildes, para retirar el suelo bajo los pies de nuestra individualidad y recordarnos nuestra insignificancia existencial. Al estar compuesta por tal cantidad de diminutas y en apariencia indistinguibles partes, un área de hierba —que, vista más de cerca, la mitad de las veces ni siquiera se compone de hierbas, sino de legumbres y plantas de hoja ancha de muchas clases— se nos aparece como una masa indiferenciada, un campo de color más o menos enmarañado. Por lo visto esta manera de mirar, o de no mirar, la hierba nos conviene; de lo contrario, ¿por qué íbamos a esforzarnos tanto por mantenerla cortada? Cortarla no hace sino contribuir a incrementar su carácter abstracto.

Esta no es ni mucho menos la percepción que de la hierba tiene una vaca o, si vamos al caso, un cultivador de hierba como Joel Salatin. Cuando una de sus vacas se traslada a un nuevo prado, no es el color verde lo único que ve; ni siquiera ve hierba. Lo que ve, con el rabillo del ojo, es esa estupenda mata de trébol blanco, la de color verde esmeralda con las hojas con forma de corazón o, aún más allá, ese frondoso ramillete de festucas azuladas estrechamente ceñidas al suelo. Estas dos entidades aparecen tan diferenciadas en su mente como aparecerían en la nuestra un helado de vainilla y una coliflor, dos platos que nunca confundiríamos por el mero hecho de ser blancos. La vaca abre sus carnosos y húmedos labios, hace girar su lengua de lija alrededor de los tréboles arracimados como una gruesa soga y arranca de su corona el bocado de hojas tiernas produciendo ese agradable sonido de follaje desgarrado. Después se ocupará de las festucas y los dáctilos, e incluso de unas cuantas malas hierbas, pero no hasta haberse comido todo el helado de trébol que haya podido encontrar.

Joel llama a sus pastos el «bufet de ensaladas», y a ojos de sus vacas contienen al menos la misma cantidad de ingredientes diferentes que comer. Y también algunos que no son para comer. Aunque quizá nosotros no reparemos en el puñado de solanáceas de Carolina o de cardos ocultos en este prado, cuando mañana las vacas hayan terminado de pastar esas plantas seguirán ahí, como los desamparados cogollos de coliflor que languidecen en el plato de un niño escrupuloso.

Lo que deduzco de la visión de esa vaca dando cuenta de su comida es que la teoría del tamaño no se sostiene. La razón de que no veamos demasiadas cosas cuando miramos la hierba tiene menos que ver con nuestras proporciones relativas que con nuestros intereses. La vaca a la que estoy siguiendo esta tarde por los pastos de Joel Salatin es de lejos más grande que yo, y en muchos sentidos bastante menos perceptiva, y sin embargo puede reconocer una mata de timotea en medio de este indescifrable caos verde en menos de lo que a mí me costaría recordar el nombre de esa planta. Yo no como timoteas, ni siquiera tréboles. Pero si lo hiciese probablemente percibiría el orden, la belleza y el delicioso aspecto de ese bufet de ensaladas de un modo tan vívido como la vaca. La inteligibilidad también depende del cristal con que se mire.

Joel tampoco come hierba —es una de las pocas cosas nutritivas dentro de la naturaleza que el omnívoro humano, al no disponer de una panza que pueda descomponer su celulosa, no puede digerir—, pero puede percibir el bufet de ensaladas de un modo casi tan vívido como sus vacas. Aquella primera jornada que pasé en su granja, cuando me insistió en que antes de ver cualquier animal me tumbase boca abajo junto a él en un pasto, me inició en el mundo de los dáctilos y las festucas, de los tréboles rojos y blancos, del mijo y las poas, del llantén, la timotea y la *sweet grass*, de la que arrancó una brizna que me dio a probar (y realmente es una hierba muy dulce).* Joel quería que entendiese por qué se llama a sí mismo «cultivador de hierba» y no ranchero o criador de cerdos, de pollos, de pavos o de conejos o productor de huevos. Esos animales vienen y van, pero las hierbas, que directa o indirectamente alimentan a todos ellos, permanecen, y el bienestar de la granja depende más que de cualquier otra cosa del bienestar de sus hierbas.

«Cultivo de hierba» es un término relativamente nuevo en la agricultura estadounidense, importado de Nueva Zelanda por Allan Nation, el editor del *Stockman Grass Farmer*, en los años ochenta. El *Stockman* es un tabloide mensual, rebosante de anuncios de cercas eléctricas portátiles, suplementos minerales y semen de toro, que se ha convertido en la biblia del cada vez más numeroso grupo de ganaderos que practican lo que se denomina «pastoreo de gestión intensiva» o, según la abreviatura que se utiliza en las páginas de la publicación de Nation, MIG (Management-Intensive Grazing; a veces también se denomina «pastoreo rotacional»). Joel escribe una columna en el *Stockman Grass Farmer* llamada *The Pastoralist* y se ha convertido en amigo íntimo de Nation, al que considera una especie de mentor.

---

* *Sweet grass* significa literalmente «hierba dulce». (*N. del T.*)

Cuando Allan Nation llegó a Nueva Zelanda en 1984 y oyó a los dueños de las granjas de ovejas referirse a sí mismos como cultivadores de hierba, algo hizo clic en su interior, según dice, y empezó a ver el cultivo de comida bajo una luz completamente nueva. Nation cambió de inmediato el nombre de su pequeño periódico de *Stockman* a *Stockman Grass Farmer* y le entró «un fervor casi evangélico por la hierba». Reunió en torno a su publicación a un grupo de evangelistas de la hierba que compartían esa misma visión, entre ellos Joel, Jim Gerrish —ranchero y profesor de Idaho que acuñó el término «pastoreo de gestión intensiva»—, Gerald Fry —especialista en cría—, Jo Robinson —escritora especializada en temas de salud que estudia los beneficios de la carne de animales alimentados con hierba—, y un agrónomo argentino llamado doctor Aníbal Pordomingo. Muchas de estas personas se encontraron por primera vez con la teoría del pastoreo rotacional en la obra de André Voisin, un agrónomo francés cuyo tratado de 1959 *Productividad de la hierba* documentaba cómo bastaba con introducir el número adecuado de rumiantes en el momento justo para que los pastos produjesen mucha más hierba (y, a su vez, más carne y leche) de la que nadie habría creído posible.

Los cultivadores de hierba crían animales —para obtener carne, huevos, leche y lana—, pero los consideran parte de una cadena alimentaria en la que la hierba es la especie clave, el nexo entre la energía solar que hace funcionar toda cadena alimentaria y los animales que consumimos. «Siendo aún más precisos —ha dicho Joel—, deberíamos llamarnos a nosotros mismos "cultivadores de sol". La hierba no es más que el medio que utilizamos para atrapar la energía solar.» Uno de los principios del cultivo de hierba moderno es que los granjeros deben apoyarse al máximo en la energía obtenida del sol en el presente, capturada a diario a través de la fotosíntesis, y no en la energía solar fosilizada que encierra el petróleo.

Para Allan Nation, que creció en un rancho de ganado vacuno de Mississippi, hacerlo así es tanto una cuestión de solidez económica como una virtud ambiental. «Toda agricultura es en el fondo el negocio de atrapar la energía solar en un producto alimenticio que puede transformarse en energía humana de alto valor», escribió en su columna, *Al's Obs*; en ella aplica todos los días las teorías de un de-

cididamente ecléctico grupo de pensadores (desde gurús del negocio como Peter Drucker y Michael Porter hasta escritores como Arthur Koestler) sobre los problemas de la agricultura. «Solo hay dos
maneras eficientes de hacer esto —escribió en su columna—. Una
consiste en que salgas a caminar por tu huerto, arranques una zanahoria y te la comas. Esto supone una transferencia directa de energía solar a energía humana. La segunda en eficiencia es que mandes
un animal a recolectar ese alimento solar y que después te comas el
animal.

»Todos los demás métodos de recolección y transferencia requieren inversiones más elevadas de capital y energía petrolífera que necesariamente disminuyen el rendimiento para el granjero/ranchero.
Como me dijo una vez Bud Adams, un ranchero de Florida, "el negocio del rancho es muy sencillo. Lo realmente difícil es conseguir
que siga siendo sencillo".»

La manera más sencilla de capturar la energía del sol de una forma que pueda utilizarla el ganado es cultivar hierba: «Esas briznas son
nuestros paneles fotovoltaicos», dice Joel. Y la manera más eficiente
—si no la más sencilla— de cultivar grandes cantidades de paneles
solares es por medio del pastoreo de gestión intensiva, un método
que, como su propio nombre indica, se apoya más en el cerebro del
granjero que en el capital o en las inversiones intensivas en energía.
Todo lo que necesitas, de hecho, es alguna que otra cerca eléctrica
portátil, una buena disposición para llevar a diario tu ganado a pastos
frescos y ese conocimiento preciso de la hierba que Joel trató de
transmitirme aquella tarde de comienzos de primavera, tumbados
boca abajo en sus pastos.

«Lo más importante que hay que saber acerca de cualquier hierba es que su crecimiento sigue una forma sigmoide o de curva en S»,
me explicó. Agarró mi bolígrafo y mi cuaderno, y empezó a dibujar
un gráfico basado en el que aparece en el libro de Voisin. «Este eje
vertical de aquí es la altura de nuestra hierba, ¿vale? Y el horizontal es
el tiempo: el número de días que han pasado desde que los animales
salieron a pastar en este prado por última vez.» Comenzó a trazar una
gran S en la página, empezando por el vértice situado a la izquierda,
en la parte inferior, donde se unen los dos ejes. «¿Ves?, el crecimiento

arranca así de despacio, pero después de unos cuantos días empieza a ir a toda velocidad. Esto se llama "pico de crecimiento", cuando la hierba se ha recuperado del primer mordisco, ha reconstruido sus reservas y su masa radical, y despega de verdad. Pero después de un tiempo (la curva se estabilizó alrededor del día catorce) vuelve a descender conforme la hierba se prepara para florecer y germinar. La hierba está entrando en su etapa de senectud, cuando empieza a lignificarse [volverse leñosa] y resulta menos apetitosa para la vaca.

»Lo deseable es sacar a los animales a pastar justo en este punto. —Su dedo golpeó con fuerza mi bloc—. Justo en la parte más alta del "pico de crecimiento". Pero lo que nunca jamás hay que hacer es violar la ley del segundo mordisco. No puedes permitir a tus vacas que den un segundo mordisco a la hierba antes de que haya tenido la oportunidad de recuperarse por completo.»

Si la ley del segundo mordisco figurase en los libros, la mayor parte de los ganaderos y los productores de leche del mundo estarían fuera de la ley, puesto que permiten que su ganado paste continuamente en los prados. Al permitir al ganado un segundo o tercer mordisco, las más apetecibles especies de «helado» —tréboles, dáctilos, *sweet grass*, poas, timoteas— se debilitan y desaparecen gradualmente, dejando clapas en el césped y dando paso a especies de malas hierbas y matorrales que las vacas no tocarán. Todas las plantas persiguen mantener sus raíces y sus brotes más o menos en equilibrio, así que las hierbas cortas por culpa del exceso de pasto no tienen raíces lo bastante profundas para extraer agua y minerales del subsuelo. Con el tiempo, una pradera muy rapada se deteriora, y si se encuentra en un entorno seco o quebradizo, finalmente se convertirá en un desierto. La razón de que los ecologistas del oeste de Estados Unidos tengan una visión tan lúgubre del pastoreo es que muchos rancheros sacan a pastar continuamente a su ganado, lo que degrada la tierra al violar la ley del segundo mordisco.

Joel arrancó una hoja de dáctilo para mostrarme exactamente el punto por el que una vaca la había cortado la semana anterior y señalarme el nuevo y pequeño brote verde que había surgido de ese corte desde entonces. La hoja era una especie de línea de tiempo en la que se distinguía claramente el color oscuro de la parte anterior al mordisco y el verde claro de la brizna que le iba a suceder. «Esto es el pico de crecimiento, justo aquí. Yo diría que dentro de tres o cuatro días este prado estará listo para que vuelvan las vacas.»

«Gestión intensiva», desde luego que lo es. Joel está constantemente actualizando la hoja de cálculo que lleva en la cabeza parar seguir con precisión la fase de crecimiento en la que se encuentran las varias docenas de prados de la granja, que tienen un tamaño de entre media y dos hectáreas, dependiendo de la estación y del clima. Este prado en particular, dos hectáreas más o menos llanas justo detrás del establo, limitadas al norte por un seto y al sur por un arroyo y por el polvoriento camino que une las distintas zonas y pastos de Polyface, y que se asemeja al tronco retorcido de un árbol, es el que entonces ocupaba el espacio de esa agenda mental. Solo pensar en la cantidad de variables locales que hay que considerar para tomar esa decisión me provocó dolor de cabeza y me ayudó a comprender la dificultad de ajustar el pastoreo intensivo a una agricultura industrial basada en la estandarización y la simplicidad. La cantidad de tiempo que un prado requiere para recuperarse es siempre cambiante, depende de la temperatura, de las lluvias, de la exposición al sol y de la época del año, como también lo es la cantidad de pasto que una determinada vaca necesita, en función de su tamaño, su edad y su etapa vital: una vaca en período de lactancia, por ejemplo, come dos veces más hierba que una seca.

La unidad de medida que un cultivador de hierba utiliza para realizar y registrar todos esos cálculos y decidir exactamente cuándo y adónde trasladar al rebaño es el «día vacuno», simplemente la cantidad media de pasto que una vaca comerá en un día; para que las rotaciones funcionen el granjero necesita saber cuántos días vacunos proporcionará cada prado. Pero resulta que, como unidad de medida, el día vacuno es mucho más elástico que, digamos, la velocidad de la luz, puesto que el número de días vacunos que un determinado prado puede ofrecer aumenta y desciende en función de todas las variables antes mencionadas.

El pastoreo insuficiente puede ser casi tan destructivo para el pasto como el excesivo, puesto que da lugar a hierbas leñosas que van envejeciendo y a una pérdida de productividad. Pero en su justa medida —el número óptimo de cabezas de ganado pastando en el momento óptimo para aprovechar el pico de crecimiento—, el pastoreo produce enormes cantidades de hierba y al mismo tiempo mejora la calidad de la tierra. Joel denomina a este ritmo óptimo de pastoreo «pulsar los pastos» y afirma que en Polyface ha disparado el número de días vacunos hasta 400 por cada 4.000 metros cuadrados; la media del condado es de 70. «De hecho, hemos comprado una granja totalmente nueva por el precio de unas cuantas cercas portátiles y un montón de gestión.»

Que el cultivo de hierba funcione depende de un amplio número de conocimientos pormenorizados acerca de las características locales en una época en la que la mayor parte del sector agrícola ha terminado por apoyarse precisamente en todo lo contrario: un cerebro externo a la granja y una inteligencia universal de talla única que todo el mundo se puede calzar representada por los productos agroquímicos y las máquinas. El cultivador de hierba, que en gran medida está solo en un lugar muy específico, debe hacer continuamente malabarismos con los diversos elementos de su granja tanto en el espacio como en el tiempo, apoyándose en su capacidad de observación y de organización para concertar la cita diaria entre animal y hierba de tal modo que garantice el máximo beneficio para ambos.

Entonces ¿es esta especie de pastoralismo *low-tech* simplemente un retorno a la agricultura preindustrial? Salatin lamentó profundamente disentir: «Quizá no lo parezca, pero todo lo que estamos haciendo aquí pertenece a la era de la información. Polyface Farm es una empresa posindustrial. Ya lo verás».

LUNES POR LA TARDE

Debo confesar que conforme se acercaba el bendito final, largamente ansiado, de mi primer día como trabajador de Polyface, no me sentía en absoluto como suelo sentirme después de toda una jornada trabajando en la economía de la información. Y aún tenía pendiente otra descorazonadora tarea antes de la cena: mover las vacas, una operación que, según Joel trató de hacerme entender, es mucho más fácil de lo que parece. Más me valía. Toda una tarde lanzando y apilando pacas de 22,5 kilos de heno me había dejado con los huesos machacados, dolorido y con picores por todo el cuerpo por culpa de los pinchazos de la paja, así que me sentí sumamente aliviado cuando Joel me propuso que fuésemos en el quad hasta el pasto más elevado, donde las vacas habían pasado el día (hay un axioma que dice que cuanto más cansado te sientes, más aumenta tu aprecio por el combustible fósil). Hicimos una parada en el cobertizo de herramientas, donde recogimos una batería de coche recién cargada para alimentar la cerca electrificada del prado, y aceleramos sobre el polvoriento camino de cabras, Joel al volante y yo detrás, tratando de mantener mi trasero pegado al pequeño remolque de madera que Joel había improvisado para transportar sus trastos a través de la granja.

«Mis vecinos creen que estoy loco por mover mis vacas tan a menudo. Eso es porque casi todo el mundo, cuando oye las palabras "mover el ganado", se imagina un día largo y miserable que incluye un par de camionetas, unos cuantos perros que no paran de ladrar, varias latas de tabaco de mascar Skoal y gritos a mansalva —me dijo Joel, también a gritos, para hacerse oír sobre el ruido del motor del quad—. Pero, de verdad, no tiene nada que ver con eso.»

Como la mayoría de los cultivadores de hierba que practican el pastoreo rotacional, Joel conduce su ganado hasta las zonas de hierba fresca todos los días. El principio básico es «agrupar y mover», me explicó mientras nos deteníamos con brusquedad ante la verja del pasto. Unas ochenta cabezas merodeaban o descansaban en un espacio relativamente reducido dentro de una zona cercada perteneciente a un área de pasto mucho mayor, que se extendía en declive hacia el sur.

«Lo que tratamos de hacer aquí es imitar a escala doméstica lo que las poblaciones de herbívoros hacen en todo el mundo. Ya sean los ñus del Serengeti, los caribús de Alaska o los bisontes de las llanuras norteamericanas, los rebaños de animales de estómago compartimentado siempre se trasladan hacia terrenos frescos, siguiendo los ciclos de la hierba. Los depredadores obligaron a los búfalos a trasladarse con frecuencia y a mantenerse agrupados por seguridad.»

Estas breves pero intensas estancias cambian por completo la interacción del animal con la hierba y el suelo. Se comen prácticamen-

223

te todo lo que hay en el prado y después siguen adelante, permitiendo que las hierbas puedan recuperarse. Las hierbas autóctonas evolucionaron para progresar precisamente bajo estos patrones de pastoreo; de hecho, dependen de ellos para lograr reproducirse con éxito. Los rumiantes no solo esparcen las semillas y las fertilizan con su estiércol, sino que además las huellas de sus pezuñas abren pequeñas y sombrías troneras en el suelo en las que se acumula el agua, con lo que se crean las condiciones ideales para que las semillas de hierba germinen. Y en los terrenos quebradizos, durante los meses más secos del verano cuando la vida microbiana del suelo prácticamente se detiene, la panza de los animales se hace cargo del ciclo de nutrientes del suelo descomponiendo la materia seca de las plantas en nutrientes básicos y materia orgánica, que después esparcen por medio de la orina y el estiércol.

El sistema de agrupar y mover también contribuye a mantener sanos a los rumiantes. «Las estancias cortas permiten a los animales seguir su instinto para ir en busca de aquellos terrenos frescos que no hayan sido contaminados por sus propios excrementos, que son incubadoras de parásitos.»

Joel desconectó la cerca eléctrica de la batería y pisó la alambrada con la bota para permitirme entrar en el prado. «Conseguimos el mismo resultado de forma doméstica con nuestras cercas eléctricas portátiles. En nuestro sistema la cerca hace las veces de depredador, manteniendo los animales agrupados y permitiéndonos así trasladarlos todos los días.» Esta tecnología barata de cercados eléctricos (cuyos rudimentos inventó el padre de Joel en los años sesenta) fue el gran avance que posibilitó que el pastoreo de gestión intensiva resultase práctico. (Aunque mucho antes los perros permitieron a los pastores practicar una primitiva aproximación al pastoreo rotacional.)

Desde luego, el ganado de Joel se sabía el procedimiento; podía percibir su impaciencia. Las vacas que estaban tumbadas se levantaron y las más audaces avanzaron con pesadez en nuestra dirección; una de ellas —«Esta es Budger»— se acercó para acariciarnos con el morro como si fuese un enorme gato. El rebaño de Joel es un extraordinariamente amigable, aunque algo variopinto, grupo de animales negros, marrones y amarillentos, cruces de razas brahman, angus y shorthorn. Joel no cree en la inseminación artificial ni confía demasiado en los oropeles de la genética. En lugar de eso cada dos años escoge un nuevo semental de entre su cosecha de terneros y le da el nombre de algún famoso casanova: Slick Willie* se hizo cargo del trabajo durante buena parte de la administración Clinton. A pesar de que la descendencia de Slick presentaba un pelaje lustroso, rabos limpios y no tenía demasiadas moscas encima para lo que podía esperarse en una tarde de junio, no era ni mucho menos ganado de exposición.

No nos costó ni quince minutos, trabajando mano a mano, vallar un nuevo prado colindante con el anterior, arrastrar el abrevadero hasta él y preparar la línea de agua. (El sistema de riego por gravedad de la granja se alimenta de una serie de estanques que Joel excavó en la ladera.) Las exuberantes hierbas del nuevo prado llegaban a la altura de la rodilla y el ganado estaba impaciente por acceder a ellas.

Y llegó el momento. Actuando más como un *maître* que como un ranchero, Joel abrió la cancela entre los dos prados, se quitó el sombrero de paja y lo agitó con un amplio gesto de su brazo en dirección al bufet de ensalada fresca, avisando a sus vacas de que había llegado la hora de cenar. Tras un instante de vacilación bovina, las vacas empezaron a moverse; al principio individualmente, después de dos en dos, y finalmente las ochenta se adentraron en el nuevo pasto, pasando por nuestro lado sin vernos mientras buscaban con mirada intensa sus hierbas favoritas. Los animales se desplegaron en el nuevo prado, inclinaron sus grandes cabezas y el aire de la tarde se llenó de sonidos: el chasquido amortiguado de los morros, el crujido de la hierba arrancada y los graves y satisfechos resoplidos de las vacas.

La última vez que me había parado a mirar un rebaño de vacas dar cuenta de su comida fue en el corral 43 de Poky Feeders en Garden City (Kansas), con estiércol hasta los tobillos. Las diferencias entre estas dos escenas de alimentación bovina saltaban a la vista. La más obvia era que estas vacas estaban recolectando su propio alimento en lugar de esperar a que un volquete les llevase su ración total mezclada de maíz cultivado a cientos de kilómetros de distancia y posterior-

---

* Literalmente, «Willie el Escurridizo», mote que acompañó a Bill Clinton durante su época como presidente de Estados Unidos. *(N. del T.)*

mente combinado por nutricionistas animales con urea, antibióticos, minerales y la grasa de otras reses en el laboratorio del cebadero. Aquí habíamos llevado el ganado a la comida y no al revés, y cuando terminaron de comer no había nada que limpiar, puesto que el ganado había esparcido sus desechos exactamente allí donde iban a resultar más beneficiosos.

Vacas que comen hierbas que a su vez se habían alimentado del sol: la cadena alimentaria que funciona en este pasto no podría ser más corta ni más sencilla. Especialmente si la comparaba con la cadena alimentaria que pasa por el cebadero, con sus tentáculos transcontinentales que se extienden desde los campos de maíz de Iowa hasta la zona hipóxica del golfo de México y, aún más allá, hasta los campos petrolíferos del golfo Pérsico, que proporcionaron gran parte de la energía necesaria para cultivar el maíz. El maíz n.º 2 en copos que había en el comedero del buey 534 lo vinculaba con un complejo industrial (por no hablar del militar) que se extendía por medio mundo.

Y aunque en verdad era capaz de ver todo lo que estaba ocurriendo en aquel pasto, aunque podía seguir el rastro de todas las conexiones ecológicas implicadas, la escena que se estaba desarrollando justo ante mis ojos no era ni mucho menos tan simple como parecía. De hecho, había tanta complejidad en unos pocos centímetros cuadrados de ese pasto como en todo el sistema industrial con el que 534 estaba conectado; lo que hace que la complejidad de este pasto nos resulte mucho más difícil de comprender es que no lo hemos fabricado nosotros.

Pero intentémoslo de todas formas. Concentrémonos por un momento en la relación entre Budger y la mata de festuca que está arrancando de su corona. Esas briznas de hierba se han pasado este largo día de junio transformando la luz del sol en azúcares. (Si Joel elige el final del día para trasladar su ganado es porque es entonces cuando los azúcares que hay en la hierba alcanzan su nivel máximo; a lo largo de la noche la planta acabará con esas reservas.) Para alimentar el proceso fotosintético las raíces de la hierba extraen agua y minerales de las profundidades del suelo (algunas hierbas pueden hundir sus raíces hasta una profundidad de un metro ochenta), minerales que pronto se convertirán en parte de esa vaca. Lo más probable es que Budger también haya escogido exactamente qué hierbas quiere comer primero, en función de qué minerales ansíe su cuerpo ese día; algunas especies le aportarán más magnesio; otras, más potasio. (Si se siente enferma quizá se decida por el llantén, una planta herbácea cuyas hojas contienen compuestos antibióticos; el ganado que pasta se sirve instintivamente de la variedad que hay a su disposición en el bufet de ensaladas para automedicarse.) Por el contrario, 534, que nunca pudo seleccionar ni elegir su cena, ni mucho menos sus medicamentos, depende de los nutricionistas animales que diseñan su ración total, que, por supuesto, es solo tan total como permiten los conocimientos de los que actualmente dispone la ciencia animal.

Hasta ahora la relación entre Budger y sus centímetros cuadrados de pasto puede parecer más bien unilateral, puesto que, al menos desde donde yo me encontraba, los mordiscos de Budger aparentemente habían reducido el pasto. Pero si pudiese observar el mismo hecho desde el subsuelo y a lo largo del tiempo, vería que esos mordiscos no constituyen un juego de suma cero entre vaca y hierba. Cuando Budger arranca esa mata de hierba, pone en marcha una secuencia de acontecimientos que proporcionará un beneficio mensurable a esos centímetros cuadrados de pasto. La planta esquilada, intentando por todos los medios restaurar un equilibrio aproximado entre sus raíces y sus hojas, procederá a desprenderse de un volumen de masa radicular equivalente al que acaba de perder en su masa foliar. Cuando las raíces descartadas mueren, la población de bacterias, hongos y lombrices del suelo se pone a trabajar descomponiéndolas hasta transformarlas en un humus de un marrón intenso. Lo que hasta entonces habían sido los dominios de las raíces de la planta se convertirá en canales a través de los que correrán las lombrices, el aire y el agua de lluvia, estimulando el proceso por el cual se forma la nueva capa superficial del suelo.

Así es como el pastoreo de rumiantes, cuando se gestiona adecuadamente, consigue crear suelo nuevo de abajo arriba. La materia orgánica que hay en un pasto también lo hace de arriba abajo conforme la hojarasca y los desechos animales se van descomponiendo en la superficie, de un modo similar a lo que ocurre en el suelo de un bosque. Pero en una pradera las raíces en descomposición constituyen la mayor fuente de nueva materia orgánica, y si no hubiese animales pastando el proceso de creación de suelo no sería ni mucho menos tan veloz y productivo.

Volvamos ahora a la superficie. En los días subsiguientes las dentelladas de Budger sobre esa hierba estimularán un nuevo crecimiento, conforme la corona desvíe las reservas de energía en forma de carbohidratos de las raíces hacia arriba para dar lugar a nuevos brotes. Este es el momento crítico en el que un segundo mordisco desbarataría la recuperación de la hierba, puesto que la planta tiene que vivir de esas reservas hasta que crezcan las nuevas hojas y la fotosíntesis pueda reanudarse. Además de nuevas hojas, la planta añade también nuevas raíces para alcanzar aún mayor profundidad en el suelo, sacar el máximo partido del humus que el primer mordisco contribuyó a crear y conducir los nutrientes a la superficie. A lo largo de la temporada esta hierba transformará más luz solar en biomasa, tanto en la superficie del pasto como en el subsuelo, de lo que nunca habría logrado si no se hubiese encontrado con una vaca.

Pero no es acertado hablar de ninguna hierba de manera aislada, puesto que incluso en estos centímetros cuadrados de pasto hay muchas especies de plantas diferentes que desarrollan funciones diversas, y el mordisco de Budger altera sutilmente la composición de esa comunidad. Al cortar las hierbas más altas del pasto, las más bajas se ven expuestas a la luz del sol, lo que estimula su crecimiento. Esta es la razón por la que un prado donde los animales hayan pastado adecuadamente verá incrementada su población de tréboles a ras de suelo, toda una bendición tanto para las hierbas como para los propios rumiantes. Estas legumbres fijan el nitrógeno en el suelo, fertilizando por debajo las hierbas vecinas mientras por arriba suministran nitrógeno a los animales; las bacterias que viven en la panza del animal utilizarán el nitrógeno que hay en esas hojas de trébol para construir nuevas moléculas de proteína.

Las tablas comparativas entre el pastoreo intensivo y el continuo han demostrado que el primero incrementa la diversidad de especies en los pastos. Esto se debe a que la rotación del ganado no elimina sus especies favoritas por culpa del pastoreo excesivo y el hecho de que se corten por igual garantiza que ninguna especie herbácea dominará a las demás elevándose para acaparar toda la luz del sol. La biodiversidad confiere numerosos beneficios a todas las partes. A nivel básico, permite que la tierra de la granja capture la máxima cantidad de energía solar, puesto que todos los nichos concebibles, tanto en el espacio como en el tiempo, estarán ocupados por uno u otro fotosintetizador. Por ejemplo, cuando la actividad de las primeras hierbas de la temporada disminuye en junio, entran en juego las de finales de temporada, y cuando la sequía aprieta, las especies de raíces profundas sustituyen a las más superficiales. Un policultivo de hierbas lo bastante diverso puede soportar prácticamente cualquier sacudida y en algunos lugares producirá en un año tanta biomasa total como un bosque que reciba la misma cantidad de lluvia.

Esta productividad supone que los pastos de Joel, al igual que sus parcelas arboladas, retirarán de la atmósfera miles de kilos de carbono al año; en lugar de secuestrar todo ese carbono en los árboles, las praderas lo almacenan en su mayor parte bajo tierra, en forma de humus. De hecho, si esa parte de las tierras de cultivo que se destina en todo el mundo a cultivar grano para alimentar a los rumiantes se cubriese de hierba, las emisiones de combustible fósil se contrarrestarían sensiblemente. Por ejemplo, si los seis millones y medio de hectáreas que ahora se destinan al cultivo de maíz para alimentar a las vacas de Estados Unidos se convirtiesen en pastos adecuadamente gestionados, se eliminarían de la atmósfera 6.300 millones de kilos de carbono al año, el equivalente a retirar de las carreteras cuatro millones de coches. Rara vez nos fijamos en el papel que la agricultura desempeña en el calentamiento global, pero hasta un tercio de todos los gases de efecto invernadero liberados a la atmósfera por culpa de la actividad humana pueden atribuirse a la sierra y al arado.

Los beneficios de una cadena alimentaria enraizada en un policultivo perenne son tantos y tan grandes que llegaron a alimentar el sueño de convertir nuestra agricultura de granos anuales en algo mucho más parecido a los pastos de Joel Salatin. Esta visión se incubó hace más de treinta años en la mente de un estudiante llamado Wes Jackson, que estaba cursando un posgrado sobre genética de plantas. Los cultivadores de su Land Institute de Salina (Kansas) están trabajando en un proyecto a (muy) largo plazo para «perennializar» muchos de nuestros principales cultivos de grano (incluido el maíz) para después cultivarlos en policultivos que los granjeros rara vez —si acaso alguna— tendrían que arar o replantar. La idea básica es que podamos vivir de la tierra (y del sol) más como lo hacen los rumiantes, persuadiendo a las hierbas perennes (que no podemos digerir) para que produzcan semillas más grandes y nutritivas (qué sí podemos digerir). Por supuesto, se podría alcanzar el mismo objetivo si, en lugar de cambiar las plantas, nos cambiásemos a nosotros mismos, es decir, si dotásemos a la gente de panza para que pudiese digerir las hierbas. Hay escépticos que creen que «perennializar» los principales cultivos es algo tan quimérico como equipar a los humanos con panzas. Sin embargo, Jackson asegura que su grupo está haciendo progresos lentos pero seguros y por de pronto ha refutado la creencia, tan extendida entre los botánicos, de que las plantas deben elegir entre dedicar su energía a la producción de semillas, como hacen las anuales, o utilizarla para sobrevivir al invierno, como las perennes. Sin embargo, de momento me tendré que conformar con comerme a Budger si quiero hacer uso de la energía alimentaria contenida en las hierbas que crecen en los pastos de Joel Salatin. En mi caso, la audaz visión que Wes Jackson tiene de una agricultura que algún día pueda llegar a alimentarnos sin disminuir la sustancia de la tierra (su suelo), como debe hacer incluso la agricultura anual más sostenible, no consigue sino incrementar mi aprecio por la cadena alimentaria basada en la hierba de la que ya disponemos, esa que vincula a Budger con el suelo y el sol y, finalmente, conmigo. Es cierto que cada vez que un animal se come a otro se desperdician enormes cantidades de energía —nueve calorías por cada uno que consumimos—. Pero si toda esa energía se ha extraído de una mina de sol ilimitada, como ocurre al comer carne de este pasto, esa comida es lo más parecido a un almuerzo gratis que podemos conseguir. En lugar de consumir el suelo, una comida así lo aumenta. En lugar de mermar el mundo, lo amplía.

Todo lo cual plantea una cuestión de cierta enjundia: ¿cómo pudimos rechazar ese almuerzo gratis en favor de un menú biológicamente ruinoso basado en el maíz? ¿Por qué diablos los norteamericanos apartamos los rumiantes de la hierba? Y ¿cómo ha podido ocurrir que una hamburguesa de un establecimiento de comida rápida, producida a partir de maíz y combustible fósil, cueste menos que otra producida a partir de hierba y luz solar?

Me hice estas tres preguntas estando en el pasto de Joel aquella tarde, y en los meses que han pasado desde entonces se me han ocurrido varias respuestas. La más obvia resulta no ser cierta. Creía que la victoria del maíz sobre la hierba podía deberse al simple hecho de que un campo de maíz produce más energía alimentaria total que media hectárea de hierba, y ciertamente eso es lo que parece. Pero los investigadores del Land Institute han estudiado la cuestión y han calculado que en realidad se producen más nutrientes —proteínas y carbohidratos— en media hectárea de pasto bien gestionado que en media hectárea de maíz. ¿Cómo es posible? Pues porque un policultivo de hierba, con su amplia diversidad de fotosintetizadores aprovechando cada centímetro de tierra y cada momento de la temporada de crecimiento, captura más energía solar y por tanto produce más biomasa que un campo de maíz; además en un campo de maíz lo único que se recoge son sus granos, mientras que prácticamente toda la hierba que crece en un pasto va a parar a la panza.

Aun así, la tentación del maíz barato es muy poderosa, tan irresistible como la tentación de la energía barata. Antes incluso de la aparición de los cebaderos, los granjeros habían comenzado a utilizar un poco de maíz para el acabado de las reses —su engorde para la matanza— si se quedaban sin buena hierba, sobre todo en otoño e invierno. «Cuando se trata de acabar el ganado —apuntó Allan Nation—, el maíz tapa una multitud de pecados.» Los ganaderos se dieron cuenta de que el maíz, al ser una fuente tan densa de calorías, producía carne más rápidamente que la hierba; también daba lugar a un producto de uniformidad más fiable, al eliminar las diferencias estacionales y regionales que a menudo se encuentran en la carne acabada con hierba. Con el tiempo, el conocimiento necesario para cultivar hierba de la suficiente calidad para realizar el acabado de las reses durante todo el año se fue perdiendo gradualmente.

A lo largo del camino el maíz se fue haciendo cada vez más abundante y barato. Cuando el granjero se dio cuenta de que le costaría mucho menos comprar maíz que cultivarlo, dejó de tener sentido alimentar a los animales en la propia granja, así que los trasladaron a los CAFO. El granjero, que pasó a arar sus pastos para cultivar maíz con destino al mercado, vio que podía trabajar menos y volar a Florida en invierno. Con el fin de deshacerse de la creciente montaña de maíz barato que los granjeros estaban produciendo, el gobierno hizo todo lo que estuvo en su mano para conseguir que los animales abandonasen la hierba por el maíz, subvencionando la construcción de cebaderos (a través de exenciones fiscales) y promoviendo un sistema de gradación basado en el veteado, que favorecía la carne alimentada con maíz sobre la alimentada con hierba (el gobierno también eximió a los CAFO de cumplir con la mayor parte de las leyes relativas a la limpieza del aire y el agua). Con el tiempo, las propias reses cambiaron, porque la industria seleccionaba aquellos animales a los que les iba bien con el maíz; esos animales, generalmente mucho más grandes, tenían dificultades para conseguir toda la energía que necesitaban de la hierba. En el sector lechero los granjeros se pasaron a las razas más productivas, como la frisona, cuyos requerimientos energéticos eran tan grandes que apenas podían sobrevivir con hierba.

De este modo, alimentar a los rumiantes con maíz llegó a tener un cierto sentido en términos económicos, y digo «cierto» porque esa afirmación depende del peculiar método contable que nuestra economía aplica a estas cuestiones y que tiende a ocultar el alto coste de la comida barata producida a partir de maíz. Los 99 centavos que cuesta una hamburguesa en un establecimiento de comida rápida no dan fe de su verdadero coste, lo que supone para el suelo, el petróleo, la salud pública, el erario público, etcétera, costes que nunca se cargan directamente al consumidor, pero sí, de manera indirecta e invisible, al contribuyente (en forma de subsidios), al sistema sanitario (en forma de enfermedades transmitidas por los alimentos y obesidad) y al medioambiente (en forma de polución), por no mencionar el bienestar de los trabajadores del cebadero y el matadero, y el de los propios animales. Si no fuese por este tipo de método contable ciego, la hierba tendría mucho más sentido del que ahora tiene.

Así que hay un montón de razones por las que el ganado estadounidense abandonó la hierba para entrar en el cebadero, pero al final todas ellas se reducen a una sola: nuestra civilización y, cada vez más, nuestro sistema alimentario están estrictamente organizados en líneas industriales. Se premia la uniformidad, la mecanización, la previsibilidad, la capacidad de intercambio y las economías de escala. Todo lo relacionado con el maíz encaja fácilmente en el mecanismo de esa gran máquina; la hierba, no.

Dentro de la naturaleza el grano es lo más parecido a una mercancía industrial: es almacenable, transportable y fungible, y hoy es igual que ayer y que mañana. Como puede acumularse y canjearse, el grano es una forma de riqueza. También es un arma, tal como Earl Butz tuvo el mal gusto de comentar públicamente en una ocasión; la nación con los mayores excedentes de grano siempre ha ejercido su poder sobre aquellas en las que era escaso. A lo largo de la historia los gobiernos han animado a sus granjeros a cultivar más grano del que era necesario para protegerse frente a las hambrunas, liberar mano de obra para otros propósitos, mejorar la balanza comercial y, en general, incrementar su propio poder. George Naylor no se equivoca mucho cuando dice que el auténtico beneficiario de su cultivo no son los consumidores de Estados Unidos, sino su complejo militar-industrial. En una economía industrial el cultivo de grano apoya a los más grandes: las industrias químicas y biotecnológicas, la industria del petróleo, Detroit, las farmacéuticas (sin las cuales no sería posible mantener sanos los animales de los CAFO), el agronegocio y la balanza comercial. Cultivar maíz contribuye a impulsar el mismo complejo industrial que a su vez impulsa el maíz. No es de extrañar que el gobierno lo subvencione tan espléndidamente.

Nada de esto puede decirse de la hierba. El gobierno no firma subvenciones para los cultivadores de hierba. Los cultivadores de hierba, que gastan poco en pesticidas y fertilizantes (nada, en el caso de Joel Salatin), no hacen mucho por apoyar el agronegocio, la industria farmacéutica o la petrolífera. Un excedente de hierba no aporta nada al poder de una nación o a su balanza de pagos. La hierba no es una mercancía. Lo que cultivan los granjeros que se dedican a la hierba no puede acumularse, canjearse, transportarse ni almacenarse con facilidad, al menos no por mucho tiempo. Su calidad es muy variable, difiere de región a región, de estación a estación, incluso de granja a granja: no existe el heno n.º 2. Al contrario que el grano, la hierba no puede descomponerse en las moléculas que la constituyen y recomponerse en forma de alimentos procesados de valor añadido; carne, leche y fibra es todo lo que puedes obtener de la hierba, y la única manera de hacerlo es a través de un organismo vivo, no de una máquina. Hay tantas variables implicadas en el cultivo diestro de hierba, se requiere tanto conocimiento de las características locales, que resulta difícil de sistematizar. Al ser tan fieles a la lógica de la biología, los prados sometidos a un pastoreo cuidadoso no encajan bien en la lógica de la industria, a la que todo aquello que no pueda ajustarse a sus engranajes y su balance final no sirve de nada. Y, al menos por ahora, es la lógica de la industria la que manda.

LA CENA DEL LUNES

Una vez que las vacas estuvieron instaladas en su prado para pasar la noche, Joel me mostró cómo conectar la cerca eléctrica a la batería y regresamos descendiendo por la colina para cenar. Nos quitamos las botas ante la puerta trasera, nos lavamos en la pila de la entrada y nos sentamos a dar cuenta de la cena preparada por la mujer de Joel, Teresa, y Rachel, la hija de ambos, de dieciocho años. Los dos jóvenes becarios de la granja, Galen y Peter, se unieron a nosotros alrededor de la gran mesa de pino y se concentraron tanto en comer que no pronunciaron una sola palabra. El hijo de los Salatin, Daniel, de veintidós años, es socio de pleno derecho de la granja, pero la mayoría de las noches cena con su mujer y su bebé en la nueva casa que ellos mismos acaban de construir en la colina. La madre de Joel, Lucille, también vive en la propiedad, en un remolque junto a la casa. Yo iba a dormir precisamente en la habitación de invitados de Lucille.

La casa colonial de ladrillo de los Salatin data del siglo XVIII y su enorme y acogedora cocina me resultó desde el principio extrañamente familiar. Entonces caí en la cuenta: era justo la clase de cocina de granja —estaba recubierta con paneles de madera y decorada con objetos pintorescos y hogareños, incluidos los cuadros de punto de cruz cuidadosamente enmarcados— tantas veces imitada en las casas

234

de las zonas residenciales norteamericanas y en las comedias televisivas, al menos desde la Segunda Guerra Mundial. Este era el referente genuino de toda esa nostalgia.

De hecho, cenar con los Salatin tenía, al menos para mí, mucho del sabor de un tiempo y un espacio remotos en la historia norteamericana. Joel inauguró la cena cerrando los ojos y bendiciendo la mesa de un modo intrincado y nada convencional, ofreciendo un resumen bastante detallado de las labores del día a un Dios que, a juzgar por la familiaridad del tono de Joel, estaba presente y le escuchaba con sumo interés. Todo lo que comimos había sido cultivado en la granja, excepto la crema de champiñones con la que Teresa ligó la cazuela de pollo Polyface y el brócoli del huerto. Rachel me pasó una gran bandeja de deliciosos huevos rellenos, huevos que, bajo esta u otras formas, aparecerían en todas las comidas a lo largo de la semana. Aunque ni siquiera estábamos a finales de junio, probamos el primer maíz dulce de la temporada, que habían cultivado en el invernadero donde las gallinas ponedoras pasaban el invierno. Había de todo en grandes cantidades y los becarios soportaron un montón de chistes acerca de su extraordinario apetito. Para beber, tan solo una jarra de agua helada. Ni rastro de cafeína ni de alcohol, dos cosas que, al final de mi primer día, necesitaba con urgencia. Aquella iba a ser una semana muy larga.

Durante la cena mencioné que aquella era probablemente la comida más local que jamás había probado. Teresa bromeó diciendo que si Joel y Daniel averiguasen cómo moler los árboles de la granja para conseguir toallitas de papel y papel higiénico, nunca tendría que ir al supermercado. Era cierto: estábamos cenando prácticamente al margen de la civilización. Me di cuenta de que el tipo de agricultura que se practicaba en Polyface estaba en consonancia con el tipo de vida que los Salatin llevaban. Habían conseguido desconectar en gran medida su casa de la civilización, y no solo comiendo directamente de una tierra que prácticamente no tenía vínculos económicos ni ecológicos con lo que Joel denominaba indistintamente «el imperio», «el sistema» o «Wall Street». Joel, que se definía políticamente como ecologista cristiano libertario, no quería tener nada que ver con todo lo que fuera «institucional», pero en particular con las instituciones del gobierno. Tanto Daniel como Rachel habían sido educados en casa.

La casa estaba llena de libros, pero, aparte del diario de Staunton, que dedicaba más espacio a los accidentes de coche locales que a la guerra de Irak, pocos medios (y nada de televisión) entraban en la residencia Salatin.

La granja y la familia constituían un mundo extraordinariamente autónomo, tal como imaginaba que las granjas norteamericanas habrían sido en otro tiempo. Pero la autosuficiencia agraria que Thomas Jefferson aplaudía era entonces inevitable y producto de la necesidad; hoy en día ese tipo de independencia constituye un modo de vida político y económico deliberado que es difícil de alcanzar; todo un logro. Si Jefferson levantase la cabeza, sin duda estaría encantado de saber que después de Monticello sigue habiendo granjeros tan jeffersonianos como Joel Salatin. Bueno, hasta que se diese una vuelta por ahí y descubriese que no hay muchos más como él.

Durante la cena conseguí que Joel y Teresa me hablasen de la historia de Polyface, en la que era bastante fácil reconocer las raíces políticas y agrícolas de Joel Salatin. «En realidad soy un granjero alternativo de tercera generación —explicó Joel—. Mi abuelo era suscriptor de la *Organic Gardening and Farming* de Rodale.» Fred Salatin cultivaba una parcela urbana de 2.000 metros cuadrados en Anderson (Indiana), y suministraba frutas, miel y huevos a los mercados locales en cajas que llevaban el nombre SALATIN. Fred Salatin, inventor y manitas a la vez que granjero, tenía la patente del primer aspersor móvil de jardín.

Tal como Joel y Teresa lo describen, William, el padre de Joel, era un granjero ingenioso y algo excéntrico, un hombre que llevaba pajarita y sandalias, y conducía un Plymouth del 58 que había transformado en ranchera retirando todos los asientos y la tapa del maletero. «Conducía a la ciudad sentado en un cubo —explicó Joel—. De niños nos daba una vergüenza terrible.» Desde que era un crío William había querido convertirse en agricultor; después de pilotar aviones durante la Segunda Guerra Mundial y graduarse en Economía por la Universidad de Indiana, compró una granja en la sierra de Venezuela, donde, junto con Lucille, empezó a criar pollos. ¿Por qué Venezuela? «Papá se dio cuenta de que allí podía dedicarse a la granja a su manera, salirse de las convenciones y las regulaciones.»

La granja de pollos prosperó hasta 1959, cuando un golpe izquierdista derrocó al gobierno y «nos vimos atrapados en medio de ese follón político como estadounidenses indeseables». El padre de Joel rechazó por principios comprar la protección de las autoridades locales, que empezaron a mirar hacia otro lado cuando la guerrilla fue en busca de la propiedad de la familia. «Huimos por la puerta de atrás cuando la guerrilla vino por la principal. Después de eso nos quedamos en el país nueve o diez meses, viviendo con un amigo misionero mientras mi padre intentaba que el gobierno le devolviese nuestra tierra. Teníamos las escrituras, pero ningún funcionario se hubiese interesado por nosotros sin un soborno de por medio. Y durante todo ese tiempo el embajador estadounidense informaba diligentemente de que todo estaba bajo control.»

En 1961 los Salatin se vieron obligados a huir del país, dejando tras de sí todo lo que habían construido y ahorrado. «Ahora que estoy llegando a la edad que él tenía entonces, soy incapaz de imaginar lo que tuvo que ser abandonar todo aquello.» Es evidente que aquel episodio dejó una marca en Joel, le hizo perder la fe en que cualquier gobierno, fuese de derechas o izquierdas, pudiese proteger a sus ciudadanos y sus propiedades, ni mucho menos hacer lo moralmente correcto.

Decidido a empezar de nuevo, William Salatin fue en busca de unas tierras que estuviesen a menos de un día en coche de Washington D. C., lo que le permitiría seguir demandando una compensación a la embajada de Venezuela. Terminó comprando 222 hectáreas de tierra muy erosionada y accidentada en el extremo oeste del valle de Shenandoah, en la diminuta ciudad de Swoope (se pronuncia «Swope»). Después de que Drew Pearson, el reportero sensacionalista, publicitase su causa contra los venezolanos, Salatin consiguió una pequeña satisfacción que utilizó para comprar un pequeño rebaño de reses hereford.

«Los arrendatarios de la granja habían abusado de ella durante ciento cincuenta años», dijo Joel. En un terreno demasiado empinado para el cultivo en hileras, varias generaciones de granjeros habían cultivado maíz y otros tipos de grano hasta que la mayor parte del suelo se agotó o se perdió por culpa de la erosión. «Medimos surcos de casi medio metro de profundidad. Esa granja no podía soportar que se siguiese pasando el arado. En muchos lugares la capa superficial del suelo había desaparecido, solo quedaban afloramientos de granito y arcilla. En algunos puntos ni siquiera se podía cavar un hoyo para colocar un poste, así que papá rellenaba neumáticos con cemento y plantaba allí los postes del vallado. Desde entonces hemos trabajado para recuperar la salud de esta tierra.»

William Salatin descubrió pronto que la granja no bastaba para mantener a una familia y pagar la hipoteca, así que aceptó un trabajo como contable en la ciudad. «Convirtió la granja en un proyecto de I+D en lugar de algo de lo que poder sacar un salario.» William por entonces libre para experimentar, para dar la espalda a las ideas convencionales acerca de cómo llevar una granja.

Su manera instintiva de enfrentarse a la sabiduría agrícola convencional se vio confirmada por los clientes que recibía en su actividad como contable, muchos de los cuales eran granjeros con dificultades. «Le bastó con echar un vistazo a sus libros para convencerse de que todos los consejos que había escuchado de boca de asesores y agentes de extensión (construir silos, pastorear en el bosque, plantar maíz y vender mercancías) eran la receta para la ruina financiera.

»Así que en lugar de construir tubos ruinosos (silos, en la jerga de los granjeros) abrió un camino completamente nuevo.» William leyó el tratado sobre hierba de André Voisin y empezó a practicar el pastoreo rotacional. Dejó de comprar fertilizantes y comenzó a utilizar compost. También permitió que las laderas más empinadas que daban al norte volviesen a su estado selvático.

«Papá era en gran medida un visionario y un inventor. Descubrió que la clave del éxito en una granja como esta era, en primer lugar, la hierba y, en segundo lugar, la movilidad.» Este último principio, que según asegura Joel desciende de los tiempos del aspersor móvil patentado por Frederick Salatin («Lo de mover cosas debe de estar en nuestros genes»), inspiró a su padre la invención de una cerca eléctrica móvil, un establo portátil para terneros y un gallinero portátil para las gallinas ponedoras que Joel criaba de niño (hasta que se marchó a la universidad, Joel vendía huevos todos los sábados en un mercado de granjeros de Staunton). Cuando William descubrió que en los días cálidos el ganado se agrupaba bajo los árboles, concentrando su estiércol en un solo lugar, construyó un «sombramóvil» portátil, básicamente una gran tela extendida en un bastidor de acero sobre ruedas. Con él podía inducir al ganado a esparcir su estiércol uniformemente sobre los pastos simplemente remolcando el «sombramóvil» a un nuevo lugar cada cierto número de días.

Innovaciones como estas contribuyeron a recobrar la fertilidad del suelo, y poco a poco la granja empezó a recuperarse. Las hierbas colonizaron los surcos, los someros suelos se hicieron más profundos y los afloramientos rocosos desaparecieron bajo un fresco manto de césped. Y aunque William Salatin nunca fue del todo capaz de mantener a su familia con la granja, vivió para ver a Joel convertir el lugar en un éxito siguiendo su ejemplo, sobre todo su devoción por la hierba y la movilidad, y su determinación de seguir su propio camino. Joel había regresado a la granja en 1982, después de pasar cuatro años en la Universidad Bob Jones y una temporada como reportero en un periódico. Seis años después, cuando Joel tenía treinta y uno, William Salatin murió de cáncer de próstata.

«Sigo echándolo de menos todos los días —me dijo Joel—. Papá era sin duda un poco raro, pero en el buen sentido. ¿Cuántos cristianos conservadores, aparte de él, leían la *Mother Earth News*? Llevó a la práctica sus creencias. Recuerdo que en la época del embargo de petróleo árabe de 1974 papá pedaleaba 56 kilómetros todos los días con su bicicleta para ir y volver del trabajo porque se negaba a comprar una gota más de petróleo importado. Habría sido un estupendo nómada, viviendo siempre por debajo de sus posibilidades, siempre ligero de equipaje.» Sentí que me ruborizaba ligeramente, avergonzado por haber pedido a Joel que me enviase un filete por FedEx; también comprendí mejor por qué se había negado.

«Pero ¿quieres saber cuándo le echo más de menos? Cuando veo el espesor del heno, el humus de las lombrices, las esplendorosas vacas, todo lo que hemos progresado desde que nos dejó. ¡Oh, qué orgulloso se sentiría si viese este lugar ahora!»

11

Los animales

Practicar la complejidad

No es habitual que me despierte a las seis de la mañana y descubra que he dormido más de la cuenta, pero lo cierto es que para cuando saqué mi metro ochenta y dos de la cama instalada en la microscópica habitación de invitados de Lucille, todo el mundo se había marchado y las faenas matutinas estaban casi terminadas. Para mi espanto las faenas comenzaban en Polyface con el alba (a eso de las cinco en esa época del año) y siempre antes del desayuno. No antes del café, porque no había una sola gota que beber en toda la granja. No podía recordar cuál había sido la última vez que había tratado de hacer algo coherente antes de desayunar, o al menos antes de la cafeína.

Cuando salí del remolque a la cálida niebla de las primeras horas de la mañana pude distinguir dos siluetas —los becarios, probablemente— avanzando hacia el este sobre la zona más despejada de la colina, donde una falange de corrales portátiles formaba un ajedrezado sobre la hierba. Entre otras cosas las tareas matinales consistían en dar de comer y beber a los *broilers* y mover sus corrales ladera abajo a una distancia igual a su longitud. Se suponía que yo debía ayudar a Galen y Peter en eso, así que, algo grogui, enfilé el camino ascendente con la esperanza de llegar antes de que hubiesen acabado.

Mientras ascendía a trompicones la colina me quedé maravillado de la belleza de la granja bajo la brumosa luz de las primeras horas del día. El rocío daba un tono plateado a la espesa hierba de junio, y la negrura de las grandes extensiones de bosque hacía destacar extraordinariamente el brillo de los pastos que se sucedían ladera arriba. Los pájaros cosían con su canto el denso aire del verano, atravesado de vez en cuando por el golpeteo de las puertas de madera de los corrales. Resultaba difícil creer que aquella ladera hubiese sido alguna vez el ruinoso y erosionado terreno que Joel había descrito durante la cena, y aún era más difícil de creer que cultivar un paisaje tan dañado de una forma tan intensiva, en lugar de simplemente dejarlo en paz, pudiese devolverle la salud y producir toda esa belleza. No es eso lo que recetan habitualmente los ecologistas. No obstante, Polyface es la prueba de que a veces la gente puede hacer más por la salud de un lugar cultivándolo que dejándolo en paz.

Cuando llegué al pasto, Galen y Peter ya habían terminado de mover los corrales. Afortunadamente eran demasiado amables o demasiado tímidos para hacérmelo pasar mal por haberme quedado dormido. Cogí un par de cubos de agua, los llené en el gran tanque que había en el centro del pasto y los arrastré hasta el corral más cercano. Había 50 de esos corrales extendidos sobre la hierba húmeda en formación de sierra, calibrada de tal modo que en el curso de los cincuenta y seis días que tarda un *broiler* en alcanzar el peso de matadero llegan a cubrir hasta el último centímetro cuadrado de aquel prado; los corrales se movían 3 metros al día, exactamente la longitud de cada uno de ellos. Cada corral, de 3 metros de largo por 3,6 metros de ancho y 60 centímetros de altura, y desprovisto de suelo, alberga 70 aves. Una parte del techo está abisagrada para permitir el acceso, y un cubo de 19 litros colocado sobre él alimenta un dispositivo suspendido en el interior para darles de beber.

Justo detrás de cada corral había un rectángulo perfecto de hierba muy cortada que parecía un horrible cuadro de Jackson Pollock densamente salpicado de cagadas de pollo blancas, marrones y verdes. Era asombroso el desastre que podían generar 70 pollos en un solo día. Pero esa era la idea: darles veinticuatro horas para comerse la hierba y fertilizarla con su estiércol, y después trasladarlas a terreno fresco.

Joel desarrolló este novedoso método para criar pollos *broiler* en los años ochenta y lo popularizó en su libro de 1993 *Pastured Poultry Profit$*, una especie de clásico de culto entre los cultivadores de hier-

241

ba. (Joel ha autopublicado otros cuatro libros en los que cuenta cómo llevar a cabo ciertas tareas de la granja, y todos excepto uno tienen un $ sustituyendo a la S en el título.) Si se la deja a sus anchas, una bandada de pollos encerrados terminará por destruir cualquier área de terreno, picoteando la hierba hasta sus raíces y contaminando el suelo con su estiércol extremadamente «caliente» o nitrogenado. Esta es la razón de que el típico terreno de cría de pollos en libertad acabe rápidamente privado de vida vegetal y duro como un ladrillo. Mover diariamente a los pollos hace que tanto la tierra como las aves se mantengan sanas; los *broilers* se libran de sus patógenos y la variada dieta vegetal les aporta la mayor parte de las vitaminas y los minerales. Las aves también reciben una ración de maíz, soja tostada y alga kelp, que introdujimos con palas en los largos comederos dispuestos en los corrales, pero Joel asegura que la hierba fresca, junto con las lombrices, los saltamontes y los grillos que picotean de la hierba, les proporciona hasta un 20 por ciento de su dieta, un significativo ahorro para el granjero y toda una bendición para las aves. Mientras tanto su estiércol fertiliza la hierba, aportándole todo el nitrógeno que necesita. La principal razón de que la granja Polyface se autoabastezca completamente de nitrógeno es que un pollo visita, defecando en abundancia, prácticamente hasta el último centímetro cuadrado de la granja en varios momentos a lo largo de la temporada. Aparte de un poco de arena verde (un suplemento mineral para restituir el calcio perdido en los prados), el pienso de los pollos es el único *input* importante que Joel compra y la única fuente de fertilidad externa a la granja: «Tal como yo lo veo, simplemente estoy devolviendo a esta tierra parte del grano que se ha extraído de ella en los últimos ciento cincuenta años». El pienso no solo alimenta a los *broilers*, sino que, transformado en excrementos de pollo, también alimenta a las hierbas que alimentan a las vacas que, como estaba a punto de comprobar, alimentan a los cerdos y a las gallinas ponedoras.

Cuando terminamos de dar de comer y de beber a los *broilers*, me dirigí al siguiente pasto, donde pude oír el sonido de un tractor al ralentí. Galen me había dicho que Joel estaba trasladando el Eggmobile, una operación que estaba deseando presenciar. El Eggmobile, una de las innovaciones de las que Joel se siente más orgulloso, es un destartalado cruce entre gallinero y carreta de pionero. Este desvencijado carro cubierto, que alberga cuatrocientas gallinas ponedoras, dispone de unas cajas de puesta alineadas a modo de alforjas a ambos lados del vehículo y con la tapa abisagrada para permitir que cualquiera pueda recoger los huevos desde el exterior. La primera vez que me fijé en el Eggmobile fue la noche anterior, aparcado a un par de prados de distancia del rebaño de vacas. Las gallinas ya habían subido la pequeña rampa en busca de la seguridad del gallinero para pasar la noche, y antes de cenar Joel había cerrado la trampilla a su paso. Había llegado el momento de trasladarlas a un prado fresco y Joel estaba enganchando el Eggmobile a su tractor. Ni siquiera eran las siete de la mañana, pero Joel parecía encantando de tener a alguien con quien charlar, uno de sus placeres favoritos.

«En la naturaleza siempre encontrarás aves siguiendo a los herbívoros —me explicó Joel cuando le pregunté por la teoría que había dado lugar al Eggmobile—. La garza posada en la nariz del rinoceronte, los faisanes y los pavos siguiendo el rastro del bisonte; es una relación simbiótica que estamos tratando de imitar.» En todos los casos las aves se comen los insectos que de otro modo molestarían al herbívoro; también recogen las larvas de insectos y los parásitos que hay en los excrementos del animal, rompiendo el ciclo de las plagas y las enfermedades. «Para emular esa simbiosis a escala doméstica seguimos al ganado durante su rotación con el Eggmobile. Yo llamo a estas nenas "nuestro equipo sanitario".»

Joel se encaramó al tractor, lo puso en marcha y lentamente remolcó el desvencijado artilugio unos 45 metros por el campo hasta llegar a un prado que el ganado había desalojado tres días antes. Al parecer las gallinas se abstienen de probar el estiércol fresco, así que Joel espera tres o cuatro días, ni uno más, antes de llevarlas allí. Esto se debe a que las larvas de mosca que hay en el estiércol se desarrollan en un ciclo de cuatro días, según me explicó. «Tres días es lo ideal. Les da a las larvas la oportunidad de engordar bien, como les gusta a las gallinas, pero no es tiempo suficiente para que eclosionen y se conviertan en moscas.» El resultado son enormes cantidades de proteína para las gallinas; los insectos aportan hasta un tercio de su dieta total y hacen que sus huevos resulten extraordinariamente sustanciosos y sabrosos. Con este pequeño truco de gestión, Joel puede utilizar los desechos de su ganado para «cultivar» gratis grandes cantidades de pienso para gallinas alto en proteínas; según dice, esto le supone recortar el coste de producción de los huevos en 25 centavos por docena (como buen hijo de contable, Joel puede decirte cuáles son exactamente las repercusiones económicas de todas las sinergias que se producen en la granja). Posteriormente, al cortar la hierba, las vacas hacen un favor a las gallinas, que no pueden moverse por ella si alcanza más de unos 15 centímetros de alto.

Después de maniobrar el Eggmobile para colocarlo en posición, Joel abrió la trampilla, y una procesión de ansiosas y cotillas barred rocks, rhode island reds y new hampshire whites enfiló la pequeña rampa y se desplegó por el pasto. Las gallinas picotearon las hierbas, especialmente los tréboles, pero sobre todo se dedicaron a las boñigas, sobre las que ejecutaron un frenético paso de break dance moviendo hacia atrás sus garras para arañar el estiércol encostrado y dejar al descubierto los carnosos bocados de su interior. Me di cuenta de que ahí, ante nuestros ojos, se estaba desarrollando una admirable forma de alquimia: el proceso de transformación de las boñigas en huevos extraordinariamente sabrosos.

«Estoy convencido de que el Eggmobile valdría la pena aunque las gallinas nunca pusiesen un solo huevo. Estas aves realizan una labor sanitaria sobre el pasto más eficaz que la que puedan llevar a cabo los humanos, las máquinas o los productos químicos, y a las gallinas les encanta hacerlo.» Gracias al Eggmobile, Joel no necesita hacer pasar a sus reses por el cepo de la manga para untarles la piel con Ivomectrin, un parasiticida sistémico ni administrarles productos químicos tóxicos. A esto se refiere Joel cuando dice que los animales son los que en verdad hacen el trabajo aquí. «Yo solamente soy el director de orquesta, el que se asegura de que todo el mundo esté en el lugar correcto en el momento adecuado.»

Aquel día, el segundo de los que pasé en la granja, mientras Joel me iba mostrando la compleja estructura en capas de sus empresas, empecé a entender lo radicalmente distinto que es este tipo de actividad agraria de los modelos industriales que había visto anteriormente, fuese en un campo de maíz de Iowa o en una granja orgánica de pollos en California. De hecho, es tan distinto que me costó trabajo ordenar mentalmente el sistema de Polyface. Los procesos industriales siguen una lógica clara, lineal, jerárquica, que es bastante fácil poner en palabras, probablemente porque las palabras siguen una lógica similar: primero esto, después aquello; si pones esto aquí, entonces sale aquello. Pero la relación entre las vacas y los pollos en esta granja (dejando a un lado por un momento el resto de las criaturas y las relaciones que aquí se dan) tiene una forma más parecida a un bucle que a una línea, y eso hace que resulte difícil saber por dónde comenzar o cómo distinguir las causas de los efectos, los sujetos de los objetos.

¿Lo que estoy viendo en este pasto es un sistema para producir huevos excepcionalmente sabrosos? Si es así, entonces el ganado y su estiércol son los medios para conseguir el fin. ¿O se trata de un sistema para producir carne a partir de animales alimentados con hierba sin utilizar ningún tipo de químicos? En ese caso, los pollos, al fertilizar y mantener sanos los pastos de las vacas, constituyen los medios para conseguir ese fin. Entonces ¿quiere eso decir que sus huevos son un producto o un subproducto? ¿Y su estiércol —tanto el suyo como el del ganado— es un producto de desecho o una materia prima? (¿Y cómo deberíamos llamar a las larvas de las moscas?) Dependiendo del punto de vista que se elija —el del pollo, el de la vaca o incluso el de la hierba—, la relación entre sujeto y objeto, entre causa y efecto, da la vuelta.

Joel diría que esa es precisamente la cuestión, y también precisamente lo que distingue un sistema biológico de uno industrial. «En un sistema ecológico como este todo está conectado, así que no puedes cambiar una cosa sin que cambien otras diez.

»Hablemos de la cuestión del tamaño. Yo podría vender muchos más pollos y huevos. Son mis artículos más rentables y el mercado me está pidiendo que produzca más. Operando bajo el paradigma industrial, podría disparar la producción tanto como quisiera: bastaría con comprar más pollos y más pienso, y acelerar la máquina. Pero en un sistema ecológico nunca puedes hacer solo una cosa, y yo no podría añadir muchos más pollos sin fastidiar alguna otra.

»Te pongo un ejemplo: este pasto puede absorber cuatrocientas unidades de nitrógeno al año. Esto se traduce en cuatro visitas del Eggmobile o en dos pases de un corral de *broilers*. Si pasase más Eggmobiles o corrales sobre él, los pollos depositarían más nitrógeno de lo que la hierba puede metabolizar. Todo lo que la hierba no pudiese absorber se escaparía, y de repente me vería con un problema de polución.» La calidad también se vería afectada: a no ser que añadiese más ganado para producir más larvas para las gallinas y mantener la hierba lo bastante corta para que estas se la pudiesen comer, esos pollos y huevos no serían ni de lejos tan sabrosos como ahora.

»Todo está conectado. Esta granja se parece más a un organismo que a una máquina y, como cualquier organismo, tiene su propia escala. Hay una buena razón para que un ratón tenga el tamaño de un ratón; a un ratón que tuviese el tamaño de un elefante no le iría muy bien.»

A Joel le gusta citar un viejo libro de texto agrícola que rescató de las estanterías de Virginia Tech hace muchos años. El libro, que fue publicado en 1941 por un profesor de la facultad de Agricultura de Cornell, ofrece una descarnada conclusión que, dependiendo de cada punto de vista, sonará totalmente pintoresca o arrebatadora en su sentenciosa sabiduría: «La actividad agrícola no se adapta a las explotaciones a gran escala por la siguiente razón: la actividad agrícola se ocupa de plantas y animales que nacen, crecen y mueren».

«Eficiencia» es el término que habitualmente se invoca para defender las granjas industriales a gran escala y por lo general remite a las economías de escala que se pueden alcanzar al aplicar la tecnología y la estandarización. Pero la granja de Joel Salatin defiende un tipo de eficiencia muy diferente, basada en sistemas naturales, con sus relaciones coevolutivas y bucles recíprocos. Por ejemplo, en la naturaleza no hay problemas de residuos ni nada parecido, puesto que los desechos de una criatura se convierten en la comida de otra. ¿Puede haber algo más eficiente que convertir boñigas en huevos? ¿O gestionar media docena de sistemas de producción distintos —vacas, *broilers*, gallinas ponedoras, cerdos, pavos— en el mismo pedazo de tierra todos los años?

En un sistema industrial la eficiencia se alcanza la mayor parte de las veces por medio de la simplificación: haciendo lo mismo muchísimas veces y en grandes cantidades. En agricultura esto generalmente se traduce en el monocultivo de un solo animal o planta. De hecho, toda la historia de la agricultura es la historia de una progresiva simplificación, que avanzó conforme los humanos fueron reduciendo la biodiversidad de sus paisajes a un puñado de especies escogidas. (Wes Jackson llama a nuestra especie *Homo homogeneizador*.) Con la industrialización de la agricultura, la simplificación del proceso alcanzó su extremo lógico en el monocultivo. Esta especialización radical permitió la estandarización y la mecanización, lo que condujo a ese salto en la eficiencia que la agricultura industrial estaba demandando. Desde luego, lo que marca la diferencia es el modo de medir la eficiencia, y la agricultura industrial la mide simplemente basándose en el rendimiento de una especie escogida por cada hectárea de tierra o granjero.

Por contra, la eficiencia de los sistemas naturales surge de la complejidad y la interdependencia, justamente lo contrario por definición a la simplificación. Para alcanzar la eficiencia que representa la transformación del estiércol de vaca en huevos de gallina y la producción de carne sin utilizar productos químicos se necesitan al menos dos especies (vacas y gallinas), pero en realidad también son necesarias unas cuantas más, entre ellas las larvas del estiércol, las hierbas de los pastos y las bacterias de las panzas de las vacas. Para medir la eficiencia de un sistema tan complejo es preciso cuantificar no solo todos los productos a los que da lugar (carne, pollos, huevos), sino también los costes que elimina: antibióticos, lombricidas, antiparásitos y fertilizantes.

La granja Polyface está edificada a partir de la eficiencia que surge de la emulación de las relaciones que se encuentran en la naturaleza y de disponer en capas una empresa agrícola sobre otra a partir de la misma tierra. En efecto, Joel desarrolla su actividad en la granja tanto en el tiempo como en el espacio, en cuatro dimensiones y no en tres. Denomina esa compleja estratificación «apilamiento» y señala que «es exactamente el mismo modelo que Dios utilizó para crear la naturaleza». La idea no es imitar servilmente la naturaleza, sino modelar un ecosistema natural en toda su diversidad e interdependencia en el que todas las especies «expresen sus rasgos fisiológicos distintivos en toda su dimensión». Se aprovecha de las tendencias naturales de cada especie de un modo que no solo beneficia al animal, sino también a otras especies. Así que en lugar de tratar la gallina como una simple máquina de huevos o proteínas, Polyface ensalza —y aprovecha— «los deseos innatos distintivos de una gallina», que incluyen picotear en la hierba y limpiar detrás de los herbívoros. Las gallinas consiguen hacer, y comer, aquello para lo que la evolución las preparó, y de paso tanto el granjero como su ganado sacan provecho de ello. ¿Qué es lo contrario a un juego de suma cero? No estoy seguro, pero es esto.

Joel denomina a cada una de sus iniciativas agrarias un «holón», una palabra con la que jamás me había topado antes. Me dijo que la había tomado de Allan Nation; cuando pregunté a Nation al respecto, me remitió a Arthur Koestler, que había acuñado el término en *The Ghost in the Machine*. A Koestler le parecía que el inglés carecía de una palabra para expresar la compleja relación entre las partes y el todo en un sistema biológico o social. Un holón (del griego *holos*, «todo», y el sufijo *on*, como en «protón», lo que sugiere una partícula) es un ente que desde una perspectiva aparece como un todo independiente y desde otra como una parte dependiente. Un órgano del cuerpo como el hígado es un holón; también lo es un Eggmobile.

Un día cualquiera Polyface tiene al menos una docena de holones en funcionamiento, y en mi segunda jornada Joel y Daniel me mostraron un puñado de ellos. Visité la Casa de las Conellinas, un antiguo cobertizo para herramientas en el que Daniel había estado criando conejos para los restaurantes desde que tenía diez años. (¿«Conellinas»? «Mitad conejo, mitad gallina», me explicó Daniel.) Cuando los conejos no están en el pasto, en conejeras portátiles, viven en jaulas suspendidas sobre un lecho de virutas de madera en el que vi varias docenas de gallinas picoteando con avidez en busca de lombrices de tierra. Daniel me explicó que el gran problema de la cría de conejos en interiores es su potente orina, que produce tal cantidad de amoníaco que deja marcas en sus pulmones y los hace vulnerables a las infecciones. Para lidiar con el problema, la mayoría de los criadores de conejos añaden antibióticos a su comida. Pero las gallinas, al rascar, convierten el pis nitrogenado de los conejos en un lecho carbonoso, creando un sustancioso compost rebosante de lombrices de tierra de las que ellas mismas se alimentan. Los medicamentos dejan de ser necesarios y, teniendo en cuenta la cantidad de conejos y gallinas que viven en ella, el aire en el interior de la Casa de las Conellinas resultaba, en fin, tolerable. «Créeme —me dijo Daniel—, si no fuese por estas gallinas, ahora mismo te estarían dando arcadas y los ojos te escocerían cosa mala.»

Antes del almuerzo ayudé a Galen y a Peter a mover los pavos, otro holón. Mover los pavos, algo que se realiza cada tres días, significa preparar un nuevo «nido de plumas», un prado delimitado por una cerca eléctrica portátil tan ligera que pude transportarla y colocarla yo solo, y después meter allí el «sombramóvil», al que llamaban Gobbledy-Go.* Los pavos permanecen bajo el Gobbledy-Go durante el día y se posan sobre él por la noche. Siguen alegremente a este artilugio en dirección al pasto fresco para darse un festín de hierba, que parecía gustarles incluso más que a las gallinas. Un pavo consume las hojas largas de hierba doblándolas cuidadosamente una y otra vez con su pico, como si estuviese haciendo origami. A Joel le gusta llevar a sus pavos al viñedo, donde se comen los bichos, cortan la hierba y fertilizan los árboles y las parras. (Los pavos comen mucha más hierba que las gallinas y no dañan los cultivos tanto como ellas.) «Si llevas los pavos a un viñedo —me explicó Joel—, te puedes permitir agrupar las aves al 70 por ciento de la densidad normal y espaciar las parras a un 70 por ciento de lo que es habitual, porque estás obteniendo dos cultivos a partir de la misma tierra. Y al 70 por ciento consigues aves y parras mucho más sanas de lo que conseguirías al cien por cien. Esto es lo bonito del apilamiento.» Según los estándares industriales, los holones del pavo y las uvas tienen, cada uno de ellos, una eficiencia de menos del cien por cien; juntos, sin embargo, producen más de lo que cada una de las explotaciones produciría a pleno rendimiento, y lo consiguen sin la ayuda de fertilizantes, herbicidas ni pesticidas.

---

* *Gobble* es en inglés la palabra que designa el glugluteo de los pavos. *(N. del T.)*

Unos meses antes, durante mi primera visita a Polyface en marzo, había sido testigo de uno de los más cautivadores ejemplos de apilamiento en el establo del ganado. El establo no es nada del otro mundo, una estructura abierta por los costados en la que el ganado pasa tres meses durante el invierno, consumiendo 11 kilos de heno y produciendo 22 kilos y medio de estiércol a diario (el agua es la responsable de esa diferencia). Sin embargo, en lugar de sacar la mugre del establo con regularidad, Joel deja el estiércol donde está y cada pocos días lo cubre con otra capa de virutas de madera o de paja. Conforme esta capa de estiércol, virutas de madera y paja va subiendo bajo el ganado, Joel simplemente eleva la compuerta ajustable por la que las reses reciben su ración de heno; al final del invierno el lecho, y el ganado, pueden llegar a subir casi un metro sobre el suelo. Joel añade otro ingrediente secreto a cada capa de este pastel: unos cuantos cubos de maíz. A lo largo del invierno este lecho estratificado produce compost y de paso genera calor para calentar el establo (reduciendo así las necesidades alimenticias de los animales) y hace que el maíz fermente. Joel lo llama su «manta eléctrica para el ganado».

¿Por qué maíz? Porque no hay nada que le guste más a un cerdo que el maíz de 20 grados, y no hay nada para lo que esté mejor preparado que hozarlo con su poderoso hocico y su exquisito sentido del olfato. «Los llamo mis "puercoreadores"», me dijo con orgullo Salatin mientras me acompañaba al interior del establo. En cuanto las vacas salen a los pastos en primavera, varias docenas de cerdos entran en el establo y se dedican sistemáticamente a voltear el compost y airearlo en su búsqueda de granos de maíz alcohólico. Lo que hasta entonces era una descomposición anaeróbica de pronto se convierte en aeróbica, lo que calienta y acelera drásticamente el proceso, eliminando todos los patógenos. El resultado, después de unas cuantas semanas de puercoreo, es un compost sustancioso y encostrado, listo para su uso.

«Esta es la clase de maquinaria agrícola que me gusta: no hace falta cambiarle el aceite, se revaloriza con el tiempo y cuando has terminado de usarla te la comes.» Estábamos sentados en el vallado de madera, observando los cerdos hacer sus cosas, cosas que, por supuesto, no estábamos teniendo que hacer nosotros mismos. Obviamente la frase sobre los puercoreadores estaba bastante gastada. Pero el tópico que seguía rondándome la cabeza era «feliz como un cerdo en la mierda». Aquellos cerdos hundidos hasta el culo en estiércol compostado, conformando un espasmódico mar de oscilantes jamones y rabos con forma de sacacorchos, eran los más felices que jamás había visto.

Al mirar sus retorcidos rabos, que surcaban la tosca masa como la torre de mando de un submarino, no pude evitar pensar en el destino de los rabos de cerdo en la producción porcina industrial. En pocas palabras, no hay rabos de cerdo en la producción porcina industrial. Los granjeros «desrabotan» o cortan los rabos de los cerdos cuando estos nacen, una práctica que tiene un sentido un tanto retorcido si se sigue la lógica de la eficiencia industrial de una granja porcina. A los lechones que viven en estos CAFO los destetan diez días después de que nazcan (en la naturaleza el destete se produce a las trece semanas), porque alimentándose con pienso enriquecido con medicamentos ganan peso más deprisa que con la leche de sus madres. Pero este destete prematuro provoca en los cerdos un ansia de mamar y masticar que los acompañará de por vida, una necesidad que en su confinamiento satisfacen mordiendo el rabo del animal que tienen enfrente. Un cerdo normal pelearía para repeler a su acosador, pero un cerdo desmoralizado ha dejado de preocuparse. «Indefensión aprendida» es el término psicológico que lo define y es habitual en los CAFO, donde cientos de miles de puercos pasan toda su vida ajenos a la tierra, la paja o el sol, hacinados bajo un techado metálico dispuesto sobre listones también metálicos y suspendido sobre un tanque séptico. No resulta sorprendente que un animal tan inteligente como el cerdo se deprima en estas circunstancias, y un cerdo deprimido permitirá que otros muerdan su rabo hasta que se infecte. Como el tratamiento de cerdos enfermos no es económicamente eficiente, estas unidades de producción de bajo rendimiento suelen apalearse hasta la muerte allí mismo.

La amputación de los rabos es la solución que el USDA recomienda para eliminar este «vicio». Utilizando un par de tenazas y sin ningún tipo de anestesia, se extirpa la mayor parte del rabo —no todo—. Y ¿por qué dejan ese pequeño muñón? Porque el fin de esta operación no es tanto eliminar el objeto de los mordiscos como hacer que sea aún más sensible. Ahora un mordisco en el rabo resultará tan doloroso que incluso el cerdo más desmoralizado luchará para resistirse. Por horrible que nos resulte considerarlo, no es difícil comprender cómo la lógica de la eficiencia industrial allana el camino hacia ese infierno porcino.

Un concepto de eficiencia muy diferente da lugar al paraíso porcino que se exhibe en la granja de Salatin, un paraíso que predica apoyándose en lo que denomina «la porcinidad del cerdo». Estos cochinos también fueron explotados, en este caso engañándolos para fabricar compost además de carne de cerdo. Lo que distingue al sistema de Salatin es que está diseñado a partir de las preferencias naturales del cerdo y no de las necesidades de un sistema de producción al que los cerdos deben ajustarse. La felicidad de un cerdo es simplemente consecuencia de tratarlo como a un cerdo y no como «una máquina de proteínas defectuosa», y por defectos se entienden cosas como los rabos o la tendencia a estresarse cuando se les da una vida miserable.

Salatin bajó hasta donde sus cerdos hozaban felices y recogió un puñado de compost fresco que puso bajo mi nariz. Lo que semanas atrás era estiércol de vaca y virutas de madera desprendía en ese momento un aroma tan dulce y cálido como el del suelo de un bosque en verano, el milagro de la transustanciación. En cuanto los cerdos completen su alquimia, Joel esparcirá el compost por sus pastos. Allí servirá de alimento a las hierbas para que estas puedan alimentar de nuevo a las vacas, las vacas a las gallinas y así sucesivamente hasta que lleguen las nieves, en lo que constituye una hermosa y del todo convincente prueba de que, en un mundo en el que la hierba puede nutrirse de la luz del sol y los animales de hierba, ese almuerzo gratis realmente es posible.

MARTES POR LA TARDE

Después de dar cuenta de nuestro propio almuerzo rápido (ensalada con jamón y huevos rellenos), Joel y yo nos dirigimos a la ciudad en su furgoneta para entregar un pedido y hacer unos cuantos recados. Me fue de maravilla sentarme durante un rato, sobre todo después de una mañana dedicada a meter en el granero el heno que habíamos empacado el día anterior. Mi parte en esta operación, bastante penosa, consistía en tratar de atrapar las pacas de más de 20 kilos que Galen lanzaba en mi dirección desde lo alto del carro de heno. Cuando conseguía que las pacas no me derribasen, las izaba hasta una cinta transportadora que las llevaba a la parte superior del granero, donde esperaban Daniel y Peter. Era algo parecido a una cadena de montaje, y cada vez que me quedaba atrás (o me caía, literalmente, al suelo) las pacas de heno se iban amontonando en mi puesto; me sentía como Lucille Ball en la fábrica de dulces.* Bromeé con Joel y le dije que, contrariamente a lo que él afirmaba respecto a que eran los animales los que hacían la mayor parte del trabajo en la granja, a mí me parecía que nos habían dejado bastante a nosotros.

Aunque Joel diga lo contrario, a mí me da la impresión de que la complejidad de una granja exige trabajar con ahínco. Por mucho trabajo que los animales realicen, los humanos tenemos que seguir estando ahí para mover el ganado todas las mañanas, arrastrar los corrales de los *broilers* por el campo antes del desayuno (prometí que al día siguiente me levantaría a tiempo para hacerlo) y remolcar los gallineros de aquí para allá según una agenda amoldada al ciclo vital de las larvas de mosca y la carga de nitrógeno del estiércol de las gallinas. Supongo que hoy no hay demasiados granjeros dispuestos a afrontar el reto físico y mental que supone este tipo de actividad, no cuando la industrialización les garantiza simplificar el trabajo. De hecho, una gran parte del atractivo de la agricultura y la ganadería industriales es la gran cantidad de mano de obra y de artefactos que te ahorran muchos quebraderos de cabeza: máquinas de todo tipo que realizan el trabajo físico y químicos para mantener los cultivos y los animales al margen de plagas que hacen que el granjero apenas tenga que pensar. George Naylor quizá trabaje sus campos unos cincuenta días al año; Joel, Daniel y los dos becarios pasan ahí fuera todos los días desde el alba hasta el anochecer durante buena parte del año.

---

* Referencia a un episodio de la serie de televisión *I Love Lucy* en el que la actriz entraba a trabajar en la cadena de montaje de una fábrica de dulces, donde su cometido consistía en envolver los bombones que iban apareciendo en la cinta transportadora, con desastrosas consecuencias. *(N. del T.)*

Pero a Joel y a Daniel les encanta su trabajo, en parte por ser tan variado, porque sus tareas cambian todos los días, incluso todas las horas, y en parte porque siempre lo encuentran interesante. Wendell Berry ha escrito con elocuencia acerca del trabajo intelectual que implican las tareas agrícolas bien realizadas, sobre todo para resolver los nuevos problemas que inevitablemente surgen en un sistema natural tan complejo como una granja. En la actualidad esta rutina de resolución de problemas no es muy habitual en la agricultura, no cuando hay tantas soluciones prefabricadas y embotelladas. Gran parte de la inteligencia y de los conocimientos agrícolas locales han sido trasladados de la granja al laboratorio para después regresar a la granja bajo la apariencia de un producto químico o una máquina. «¿De quién es la cabeza que está utilizando el agricultor? —pregunta Berry en uno de sus ensayos—. ¿De quién es la cabeza que está utilizando al agricultor?»

«En parte el problema es que tienes un montón de estudiantes de suspenso en las granjas —me dijo Joel mientras conducíamos por Staunton haciendo recados—. Los orientadores académicos animaron a todos los estudiantes de sobresaliente a abandonar sus hogares e ir a la universidad. Ha habido una enorme fuga de cerebros en la Norteamérica rural. Desde luego, esto a Wall Street le va de perlas; Wall Street siempre intenta extraer del campo su materia gris y su capital. Primero sacan a las luminarias de la granja y las ponen a trabajar a lo Dilbert* en un cubículo, y después van a por el capital de los menos brillantes, los que se quedaron atrás, a quienes embaucan vendiéndoles un puñado de soluciones deslumbrantes para sus problemas.» Y esto no es solo problema del granjero. «Es una cultura insensata que confía el suministro de su comida a los más bobos.»

No es difícil darse cuenta de por qué no hay demasiado apoyo institucional para el tipo de actividad agrícola de bajo coste y reflexión intensiva que Joel ejerce: casi no compra nada. Si un ganadero está dispuesto a «practicar la complejidad» —coreografiar la simbiosis de varios animales distintos, a cada uno de los cuales se le permite comportarse y comer según las inclinaciones que adquirió a lo largo

---

* Dilbert es el oficinista que protagoniza una célebre tira cómica creada por Scott Adams. *(N. del T.)*

de su evolución—, verá que no necesita mucha maquinaria ni fertilizantes ni, lo que es más llamativo, químicos. Verá que no tiene problemas sanitarios ni se ve afectado por las enfermedades que se derivan de la cría de un solo animal en un abarrotado monocultivo y de alimentarlo con cosas que no está diseñado para comer. Esta es quizá la mayor muestra de eficiencia de una granja considerada como un sistema biológico: la salud.

Me di cuenta de que para Joel prescindir de los productos agroquímicos y farmacéuticos no era tanto un objetivo de su actividad, como a menudo suele serlo en la agricultura orgánica, como un indicio de que su granja está funcionando bien. «En la naturaleza la salud se da por defecto —señaló—. La mayoría de las veces las plagas y las enfermedades son la manera que tiene la naturaleza de decirle al granjero que está haciendo algo mal.»

Cuando estuve en Polyface, en ningún momento se me dijo que no tocase los animales ni se me pidió que me pusiese un traje protector contra sustancias tóxicas antes de entrar en el criadero de pollos. Si lo tuve que llevar en Petaluma Poultry fue porque ese sistema —un monocultivo de pollos que se crían hacinados— es por su propia naturaleza precario y la prohibición de usar antibióticos establecida por las leyes orgánicas lo coloca en una situación de desventaja. Mantener una granja basada en una sola especie animal a escala industrial sin productos farmacéuticos ni pesticidas no es fácil. De hecho, esta es la razón de la propia invención de esos productos químicos: evitar que los endebles monocultivos se vengan abajo. A veces da la impresión de que el granjero orgánico a gran escala es alguien que trata de practicar agricultura industrial con una mano atada a la espalda.

Por la misma razón, la dependencia de los productos agroquímicos destruye el bucle de retroalimentación informativa del que un granjero atento depende para mejorar su actividad. «Los medicamentos se limitan a enmascarar las debilidades genéticas —me explicó Joel una tarde mientras movíamos el ganado—. Mi objetivo es siempre mejorar el rebaño, adaptarlo a las condiciones locales seleccionándolo con cuidado. Para conseguir esto necesito saber lo siguiente: ¿cuál es propensa a la conjuntivitis?, ¿y a las lombrices? Simplemente no hay forma de saberlo si estás todo el tiempo dándoles medicamentos.

»Así que dime: ¿quién es el que en verdad está en la llamada «economía de la información»? ¿Los que aprenden de lo que observan en su granja o los que confían en esos mejunjes del diablo?»

Desde luego, la medida más simple y tradicional de la eficiencia de una granja es la cantidad de comida que produce por unidad de tierra; según este baremo, Polyface también es asombrosamente eficiente. Pregunté a Joel cuánta comida produce Polyface en una temporada y me recitó las siguientes cifras:

30.000 docenas de huevos
10.000 *broilers*
800 gallinas para caldo
50 cabezas de ganado vacuno (que representan 11.400 kilos de carne)
250 cerdos (11.400 kilos de carne)
1.000 pavos
500 conejos

Me pareció una impresionante cantidad de comida para unas 40 hectáreas de hierba. Pero cuando aquella tarde se lo planteé a Joel en estos términos —íbamos en el quad hacia la cima de la colina para visitar los cerdos en sus cuarteles de verano—, puso en cuestión mi método contable. Era demasiado simple.

«Sí, claro, puedes escribir que producimos toda esa comida a partir de 40 hectáreas despejadas, pero si quieres ser realmente preciso, tienes que contar también las 180 hectáreas de parcela de bosque.» No había caído en la cuenta. Sabía que en invierno la parcela de bosque era una importante fuente de ingresos para la granja; Joel y Daniel llevan un pequeño aserradero desde el que venden madera y donde sierran toda la que necesitan para construir cobertizos y establos (y la nueva casa de Daniel). Pero ¿qué diablos tenía que ver el bosque con la producción de comida?

Joel procedió a enumerar todo lo que tenía que ver. Lo más obvio: el suministro de agua de la granja dependía de que sus bosques mantuviesen la humedad y previniesen la erosión. Muchos de los arroyos y estanques de la granja simplemente se secarían si no fuese por el cobijo de los árboles. La práctica totalidad de las 220 hectáreas de la granja había sido deforestada antes de que los Salatin llegasen; una de las primeras cosas que hizo Bill Salatin fue plantar árboles en todas las vertientes que daban al norte.

«Mira el frío que hace aquí. —Estábamos cruzando una densa plantación de robles y nogales—. Estos árboles caducifolios hacen las veces de aire acondicionado. Eso reduce el estrés de los animales en verano.»

De pronto llegamos a un área arbolada más parecida a una sabana que a un bosque: los árboles se habían despejado y a su alrededor crecían espesas hierbas. Era uno de los corrales para cerdos que Joel había abierto en el bosque con la ayuda de los propios puercos. «Lo único que hacemos para crear un nuevo corral de cerdos es cercar mil metros cuadrados de bosque, despejar los árboles jóvenes para permitir que pase algo de luz y después dejar que los cerdos hagan sus cosas.» Sus cosas incluyen comerse la maleza y hozar en el pedregoso terreno, agitando el suelo de tal modo que induce a las semillas de hierba que hay en ese momento a germinar. En unas cuantas semanas una exuberante acumulación de centeno silvestre y cola de zorro emerge entre los árboles y da lugar a una sabana. Sombreado y fresco, aquel parecía el hábitat ideal para los cerdos, propensos a quemarse por el sol; husmeaban con avidez por entre la hierba alta y restregaban su lomo contra los árboles. Hay algo visceralmente atractivo en una sabana, con su agradable equilibrio de claros cubiertos de hierba y árboles, y algo profundamente alentador en la idea de que, juntos, granjero y cerdo puedan crear tanta belleza aquí, en mitad de un bosque secundario cubierto de maleza.

Pero Joel no había terminado de enumerar los beneficios que aporta una parcela de bosque a una granja; el idílico hábitat del cerdo era el menos importante.

«No hay hoja de cálculo en el mundo que pueda cuantificar el valor de mantener un bosque en las vertientes norte de una granja, empezando por esos árboles que amortiguan los torbellinos de aire en los pastos. Quizá no parezca gran cosa, pero eso reduce la evaporación en los campos, lo que supone más agua para la hierba. Además una hierba quema más del 15 por ciento de sus calorías simplemente desafiando la gravedad, así que si puedes evitar que la azote el viento, consigues reducir en gran medida la energía que utiliza para mantener su dispositivo fotovoltaico apuntado hacia el sol. Más hierba para las vacas. Esta es la eficiencia que proporciona un seto alrededor de un campo pequeño, algo que todos los granjeros solían comprender antes de que el "de cerca a cerca" se convirtiese en el mantra del USDA.»

Después está la capacidad de los árboles de contener el agua, me explicó, que en una vertiente norte literalmente bombea agua colina arriba. A continuación estaban todas las maneras que un bosque tiene de multiplicar la biodiversidad de una granja. En una granja más aves significa menos insectos, pero la mayoría de los pájaros no se aventurarán a abandonar la seguridad de su cobijo más allá de un par de cientos de metros. Como ocurre con muchas especies, su hábitat favorito es el límite entre el bosque y el campo. La biodiversidad del límite del bosque también contribuye a controlar los depredadores. Mientras dispongan de un montón de ardillas y campañoles que comer, será menos probable que las comadrejas y los coyotes se atrevan a salir en busca de las gallinas.

Y había más. En una ladera empinada asomada al norte los árboles producirán mucha más biomasa que la hierba. «Estamos cultivando en el bosque carbono para el resto de la granja, no solo la leña para mantenernos calientes en invierno, sino también las virutas de madera que utilizamos para hacer nuestro compost.» Elaborar un buen compost depende de la proporción adecuada de carbono y nitrógeno; el carbono es necesario para bloquear el nitrógeno, más volátil. Se necesita un montón de virutas de madera para compostar los residuos de los pollos o los conejos. Por tanto, el carbono de las parcelas de bosque alimenta los campos, llegando a las hierbas, y de allí a la carne de las vacas. Que por tanto no solo se alimentan de hierba, sino también de los árboles.

Esos bosques representaban una complejidad completamente distinta en la que yo no había sido capaz de reparar. Me di cuenta de que Joel no consideraba su tierra del mismo modo que yo, al menos antes de esa tarde; es decir, como 40 hectáreas de pradera productiva entretejidas en 180 hectáreas de bosque improductivo. Todo ello constituía una misma pieza biológica, los árboles, las hierbas y los animales, lo salvaje y lo doméstico, todo formaba parte de un solo sistema ecológico. Para la contabilidad convencional, estos bosques representan un desperdicio de tierra que podría tener un uso productivo. Pero si Joel talase los árboles para poder sacar más ganado a pastar, como cualquier contabilidad convencional aconsejaría, el sistema dejaría de ser tan integral y sano como es ahora. Simplemente no puedes hacer solo una cosa.

Por alguna razón la imagen que se me quedó grabada de aquel día fue la de esa esbelta hoja de hierba en mitad de un pasto demasiado grande azotado por el viento, quemando todas esas calorías solo para continuar erguida y mantener sus cloroplastos dirigidos al sol. Siempre había pensado en los árboles y las hierbas como antagonistas, otro juego de suma cero en el que la ganancia de uno acarrea la pérdida del otro. Hasta cierto punto es verdad: más hierba significa menos bosque; más bosque, menos hierba. Pero en cualquiera de los dos casos se trata de una construcción mental más profundamente instalada en nuestra cultura que en la naturaleza, donde incluso los antagonistas dependen los unos de los otros y los lugares más animados son los límites, lo que está a medio camino, lo que implica tanto a los unos como a los otros. Esto es así tanto en el caso de la hoja de hierba y el bosque adyacente como, de hecho, en el de todas las especies que comparten esta complejísima granja. Las relaciones son lo más importante y la salud de lo cultivado depende de la de lo salvaje. Antes de llegar a Polyface había leído una frase de Joel que, tal como estaba formulada, me había parecido un extraño híbrido económico-espiritual. En ese momento podía ver lo característica que era esa mezcla y que quizá la frase no resultaba tan extraña después de todo: «Uno de los mayores activos de una granja es el puro éxtasis de la vida».

12

La matanza

En un matadero de cristal

MIÉRCOLES

Aquel día no iba a tener nada que ver con el éxtasis de la vida en una granja. Aquel día íbamos a «procesar» *broilers* o, lo que es lo mismo, dejando a un lado los eufemismos, a matar pollos.

A pesar de toda la belleza que había presenciado siguiendo el curso de esa cadena alimentaria en la que el sol alimentaba la hierba, la hierba al ganado, el ganado a las gallinas y las gallinas a nosotros, había en ella un eslabón inevitable que pocos considerarían bello: el cobertizo de proceso, situado tras la casa de los Salatin, donde seis veces al mes, en el curso de una larga mañana, se matan, escaldan, despluman y evisceran varios cientos de pollos.

He dicho que ese eslabón es «inevitable», pero por supuesto casi todos nosotros, incluida la mayor parte de los granjeros que crían animales destinados a nuestra alimentación, hacemos lo imposible lo posible para evitar pensar en su matanza, y mucho menos tener algo que ver directamente con ella. «Acabas de cenar —escribió Emerson en una ocasión—, y no importa cuán cuidadosamente hayan ocultado el matadero, a qué prudencial distancia lo hayan alejado: existe una complicidad.»

La matanza de los animales que comemos suele tener lugar intramuros, fuera del alcance de nuestra vista o nuestro conocimiento. Aquí no. Joel insiste en sacrificar los pollos en la granja y, si el gobierno se lo permitiese, también sacrificaría aquí sus vacas y sus cerdos.

(Una vieja exención federal permite a los granjeros procesar unos cuantos miles de aves en las granjas, pero el resto de los animales destinados a nuestra alimentación debe procesarse, en su mayor parte, en una instalación estatal o que haya sido inspeccionada por las autoridades federales.) Si Joel quiere realizar aquí este trabajo por sí mismo es por razones económicas, ecológicas, políticas, éticas e incluso espirituales. «Mi manera de producir un pollo es una prolongación de mi manera de ver el mundo», me había dicho la primera vez que hablamos; al final de la mañana tenía una idea mucho más aproximada de lo que quería decir.

El miércoles por la mañana conseguí levantarme a tiempo —concretamente a las 5.30— y llegar al pasto de los *broilers* antes de que los becarios hubiesen terminado sus tareas. Que aquel día, además de abrevar, alimentar y trasladar los pollos, incluían atrapar y enjaular los trescientos que íbamos a procesar inmediatamente después del desayuno. Mientras esperábamos a que Daniel apareciese con las jaulas, ayudé a Peter a mover los corrales, una operación a cuatro manos en la que uno de los hombres desliza una carretilla modificada y extraancha bajo la parte posterior del corral (elevándolo de ese modo sobre las ruedas) mientras el otro tira de un cable amarrado a su parte delantera y lo arrastra lentamente hacia la hierba fresca. Los pollos, familiarizados con esta maniobra diaria, empezaron a desplazarse al ritmo de su casa móvil. Los corrales eran mucho más pesados de lo que aparentaban y tuve que utilizar hasta mi último ápice de fuerza para arrastrar uno de ellos unos cuantos metros sobre el accidentado terreno; «mover los *broilers*» no resultaba tan fácil como Joel lo hacía parecer o como aparentaba cuando veías hacerlo a los becarios; pero, claro, yo tampoco tenía diecinueve años.

Un rato después Daniel llegó con el tractor, remolcando una carreta llena hasta arriba de jaulas de plástico para pollos. Apilamos cuatro frente a cada uno de los corrales que albergaban los pollos condenados y a continuación Daniel y yo nos pusimos a la tarea de atraparlos. Después de levantar la parte de arriba del corral, Daniel utilizó un gran remo de madera contrachapada para agrupar las aves en un rincón y de este modo hacer que resultasen más fáciles de cazar. Entró en el corral, cogió un aleteante pollo por una de las patas y lo sujetó boca abajo, lo que pareció calmarlo. A continuación, con un hábil y experto movimiento, pasó la oscilante ave de su mano derecha a la izquierda, liberando la primera para agarrar otro pollo. Cuando tenía cinco aves en una mano, las embutió en la jaula mientras yo mantenía la portezuela abierta. Era capaz de llenar una jaula con diez pollos en menos de un minuto.

«Tu turno», me dijo, indicándome con un movimiento de cabeza la masa arrinconada de plumas que quedaba en el corral. Su forma de agarrar y voltear los pollos, con sus patitas de alambre tan aparentemente frágiles, me parecía excesivamente brusca, así que traté de cogerlas con delicadeza, pero entonces comenzaron a aletear aún más violentamente y me vi obligado a soltarlas. Estaba claro que aquello no iba a funcionar. Al final me adentré en aquella aleteante masa y, sin mirar, traté de agarrar una pata con una mano y voltear el pollo. Cuando comprobé que no había sufrido daños, me lo pasé a la mano derecha (soy zurdo) y fui a por un segundo y un tercero, así hasta que tuve cinco patas de pollo y un pompón gigante en la mano. Daniel abrió la portezuela de una de las jaulas y empujé el pompón a su interior. Desconozco si hay una manera más humana de atrapar 300 pollos, pero comprendí que hacerlo tan rápida y firmemente como fuese posible era lo mejor para todas las partes implicadas.

Antes de sentarnos a desayunar (huevos Polyface revueltos con beicon Polyface), Daniel encendió el gas bajo el tanque de escaldado; el agua debía alcanzar los 140 grados antes de que pudiésemos empezar. Durante el desayuno Joel habló un poco sobre la importancia de llevar a cabo el proceso en la granja, no solo para Polyface, sino también ante la perspectiva de reconstruir una cadena alimentaria local viable. Tal como él lo describía, lo que estábamos a punto de hacer —matar un puñado de pollos en el patio trasero— era nada menos que un acto político.

«Cuando los del USDA ven lo que estamos haciendo aquí, les tiemblan las rodillas —comentó Joel riéndose entre dientes—. Los inspectores echan un vistazo a nuestro cobertizo de proceso y no saben qué hacer con nosotros. Me dicen que las regulaciones establecen que una instalación de proceso debe tener paredes blancas impermeables para que puedan lavarse entre turno y turno. Me citan una ley que dice que todas las puertas y las ventanas deben tener paneles. Yo les hago ver que nosotros no tenemos paredes de ninguna clase, ni mucho menos puertas o ventanas, porque el mejor desinfectante del mundo es el aire fresco y la luz del sol. En fin, ¡eso hace que se rasquen la cabeza de verdad!»

En opinión de Joel, el problema de las regulaciones actuales acerca de seguridad alimentaria es que son leyes de talla universal pensadas para regular mataderos gigantes, pero que se aplican de manera irreflexiva a los pequeños granjeros de tal modo que «Antes de que pueda venderle un chuletón a mi vecino tengo que rodearlo de una planta de proceso de un millón de dólares y obtener cinco clases de permisos». Por ejemplo, las leyes federales establecen que cada instalación de proceso debe disponer de un baño para uso exclusivo del inspector del USDA. Estas regulaciones favorecen a los grandes mataderos industriales, que pueden distribuir los costes de conformidad entre los millones de animales que procesan cada año, a expensas de empresas artesanales como Polyface.

El hecho de que Polyface pueda demostrar que sus pollos tienen niveles mucho más bajos de bacterias que los de supermercado (Salatin ha sometido a ambos a examen en un laboratorio independiente) tampoco es suficiente a ojos de los inspectores. Las regulaciones del USDA explican de forma muy precisa qué clase de instalación y de sistema están permitidos, pero no establecen cuál es el nivel máximo de patógenos en un alimento (para eso haría falta que el USDA pudiese retirar la carne de los mataderos que no cumpliesen con esos estándares, para lo que, aunque parezca increíble, carece de autoridad). «Estaría encantado de someter mis pollos a un hisopado para detectar la presencia de salmonela, listeria, campilobacterias o lo que quieras, pero ¡el USDA se niega a establecer ninguna clase de baremo!» No era el mejor de los temas para tratar durante el desayuno, pero una vez que Joel empezó a meterse con el gobierno, no hubo forma de pararlo. «Limítate a decirme dónde está la línea de meta y ya averiguaré cuál es la mejor manera de llegar a ella.»

El cobertizo de proceso en cuestión parece una especie de cocina para exteriores colocada sobre una plancha de cemento y protegida de los elementos (de algunos de ellos) por un tejado de láminas de metal afianzado sobre unos postes de madera de acacia. Dispuestos en herradura a lo largo de su contorno hay encimeras y fregaderos de acero inoxidable, un tanque de escaldado, una desplumadora y un conjunto de conos metálicos para mantener a las aves boca abajo mientras están siendo sacrificadas y desangradas. No es difícil entender por qué un matadero abierto como este provocaría el berrinche de los inspectores del USDA.

«No tengas la menor duda, estamos en guerra con los burócratas, a quienes nada les gustaría más que dejarnos fuera del negocio.» Tal vez Joel estuviese siendo un poco paranoico a este respecto, no lo sé; los idilios pastoriles siempre se han visto asediados por la amenaza de malignas fuerzas externas, y en esta granja ese papel lo interpretan el gobierno y las grandes compañías procesadoras a cuyos intereses sirven. Joel me dijo que los inspectores estatales habían intentado cerrar su explotación de proceso de pollos más de una vez, pero hasta el momento había conseguido eludirlos.

Era un poco temprano para escuchar las diatribas de un populista de la pradera, pero estaba claro que no iba a quedarme más remedio. «El USDA está siendo utilizado por el complejo empresarial global para obstaculizar el movimiento en pro de la comida limpia. Pretenden cerrar todas las procesadoras de carne excepto las más grandes en nombre de la bioseguridad. Todos los estudios gubernamentales realizados hasta la fecha han demostrado que los culpables de que en este país estemos sufriendo una epidemia de enfermedades transmitidas por los alimentos son la producción centralizada, el proceso centralizado y el transporte de los alimentos a larga distancia. Lo lógico sería pensar que quisieran descentralizar el sistema alimentario, sobre todo después del 11-S. ¡Pues no! En lugar de eso prefieren irradiarlo todo.»

Para cuando terminamos de desayunar, un par de coches habían aparcado en la entrada: dos mujeres del sur del estado que habían leído *Pastured Poultry Profit$* y querían aprender a procesar pollos, y uno o dos vecinos a los que Joel suele contratar cuando necesita ayuda extra en día de proceso. Joel me comentó una vez que consideraba la buena disposición de los vecinos a trabajar para su negocio como la auténtica señal de su sostenibilidad, de que operaba social, económica y ambientalmente en la escala adecuada.

«Es otra de las razones por las que no criamos cien mil pollos. No se trata solo de que la tierra no podría asumirlo, sino de que la comunidad tampoco podría. Si procesásemos seis días a la semana, tendríamos que hacer lo mismo que los colegas industriales: traer a un montón de temporeros, porque no hay nadie por aquí que quiera destripar pollos todos los días. La escala es lo que marca la diferencia.»

Después de unos cuantos minutos de cháchara entre vecinos, todo el mundo se dirigió a sus respectivos puestos en el cobertizo de proceso. Yo me presenté voluntario para acompañar a Daniel, designado verdugo, en el primer puesto de la cadena. ¿Por qué? Porque había estado temiendo la llegada de este momento durante toda la semana y quería superar ese miedo. Nadie había insistido en que yo sacrificase personalmente un pollo, pero tenía curiosidad por saber cómo se hacía y ver si yo mismo sería capaz de hacerlo. Cuanto más sabía acerca de la cadena alimentaria, más obligado me sentía a examinar detenida y profundamente cada una de sus partes. Me parecía que no era mucho pedir a un consumidor de carne —que es lo que era y sigo siendo— que al menos una vez en la vida asumiese alguna clase de responsabilidad directa en la matanza de la que depende su consumo de carne.

Apilé varias jaulas de pollos en el rincón junto a los conos de matanza y mientras Daniel afilaba sus cuchillos empecé a sacar los pollos de las jaulas y a colocarlos boca abajo en los conos, que tienen una abertura en el fondo para la cabeza. Sacar de la jaula las aves, que no paraban de piar, era de hecho la parte más difícil; una vez insertados en los conos, que les impedían aletear, los pollos permanecían en silencio. Cuando los ocho conos estuvieron llenos, Daniel cogió la cabeza de uno de los pollos entre los dedos pulgar e índice y la mantuvo inmovilizada. Suavemente la giró un cuarto de vuelta y a continuación seccionó con el cuchillo la arteria que está al lado de la tráquea del ave. Del corte manó un río de sangre que palpitaba levemente mientras fluía a través de un embudo metálico al interior de un cubo. Daniel me explicó que lo deseable es seccionar únicamente la arteria, no la cabeza, para que el corazón continúe latiendo y bombee la sangre al exterior. El ave daba sacudidas en su cono y sus patas amarillas bailaban espasmódicamente.

Resultaba duro presenciar aquello. Me dije que los espasmos eran involuntarios, y probablemente lo fuesen. Me dije que las aves que esperaban su turno aparentemente no tenían la menor idea de lo que estaba ocurriendo en el cono de al lado. Me dije que, una vez degolladas, su sufrimiento era breve. Sin embargo, pasaron unos cuantos minutos interminables hasta que los espasmos cesaron. ¿Podían oler la sangre en las manos de Daniel? ¿Reconocer el cuchillo? No tengo ni idea, pero las aves que esperaban su turno no parecían asustadas, así que encontré consuelo en su ignorancia. Pero, sinceramente, no tienes mucho tiempo para estas reflexiones, porque estás trabajando en una cadena de montaje (o de desmontaje, en realidad) que funciona a un ritmo determinado que pronto te domina tanto el cuerpo como la mente. En unos minutos los primeros ocho pollos habían sido desangrados y trasladados al tanque de escaldado. Daniel estaba pidiendo ocho más y yo tuve que darme prisa para no quedarme rezagado.

Después de que yo introdujese en los conos y él sacrificase varios lotes, Daniel me ofreció el cuchillo. Me mostró cómo mantener la pequeña cabeza del pollo en *V* entre mi pulgar y mi dedo índice, cómo girarla para exponer la arteria y evitar la tráquea, y cómo seccionarla moviendo el cuchillo hacia mí por un punto situado justo debajo del cráneo. Como soy zurdo, cada paso tenía que llevarlo a cabo al revés, lo que hizo que nos armáramos un lío, con el consiguiente y exasperante retraso. Examiné los morados ojos del pollo y, gracias a Dios, no vi rastro de miedo. Sujetando su cabeza con la mano derecha, apliqué el cuchillo sobre la parte izquierda del cuello. Me preocupaba no cortar con la suficiente fuerza, lo que habría prolongado el sufrimiento del ave, pero no había motivo para ello: la hoja estaba afilada y cortó con facilidad a través del blanco plumaje, que inmediatamente se tiñó de un rojo brillante. Antes de que pudiese soltar la súbitamente lacia cabeza del pollo, mi mano se empapó con un borbotón de sangre cálida. De algún modo una gotita errante salpicó el cristal de mis gafas, dejando tras de sí una diminuta mancha roja que empañó mi campo de visión el resto de la mañana. Daniel dio su aprobación a mi técnica y, al detectar la gota de sangre en mis gafas, me ofreció un último consejo: «La primera regla de la matanza del pollo es que si alguna vez sientes que tienes algo en el labio es mejor no lamerlo». Daniel sonrió. Se ha dedicado a matar pollos desde los diez años y no parece importarle.

Daniel me señaló el siguiente cono; al parecer aún no había terminado. Al final maté alrededor de una docena de pollos antes de pasar a otro puesto. Llegué a hacerlo bastante bien, aunque en una o dos ocasiones practiqué cortes demasiado profundos que casi terminaron por seccionar la cabeza al completo. Después de un rato el ritmo de trabajo se impuso a mis recelos y pude seguir matando sin pensar en otra cosa que no fuese mi técnica. No le dediqué tanto tiempo para que el sacrificio de pollos se convirtiese en algo rutinario, pero poco a poco el trabajo empezó a hacerse mecánico y esa sensación, quizá más que cualquier otra, resultaba desconcertante: sorprende la rapidez con la que puedes acostumbrarte a cualquier cosa, sobre todo cuando la gente que te rodea no le da la menor importancia. En cierto sentido, el aspecto moralmente más problemático del sacrificio de pollos es que pasado un rato deja de ser moralmente problemático.

Cuando Daniel y yo nos adelantamos al tanque de escaldado, que solo podía albergar unas pocas aves cada vez, me alejé del área de matanza para tomarme un respiro. Joel me dio una palmadita en la espalda por haber asumido mi turno en los conos. Le dije que matar pollos no era algo que me gustaría hacer todos los días.

«Nadie debería —me dijo Joel—. Por eso en la Biblia los sacerdotes echaban a suertes quién debía dirigir el ritual de la matanza y hacían que el trabajo rotase cada mes. Matar pollos te deshumaniza si tienes que hacerlo todos los días.» Temple Grandin, la experta en manejo animal que ayudó a diseñar muchos mataderos, ha escrito que no es raro que los matarifes a jornada completa se conviertan en sádicos. «Procesar únicamente unos cuantos días al mes supone que podamos pensar de verdad en lo que estamos haciendo —aseguró Joel— y que seamos tan cuidadosos y humanos como sea posible.»

Como ya había tenido bastante en la sección de matanza, después de mi pausa me dirigí a otro puesto de la cadena. Una vez muertos y desangrados, Daniel entregaba los pollos cogidos por las patas a Galen, que los dejaba caer en el escaldador, un tanque provisto de unas palas móviles que sumergen las aves moviéndolas arriba y abajo en el agua caliente para despojarlas de las plumas. Los pollos salen del tanque empapados y con aspecto marchito, como guiñapos húmedos con pico y patas. A continuación pasan a la desplumadora, un cilindro de acero inoxidable que parece una lavadora de carga superior con docenas de púas de goma que sobresalen de sus costados. Los pollos se centrifugan a gran velocidad y se frotan contra esas púas sólidas que les arrancan las plumas. En ese momento los pollos dejan de parecer animales muertos y empiezan a parecer comida.

Peter sacó las aves de la desplumadora, les arrancó las cabezas y les cortó las patas antes de pasárselas a Galen para que las destripase. Me uní a él en su puesto y me mostró cómo hacerlo, dónde practicar la incisión con el cuchillo, cómo meter la mano en la cavidad sin desgarrar demasiada piel y cómo mantener el tracto digestivo intacto mientras sacas de su vientre el puño lleno de vísceras calientes. Cuando las vísceras se desparramaron sobre la encimera de acero inoxidable, empezó a nombrar sus partes: buche, molleja, vesícula (que hay que tener cuidado de no perforar), hígado, corazón, pulmones e intestinos (con cuidado de nuevo); después me enseñó cuáles eran los órganos que se reservaban para la venta y cuáles había que echar al cubo de los despojos que estaba a nuestros pies. Las vísceras eran inesperadamente hermosas, desplegaban toda una brillante paleta de colores, desde el azul acerado de las estrías del músculo del corazón hasta el lustroso chocolate con leche del hígado, pasando por el mostaza apagado de la vesícula. Sentía curiosidad por ver la molleja, ese órgano similar al estómago donde el pollo se sirve de las piedrecitas que ha ido tragando para triturar la comida después de que esta pase por el buche. Abrí una hendidura en la compacta y sólida nuez que es la molleja y encontré en su interior diminutos fragmentos de piedra y una brillante y verde hoja de hierba plegada como un acordeón. No había en ella ningún insecto, pero su contenido compendiaba lo que era la cadena alimentaria de Polyface: pastos en camino de convertirse en carne.

La evisceración no se me dio muy bien; mis torpes manos abrieron brechas inaceptablemente grandes en la piel de los pollos, lo que les daba un aspecto harapiento, y perforé accidentalmente una vesícula y dejé escapar un fino hilo de bilis amarilla sobre el cuerpo sin vida del pollo que tuve que enjuagar meticulosamente. «Después de destripar unos cuantos miles de pollos —me dijo Galen con sequedad después de que echase a perder otro pollo— o llegas a hacerlo realmente bien o dejas de destripar pollos.» Estaba claro que a Galen se le daba realmente bien y por lo visto disfrutaba con el trabajo.

Todo el mundo charlaba mientras estaba manos a la obra y en la mañana había algo del sabor de otros tiempos, o así lo imaginaba yo, cuando la gente se reunía para levantar un granero o desenvainar el maíz en noviembre: personas que solían trabajar en solitario y que tienen la oportunidad de visitarse las unas a las otras para hacer algo útil. La mayor parte del trabajo era sucio y desagradable, pero daba pie a la conversación, y tampoco le ibas a dedicar tanto tiempo para aburrirte o acabar dolorido. Y al final de la mañana tenías algo que enseñar, mucho más que si hubieses trabajado en solitario. En poco más de tres horas había unos trescientos pollos flotando en el agua helada del gran tanque de acero. Cada uno de ellos había pasado de ser un animal cacareante a convertirse en un pollo listo para meter en el horno, de los conos de matanza al tanque de almacenamiento en diez minutos más o menos.

Mientras limpiábamos y fregábamos las mesas para eliminar la sangre y lavábamos el suelo con mangueras, empezaron a llegar algunos clientes a recoger sus pollos. Fue entonces cuando comencé a darme cuenta de lo moralmente poderosa que es la idea de un matadero al aire libre. Los clientes de Polyface saben que en día de matanza tienen que ir por la tarde, pero nada les impide aparecer antes y ver cómo sacrifican su cena; de hecho se les permite presenciarlo si así lo desean y de vez en cuando alguno lo hace. Esta transparencia, más que cualquier ley o regulación del USDA, es la mejor garantía de que la carne que están comprando se procesa limpia y respetuosamente.

«No se puede regular la integridad», suele decir Joel; la única responsabilidad genuina proviene de la relación de un productor con sus clientes y de la libertad de estos para «salir a dar una vuelta por la granja, fisgonear y husmear. Si después de ver lo que hacemos quieren comprar nuestra comida, eso no debería ser asunto del gobierno». Tal como decía del aire fresco y de la luz del sol, Joel cree que la transparencia es un desinfectante más poderoso que cualquier regulación o tecnología. Es una idea convincente. Imaginemos que los muros de todos los mataderos y explotaciones animales fuesen tan transparentes como los de Polyface —si no al aire libre, que al menos estuviesen hechos de cristal—. Muchas de las cosas que ocurren tras esos muros —la crueldad, la falta de cuidado, la mugre— simplemente tendrían que acabarse.

Los clientes recogen sus pollos del tanque y ellos mismos los meten en una bolsa antes de ponerlos en la balanza que hay en la tienda abierta al lado del cobertizo de proceso. (El hecho de que los clientes tengan que recoger y embolsar sus pollos por sí mismos mantiene la ficción de que no están comprando un producto alimenticio procesado, lo que es ilegal en una zona restringida a la agricultura. En lugar de eso, lo que compran es un ave viva, que Polyface tiene la cortesía de sacrificar y limpiar.) Comprado en la granja, un pollo de Polyface cuesta 2,05 dólares el medio kilo, por los 1,29 que se pagan en el supermercado local. Mantener ese recargo lo más bajo posible es otra de las razones de realizar el proceso en la granja. Al tener que llevar las vacas y los cerdos a la planta de proceso de Harrisonburg, se añade un dólar a cada medio kilo de carne de estos animales que Polyface vende, y dos dólares a cada medio kilo de jamón o de beicon, cuyo ahumado Joel tiene prohibido realizar por sí mismo según las regulaciones. El curado de la carne se considera manufacturación, me explicó, echando humo él mismo, y la manufacturación está prohibida en una zona restringida a la agricultura. Joel está convencido de que la «comida limpia» podría competir con la de supermercado si el gobierno eximiese a los granjeros de la maraña de regulaciones que les prohíben procesar y vender carne en la granja. En su opinión, las regulaciones constituyen el único gran impedimento para construir una cadena alimentaria local viable, y lo que está en juego es nada menos que nuestra libertad. «Si no permitimos que el gobierno nos diga qué religión tenemos que practicar, ¿por qué tendríamos que permitirle que nos diga qué clase de comida podemos comprar?» Él cree que la «libertad de comida» —la libertad de comprar una costilla de cerdo al granjero que crió ese cerdo— debería ser un derecho constitucional.

Mientras Teresa charlaba con los clientes y les cobraba, mandando de vez en cuando a Daniel o a Rachel a por una docena de huevos de la nevera o un pollo de la cámara frigorífica, Galen y yo ayudamos a Joel a compostar los despojos de pollo. Este es quizá el trabajo más asqueroso que se lleva a cabo en la granja —o en cualquier otra parte, si vamos al caso—. Sin embargo, comprobé que en Polyface incluso la manera de tratar las tripas de sus pollos es, como diría Joel, una extensión de su manera de ver el mundo.

Joel salió con el tractor para recoger un cargamento de virutas de madera de la gran pila que tiene al otro lado de la carretera mientras Galen y yo arrastrábamos cubos de casi 20 litros de sangre, tripas y plumas desde la planta de proceso hasta la pila de compost, que está a tiro de piedra de la casa. El día se estaba cargando mucho y el abigarrado montículo de virutas de madera, en cuyo interior hervían despojos amontonados en ocasiones anteriores, desprendía una auténtica peste. No era la primera vez que me topaba con una pila de compost pestilente, pero esta olía a..., en fin, exactamente a lo que era: carne podrida. Me di cuenta de que era de allí de donde provenía el aroma que de vez en cuando me había asaltado durante mi primera noche de insomnio en el remolque.

Joel descargó junto a la vieja pila virutas de madera frescas que Galen y yo rastrillamos hasta formar un amplio montículo rectangular del tamaño aproximado de una cama de matrimonio, creando una leve depresión en el centro. Volcamos en ese hueco los cubos de tripas, conformando un guiso brillante y multicolor. Añadimos encima los esponjosos montones de plumas y finalmente la sangre, que tenía ya una consistencia de pintura de pared. Para entonces Joel ya había vuelto con otro cargamento de virutas, que descargó sobre la pila. Galen se encaramó a la masa de virutas de madera con su rastrillo y yo le seguí con el mío. La capa superior estaba seca, pero se podían notar las vísceras deslizándose bajo los pies; era como caminar sobre una alfombra rellena de gelatina. Rastrillamos la superficie de la pila y salimos de allí.

La pila de compost me provocaba repulsión, pero ¿qué quería decir eso? Aparte del hedor en mis fosas nasales (del que, créanme, no era tan fácil desprenderse), la pila ofrecía un ineludible recordatorio de todo lo que implica comer pollo: la matanza, el desangrado, la evisceración. Y da igual lo bien que se enmascare o lo lejos que se esconda: ese olor a muerte —y la realidad que le da origen— proyecta su sombra sobre el consumo de cualquier carne, industrial, orgánica o como sea, es parte integrante incluso de esta herbosa cadena alimentaria pastoril cuya belleza tanto me había impresionado. Me pregunté si el asco que experimentaba no camuflaría cierta vergüenza por el trabajo de la mañana. En aquel momento no estaba seguro de si podría pensar en volver a comer pollo alguna vez.

Lo que estaba claro era que la impredecible brisa veraniega no iba a bastar para mantener alejada de mi mesa esa putrefacta montaña de tripas de pollo. Pero Joel probablemente veía esa pila bajo una luz diferente; quién sabe, a estas alturas quizá ni siquiera le resulte tan pestilente. Otra de las ventajas que Joel encuentra en el hecho de procesar los pollos en la granja es que le permite mantener en la tierra el ciclo completo de nacimiento, crecimiento, muerte y descomposición. De lo contrario, los residuos acabarían en una planta de transformación, donde se someten a altas temperaturas, se secan y se convierten en bolitas, «comida proteínica» con la que se alimenta a los cerdos, al ganado vacuno e incluso a otros pollos criados en granjas industriales, una discutible práctica que la enfermedad de las vacas locas ha hecho aún más discutible. Ese no es un sistema del que él quiera formar parte.

Es posible que Joel encuentre incluso cierta belleza en esa pila de compost, o al menos en su promesa de redención. Desde luego, no la esconde en ninguna parte. Considera las tripas de pollo, como cualquier otro «residuo» de su granja, una forma de riqueza biológica, nitrógeno que puede devolver a la tierra bloqueándolo con el carbono que ha recogido de su parcela de bosque. Al conocer lo que ocurrió con la pila del año pasado, y con todas las pilas anteriores, Joel puede ver el futuro de esta en particular de un modo que a mí se me escapa;

puede ver su promesa de transustanciación de esa masa de sangre, tripas y plumas en un compost negro especialmente sustancioso y encostrado, una materia que desprenderá un insospechado aroma dulce y que, cuando llegue la primavera, estará listo para que Joel lo esparza sobre sus pastos y vuelva así a convertirse en hierba.

13

El mercado

«Saludos de la gente sin código de barras»

MIÉRCOLES POR LA TARDE

Siguiendo la cadena alimentaria industrial basada en el maíz me embarqué en un viaje de varios miles de kilómetros que me llevó desde los campos de George Naylor en Iowa hasta los cebaderos y plantas de envasado de Kansas, pasando por un sinnúmero de remotos procesadores de alimentos, antes de terminar en un McDonald's del condado de Marin. Después de aquello no me sorprendió leer que el típico producto alimenticio que podemos encontrar en un plato estadounidense cruza unos 2.400 kilómetros antes de llegar a él y que con frecuencia está más viajado y tiene más mundo que la persona que se lo va a comer. En comparación la cadena alimentaria basada en la hierba arraigada en estos pastos de Virginia es, a pesar de toda su complejidad, extraordinariamente corta; pude seguirla a lo largo de casi toda su extensión sin abandonar la propiedad de los Salatin. El trabajo en la granja de Virginia había sido más exigente que en Iowa —matar pollos frente a plantar maíz—, pero aquí el trabajo detectivesco estaba relativamente chupado. Y todo lo que quedaba por hacer era rastrear la cadena alimentaria basada en la hierba a lo largo de las diversas rutas mercantiles que vinculaban los pastos de Joel con los platos de sus clientes.

Lo que me llevó a Polyface fue en primer lugar, como recordarán, la negativa de Joel a enviarme un filete por FedEx. Me dio a entender que su concepto de sostenibilidad no se limitaba a la técnica

274

agrícola o al método de proceso, sino que incluía la cadena alimentaria en toda su extensión. Joel está tan dispuesto a vender su carne de vacuno acabada con hierba a Whole Foods (o, aún peor, a Wal-Mart) como a alimentar sus vacas con grano, estiércol de pollo o monensina; en lo que a él respecta, todo forma parte de la misma pieza industrial. Así que Polyface no realiza envíos a larga distancia, no suministra a los supermercados y no vende al mayor. Los 300 pollos que procesamos el miércoles por la mañana serían consumidos a unos 40 kilómetros o, como mucho, a medio día en coche de la granja. Al principio di por supuesto que el motivo de Joel para mantener su cadena alimentaria así de corta era estrictamente ambiental: ahorrar las enormes cantidades de combustible fósil que los estadounidenses queman transportando su comida alrededor del país y, cada vez más en la actualidad, del mundo. Pero resulta que Joel pretende ahorrar mucho más que energía.

Un pollo —o un filete, un jamón o una caja de huevos— puede llegar desde Polyface hasta el plato de un comensal por cinco posibles rutas: la venta directa en la tienda de la propia granja, los mercados de granjeros, los clubes de compra metropolitanos, un puñado de pequeñas tiendas de Staunton y la camioneta de Art, el hermano de Joel, que todos los jueves lleva los pedidos a los restaurantes de la zona. Cada uno de estos canales parece en sí mismo bastante modesto, pero considerados en su conjunto constituyen las arterias de una floreciente economía alimentaria local que Joel cree indispensable para la supervivencia del tipo de agricultura que él practica (y de su comunidad), por no hablar de la reforma del sistema alimentario global al completo.

En opinión de Joel, esa reforma empieza con la gente que se toma la molestia y asume el gasto de comprar directamente a los granjeros que conoce, en lo que él denomina «marketing relacional». Cree que la única garantía significativa de integridad es que los compradores y los vendedores puedan mirarse a los ojos, algo que pocos nos tomamos la molestia de hacer alguna vez. «¿No te parece raro que la gente ponga más cuidado en elegir a su mecánico o al contratista de las obras de su casa que a la persona que cultiva su comida?»

Joel habla a menudo de su actividad en la granja como de su sacerdocio, y lo cierto es que sus aproximados 400 clientes habituales escuchan un montón de sermones. Cada primavera envía una larga y beligerante carta mecanografiada a espacio simple capaz de convencer incluso a un yonqui de la comida rápida de que comprar un *broiler* criado en los pastos de la granja Polyface constituye un acto de redención social, ambiental, nutricional y política.

«Saludos de la gente sin código de barras», escribía al comienzo de una de sus últimas misivas antes de lanzarse a una jeremiada de altos vuelos contra nuestro «desconectado, multinacional, global, corporativo y ostentosamente tecnológico sistema alimentario» con sus «granjas-campo de concentración industrio-fecales» (la peligrosa acumulación de calificativos es una de las señas de identidad del estilo retórico de Joel). Avisaba sombríamente de que el gobierno «y su fraternidad de amiguetes del gran sistema alimentario» están aprovechándose de la preocupación por el bioterrorismo para dejar fuera del negocio a los pequeños productores de alimentos, y suplicaba a sus clientes que «resistan junto con Polyface en estos paranoicos, histéricos tiempos». Como buena jeremiada, esta transitaba en algunos momentos entre la desesperación y la esperanza, y apuntaba que el «anhelo del alma humana por oler una flor, acariciar un cerdo o disfrutar de una comida con alguien nunca ha sido tan fuerte», antes de pasar a cuestiones más prácticas, como abordar los precios de este año y la capital importancia de que envíes tus hojas de pedido y pases a recoger tus pollos a tiempo.

Conocí a algunos de los 400 feligreses de Polyface el miércoles por la tarde, y también el viernes, cuando fueron a recoger los pollos frescos que habían reservado. Era un grupo de personas de lo más diverso: un profesor de escuela, varios jubilados, una madre joven con sus rubios gemelos, un mecánico, un cantante de ópera, un fabricante de muebles y una mujer que trabajaba en la planta metalúrgica de Staunton. Iban a pagar un recargo sobre los precios de supermercado por la comida de Polyface y en muchos casos tenían que conducir más de una hora por una desalentadora (aunque preciosa) maraña de carreteras comarcales para llegar hasta allí. Pero nadie confundiría jamás a esta gente con los acomodados urbanitas de morro fino que supuestamente constituyen el mercado de la comida orgánica o arte-sanal. En este grupo había mucho poliéster y en el aparcamiento se veían muchos más Chevrolets que Volvos.

Entonces ¿qué era exactamente lo que habían ido a comprar a la granja, lo que los llevaba a recorrer tanta distancia? Estos son algunos de los comentarios que anoté:

«Este es el pollo que recuerdo de mi infancia. Sabe a pollo de verdad.»

«Es que ya no me fío de la carne del supermercado.»

«Estos huevos te saltan a la cara.»

«En ninguna otra parte vas a encontrar pollos tan frescos.»

«Toda esta carne proviene de animales felices, lo sé porque los he visto.»

«Conduzco doscientos cuarenta kilómetros en cada sentido para conseguir carne limpia para mi familia.»

«Es muy sencillo: me fío más de los Salatin que de Wal-Mart. Y me gusta la idea de que mi dinero se quede aquí, en el pueblo.»

En otras palabras, estaba escuchando el mismo guiso de miedos y placeres (y recuerdos) relacionados con la comida que ha fomentado el crecimiento de la industria de la comida orgánica en los últimos veinte años, además de la evidente satisfacción que a muchos clientes de Polyface les proporciona pasar un rato en una granja, charlar en el porche con los Salatin y dar un bonito paseo en coche por la región para llegar hasta allí. Para algunas personas, la idea de volver a ponerse en contacto con la fuente de su comida tiene mucha fuerza. En cuanto al granjero, estas ventas en la propia granja le permiten recuperar los 92 centavos por dólar y cliente que suelen ir a parar a los bolsillos de los procesadores, intermediarios y detallistas.

Esa misma tarde, un rato después, Joel y yo recorrimos una buena dis-tancia en coche para llegar a Moneta, en el extremo sur del valle de Shenandoah. Estaba ansioso por que conociese a Bev Eggleston, cuya compañía unipersonal de marketing, EcoFriendly Foods, constituye una segunda ruta por la que la comida de Polyface llega hasta los con-sumidores. Eggleston, un ex ganadero y cultivador de hierba que descubrió que, más que para producir comida, poseía un don para comercializarla, vende la carne y los huevos de Polyface en los puestos que posee en los mercados de granjeros del área de Washington D. C. Durante el viaje, Joel y yo hablamos sobre el creciente movimiento en pro de la comida local, de los retos a los que se enfrenta y del peliagudo tema del precio. Le pregunté cómo responde a la acusación de que la comida como la suya, al ser más cara, es inherentemente elitista.

«No acepto esa premisa. En primer lugar, esas personas a las que has conocido en la granja esta mañana no eran elitistas. Vendemos a todo tipo de gente. En segundo lugar, cada vez que oigo a la gente decir que la comida limpia es cara les digo que en realidad es la más barata que pueden comprar. Eso siempre atrae su atención. Entonces les explico que en el caso de nuestra comida todos los costes están incluidos en el precio. La sociedad no financia el coste de la contaminación del agua, la resistencia a los antibióticos, las enfermedades transmitidas por la comida, los subsidios a los cultivos, las subvenciones al agua y el petróleo, todos esos costes ocultos para el ambiente y el contribuyente que hacen que la comida barata parezca barata.» Me recordó que su carne sería considerablemente más barata si no fuese por las regulaciones gubernamentales y el alto coste derivado del proceso, como mínimo un dólar más barata por cada medio kilo. «Si pudiésemos nivelar el terreno de juego (quitar las regulaciones y los subsidios, y contabilizar los costes en asistencia sanitaria y limpieza ambiental derivados de la comida barata), nuestros precios podrían competir con los de cualquiera.»

Es cierto que la comida industrial está muy subvencionada de diversas maneras, de tal modo que su precio en el supermercado no refleja su coste real. Pero mientras las leyes que gobiernan nuestro sistema alimentario no cambien, la comida orgánica o sostenible seguirá costando más al pasar por caja, más de lo que algunas personas se pueden permitir. Pero para la gran mayoría de la gente la historia no es tan simple. Como sociedad los estadounidenses gastamos solo una pequeña parte de los ingresos de los que disponemos en nuestra alimentación, alrededor de una décima parte, cuando en los años cincuenta era una quinta parte. En la actualidad los estadounidenses gastamos menos en comida, en cuanto a porcentaje de nuestros ingresos, que cualquier otra nación industrializada, y probablemente menos que cualquier otro pueblo en la historia del mundo. Esto sugiere que muchos podríamos permitirnos gastar más en comida si eligiésemos hacerlo. Después de todo, no es solo la élite la que en los últimos años dispone de 50 o 100 dólares extra al mes para gastar en teléfonos móviles (que ahora posee más de la mitad de la población de Estados Unidos, niños incluidos) o en televisión, por la que paga cerca de un 90 por ciento de los hogares estadounidenses. Otro bien que tiempo atrás fue gratis y por el que más de la mitad pagamos alegremente es el agua. Por tanto, ¿la falta de voluntad para pagar más por la comida tiene en verdad que ver con lo que podemos o no podemos permitirnos o se trata de una cuestión de prioridades?

Tal como están las cosas los productores artesanales como Joel no compiten en precio, sino en calidad, lo que curiosamente continúa siendo una idea en cierto modo novedosa si hablamos de comida. «Cuando alguien llega a la granja en un BMW y me pregunta por qué nuestros huevos cuestan más..., bueno, primero trato de no enfadarme. Francamente cualquier persona de la ciudad que no piense que como granjero merezco un salario de oficinista no merece mi comida especial. Que coman *E. coli.* Pero no es eso lo que les digo. En lugar de eso los llevo afuera y señalo su coche. "Señor, está claro que sabe reconocer la calidad y que está dispuesto a pagar por ella. Pues bien, con la comida es lo mismo. El que algo quiere, algo le cuesta."

»¿Cómo es que eximimos precisamente la comida de esa regla? La agricultura industrial, al depender de la estandarización, nos ha bombardeado con el mensaje de que todo el cerdo es cerdo, todo el pollo es pollo y todos los huevos son huevos, a pesar de que todos sabemos que en realidad eso no puede ser cierto. Pero no es nada norteamericano sugerir que un huevo podría ser nutricionalmente superior a otro. —Joel recitó el eslogan del supermercado local—: "Lo apilamos al alza y lo vendemos a la baja." ¿A qué otro negocio se le ocurriría vender así sus productos?»

Si pensamos en ello, es extraño que algo tan importante para nuestra salud y bienestar general como la comida se venda tan a menudo estrictamente en función del precio. El valor del marketing relacional es que permite que muchos tipos de información, además del precio, viajen de un lado al otro de la cadena alimentaria: historias además de números, calidad además de cantidad, valores más que «valor». Y en cuanto esto ocurre la gente empieza a tomar distintas decisiones de compra, motivadas por criterios diferentes al precio. Pero en lugar de la historia que relata cómo se produjo, lo que encontramos acompañando nuestra comida son códigos de barras, tan inescrutables como la propia cadena alimentaria industrial y todo un símbolo de su casi total opacidad.

Y no es que un código de barras tenga que ser necesariamente oscuro o reduccionista. En Dinamarca los supermercados han probado a añadir un segundo código de barras a los envases de carne que al escanearse en un puesto de la tienda muestra en un monitor imágenes de la granja en la que el animal en cuestión fue criado, así como información detallada acerca de su genética, su alimentación, su medicación, su fecha de sacrificio, etcétera. La mayor parte de la carne que encontramos en nuestros supermercados simplemente no podría soportar ese nivel de transparencia; si el código de barras del típico envase de chuletas de cerdo proporcionase imágenes de los CAFO de los que provienen e información acerca de la dieta y el régimen de medicamentos del cerdo, ¿quién se atrevería a comprarlas? Nuestro sistema alimentario depende de que los consumidores conozcan poco más que el precio que revela el escáner al pasar por caja. Lo barato y la ignorancia se alimentan mutuamente. Y de no saber quién está al otro lado de tu cadena alimentaria a que tanto los consumidores como los productores se despreocupen solo hay un paso. Por supuesto, la economía global no podría funcionar muy bien sin este muro de ignorancia y la indiferencia que genera. Por eso las leyes de comercio internacional prohíben explícitamente que los productos cuenten siquiera las historias más sencillas —«Respetuoso con los delfines», «Sacrificado a través de procedimientos humanos», etcétera— acerca de cómo se produjeron.

Por su parte, Joel preferiría construir economías locales en las que los códigos de barras fuesen innecesarios antes que intentar mejorarlos —utilizar tecnología o planes de etiquetado para hacer que la cadena alimentaria industrial que tenemos sea más transparente—.

Me estremecí un poco al darme cuenta de que su perspectiva pastoril o agraria no tiene en cuenta que muchos vivimos hoy en grandes ciudades muy alejadas de los lugares donde nuestra comida se cultiva y de las oportunidades para llevar a cabo el marketing relacional. Cuando le pregunté cómo encaja un lugar como Nueva York con su visión de una economía alimentaria local, me sobresaltó con su respuesta: «Y ¿por qué tiene que haber una Nueva York? ¿Qué hay de bueno en ella?».

Si había un lado oscuro en la visión de Joel de la cadena alimentaria posindustrial, era su profunda antipatía hacia las ciudades que tan a menudo han ensombrecido el populismo rural en este país. Aunque cuando lo presioné, señalando que Nueva York, por mucho que fuese un antro de pestilencia e iniquidad, probablemente no desaparecería y necesitaría comer, admitió que los mercados de granjeros y los CSA (Community Supported Agriculture) —«agricultura sostenida por la comunidad», programas según los cuales los clientes se «suscriben» a una granja y pagan unos cuantos cientos de dólares al comienzo de la temporada de cultivo a cambio de una caja semanal de productos frescos durante el verano— podrían ser una buena manera de que los urbanitas entrasen en contacto con los remotos granjeros. Por mi parte, este tenso intercambio de opiniones me hizo advertir el profundo abismo cultural y de experiencias que me separaba de Joel, y sin embargo, al mismo tiempo, el robusto puente que sobre él puede tender a veces la preocupación por la comida.

(A veces, pero no siempre, porque las antipatías entre campo y ciudad siguen siendo profundas y mutuas. En una ocasión animé a una escritora especializada en alimentación que trabajaba para un periódico de una gran ciudad a que visitase Polyface. El día que regresó me telefoneó; estaba de los nervios por culpa de los seres extraterrestres con los que había que tenido que pasar el día en Swoope: «¡No me advertiste de que tenía un *ichthys** en la puerta principal!».)

---

* Símbolo cristiano que consiste en dos arcos que se cruzan para conformar el perfil de un pez. *(N. del T.)*

Cuando Joel y yo llegamos a la oficina de Bev aquella tarde, nos recibió un apasionado y enjuto cuarentón de ojos azules que llevaba pantalones cortos y una gorra de Polyface, y hablaba a mil por hora. Joel me había explicado durante el trayecto que en aquel momento Bev actuaba bajo una insoportable presión financiera: había hipotecado la granja de su familia para construir una pequeña planta de proceso de carne. La experiencia de Bev en los mercados de granjeros le había convencido de que existía una creciente demanda de carne de animales criados en pastos, pero la oferta estaba limitada por la escasez de pequeñas plantas de proceso dispuestas a trabajar con los cultivadores de hierba del estado. Así que decidió construir una él mismo.

Bev se estaba acercando a su límite financiero mientras el USDA se hacía el remolón con los permisos que necesitaba para abrir. Pero cuando finalmente los consiguió, contrató un equipo y empezó a sacrificar animales, el USDA mandó de repente a un inspector y le hicieron cerrar. Según explicaron, Bev no estaba procesando suficientes animales a la suficiente velocidad para justificar el tiempo del inspector; en otras palabras, no estaba siendo lo bastante industrial, lo que por supuesto era precisamente la base de toda su iniciativa. Comprendí que Joel quería que viese en los apuros de Bev una prueba de su convicción de que el gobierno estaba obstaculizando el camino hacia un sistema alimentario alternativo.

Considerando las circunstancias, Bev —cuya tarjeta de visita revela que su nombre completo es Beverly P. Eggleston IV— no había perdido su sentido del humor, su debilidad por los juegos de palabras malos ni su labia de alta velocidad. Cuando le conté que iba a pasar toda la semana en la granja, me previno: «Si tratas de seguir a Joel por ahí, sufrirás el síndrome del coche compartido y la enfermedad de los chapados a la antigua».* Joel cree que Bev es el hombre más gracioso del mundo. También desea fervientemente que tenga éxito y le ha

---

* Juegos de palabras intraducibles. Bev habla de *carpool* (literalmente, «coche compartido») *tunnels* por su similitud fonética con *carpal tunnel* («síndrome del túnel carpiano»). Del mismo modo, habla de *oldtimer's disease* (literalmente, «enfermedad de los chapados a la antigua») por su similitud fonética con *Alzheimer's disease* («enfermedad de Alzheimer»). *(N. del T.)*

estado adelantando miles de dólares en productos de Polyface para ayudarle a mantenerse a flote mientras se pelea con los burócratas.

Después de que Bev nos llevase a dar una vuelta por las nuevas y deslumbrantes instalaciones de proceso, un millón de dólares en acero inoxidable y azulejos blancos invertido para cumplir con las exigentes especificaciones del USDA y para quedarse luego de brazos cruzados, regresamos al remolque aparcado en la parte trasera donde al parecer Bev vivía de patatas fritas y refrescos con cafeína. Todos los fines de semana conduce casi 500 kilómetros hasta Washington con un cargamento de productos de Joel y otros cultivadores de hierba de Virginia. Le pregunté por la venta de carne de animales criados en pastos en los mercados de granjeros para saber qué era exactamente lo que llevaba a la gente a pagar el dinero extra que costaba.

«Lo que les vendo depende del plan en el que vengan —me explicó Bev—. Hay un montón de posibles razones con las que trabajar y tienes tres segundos para averiguar qué es lo que les preocupa. ¿La crueldad con los animales? ¿Los pesticidas? ¿La nutrición? ¿El sabor?» Joel me había dicho que Bev era un vendedor nato («Podría venderle un perchero a un alce») y no resultaba difícil imaginarle trabajando entre la muchedumbre del sábado, acertando a detectar a su alrededor la pulsión del miedo, el placer y la salud mientras preparaba muestras gratis en la barbacoa y soltaba sus chistes a toda velocidad. «Esta comida es para tipos a los que les pica la cara cuando se ponen un jersey de lana —me dijo Bev, dándome a probar una cucharada de su cháchara—. En lugar de la enfermedad de las vacas locas, tenemos la felicidad de las vacas contentas.»*

No muchos granjeros son capaces de hacer algo así: de hecho, muchos granjeros se convierten en granjeros precisamente para no tener que hacerlo. Prefieren mil veces trabajar con animales o plantas que con humanos desconocidos, y para esos granjeros el marketing relacional directo no es una opción, por lo que están encantados de tener a alguien como Bev para que trabaje por ellos en los mercados

---

* Juego de palabras intraducible. Bev utiliza la frase *glad cows at ease* (literalmente, «vacas contentas y a gusto») por su similitud fonética con *mad cow disease* («enfermedad de las vacas locas»). *(N. del T.)*

de granjeros, incluso si eso supone tener que darle una tajada aparte del 6 por ciento que el mercado de granjeros ya se lleva por cada dólar vendido. Aun así, es un trato mucho mejor que vender mercancías al mayor.

Mientras bebían unos refrescos sentados alrededor de la diminuta mesa de la cocina del remolque, Bev y Joel hablaron sobre los aspectos económicos de la venta local de comida. Joel comentó que el mercado de granjeros era el menos rentable de sus canales, por lo que había dejado de acudir a ellos en persona hace unos cuantos años. De todas maneras, los mercados de granjeros han florecido en los últimos años, pasando de los 1.755 que había hace una década a 3.137 según el último recuento.

Joel estaba más interesado en los clubes de compra metropolitanos, un sistema con el que yo no estaba familiarizado. Un grupo de familias se reúne una o dos veces al mes para realizar un gran pedido; una persona se encarga de organizarlo todo y ofrece su casa como lugar de recogida, habitualmente a cambio de productos gratis. Debido al tamaño del pedido al granjero le compensa hacer el reparto, que en el caso de Joel implica que a veces tenga que desplazarse a lugares tan alejados como Virginia Beach o Bethesda, que están a medio día en coche. Los clubes de compra metropolitanos constituyen el segmento en más rápido crecimiento dentro del mercado de Joel.

¿Y quiénes eran esos consumidores? En el caso de Joel, en su mayor parte madres jóvenes preocupadas por la salud de sus hijos, muchas de las cuales provienen de la comunidad que practica la escolarización en casa («personas que ya han optado por mantenerse al margen una vez») o de una organización denominada Weston Price Foundation. El doctor Weston Price fue un dentista que en los años treinta empezó a preguntarse por qué las tribus «primitivas» aisladas tenían una dentadura mucho mejor y en general disfrutaban de un mejor estado de salud que la gente que vivía en países industrializados. Viajó por el mundo estudiando las dietas de los pueblos más sanos y longevos, y encontró algunos denominadores comunes: comían grandes cantidades de carne y grasas procedentes de animales salvajes o criados en pastos, productos lácteos no pasteurizados, grano integral sin procesar y alimentos conservados mediante fermentación.

Hoy en día la fundación, dirigida por una dietista y autora de libros de cocina llamada Sally Fallon, promueve esas dietas tradicionales por medio de libros y conferencias, así como en su página web, en la que Joel es uno de los productores que se citan frecuentemente.

«Lo bonito de internet es que permite a la gente con intereses comunes encontrar su tribu y que después esas tribus nos encuentran a nosotros», todo ello sin gastos de marketing ni de exposición. La página web Eatwild.com, que promueve los beneficios de la carne y los productos lácteos procedentes de animales criados en pastos, es otra de las rutas por las que los consumidores pueden llegar a Polyface. «La gente nunca lo ha tenido tan fácil para mantenerse al margen.»

«Mantenerse al margen» es un concepto clave para Joel, que cree que constituiría un error fatal «intentar vender un producto conectado, holístico y con alma a un sistema de venta occidental y reduccionista a lo Wall Street», con lo que se refiere (creo) a vender a Whole Foods. En lo que a Joel y Bev respecta, no hay muchas diferencias entre Whole Foods y Wal-Mart. Ambas forman parte de una economía cada vez más globalizada que convierte todo lo que toca en una mercancía y cuyos tentáculos llegan a todos aquellos lugares del mundo donde un alimento pueda producirse de forma más barata para después transportarlo allá donde pueda venderse más caro.

Más adelante Joel nos preguntó a Bev y a mí si habíamos leído últimamente una columna de Allan Nation en *Stockman Grass Farmer* sobre la «economía artesanal». Inspirándose en las teorías del profesor Michael Porter, de la Harvard Business School, Nation establecía una distinción entre las empresas industriales y las artesanales para demostrar por qué los intentos de combinar ambas modalidades rara vez tenían éxito. Los granjeros industriales se dedican al negocio de vender mercancías, explicaba, un negocio en el que la única estrategia competitiva viable es producir al menor coste. El sistema clásico que utilizan los productores industriales para reducir los costes de su producto consiste en sustituir capital —nuevas tecnologías y energía procedente de combustibles fósiles— por mano de obra cualificada y a continuación incrementar la producción, aprovechándose de las economías de escala para compensar la reducción de los márgenes de beneficio. En el negocio de venta de mercancías el productor debe vender cada vez más barato y hacerse cada vez más grande, o de lo contrario lo aplastará un competidor que sí lo hará.

Nation contrastaba este modelo industrial con su extremo opuesto, que él denomina «producción artesanal», donde la estrategia competitiva se basa en vender algo especial y no en producir al menor coste. Haciendo hincapié en que «productividad y beneficios son dos conceptos completamente distintos», Nation sugiere que incluso un pequeño productor puede ser rentable siempre que lo que venda sea un producto excepcional y mantenga bajos sus gastos. Pero este modelo artesanal solo funciona mientras no intente imitar al industrial en ninguno de sus aspectos. No debe intentar sustituir mano de obra cualificada por capital; no debe cultivar por cultivar; no debería esforzarse por buscar la uniformidad en sus productos, sino hacer de la variedad y la estacionalidad virtud; no debería invertir capital para llegar a los mercados nacionales, sino concentrarse en los locales amparándose en la reputación y el boca a boca más que en la publicidad, y por último, debería apoyarse tanto como le fuese posible en la energía solar, que es gratuita, más que en los costosos combustibles fósiles.

«Hoy en día el mayor problema de la agricultura alternativa —escribe Nation— es que busca incorporar partes del modelo industrial y partes del artesanal. Eso no funcionará... Si te quedas en medio, te llevas lo peor de ambos mundos.»

La columna de Nation había ayudado a Joel a comprender por qué su negocio de *broilers* era más rentable que el de la carne de vacuno o la de cerdo. Como podía procesar los pollos por sí mismo, el producto era artesanal desde el principio hasta el final; la carne de vacuno y la de cerdo, en cambio, tenían que pasar por una planta de proceso, lo que incrementaba el coste y reducía sus márgenes.

Nadie lo dijo, pero la teoría de Porter y Nation también ayudaba a explicar los aprietos por los que Bev estaba pasando. Había construido una planta de carne artesanal diseñada para procesar por encargo ganado criado escrupulosa y humanamente con pasto, no más de unas pocas docenas de animales al día. Pero estaban forzando a su empresa artesanal a ajustarse a un sistema regulador del USDA basado en un modelo industrial; de hecho, se creó como respuesta a los abusos industriales que Upton Sinclair recogió en *The Jungle*. El régimen regulador está diseñado expresamente para grandes mataderos operados por trabajadores indiferentes y sin cualificación, que matan y despiezan hasta cuatrocientos animales de cebadero por hora. El volumen de una explotación así puede cubrir con facilidad los costes de elementos como un cuarto de baño dedicado al inspector o la compleja maquinaria para limpiar al vapor (o irradiar) los animales muertos de los que se sospeche que contengan *E. coli*. Las especificaciones y la costosa tecnología dan por hecho implícitamente que los animales que van a procesarse han estado viviendo en la mugre y comiendo maíz en lugar de hierba. La planta de envasado industrial donde 534 encontró su fin puede convertir un buey en carne envasada por unos 50 dólares; procesarlo en una instalación que, como esta, trabaja por encargo, costaría cerca de diez veces más. La economía industrial y la artesanal chocan justo aquí, en la planta de envasado de Bev y, lamentablemente, no es difícil adivinar cuál de las dos prevalecerá al final.

JUEVES POR LA MAÑANA

Me desperté con el sonido de la camioneta de Art, el hermano de Joel, reculando ruidosamente hacia la entrada de la tienda. Según el reloj, eran las 5.45. El jueves es día de reparto, y a Art le gusta empezar a preparar los pedidos y organizar su camioneta antes de que alguno de los otros granjeros para los que realiza repartos aparezca. Me eché algo de ropa encima y salí disparado para conocerlo. Art es cinco años mayor que Joel y, a primera vista, se trata de un personaje muy distinto: no es ni de lejos tan alegre y expansivo, está más aferrado al mundo tal como es y, quizá como resultado, es propenso a unos arrebatos de ira que nunca he observado en Joel. Pero, claro, Art trabaja en un mundo menos bucólico en el que tiene que vérselas con el tráfico urbano, con el exceso de celo de las chicas que vigilan los parquímetros y con algún que otro chef caprichoso. Comparado con el fervor revolucionario de su hermano, Art parece haber llegado al punto de creer que este mundo, o el alma humana si vamos al caso, nunca llegará a ser muy distinto de como lo vemos ahora.

Todos los jueves Art monta una operación militar escrupulosamente planeada para suministrar a los restaurantes de mantel blanco de Charlottesville carne y huevos procedentes de animales criados con pasto, así como productos frescos, lácteos y setas de media docena de pequeños productores del valle de Shenandoah. El lunes por la noche telefonea a sus granjeros para saber qué es lo que tienen, el martes por la mañana envía a sus chefs un fax con una lista de productos, a lo largo del día vende y anota los pedidos, y por la noche los envía por fax a los granjeros para que puedan recolectar los productos el miércoles y hacer el recuento con él en el aparcamiento de Polyface el jueves poco después del amanecer.

Pasé la mayor parte del jueves en el asiento del copiloto de la camioneta de Art, una vieja Dodge Caravan naranja con un quejumbroso compresor en el techo y un letrero en un costado que rezaba REPARTOS POLYFACE INC. SÍGUEME A LOS MEJORES RESTAURANTES DE LA CIUDAD. Lo que al parecer era más o menos el caso: los mejores chefs de Charlottesville compran en su mayoría en Polyface, fundamentalmente pollos y huevos, pero también grandes cantidades de carne de cerdo y tantos conejos como Daniel pueda criar. Entregamos la mayor parte de los pedidos después de comer, cuando las cocinas se estaban preparando para la cena y estaban relativamente tranquilas. Después de que Art encontrarse un sitio casi legal para aparcar, lo ayudé a arrastrar unos bolsones de plástico del tamaño de cestas de lavandería repletos de carne y productos frescos. Los chefs ponían unánimemente por las nubes la calidad de los productos de Polyface, y estaba claro que el hecho de apoyar a una granja local, que muchos de ellos habían visitado en alguno de los días de Agradecimiento al Chef que Polyface celebra todos los veranos, los hacía sentir bien. Podría haber llenado un cuaderno con sus elogios. Aquí van unos cuantos:

«Vale, un pollo más feliz, estupendo, pero, francamente, para mí es una cuestión de sabor, que es totalmente distinto; esto es pollo pollo.»

«El sabor de los pollos de Art es más limpio, como los pollos que recuerdo de cuando era niño. Intento comprárselos a la gente que está en mi comunidad y es fiel a su comida. Don Tyson, presidente de una de las mayores empresas cárnicas de Estados Unidos, por contra, es fiel a un puñado de abogados.»

«¡Oh, esos preciosos huevos! La diferencia es como entre la noche y el día: el color, la sustancia, el contenido en grasas. No hay comparación posible. Siempre tengo que adaptar mis recetas a estos huevos, porque nunca necesitas tantos como piden.»

Entre parada y parada, Art mencionó que son los huevos de Joel los que le suelen abrir las puertas cuando trata de conseguir una nueva cuenta. Nos detuvimos ante uno de esos clientes potenciales, un restaurante recién abierto llamado Filling Station. Art se presentó y obsequió al chef con un folleto y una docena de huevos. El chef cascó uno de ellos en una sartén; en lugar de desparramarse por la superficie, el huevo se mantuvo firme. Joel suele referirse a esto como el «tono muscular». Cuando empezó a vender huevos a los chefs, solía cascar uno en la mismísima palma de su mano y a continuación volteaba la yema una y otra vez entre sus manos para demostrar su integridad. El chef del Filling Station llamó a su equipo para que fuesen a admirar el brillante color naranja de la yema. Art explicó que era la dieta de hierba lo que proporcionaba a los huevos ese color, indicativo de altos niveles de betacaroteno. Creo que jamás había visto a tanta gente con los ojos clavados en una yema de huevo durante tanto tiempo. Art sonrió. Lo tenía en el bote.

En uno de los restaurantes el chef le preguntó a Art si podría conseguirle algún ave de caza; «Quizá en otoño», respondió Art. Más tarde, de vuelta en la camioneta, Art soltó una pequeña diatriba sobre la estacionalidad, uno de los retos más duros a la hora de afrontar el desarrollo de una economía alimentaria local.

«Tenemos que luchar contra la idea de que puedes conseguir todo lo que quieras cuando quieras. Como el "cordero de primavera". ¿Qué diablos significa eso? Ese no es su ciclo natural. Los corderos deben llegar al campo en abril, cuando la hierba es más frondosa. No estarán listos hasta ocho o diez meses después, no hasta el comienzo del invierno. Pero el mercado no está en sincronía con la naturaleza. Deberíamos comer carne roja cuando hace frío, pero la gente demanda pollo en invierno, cuando no hay.»

Un mercado alimentario global, que nos trae corderos de Nueva Zelanda en primavera, espárragos chilenos en diciembre y tomates frescos durante todo el año, ha difuminado los brillantes colores del calendario de alimentos de temporada, que en otros tiempos nos sabíamos de memoria. Pero si las cadenas alimentarias locales quieren tener éxito, la gente tendrá que reaprender lo que significa comer de acuerdo con las estaciones. Esto es especialmente cierto en el caso de los animales criados con pasto, que solo estarán listos después de haberse alimentado durante varios meses con una hierba que crece con rapidez. Alimentar a los animales con maíz en los CAFO nos ha habituado a disponer durante todo el año de una oferta de carnes frescas, muchas de las cuales olvidamos que en otros tiempos se consumían de una forma tan estacional como los tomates o el maíz dulce: la gente solía comer la mayor parte de la carne de vacuno y de cerdo a finales de otoño o en invierno, cuando los animales habían engordado, y en verano comían pollo.

Joel me dijo que cuando empezó a vender huevos a los chefs se vio a sí mismo pidiendo perdón por la palidez que presentaban en invierno; las yemas perdían su intenso color naranja cuando los pollos salían del pasto en noviembre. Entonces conoció a un chef que le dijo que no se preocupase. Le explicó que en la escuela de cocina de Suiza había aprendido recetas que exigían específicamente huevos de abril, huevos de agosto y huevos de diciembre. Algunas estaciones producen mejores yemas; otras, mejores claras, y los chefs ajustaban sus menús en función de estas variaciones.

Tanto Joel como Art manifestaban el más profundo respeto por sus chefs, que rara vez discuten el precio y les firman los cheques al instante, y además es evidente que aprecian su trabajo y, muy a menudo, lo reconocen en sus menús: «Pollo de la granja Polyface» es algo que vi en los menús y las pizarras de platos especiales por todo Charlottesville.

Esta alianza informal entre pequeños granjeros y chefs locales es algo que se ve en muchas ciudades en la actualidad. De hecho, desde que Alice Waters abrió Chez Panisse en Berkeley en 1973, la ayuda de los chefs ha sido decisiva en la reconstrucción de las economías alimentarias locales en todo Estados Unidos. Waters se preocupaba de obtener la mayor parte de su comida de cultivadores orgánicos locales, cocinaba exclusivamente productos de temporada y desvió el brillo del glamour hacia los granjeros, convirtiendo a muchos de ellos en celebridades del menú. Los chefs como Waters también han contribuido en gran medida a educar al público acerca de las virtudes de la agricultura local, el placer de comer productos de temporada y la calidad superior de unos alimentos extraordinariamente frescos que se cultivan con cuidado y sin productos químicos. El escritor romano Tito Livio advirtió en una ocasión que el hecho de que los cocineros de una sociedad empezasen a convertirse en figuras relevantes era un signo inequívoco de que esa sociedad estaba enfilando el camino de la decadencia. La ley de Livio pudo estar vigente hasta los años sesenta en Estados Unidos, pero es evidente que desde entonces dejó de estarlo. ¿Quién habría podido imaginar en aquel momento que los chefs norteamericanos liderarían un movimiento para salvar a los pequeños granjeros y reformar el sistema alimentario del país?

Al hablar con los chefs, clientes y granjeros que trabajan juntos en este rincón del país para reconstruir la cadena alimentaria local uno se da cuenta de que se trata de un movimiento y no de un simple mercado. O mejor aún, es un novedoso híbrido, un mercado que funciona como movimiento, porque en el fondo es una nueva concepción de lo que significa ser consumidor, un intento de redimir esa desagradable palabra, con sus lúgubres connotaciones de egoísmo y sustracción. Muchos de los clientes de Polyface a los que conocí (aunque ni mucho menos todos ellos) habían llegado a considerar su decisión de comprar un pollo en una granja local y no en Wal-Mart como una especie de acto cívico, incluso una forma de protesta. Contra qué estaban protestando exactamente era algo más difícil de determinar y cada persona podía verlo de un modo algo distinto, pero a los clientes que conocí en Polyface les había costado ciertas molestias y algo de dinero mantenerse al margen del supermercado, de la nación de la comida rápida y, detrás de todo eso, de una agricultura industrial globalizada. Su discurso sobre desconfiar de Wal-Mart, ofenderse por los abusos ejercidos sobre los animales en las granjas industriales, insistir en saber quién estaba cultivando su comida y mantener los dólares destinados a su alimentación en los límites del pueblo sugería que para muchas de esas personas pagar un poco más por una docena de huevos era una decisión con un fondo político, por muy precario o incompleto que este fuese.

Poco antes de viajar a Virginia leí un ensayo de Wendell Berry titulado *The Whole Horse* en el que afirmaba que para compensar el daño que la apisonadora del comercio internacional había causado a las economías locales y a la tierra haría falta nada menos que «una revuelta de los pequeños productores y consumidores locales contra el industrialismo global de la empresa». Detectó los primeros atisbos de esa rebelión en el auge de los sistemas alimentarios locales y en el mercado que se abría para la «comida buena, fresca, digna de confianza, comida procedente de productores que los consumidores conocen y en los que confían». Berry nos habría hecho creer que lo que yo estaba viendo en la tienda de Polyface representaba un levantamiento local dentro de una cada vez más numerosa rebelión global contra lo que él denomina «la economía total».

¿Por qué iba a ser precisamente la comida el eje de esa rebelión? Quizá porque la comida funciona como poderosa metáfora de muchos de los valores que la gente considera amenazados por la globalización, entre ellos las identidades y culturas locales, la supervivencia de los paisajes locales y la biodiversidad. Cuando el activista francés (y productor de queso roquefort) José Bové quiso mostrar su postura frente a la globalización, estrelló su tractor no contra las lunas de un banco o de una compañía de seguros, sino contra las de un McDonald's. De hecho, las que hasta la fecha han sido las más fuertes protestas contra la globalización, han tenido que ver con la comida: me refiero a al movimiento contra los cultivos genéticamente modificados, la campaña contra las semillas patentadas en la India (que hace unos cuantos años provocó que 400.000 mil indios se echasen a la calle para protestar contra las leyes de propiedad intelectual de la OMC, Organización Mundial del Comercio) y Slow Food, el movimiento internacional nacido en Italia que persigue la defensa de los alimentos tradicionales de cada cultura frente a la marea global de la homogeneización.

Incluso la gente que por lo demás encuentra convincente la lógica de la globalización se para en seco cuando esta se refiere a la comida. Esa lógica trata la comida como cualquier otra mercancía y eso sencillamente no cuadra con las creencias o la experiencia de las personas. Cuando la última barrera frente al libre comercio se desplome y concluya el último programa gubernamental de ayudas a los granjeros, nuestra comida llegará de allí donde pueda producirse de un modo más barato. La férrea ley de la ventaja competitiva dictamina que si otro país puede cultivar algo de una manera más eficiente —sea porque su tierra o su mano de obra resultan más baratas o porque sus leyes ambientales son más laxas—, dejaremos de cultivarla aquí. Es más, bajo la administración económica global, se trata de algo deseable, puesto que liberará nuestra tierra para poder destinarla a usos más productivos, como construir más casas. Como la tierra en Estados Unidos es relativamente cara y nuestra tolerancia a la contaminación agrícola y la crueldad animal es cada vez más escasa, quizá en el futuro toda nuestra comida provenga de otra parte. Este argumento lo ha expuesto, entre otros, el economista Steven Blank en un libro de título no demasiado sangriento, *The End of Agriculture in the American Portfolio*.

¿Y por qué debería una nación producir su propia comida cuando otras pueden hacerlo de un modo más barato? Hay una docena de razones que nos vienen a la mente, pero los Steven Blanks del mundo, que son legión, se apresuran a rechazarlas por sentimentales. Me refiero a la sensación de seguridad que proporciona saber que tu comunidad, o tu país, puede alimentarse por sí misma; la belleza de un paisaje agrícola; el punto de vista y los conocimientos locales que los granjeros aportan a una comunidad; la satisfacción de comprarle la comida a un granjero al que conoces y no a un supermercado; los matices locales del aroma del queso elaborado con leche cruda y de la miel. Todas esas cosas, todos esos valores pastoriles, son las que la globalización pretende sacrificar en nombre de la eficiencia y el crecimiento económico.

Sin embargo, uno empieza a preguntarse quién es el realista y quién el romántico en este debate. Vivimos, como ha escrito Berry (en un ensayo titulado *The Total Economy*), en una era de «economía sentimental», puesto que la promesa del capitalismo global, de un modo muy parecido a la promesa del comunismo que la precedió, finalmente exige un acto de fe: si permitimos la destrucción de ciertas cosas que valoramos aquí y ahora, conseguiremos una mayor felicidad y prosperidad en un futuro indeterminado. Tal como dijo Lenin, reflejando un punto de vista que la OMC aplica a sus resoluciones todos los días, no se puede hacer una tortilla sin romper unos cuantos huevos.

Quizá no sea una casualidad que el comunismo sentimental fracasase precisamente por el problema de la comida. Los soviéticos sacrificaron millones de pequeñas granjas y granjeros en virtud del sueño de una agricultura industrial colectivizada que nunca consiguió hacer lo que un sistema alimentario debe hacer: alimentar a la nación. Para cuando se vino abajo, más de la mitad de la comida que se consumía en la Unión Soviética la producían pequeños agricultores y hortelanos que operaban sin permiso oficial en terrenos privados que pasaban desapercibidos en las comisuras y grietas del decrépito monolito soviético. Hablando desde las profundidades del monolito estadounidense, George Naylor quizá no iba muy desencaminado cuando, durante nuestras conversaciones sobre agricultura industrial, vinculaba el auge de las cadenas de comida alternativa en Estados Unidos con «los últimos días de la agricultura soviética. El sistema alimentario centralizado no estaba respondiendo a las necesidades de la gente, así que se lo saltaron. El auge de los mercados de granjeros y los CSA nos está lanzando el mismo mensaje». Por supuesto, los problemas de nuestro sistema alimentario son muy diferentes; en todo caso, produce demasiada comida, no demasiado poca, o demasiada comida no adecuada. Pero no cabe duda de que está fallando a muchos consumidores y productores, que por esta razón están buscando maneras creativas de saltárselo.

Hay muchas cuestiones respecto a la vida en la economía global que parecen haber escapado al control del individuo, algo que ocurre con nuestros empleos, con los precios en las gasolineras, con el voto en las legislativas. Pero de alguna manera la comida se nos sigue antojando algo distinto. Seguimos pudiendo decidir cada día qué es lo que nos vamos a meter en el cuerpo, en qué clase de cadena alimentaria queremos participar. Podemos, en otras palabras, rechazar la tortilla industrial que está a la venta y decidir comernos otra. Quizá esto no parezca gran cosa, pero por algo se empieza. Por de pronto, el deseo por parte del consumidor de meterse algo distinto en el cuerpo ha creado un mercado de 11.000 millones de dólares alrededor de la comida orgánica. Ese mercado fue construido por consumidores y granjeros que trabajaron conjunta e informalmente al margen del sistema, sin la menor ayuda del gobierno. La economía total, cuya habilidad para absorber a quienes la desafían es asombrosa, está en camino de transformar lo que fue un movimiento reformista en una industria, otro sabor dentro del supermercado global. Al capitalismo le llevó menos de un cuarto de siglo transformar incluso algo tan efímero como las bolsas de lechuga orgánica cortada y lavada en —quién lo iba a decir— una mercancía barata e internacional a la venta en un nuevo tipo de supermercado orgánico. Que esto sea bueno o malo es algo en lo que la gente no se pondrá de acuerdo.

Joel Salatin y sus clientes quieren situarse en un lugar fuera del alcance de esa apisonadora, y quizá para llegar a ese lugar lo que haya que hacer sea situar lo local por encima de lo orgánico. Lo local es, por definición, algo difícil de vender en un mercado global. La comida local, a diferencia de la orgánica, implica tanto una nueva economía como una nueva agricultura, nuevas relaciones socioeconómicas y también ecológicas. Es algo mucho más complicado.

Por supuesto, el hecho de que la comida sea local no significa que sea orgánica, ni siquiera sostenible. Nada impide que un granjero local utilice productos químicos o maltrate a los animales, excepto la observación y las recomendaciones de sus clientes. En lugar de mirar las etiquetas, el cliente de comida local verá la granja por sí mismo, o mirará al granjero a los ojos y le preguntará cómo cultiva sus plantas o cómo trata a sus animales. Dicho esto, hay buenas razones para pensar que una agricultura genuinamente local tendería a ser más sostenible. Para empezar es mucho menos probable que se apoye en un monocultivo, el pecado original del que se deriva casi todo el resto de los problemas de nuestro sistema alimentario. Un granjero dependiente de un mercado local necesitará forzosamente cultivar una amplia variedad de cosas en lugar de especializarse en esas dos plantas o animales que el mercado nacional (orgánico o no) le demanda.

El supermercado quiere que toda su lechuga salga del valle de Salinas, todas sus manzanas del estado de Washington y todo su maíz de Iowa (al menos hasta el día que quiera que todo su maíz provenga de Argentina, todas sus manzanas de China y toda su lechuga de México). La gente de Iowa solo puede comer una determinada cantidad de maíz y de soja. Así que cuando los habitantes de Iowa decidan comer de manera local, sus granjeros tendrán que apresurarse a aprender a cultivar algunas otras variedades. Y cuando lo hagan, probablemente se darán cuenta de que pueden abandonar la mayoría de sus fertilizantes y pesticidas, puesto que una granja diversificada producirá buena parte de su propia fertilidad y dispondrá de su propio control de plagas.

Comprar en el supermercado orgánico fomenta una serie de valores importantes en la granja; comprar localmente fomenta además todo un conjunto de valores distintos. Esto se debe a que las granjas producen mucho más que comida: también dan lugar a un tipo de paisaje y a un tipo de comunidad.

El hecho de que los clientes de Polyface se gasten los dólares de la comida en Swoope o en el Whole Foods de Charlottesville tendrá mucho que ver con que perdure este precioso valle —este ondulante ajedrezado de campos y bosques— o con que la economía total encuentre un «uso más elevado» para él. ¡CÓMETE EL PAISAJE! es una pegatina que se ve con frecuencia en los parachoques de los coches en Europa; tal como sugiere, la decisión de comer de forma local es también un acto de conservación, probablemente más efectivo (y sostenible) que enviar cheques a organizaciones ecologistas.

«¡Cómete el paisaje!», sin embargo, requiere esfuerzo. Participar en una economía alimentaria local implica bastante más esfuerzo que comprar en el Whole Foods. No encontrarás nada listo para calentar en el microondas en los mercados de granjeros o en tu caja del CSA, y tampoco tendrás tomates en diciembre. El comprador de alimentos locales necesitará esforzarse un poco para buscar su comida, para enterarse de quién cría los mejores corderos o cultiva el mejor maíz dulce de la zona. Y después tendrá que redescubrir su cocina. Gran parte del atractivo de la cadena alimentaria industrial es la comodidad que proporciona; ofrece a la gente ocupada un medio de delegar en otros sus tareas culinarias (y de conservación de alimentos). En el otro extremo de la cadena alimentaria industrial que comienza en un campo de maíz de Iowa hay un consumidor industrial sentado a la mesa (o, cada vez más, en un coche). El gran logro del sistema alimentario industrial en los últimos cincuenta años ha sido convertirnos a casi todos precisamente en esa criatura.

Todo esto quiere decir que una economía alimentaria local próspera implica no solo un nuevo tipo de productor de alimentos, sino también un nuevo tipo de consumidor que se preocupa por encontrar, preparar y conservar su comida y considera que todo esto no es una lata, sino uno de los placeres de la vida. Un consumidor cuyo sentido del gusto le incapacita para disfrutar de un Big Mac y cuyo sentido de la ubicación le impide comprar sus comestibles en Wal-Mart. Es la clase de consumidor que comprende —o recuerda— que, como afirmó Wendell Berry en una memorable frase, «comer es un acto agrícola». Podría haber añadido que también es un acto político.

Esta es precisamente la misión que Slow Food se ha propuesto llevar a cabo: recordar a toda una generación de consumidores industriales sus conexiones con los granjeros y las granjas, y con las plantas y animales de los que dependemos. El movimiento, que arrancó en 1989 como protesta contra la apertura de un McDonald's en Roma, reconoce que la mejor manera de enfrentarse al modo industrial de comer consiste simplemente en recordarle a la gente el placer infinitamente superior que supone disfrutar en comunidad de los alimentos tradicionales. El consumidor se convierte, en palabras de Carlo Petrini, fundador del movimiento, en «coproductor», alguien que contribuye con su forma de comer a la supervivencia de los paisajes, las especies y los alimentos tradicionales que, de otro modo, sucumbirían al ideal de «un mundo, un sabor» de la comida rápida. En Slow Food están convencidos de que incluso el hecho de ser un *connaisseur* tiene implicaciones políticas, puesto que el consumidor que mantiene un contacto más estrecho con sus sentidos encontrará menos placer en una caja de McNuggets de pollo que en un pollo criado en el campo o en una variedad poco común de cerdo. Todo es muy italiano (y decididamente poco estadounidense): insistir en que no hay nada más placentero que hacer lo correcto y que el de consumir podría ser un acto de adición y no de sustracción.

El viernes, mi último día en la granja, Joel y yo aprovechamos la tibia tarde de junio para sentarnos alrededor de una mesa de picnic plantada detrás de la casa mientras los clientes se dejaban caer por allí en cascada para recoger sus pollos. Le pregunté si creía que la cadena alimentaria industrial podría ser derrocada algún día por un movimiento informal e improvisado construido a partir de mercados de granjeros, sistemas de reparto de productos, clubes de compra metropolitanos, *slowfoodistas* y plantas artesanales de proceso de carne como la de Bev Eggleston. Incluso contando los supermercados orgánicos, el mercado de alimentos alternativos en su conjunto no es más que una pulga en el coloso de la economía alimentaria industrial, con sus innumerables establecimientos de comida rápida y sus supermercados respaldados por infinitos horizontes de maíz y soja.

«No tenemos que vencerlos —me explicó Joel pacientemente—. Ni siquiera estoy seguro de que debamos intentarlo. No necesitamos una ley contra McDonald's o contra los abusos en los mataderos; la legislación no nos va a traer la salvación. Todo lo que necesitamos es proporcionar a cada individuo la filosofía y la información adecuadas para que decidan en masa mantenerse al margen.

»Y que no te quepa la menor duda: ya está ocurriendo. La corriente dominante se está dividiendo en grupos cada vez más pequeños de personas que comparten una forma de pensar. Es como cuando Lutero clavó sus 95 tesis en Wittenberg. En aquella época fue la imprenta la que permitió que los protestantes llevasen a cabo la ruptura y formasen sus propias comunidades; hoy es internet lo que nos lleva a escindirnos en tribus que quieren seguir su propio camino.»

¡Pues claro! Joel se veía más como un Lutero que como un Lenin; el objetivo no era volar la Iglesia, sino simplemente saltársela. El protestantismo admite muchas confesiones, tal como sospecho que ocurrirá con el futuro de la comida. Decidir si ese futuro debe parecerse más a la visión radicalmente local de Joel o al concepto orgánico industrial de Whole Foods no es tan importante como garantizar la existencia de alternativas que prosperen; la alimentación en las ciudades quizá requiera un tipo de cadena alimentaria diferente de la del campo. Tal vez necesitemos muchas cadenas alimentarias alternativas distintas, orgánicas y locales, biodinámicas y *slow*, y otras que ni siquiera hemos llegado a imaginar. Como ocurre con la agricultura, la naturaleza proporciona el mejor modelo para el mercado, y la naturaleza nunca pone todos sus huevos en la misma cesta. La gran virtud de una economía alimentaria diversificada, como la de una granja o un pasto diversos, es su capacidad para resistir cualquier golpe. Lo importante es que haya múltiples cadenas alimentarias, de tal modo que cuando una de ellas falle —cuando el petróleo se acabe, cuando la enfermedad de las vacas locas u otros males transmitidos por los alimentos se conviertan en epidemias, cuando los pesticidas dejen de funcionar, cuando la sequía azote y las plagas lleguen y los suelos revienten— sigamos disponiendo de un medio para alimentarnos. Si la tienda de Polyface —y también los mercados de granjeros en los pueblos y ciudades de Estados Unidos— rebosaba actividad aquella tarde es porque algunos de estos fallos ya se han atisbado.

«Un sistema alimentario alternativo está surgiendo en los márgenes —continuó Joel—. Algún día Frank Perdue, presidente de Perdue Farms, uno de los mayores productores de pollos de Estados Unidos, y Don Tyson se despertarán y descubrirán que su mundo ha cambiado. No va a ocurrir de la noche a la mañana, pero va a ocurrir, como les pasó a aquellos curas católicos que llegaron a la iglesia un domingo por la mañana y se encontraron con que, válgame Dios, aquel día no había tanta gente en los bancos. ¿Dónde diablos se ha metido todo el mundo?»

14

La comida

Comer hierba

El viernes, antes de abandonar la granja, hice acopio de lo necesario para la cena que esa noche iba a cocinar para unos viejos amigos de Charlottesville. En un principio había pensado en llenar una nevera con carne de Polyface y llevármela a California para cocinarla en casa, pero decidí que sería más congruente con todo el concepto de cadena alimentaria local comerme aquella comida sin alejarme más allá de un pequeño paseo en coche de la granja en la que se había cultivado. Después de todo, había sido el pecado de enviar carne en avión de un extremo al otro país lo que me había llevado hasta Swoope, y no me hacía gracia que Joel creyese que no había sacado el menor provecho de sus enseñanzas en toda aquella semana.

Me llevé de la cámara frigorífica dos de los pollos que habíamos matado el miércoles y una docena de los huevos que había ayudado a recoger el jueves por la tarde. También hice una parada en el invernadero y recolecté una docena de mazorcas de maíz dulce. (En atención a los trabajos que había realizado durante la semana, Joel se negó a cobrarme por la comida, pero si hubiese pagado el pollo me habría costado 2,05 dólares el medio kilo, y los huevos, 2,20 la docena, precios mucho mejores que los de Whole Foods. Esto no es comida de boutique.)

De camino a Charlottesville paré a coger unos cuantos ingredientes más, tratando en lo posible de buscar productos locales y mantener la comida virgen de códigos de barras. Para la ensalada encontré rúcula de buen aspecto cultivada en la zona. En la tienda de vinos vi una pequeña y chovinista estantería de vinos de Virginia, pero ahí dudé. ¿Hasta qué punto podía mantener el carácter local de la comida sin echarla a perder? En toda la semana no había probado ni un solo sorbo de vino y estaba realmente ansioso por catar uno decente. Había leído en alguna parte que la elaboración de vinos en Virginia estaba «alcanzando su mejor momento», pero ¿no es eso lo que siempre dicen? Entonces encontré un viognier por 25 pavos, el vino de Virginia más caro que jamás había visto. Lo interpreté como un signo de auténtica confianza en sí mismo por parte de alguien y añadí la botella a mi carro.

También necesitaba un poco de chocolate para el postre que tenía en mente. Por suerte el estado de Virginia no produce mucho chocolate que digamos, así que era libre de ir en busca de las delicias belgas sin ningún remordimiento. De hecho, incluso los más fervientes defensores de la comida local aceptan una «cuenca alimentaria» (un término referido a la cadena alimentaria regional que la compara con una cuenca) para intercambiar aquellos bienes que no pueda producir de manera local —café, té, azúcar, chocolate—, una práctica que precede a la globalización de nuestra cadena alimentaria en unos cuantos miles de años. (Uf, menos mal...)

A lo largo de la semana había estado pensando en qué debería cocinar; gracias a la diversa oferta de la granja tenía mucho donde elegir. Recapitulando, sabía que después de tanto oír hablar a los chefs de sus propiedades mágicas quería hacer un postre a base de huevos de Polyface. Un soufflé de chocolate, que hasta cierto punto tiene algo de mágico, parecía la elección más obvia. Para el acompañamiento de la comida ni siquiera había que pensar: maíz dulce. Pero ¿qué carne debía servir? Como que aún estábamos en junio, en Polyface no había carne fresca de vacuno ni de cerdo ni de pavo; Joel no empezaría a sacrificar bueyes y pavos hasta finales de verano, y la matanza de los cerdos comenzaría en otoño. En la cámara frigorífica había ternera y cerdo congelados de la temporada anterior, pero prefería cocinar algo fresco. El conejo me parecía arriesgado; no tenía ni idea de si a Mark y a Liz les gustaba y era poco probable que sus hijos se comiesen lo que consideran una mascota. Así que solo quedaba el pollo, el animal con el que más había llegado a intimar aquella semana. Lo que, sinceramente, me hacía sentir leves vahídos. ¿Iba a ser capaz de disfrutar comiendo pollo cuando solo unos días antes me había dedicado a matarlos en el cobertizo de proceso y a echar sus tripas a la pila de compost?

Esos vahídos quizá explican por qué al final decidí elaborar un plato que constaba de varios pasos. Cuando llegué a casa de Mark y Liz, todavía faltaban unas cuantas horas para la cena, así que tenía tiempo suficiente para marinar el pollo. Corté las dos aves en ocho partes y las sumergí en un baño de agua, sal *kosher*, azúcar, una hoja de laurel, un chorro de salsa de soja, un diente de ajo y un puñadito de granos de pimienta y semillas de cilantro. Mi intención era asar lentamente las piezas de pollo en un fuego de leña, y la marinada —que hace que la carne absorba la humedad y descomponga las proteínas que la pueden endurecer durante su asado— evitaría que se secasen.

Pero la marinada (al igual que el hecho de trocear las aves) prometía asimismo hacer algo más, no solo por la carne, sino también por mí: pondría un poco de distancia entre la comida y la matanza del miércoles, cuyos aromas todavía estaban alojados en mis fosas nasales. Uno de los fines que perseguimos al cocinar carne (además de hacerla más sabrosa y fácil de digerir) es el de civilizar, o sublimar, lo que en el fondo es una transacción brutal entre animales. El antropólogo Claude Lévi-Strauss describía el trabajo de la civilización como un proceso de transformación de lo crudo en cocinado, de la naturaleza en cultura. En el caso de esos pollos en particular, a cuya matanza y evisceración había contribuido personalmente, la marinada marcaría el comienzo de la transformación incluso antes de encender el fuego en el que serían cocinados. Una salmuera limpia la carne, tanto literal como metafóricamente, lo que quizá explica por qué las leyes *kosher* —la manera que tiene una cultura de aceptar la matanza y el consumo de animales— insisten en el salado de la carne.

Pasadas unas cuantas horas, retiré las piezas de pollo, las enjuagué y, a continuación, las extendí para que se secasen durante una o dos horas, de tal forma que la piel, ahora algo empapada, pudiese tostarse bien. Como Mark y Liz tenían una barbacoa de gas, tuve que simular un fuego de leña, así que corté un par de ramitas de su manzano, les quité las hojas y las coloqué en la parte de arriba de la parrilla, donde la leña recién cortada ardería sin quemarse. Bajé el gas y, después de untar las piezas de pollo con un poco de aceite de oliva, las coloqué en la parrilla entre las ramas de manzano, dejando un poco de espacio para añadir después el maíz.

Mientras el pollo se asaba despacio ahí fuera, me puse a trabajar en la cocina elaborando el soufflé con Willie, el hijo de doce años de Mark y Liz. Mientras Willie fundía el chocolate en un cazo, yo separaba las yemas de las claras. Las yemas tenían un precioso tono naranja zanahoria y realmente poseían una firmeza extraordinaria; separarlas de las claras estaba tirado. Después de añadir una pizca de sal, empecé a batir las claras; en unos minutos su textura traslúcida dejó paso a unas lomas suaves y redondeadas de un blanco brillante, momento en el que, según Julia Child, hay que empezar a añadir azúcar y poner la batidora a la máxima potencia. Las claras doblaron entonces rápidamente su volumen y después volvieron a doblarlo conforme miles de millones de bolsitas microscópicas de aire se formaban entre las proteínas del huevo, cada vez más espesas. Si todo iba conforme a lo previsto, cuando el calor del horno provocase la expansión de esas bolsitas de aire, el soufflé subiría. Una vez que las claras hubieron formado un denso y escarpado paisaje nevado, paré. Willie ya había mezclado las yemas con el chocolate fundido, así que incorporamos ese espeso jarabe a mis claras y a continuación vertimos la esponjosa y oscura mezcla en una bandeja para soufflés y la reservamos. Comprendí por qué los chefs pasteleros de Charlottesville ponían los huevos de Polyface por las nubes: lo que Joel denominaba su «tono muscular» hacía que trabajar con ellos fuese pan comido.

Willie y yo salimos a la terraza con el maíz para deshojarlo. Las mazorcas eran tan frescas que las vainas chirriaban al pelarlas. Le comenté a Willie que toda nuestra comida sería una celebración del pollo, no solo el plato principal, cuyo aroma nos llegaba desde la parrilla en la que se estaba asando suavemente, sino también el soufflé, con su media docena de huevos, e incluso ese maíz, que tal como le expliqué había crecido en un profundo lecho de estiércol de gallina compostado. Probablemente no es la clase de detalles que te gustaría que se mencionasen en un menú, pero Willie estuvo de acuerdo en que había algo bastante ingenioso en aquella alquimia, en el hecho de que una planta pudiese transformar mierda de gallina en algo tan dulce, sabroso y dorado como una mazorca de maíz.

El maíz en cuestión era golden bantam, una antigua variedad introducida en 1902, mucho antes de que los hibridadores averiguasen cómo amplificar la dulzura del maíz dulce. El cambio trascendental en la genética de nuestro maíz es producto de una cadena alimentaria industrial que exige verduras capaces de resistir un viaje por carretera a lo largo de todo el país tras su recogida, de tal modo que estén disponibles en todas partes durante todo el año. Esto era especialmente problemático en el caso del maíz, cuyos azúcares empiezan a transformarse en almidón en cuanto se recoge. Así que a comienzos de los años sesenta los cultivadores descubrieron un modo de introducir copias extras de los genes responsables de la producción de azúcares. Sin embargo, algo se desvaneció en el paso del maíz de lo local a lo cosmopolita: los granos perdieron la mayor parte de su cremosidad, y su sabor específico se vio aplastado por una dulzura genérica y unidimensional. Las necesidades de una larga cadena alimentaria industrial quizá justifiquen ese sacrificio, pero cuando tienes la posibilidad de comer maíz recogido tan solo unas horas antes de la cena, esa justificación desaparece. A no ser, claro, que la dieta industrial de azúcares fáciles de degustar haya empobrecido tu paladar y no puedas apreciar la terrosa dulzura del maíz, que ahora tiene que competir con cosas como los refrescos.

En varias ocasiones había preparado en casa prácticamente la misma receta, utilizando los mismos ingredientes básicos, pero en cierto modo, de una manera invisible, no se trataba en absoluto de la misma comida. Más allá del intenso color de sus yemas, estos huevos eran muy parecidos a otros huevos, y el pollo se parecía a cualquier otro pollo, pero el hecho de que los animales en cuestión hubiesen vivido al aire libre, en pastos y no en una nave, alimentados con grano, distinguía a esa carne y esos huevos de un modo importante y mensurable. Un número cada vez mayor de investigaciones científicas indica que el pasto modifica sustancialmente el perfil nutricional del pollo y los huevos, así como el de la carne de vacuno y la leche. La pregunta que planteábamos acerca de la comida orgánica —¿es mejor que la convencional?— resulta mucho más fácil de responder en el caso de los alimentos que proceden de animales criados con hierba.

Las grandes cantidades de betacaroteno, vitamina E y ácido fólico presentes en la hierba verde llegan a la carne de los animales que comen esa hierba (los carotenoides son los que aportan el color zanahoria a esas yemas), lo que tal vez no resulte sorprendente. Esa carne también tendrá bastante menos grasa que la de los animales alimentados exclusivamente con grano, lo que tampoco es ninguna sorpresa, en vista de lo que sabemos sobre las dietas altas en carbohidratos (y sobre el ejercicio, algo que los animales criados en pastos de hecho realizan). Pero todas las grasas no son creadas iguales; las grasas poliinsaturadas son mejores para nosotros que las saturadas y ciertas grasas insaturadas son mejores que otras. Por lo que se ve, las grasas producidas en la carne de los animales que comen hierba son las mejores para nuestra alimentación.

Esto no es algo casual. Si consideramos la alimentación humana desde una perspectiva amplia, los humanos evolucionamos para comer el tipo de alimentos que tenían a su disposición los cazadores-recolectores, cuyos genes, en su mayor parte, hemos heredado y cuyos cuerpos (más o menos) seguimos habitando. Los humanos hemos tenido menos de diez mil años —un suspiro evolutivo— para acostumbrar nuestros cuerpos a la comida procedente de la agricultura, y en lo que respecta a nuestros cuerpos la comida que proviene de la agricultura industrial —una dieta basada en gran medida en un pequeño puñado de granos básicos, como el maíz— sigue siendo una novedad biológica. La dieta de los animales criados al aire libre y alimentados con hierba se parece mucho más a la de los animales salvajes que los humanos hemos venido comiendo al menos desde la era paleolítica que a la de los animales alimentados con grano, de los que hace muy poco que empezamos a alimentarnos.

Por tanto, tiene sentido desde el punto de vista evolutivo que la carne de animales criados con pasto, cuyo perfil nutricional se parece al de los animales salvajes, sea mejor para nosotros. La carne, la leche y los huevos procedentes de animales alimentados con hierba contienen una menor cantidad total de grasa y menos grasas saturadas que los mismos alimentos procedentes de animales alimentados con grano. Los animales criados en pastos también contienen ácido linoleico conjugado (ALC), un ácido graso que, según estudios recientes, puede contribuir a reducir el peso y a prevenir el cáncer, y que no aparece en los animales de cebadero. Pero lo que quizá sea más importante es que la carne, los huevos y la leche procedentes de animales criados en pastos también contienen niveles más altos de omega-3, los ácidos grasos esenciales producidos en las células de las plantas verdes y las algas que desempeñan un papel indispensable en la salud humana, y sobre todo en el crecimiento y la salud de las neuronas, las células cerebrales (es importante reseñar que el pescado contiene niveles más elevados de los omega-3 más valiosos que los animales terrestres, pero los animales alimentados con hierba aportan cantidades notables de omega-3 tan importantes como el ácido alfa-linolénico [ALA]). Aún quedan muchas investigaciones por realizar acerca del papel de los omega-3 en la dieta humana, pero los hallazgos preliminares son significativos: los investigadores informan de que las mujeres embarazadas que reciben suplementos de omega-3 dan a luz a bebés con mayor cociente intelectual, los niños que llevan dietas bajas en omega-3 presentan más problemas de conducta y aprendizaje en el colegio, y las mascotas alimentadas con dietas altas en omega-3 han demostrado ser más fáciles de adiestrar. (Todas estas afirmaciones proceden de documentos presentados en un simposio de la Sociedad Internacional para el Estudio de los Ácidos Grasos y los Lípidos celebrada en 2004.)

Uno de los cambios más importantes, aunque inadvertido, que ha experimentado la dieta humana en la era moderna tiene que ver con la proporción entre ácidos omega-3 y omega-6, el otro ácido graso esencial de nuestra comida. El omega-6 se produce en las semillas de las plantas; el omega-3, en las hojas. Como sus propios nombres indican, ambos tipos de grasa son esenciales, pero los problemas surgen cuando se desequilibran (de hecho, hay estudios que indican que la proporción de estas grasas en nuestra dieta puede ser más importante que su cantidad). Una mayor proporción de omega-6 respecto a omega-3 puede contribuir a la aparición de enfermedades cardíacas, probablemente porque el omega-6 ayuda a la coagulación de la sangre, mientras que el omega-3 ayuda a su circulación (el omega-6 es un inflamatorio; el omega-3, un antiinflamatorio). Como que nuestra dieta —y la dieta de los animales que comemos— dejó de basarse en plantas verdes para hacerlo en grano (de la hierba al maíz), la proporción de omega-6 respecto a omega-3 ha pasado de ser aproximadamente de uno a uno (en la dieta de los cazadores-recolectores) a más de diez a uno (el proceso de hidrogenación del aceite también elimina los omega-3). Quizá algún día lleguemos a considerar esta conversión uno de los cambios más nocivos provocados por la industrialización de nuestra cadena alimentaria. Fue un cambio que nos pasó desapercibido, puesto que la importancia de los omega-3 no fue reconocida hasta los años setenta. Como en el caso de nuestro imperfecto conocimiento del suelo, los límites de nuestro conocimiento de la nutrición han oscurecido lo que la industrialización de la cadena alimentaria está provocando en nuestra salud. Pero los cambios en el contenido en grasas de nuestra dieta pueden ser los responsables de muchas de las enfermedades de la civilización —dolencias cardíacas, diabetes, obesidad, etcétera— que durante mucho tiempo se vincularon a los hábitos modernos de alimentación, así como de los problemas de aprendizaje y conducta de los niños y de la depresión en los adultos.

Las investigaciones en esta área prometen poner patas arriba un montón de ideas comúnmente aceptadas sobre la nutrición. Indican, por ejemplo, que el problema de comer carne roja —durante mucho tiempo asociada a las enfermedades cardiovasculares— quizá tenga menos que ver con el animal en cuestión que con su dieta (esto explicaría por qué hoy en día hay pueblos de cazadores-recolectores que comen mucha más carne roja que nosotros sin sufrir las consecuencias cardiovasculares). En la actualidad el salmón de piscifactoría está siendo alimentado como el ganado de cebadero, con grano, con el previsible resultado de que sus niveles de omega-3 descienden por debajo de los del pescado salvaje. (El pescado salvaje contiene niveles especialmente altos de omega-3 porque la grasa se concentra conforme sube por la cadena alimentaria desde las algas y el fitoplancton que la crearon.) La sabiduría popular en torno a la nutrición sostiene que el salmón es siempre mejor para nosotros que la carne de vacuno, pero esta opinión da por supuesto que la carne de vacuno procede de animales alimentados con grano y que el salmón se alimenta de krill; si se engorda el buey con hierba y el salmón con grano, en realidad nos convendría más comer la carne del buey. (Las reses acabadas con hierba tienen una proporción de omega-6 respecto a omega-3 de dos a uno, frente a la de más de diez a uno que se encuentra en la carne de las que se alimentan con maíz.) La especie animal que estás comiendo puede tener menos importancia que lo que comió el animal que estás comiendo.

El hecho de que la calidad nutricional de un alimento determinado (y del alimento de ese alimento) pueda variar no solo en grado, sino también en clase, echa por tierra la premisa en la que se apoya la cadena alimentaria industrial, según la cual buey es buey y salmón es salmón. Arroja asimismo una nueva luz sobre la cuestión del coste, porque si la calidad tiene hasta tal punto más importancia que la cantidad, el precio de un alimento quizá tenga poco que ver con el valor de los nutrientes que contiene. Si lo que el consumidor busca cuando va a comprar huevos es en realidad unidades de omega-3, betacaroteno y vitamina E, le saldrá más a cuenta pagar los 2,20 dólares que cuesta la docena de huevos de las gallinas criadas en pastos de Joel que los 0,79 dólares que cuesta una docena de huevos industriales en el supermercado. Mientras un huevo siga pareciéndose a otro, las gallinas a otras gallinas y la carne de vacuno a la carne de vacuno, la sustitución de cantidad por calidad pasará desapercibida a la mayor parte de los consumidores, pero para cualquiera que disponga de un microscopio de electrones o de un espectrómetro de masas está cada vez más claro que en realidad no se trata de la misma comida.

Vale, pero ¿qué pasa con alguien que está equipado con un juego más o menos estándar de papilas gustativas humanas? ¿Hasta qué punto un pollo criado en pastos sabe distinto? Desde luego, olía de maravilla cuando levanté la tapa de la barbacoa para incorporar el maíz. El pollo se estaba dorando estupendamente, su piel empezaba a parecer crujiente y a adquirir los tonos tostados de la leña lubricada. El maíz, que aliñé con un poco de aceite de oliva, sal y pimienta, estaría listo en tan solo unos minutos; bastaba con que se calentase y que sus granos dispersos se dorasen. El dorado de la piel del pollo y el del maíz tenían un aspecto similar, pero en realidad se debían a reacciones químicas completamente distintas, reacciones que contribuían a crear sus sabores y aromas. El maíz se iba caramelizando conforme el calor iba deshaciendo sus azúcares, que daban lugar a compuestos aromáticos más complejos y dotaban la dulzura del maíz de una dimensión ahumada. Mientras tanto la piel del pollo estaba sufriendo lo que los químicos denominan la «reacción de Maillard», según la cual los carbohidratos del pollo reaccionan al calor seco con ciertos aminoácidos para crear un conjunto de compuestos aún más grandes y complejos que, al incluir átomos de azufre y nitrógeno, aportan a la carne un aroma y un sabor más sustancioso y carnoso. Así es al menos como un químico explicaría lo que yo estaba viendo y oliendo en la parrilla mientras daba la vuelta al maíz y los pedazos de pollo, y empezaba a sentirme cada vez más hambriento.

Cuando el maíz terminó de tostarse, retiré el pollo de la parrilla y lo dejé reposar. Unos minutos después llamé a todo el mundo a la mesa. Normalmente me habría sentido algo raro siendo a la vez invitado y anfitrión, pero Mark y Liz son tan buenos amigos que resultaba de lo más natural cocinar para ellos en su propia casa. Con esto no quiero decir que no experimentase la habitual aprensión del cocinero antes de la cena, incrementada en este caso por el hecho de que Liz es una excelente cocinera y tiene opiniones muy definidas sobre la comida. Desde luego, no había olvidado aquella vez que arrugó la nariz y apartó un filete de Polyface que le serví. La carne de reses alimentadas con hierba está aromatizada por los pastos en los que crece, habitualmente —aunque no siempre— para bien. A mí me supo a gloria.

Pasé las fuentes de pollo y maíz, y propuse un brindis. En primer lugar di las gracias a mis anfitriones a la vez que invitados, después a Joel Salatin y su familia por haber producido la comida que teníamos delante (y por regalárnosla) y finalmente a los pollos, que de una u otra forma nos habían proporcionado todo lo que estábamos a punto de comer. Supongo que aquella era mi versión laica de la bendición de la mesa, reconocer las deudas materiales y kármicas en las que esa comida había incurrido, deudas que percibía con más intensidad de lo habitual.

«En el primer plato, al comenzar la sesión —escribe Brillat-Savarin en el capítulo "Del placer de la mesa" en *Fisiología del gusto*— cada cual come con avidez, sin hablar ni atender a lo que pueda decirse.» Y eso es lo que hicimos, aparte de algún que otro murmullo de satisfacción entre dientes. No tengo ningún problema en decir que el pollo no era de este mundo. La piel había adquirido un color caoba y una textura apergaminada, casi como un pato Pekín, y la carne era jugosa, densa y casi escandalosamente sabrosa. Podía percibir el sabor de la marinada y la madera de manzano, por supuesto, pero también el del propio pollo, que no se limitaba a resistir frente a la fuerza de los otros sabores. Quizá no parezca gran cosa como cumplido, pero para mí aquel pollo sabía y olía exactamente a pollo. Liz dio su aprobación en términos similares, declarándolo «el más pollo de los pollos». Con lo que supongo que queríamos decir que se ajustaba a la idea de Pollo en mayúsculas que tenemos en la cabeza, pero que ya rara vez podemos probar. ¿Y a qué se debía aquello? ¿A la hierba? ¿A las larvas? ¿Al ejercicio? Sé lo que Joel habría respondido: cuando los pollos consiguen vivir como pollos, también saben a pollo.

La calidad de los sabores de todo el resto de las cosas que había en la mesa venía a decirnos algo similar: el maíz tostado y la ensalada de rúcula aderezada con limón, incluso el aterciopelado viognier, sabían a sí mismos de un modo casi exuberante, y esos sabores formaban una brillante secuencia de colores primarios. No había nada de sutil en aquella comida, pero todo en ella exhibía su sabor característico.

Todos sentían curiosidad por que les hablase de la granja, sobre todo después de haber probado la comida que había salido de ella. Matthew, que tiene quince años y es vegetariano (se limitó a probar el maíz), tenía muchas más preguntas sobre la matanza de los pollos de las que yo consideraba adecuado responder en la mesa. Pero sí hablé sobre mi semana en la granja, sobre los Salatin y sus animales. Les expliqué todo el sinérgico ballet de pollos, vacas, cerdos y hierba sin entrar en cuestiones concretas relacionadas con el estiércol, las larvas y las tripas compostadas que hacían funcionar todo ese baile. Afortunadamente todo aquello, incluidos los conos de matanza, había pasado a un segundo plano en mi mente, rebajado por el dulce aroma ahumado de la comida, que fui capaz de disfrutar a fondo.

El vino, inesperadamente bueno, también ayudó, como asimismo lo hizo el hecho de que la conversación en la mesa se derivase de mis aventuras a lo Paris Hilton como operario de la granja a las letras de las canciones que Willie estaba escribiendo (es, atiendan a lo que les digo, el próximo Bob Dylan), el campamento de fútbol de verano de Matthew, los libros en los que Liz y Mark estaban trabajando, la escuela, la política, la guerra..., y así los temas se iban sucediendo y alejando de la mesa en espiral, como caprichosas volutas de humo. Al estar a finales de junio, aquella tarde de viernes fue una de las más largas del año y nadie tenía prisa por terminar. Además había metido el soufflé en el horno justo cuando nos habíamos sentado, así que aún quedaba un rato para que llegara el postre.

En su capítulo, Brillat-Savarin establece una aguda distinción entre los placeres de la comida —«la sensación real y directa de una necesidad que se satisface», una sensación que compartimos con los animales— y los exclusivamente humanos «placeres de la mesa». Estos consisten en «la sensación refleja que nace de diversas circunstancias de hechos, de lugares, de cosas y de personas que acompañan la comida», y constituyen para él uno de los frutos más brillantes de la civilización. Cada comida que compartimos en una mesa da fe de esa evolución de la naturaleza a la cultura, del paso de satisfacer nuestros apetitos animales casi en silencio a ver cómo sobre nuestras cabezas aparecen bocadillos de diálogo. Los placeres de la mesa comienzan con la comida (y concretamente comiendo carne, según la opinión de Brillat-Savarin, puesto que fue la necesidad de cocinar y repartir la carne lo que nos llevó a comer juntos por primera vez), pero pueden terminar allí donde la charla nos lleve. Del mismo modo que lo crudo se convierte en cocinado, comer se convierte en compartir la mesa.

Tenía muy presentes todas estas transformaciones aquella tarde, al final de una semana de trabajo en la granja que me había puesto en un contacto más estrecho con la biología que con el arte de comer. La línea que va desde el compostaje de tripas de pollo a la gastronomía es casi inconcebiblemente larga, pero existe. Mientras hablábamos y esperábamos a que el soufflé completase su mágica elevación, el aroma del chocolate se filtró desde la cocina e inundó la casa. Cuando por fin le dije a Willie que había llegado el momento de abrir el hor-

311

no y que cruzase los dedos, primero vi una sonrisa asomar a su rostro, y después, una gran corona de soufflé hincharse más allá de la ceñida cintura blanca de su plato. ¡Victoria!

Ahí teníamos la más improbable de las transformaciones. Todo soufflé tiene algo de asombroso, el hecho de que media docena de huevos aromatizados tan solo con chocolate y azúcar puedan convertirse en algo tan etéreamente Otro. La palabra «soufflé», «soplado», que se deriva del término latino que significa «insuflar», se refiere al aire en el que consiste básicamente un soufflé. Pero «soufflé» también tiene un sentido espiritual, como en «soplo de vida» (en inglés, la palabra *spirit* viene de «respirar»), lo que parece encajar, porque ¿hay algo en cocina que se acerque más a elevar la materia y transformarla en espíritu que un soufflé?

Aquel soufflé en particular estaba bueno, pero no excelente; su textura era algo más granulosa de lo debido, lo que me lleva a pensar que quizá debería haber invertido un poco más de tiempo en batir los huevos. No obstante, todo el mundo estuvo de acuerdo en que sabía de maravilla, y mientras enrollaba la sustanciosa aunque ingrávida elaboración en la lengua cerré los ojos y de pronto las vi: las gallinas de Joel desfilando rampa abajo desde el Eggmobile, desperdigándose por los pastos a primera hora de la mañana, allí sobre la hierba, donde aquel sublime bocado se había originado.

Tercera parte

Personal: el bosque

15

El buscador de comida

Aún quería cocinar una comida más, una comida que estaría al final de la más corta de las cadenas alimentarias. Lo que tenía en mente era una cena elaborada exclusivamente con ingredientes que yo mismo hubiese cazado, recolectado y cultivado. Bien, para algunas personas (aunque ya no tantas) una comida así, preparada por uno mismo de un modo tan radical, entra dentro de lo posible. No soy una de ellas. La parte de cultivar era la única que sabía que podía llevar a cabo. He sido jardinero la mayor parte de mi vida y he preparado innumerables comidas a partir de ingredientes cultivados en mi huerto. Sin embargo, en esas comidas no había proteínas animales, y había decidido que en esta ocasión el menú tendría que incluir representantes de los tres reinos comestibles: animal, vegetal y fúngico. No había comensal peor preparado que yo para cazar los primeros y recoger los últimos.

Nunca había cazado. Es más, nunca había disparado un arma que estuviese cargada con algo más letal que unos balines. Como soy un individuo con cierta tendencia a los accidentes (entre los percances que sufrí en mi infancia se incluyen ser picado en la mejilla por una gaviota y romperme la nariz al caerme de la cama), siempre he considerado inteligente mantenerme a una distancia prudencial de las armas de fuego. Además para unirte a la cultura de la caza en Estados Unidos necesitas haber tenido una cierta clase de padre, y el mío, uno de los hombres más caseros de todos los tiempos, no era de ningún modo ese padre. Él creía que la caza era una actividad humana que dejó de tener sentido cuando se inventaron los asadores. Como persecución recreativa que implicaba necesariamente salir al exterior y posiblemente ver sangre, la caza era en su opinión algo que había que dejar a los gentiles. Así que para cazar mi propia cena tendría que empezar de cero.

Gracias al más amplio compromiso de mi madre con la naturaleza, durante mi infancia tuve alguna experiencia como recolector. En verano nos llevaba a la playa y aprovechábamos la marea baja para buscar moluscos, escarbando con las manos los agujeros que los sifones de las almejas habían dejado en la superficie de la arena hasta que nos escupían para defenderse. En el ocaso del verano recogíamos ciruelas que ella transformaba en una deliciosa jalea de un brillante color rubí. A lo largo de todo el invierno su jalea de ciruela evocaba los recuerdos de las vacaciones de verano: agosto en una tostada. Mis hermanas y yo también llenábamos cuencos de moras y arándanos silvestres para el postre. Una vez, siendo un adolescente, recogí suficientes uvas silvestres para intentar hacer vino. Sin embargo, mi conocimiento de la fermentación era algo precario, así que después de una semana más o menos el recipiente sellado en el que había metido la fruta aplastada explotó, salpicando el techo y las cuatro paredes de la sala de estar donde lo había dejado con un confeti de pieles de uva. En otra ocasión intenté elaborar zarzaparrilla a partir de unas raíces de sasafrás. El brebaje resultante olía bien, pero nada más.

Estas expediciones en busca de comida iban siempre acompañadas de las inquietantes advertencias de mi madre que, al estilo de las autoridades sanitarias, nos prevenía de los venenos mortales agazapados en las bayas y las setas que crecían en la naturaleza; lo hacía sonar como si no fuese muy difícil que un chaval se matase picoteando en los bosques. Así que lo único que recogía eran las frutas más reconocibles, y aunque disfrutaba comiendo las setas que comprábamos en la tienda, nunca llegué siquiera a tocar una en el bosque. Mi madre me había inculcado tal miedo a los hongos que coger una seta silvestre entraba dentro de la misma categoría de muerte segura que tocar los cables de un tendido eléctrico derribado o subir al coche de un extraño que te ofrece caramelos.

Así que también iba a tener que superar mi *hongofobia* si pretendía servir una comida que hubiese cazado y recolectado personalmente, porque las setas silvestres tenían que estar en el menú. Coger setas refleja para mí el auténtico espíritu de la búsqueda de comida, en esa actividad se manifiestan en su máxima expresión los riesgos y las satisfacciones que proporciona comer alimentos silvestres. Si quería que mi plato albergase representantes de los tres reinos, no iba a tener más remedio que aprender a distinguir las setas deliciosas de las mortales. (De hecho, esperaba poder agenciarme un representante de un cuarto reino —un mineral— si era capaz de localizar unas salinas a las que pudiese llegar en coche desde mi casa.)

¿Y por qué meterse en semejante lío? No es que una cadena alimentaria basada en la búsqueda de comida en la naturaleza represente un modo viable de alimentarnos a estas alturas de la historia; no es así. Para empezar no queda suficiente caza para alimentarnos a todos y probablemente tampoco haya bastantes plantas ni setas silvestres. Según la teoría más extendida, si como especie dejamos de cazar y recolectar, fue porque echamos a perder ese perfectamente válido estilo de vida practicándolo en exceso y acabamos con la megafauna de la que dependíamos. De otro modo es difícil explicarse por qué los humanos habríamos cambiado un modo de vida tan sano y agradable por el, en comparación, mucho más monótono y agotador trabajo agrícola.

La agricultura trajo consigo muchas bondades para los humanos, pero también enfermedades infecciosas (derivadas de vivir en espacios muy reducidos junto con nuestros semejantes y nuestros animales) y malnutrición (por comer demasiada cantidad del mismo alimento cuando las cosechas eran buenas y no la suficiente cuando eran malas). Los antropólogos estiman que el cazador-recolector tipo no invertía más de diecisiete horas semanales en alimentarse y era mucho más robusto y longevo que los agricultores, que hasta hace uno o dos siglos no llegaron a alcanzar la talla física y la longevidad de sus ancestros del Paleolítico.

Por tanto, aunque quisiéramos volver a cazar y recolectar especies salvajes, no podríamos hacerlo: somos demasiados, y ellas, demasiado pocas. La pesca es la última cadena alimentaria de cazadores-recolectores económicamente relevante, aunque incluso esta actividad está dejando paso a la acuicultura, por la misma razón que la caza de animales salvajes sucumbió a la cría de ganado. No resulta difícil, aunque sí deprimente, imaginar a nuestros nietos viviendo en un mundo en el que ganarse la vida con la pesca haya pasado a la historia.

Hoy en día para la mayor parte de nosotros cazar, recolectar y cultivar nuestra propia comida es por lo general una especie de juego. Esto no quiere decir que no siga habiendo subculturas, sobre todo en áreas rurales, que cacen parte de las proteínas de su dieta, que se alimenten a partir de lo que cultivan en sus huertos e incluso que obtengan ingresos por recoger exquisiteces como las colmenillas, los puerros silvestres o los abulones. Pero los exorbitantes precios que hay que pagar en el mercado para degustarlas demuestran que muy pocos podemos dedicarnos en serio a la búsqueda de comida.

Por tanto, aunque en mayor o menor medida siguen existiendo aquí y allá cadenas alimentarias de cazadores-recolectores, me da la sensación de que a estas alturas para nosotros su valor no es tanto económico o práctico como didáctico. Como otras formas importantes de juego, promete enseñarnos algo acerca de quiénes somos bajo la costra de civilización, practicidad y madurez que recubre nuestras vidas. La búsqueda de plantas y animales salvajes ha sido, después de todo, el medio que la especie humana ha utilizado para alimentarse durante el 99 por ciento de su estancia en la tierra; se trata precisamente de la cadena alimentaria para la que la selección natural nos preparó. Diez mil años de agricultura han hecho que desarrollemos un pequeño puñado de rasgos que encajan con nuestra nueva existencia (la tolerancia a la lactosa en los adultos es un ejemplo), pero básicamente seguimos —lo que resulta un tanto incómodo— ocupando el cuerpo de un buscador de comida y mirando el mundo a través de los ojos de un cazador.

«No tenemos que volver al Pleistoceno —escribió el filósofo ecologista Paul Shepard, que exaltaba la vida salvaje y deploraba la modernidad—, porque nuestros cuerpos nunca lo abandonaron.» En cierto modo dudaba de que fuese a sentirme cómodo acosando a los animales en el bosque, pero me tranquilizaba pensar que al hacerlo tan solo estaría rebelándome contra mi educación, no contra mis genes.

Llevé a cabo este experimento convencido de que la caza, la recolección y el cultivo de mi propia comida me enseñarían algunas cosas acerca de la ecología y la ética del comer que no podría aprender en un supermercado o en una cadena de restaurantes de comida rápida, ni siquiera en una granja. Cuestiones muy básicas acerca de los lazos que existen entre nosotros y las especies (y sistemas naturales) de las que dependemos, acerca de cómo decidimos lo que es bueno o malo para comer en la naturaleza, y acerca de cómo el cuerpo humano encaja en la cadena alimentaria, no solo como comensal, sino también como cazador y, sí, asesino de otras criaturas. Y es que una de las cosas que esperaba conseguir al volver a formar parte, aunque fuese brevemente, de la más corta y antigua de las cadenas alimentarias era asumir una responsabilidad más directa y consciente en la muerte de los animales de los que me alimento. De lo contrario, me daba la sensación de que en realidad no debería comérmelos. Aunque ya había sacrificado un puñado de pollos en Virginia, la experiencia me había desconcertado y había dejado intactas las preguntas más difíciles. Sacrificar animales domésticos dentro de una cadena de montaje, en la que tienes que mantener el ritmo que otros esperan de ti, es un excelente modo de seguir sin ser del todo consciente de lo que realmente estás haciendo. Por contra, el cazador, al menos tal como yo lo imaginaba, está solo en el bosque con su conciencia.

Y esto, supongo, apunta a lo que en verdad estaba buscando al decidirme a cazar y recolectar: averiguar cómo sería preparar una comida siendo plenamente consciente de lo que implicaba. Me di cuenta de que ese era el destino final del viaje en el que me había embarcado desde que me dirigí a aquel campo de maíz de Iowa: llegar tan lejos como fuese posible en la observación de las cadenas alimentarias que nos sustentan y recuperar las realidades biológicas fundamentales que las complejidades de nuestra moderna e industrializada forma de comer mantienen fuera del alcance de nuestra vista.

«Toda experiencia que nos recuerde nuestra dependencia de la cadena alimentaria suelo-planta-animal-hombre y la organización fundamental de la biota es valiosa», escribió Aldo Leopold en *A Sand County Almanac*. Se refería concretamente a la caza, pero lo mismo podría decirse de la horticultura o la búsqueda de setas. «La civilización ha abarrotado hasta tal punto la relación elemental hombre-tierra con artilugios e intermediarios que la conciencia de esa relación se hace cada vez más oscura. Nos gusta que la industria nos sustente, olvidando lo que sustenta la industria.»

La admonición de Leopold estaba ahí, en algún lugar detrás de mi deseo de cazar y recolectar, como sin duda también lo estaba una frase de Henry David Thoreau que me había irritado cuando la leí por primera vez hace algunos años: «No podemos sino compadecer al chico que nunca ha disparado una escopeta —escribió en *Walden*—, pues esto no lo hace más humano, y sí, en cambio, se puede considerar que su educación ha sido tristemente descuidada». Ese chico deficientemente educado y digno de compasión era yo. Pero ese chico estaba en ese momento dispuesto a asumir los retos planteados por Thoreau y Leopold, a perseguir y acorralar personalmente toda esa tensa red de relaciones que de forma tan anodina denominamos «comer», reducirla a su mínimo común denominador, observarla directamente y ver aquello que hubiese que ver.

MI VIRGILIO BUSCADOR DE COMIDA

Querer hacerlo era una cosa; cumplir ese deseo, otra muy distinta. Me surgieron un montón de preguntas difíciles de responder. ¿Cómo iba a aprender a disparar un arma, y no digamos a cazar? ¿Necesitaba una licencia? Y si realmente conseguía matar algo…, ¿qué? ¿Cómo desollas y destripas un animal que has matado? (Y ¿qué clase de eufemismo es ese?) ¿Era realista pensar que podía aprender a identificar las setas con la suficiente confianza para llegar a comérmelas?

Me di cuenta de que lo que necesitaba con urgencia era un Virgilio personal, un tipo no solo diestro en las artes de la caza y la recolección (y la carnicería), sino también versado en la flora, la fauna y los hongos del norte de California, de los que yo no sabía prácticamente nada. Y había otra complicación de un orden totalmente distinto que había olvidado mencionar: en vísperas de comenzar este experimento me había mudado al norte de California, un lugar que está ecológicamente hablando a un mundo de distancia de los bosques y campos de Nueva Inglaterra que conocía como la palma de mi mano..., más o menos. Iba a tener que aprender a cazar, recolectar y cultivar en lo que para mí constituía otro planeta, puesto que estaba habitado por docenas de especies sobre las que no disponía de un solo dato útil. ¿Qué caza la gente por aquí y cuándo lo cazan? ¿En qué zona de rusticidad se sitúa Berkeley? ¿En qué época del año salen las setas? ¿Y dónde?

Una afortunada casualidad hizo que un Virgilio se cruzase en mi vida exactamente en el momento adecuado, aunque me costó un poco reconocerlo. Angelo Garro es un recio y fornido italiano de adormilados ojos marrones, barba de cinco días y una pasión lindante con la obsesión por conseguir y preparar comida. Poco después de que nos mudásemos a California empecé a coincidir con Angelo en cenas a los que ambos habíamos sido invitados, aunque me di cuenta de que rara vez interpretaba el típico rol más o menos pasivo del invitado. No, Angelo siempre estaba muy implicado en la historia de la comida. Era quien esa mañana había conseguido el mero en el muelle de Bolinas gracias a un amigo suyo, quien de camino había recogido el hinojo en la carretera, quien había elaborado el vino que había sobre la mesa, quien había aliñado las aceitunas y quien había curado personalmente el jamón que se estaba sirviendo. Inevitablemente terminaba en la cocina, haciendo la cena o pasando fuentes de sus famosos pasteles de hinojo para abrirnos el apetito mientras explicaba la manera adecuada de elaborar la pasta de farro, el salchichón o el vinagre balsámico, esto último dando por supuesto que pudieses dedicarle diez o doce años y dispusieses de las barricas adecuadas. El tío era él solo una red alimentaria ambulante, el icono perfecto para el movimiento Slow Food.

Con el tiempo reconstruí la historia de Angelo. Siciliano de cincuenta y ocho años nacido en Siracusa, se fue de casa a los dieciocho y llegó a Canadá siguiendo a una chica; veinte años después siguió a otra chica hasta San Francisco, donde ha vivido desde entonces. Se gana la vida diseñando y forjando hierro para usos arquitectónicos; vive en una forja que ha funcionado como herrería desde los tiempos de la fiebre del oro. Pero Angelo te dirá que la pasión que lo consume es la comida y, en concreto, recuperar los sabores y las prácticas y hábitos culinarios de su niñez, que a veces da la impresión de que fue prematuramente interrumpida. Para él un plato especialmente conseguido es aquel que «sabe como los de mi madre».

«Cuando me marché necesitaba las recetas, los recuerdos de aromas y sabores, y ahora estoy tratando de reproducir lo que dejé.»

Angelo volvió a aparecer algunos meses después de que lo conociera, y esta vez, por extraño que parezca, lo hizo en la radio de mi coche. Lo estaban entrevistando en una cadena pública para una sección dedicada a la caza y recolección de alimentos producida por las Kitchen Sisters.* Sus micrófonos seguían a Angelo mientras buscaba hongos porcini y después lo acompañaban en su puesto de caza de patos al amanecer. Mientras esperaba a que el sol y los patos apareciesen, Angelo hablaba en susurros con su marcado acento acerca de su pasado y sus pasiones. «En Sicilia podía saber en qué época del año estábamos solo por el olor —dijo—. La temporada de las naranjas; naranjas, caquis, aceitunas y aceite de oliva.»

Angelo pasa buena parte de su tiempo en California recreando el calendario que rige la vida en Sicilia, un calendario que está estrictamente organizado alrededor de los alimentos de temporada. «¿Sabes?, en Sicilia la comida no viene de un Safeway —te dirá—. Viene del huerto, viene de la naturaleza.» Así que hay que atrapar anguilas para la cena tradicional de Nochebuena, compuesta por siete pescados («prácticamente puede decirse que sin anguilas no hay Navidades»); hay que buscar rebozuelos en enero e hinojo silvestre en abril; hay que recoger y curar aceitunas en agosto; vendimiar y prensar las uvas en septiembre; salir de caza y curar su carne en octubre, y buscar hongos porcini después de las primeras lluvias de noviembre. Cada uno de estos ritos se realiza entre amigos y va acompañado de una buena comida, buen vino casero y buena conversación.

«Me apasiona la búsqueda de comida, la caza, la ópera, mi trabajo —les contaba a las Kitchen Sisters—. Me apasiona cocinar, encurtir, curar salamis y otros embutidos, elaborar un buen vino en otoño. Así es mi vida. Y lo hago con mis amigos, con el corazón.»

* Equipo formado por Davia Nelson y Nikki Silva, productoras radiofónicas interesadas, entre otros temas, en divulgar la cultura, tradiciones y hábitos culinarios. (N. del T.)

Antes de que terminase el programa sabía que había encontrado a mi Virgilio. Cuando volví a toparme con Angelo, le pregunté si podría unirme a él en su próxima expedición en busca de comida. «Claro, no hay problema, iremos a buscar rebozuelos a Sonoma. Te llamaré cuando llegue el momento.» Envalentonado, también le pregunté si podríamos ir a cazar. «Vale, podemos ir a cazar un día, quizá algún pato, quizá un cerdo; pero primero tienes que sacarte la licencia y aprender a disparar.»

¿Un cerdo? Estaba claro que me quedaba mucho más de lo que pensaba por aprender.

La educación del cazador

Tardé un par de meses en resolver los trámites para sacarme la licencia de cazador, que incluían apuntarme a un curso de caza y pasar un examen. Por lo visto cualquiera puede comprar un rifle de gran calibre en California, pero va contra la ley apuntar con esa cosa a un animal sin soportar antes 14 horas de clase y pasar un test de 100 preguntas que requiere algo de estudio. Faltaban dos meses para la siguiente convocatoria, que tendría lugar un sábado.

Sabiendo que en algún momento saldría a cazar, y también a buscar setas, ocurrió algo extraño. Me convertí en un cazador y recolector incipiente e impaciente. Las expectativas que alimentaban en mí la caza y la recolección cambiaron abruptamente lo que significaba —y lo que sentía al hacerlo— dar un paseo por el bosque. De golpe empecé a mirar y a considerar el paisaje en función de su potencial como fuente de comida. «La naturaleza —según dice el personaje de Woody Allen en *La última noche de Boris Grushenko*— es como un enorme restaurante.»

Era casi como si me hubiesen regalado unas nuevas gafas que dividían el mundo natural entre lo que posiblemente era bueno para comer y lo que con toda probabilidad no lo era. Aunque, por supuesto, en la mayoría de los casos no tenía la menor idea de cuál era cuál; al ser tan novato en esto, y como recién llegado a la zona, mi visión de buscador estaba lejos de ser perfecta. Aun así, empecé a percibir algunas cosas. Reparé en las esferas amarillo pálido de las camomilas que flanqueaban el camino por el que paseaba muchas tardes y detecté a la sombra matas de «lechuga del minero» (*Claytonia*, una suculenta lechuga de hojas redondeadas que una vez cultivé en mi huerto de Connecticut) y mostaza silvestre al sol (Angelo la llamaba *rapini* y aseguraba que las hojas jóvenes estaban deliciosas salteadas con aceite de oliva y ajo). Había moreras en flor y alguna que otra ave comestible: unas cuantas codornices, un par de palomas. Vale, quizá no fuese la forma más elevada de experimentar la naturaleza, pero sirvió para aguzar mi vista y captar mi atención como hacía años que no ocurría. Empecé a consultar guías de campo que me ayudasen a identificar las muchas especies desconocidas que hasta entonces no eran para mí más que un ruido de fondo compuesto de hojas, setas y plumas.

Una tarde de enero, mientras paseaba por las colinas de Berkeley, me fijé en un sombrío y estrecho sendero que se desgajaba del camino principal para internarse en el bosque y lo seguí hasta llegar a una arboleda de grandes robles y laureles. Había leído que los rebozuelos crecían en esa época del año alrededor de los viejos robles, así que eché un vistazo. Hasta entonces solo había visto rebozuelos sobre la pasta o en el mercado, pero sabía que lo que estaba buscando era una trompeta de color amarillo anaranjado y constitución recia. Escudriñé en la hojarasca alrededor de un par de robles, pero no vi nada. Sin embargo, cuando estaba a punto de darme por vencido y desandar mis pasos, detecté un brillo anaranjado que asomaba entre el manto de hojas a menos de medio metro de donde me encontraba. Aparté las hojas y ahí estaba: una seta grande y carnosa con forma de florero que sin la menor duda era un rebozuelo.

¿O no?

¿Hasta qué punto estaba seguro?

Me llevé la seta a casa, le quité la tierra, la puse en un plato y a continuación saqué mis guías de campo para ver si podía confirmar la identificación. Todo encajaba: el color, el leve aroma a albaricoque, la forma de trompeta asimétrica en la parte superior mientras la inferior presentaba un grabado superficial de «falsas» agallas. Estaba bastante convencido. Pero ¿lo suficiente para comérmela? No tanto. La guía de campo mencionaba algo llamado «falso rebozuelo» cuyas agallas eran «algo más finas». Oh, oh. Más finas, más gruesas: eran términos relativos; ¿cómo podía saber si las agallas que tenía delante eran gruesas o finas? ¿Comparadas con qué? Las *micofóbicas* advertencias de mi madre resonaron en mis oídos. No podía fiarme de mis ojos. Tampoco podía fiarme demasiado de la guía de campo. ¿De quién, entonces? ¡De Angelo! Pero eso significaba tener que coger el coche y cruzar el puente en dirección a San Francisco con mi seta, lo que me parecía excesivo. Mi deseo de saltear y comerme el primer rebozuelo que había sido capaz de encontrar pugnaba con las dudas que me suscitaba, por pocas que fuesen. No obstante, a esas alturas ya no iba a poder disfrutar de aquel presunto rebozuelo sin ansiedad, así que lo tiré.

En aquel momento no me di cuenta, pero aquella tarde me había visto atrapado en el dilema del omnívoro.

16

El dilema del omnívoro

Bueno para comer, bueno para pensar

Mi encuentro con el rebozuelo —¿o sería un falso rebozuelo?— me puso en contacto con una de las cuestiones más elementales del acto humano de comer: puede ser peligroso, e incluso cuando no lo es implica cierta tensión. La bendición del omnívoro es que puede comer un montón de cosas diferentes en la naturaleza. Su maldición es que básicamente depende de sí mismo para averiguar cuáles puede comer sin que le hagan daño.

Tal como se apunta al comienzo de este libro, el dilema, o la paradoja, del omnívoro fue descrito por primera vez en 1976, en el trabajo «The Selection of Foods by Rats, Humans, and Other Animals» del psicólogo de la Universidad de Pennsylvania Paul Rozin. Rozin estudió el comportamiento de las ratas, que son omnívoras, al seleccionar su comida, esperando así llegar a entender algo acerca de la selección de comida por parte de las personas. Al igual que nosotros, las ratas se enfrentan a diario a la abundancia de la naturaleza y a sus múltiples peligros, diseñados para que las plantas, animales y microbios puedan protegerse de quienes se los quieren comer. Para defenderse de los depredadores, las plantas y los hongos producen muchos venenos, desde cianuro y ácido oxálico hasta una amplia variedad de alcaloides tóxicos y glucósidos; de un modo similar, las bacterias que colonizan las plantas y animales muertos producen toxinas para mantener a raya a otros comensales potenciales. (También, de un modo similar, los humanos fabricamos toxinas para evitar que las ratas se coman nuestra comida.)

En el caso de los seres que comen de un modo más especializado la selección natural es la que se ocupa del problema de la selección de comida, predisponiendo a la mariposa monarca, por ejemplo, a considerar las asclepias comida y todo el resto de lo que hay en la naturaleza como no-comida. No hay emociones ni pensamientos implicados en la decisión de comer o no algo determinado. En el caso de la monarca este enfoque funciona porque a través de la digestión puede extraer de las hojas de la asclepia todo aquello que necesita para sobrevivir (incluida una toxina que hace a la mariposa poco apetecible para los pájaros). Pero las ratas y los humanos precisamos una gama más amplia de nutrientes y por tanto debemos comer una gama más amplia de alimentos, algunos de ellos cuestionables. Cada vez que nos encontramos con un nuevo alimento en potencia, se debaten entre dos emociones contrapuestas desconocidas para quienes comen de un modo especializado, cada una de ellas con su propio fundamento biológico: la neofobia, el miedo a la ingesta de algo nuevo, y la neofilia, la arriesgada pero necesaria apertura a nuevos sabores.

Rozin descubrió que la rata minimiza el riesgo de lo nuevo tratando su tracto digestivo como una especie de laboratorio. Picotea una cantidad muy pequeña del nuevo alimento (asumiendo que sea un alimento) y después espera a ver qué ocurre. Evidentemente el animal posee un sentido de la causalidad («aprendizaje retardado», lo llaman los sociólogos) lo bastante bueno para vincular el dolor de estómago que experimentan en el presente con lo que ingirieron media hora antes, y también una memoria lo bastante buena para convertir ese descubrimiento en una aversión de por vida a esa sustancia en particular (por eso es tan difícil envenenar a las ratas). Quizá debería haber utilizado la misma estrategia para examinar mi rebozuelo, comer un pequeño pedazo y después esperar a ver qué pasaba.

Los primeros trabajos de Rozin sobre el comportamiento en la selección de comida postulaban que el «problema omnívoro» explicaría muchas cosas, no solo acerca de cómo y qué comemos, sino también de quiénes somos como especie, y las investigaciones subsiguientes que él y otros han llevado a cabo, tanto en el campo de la antropología como en el de la psicología, han contribuido en gran medida a confirmar su pálpito. El concepto del dilema del omnívoro ayuda a desentrañar las conductas simples de búsqueda de comida en los animales, y también adaptaciones «bioculturales» mucho más complejas en los primates (humanos incluidos), así como un amplio abanico de prácticas culturales que de otro modo resultarían desconcertantes en los humanos, la especie para la que, tal como dice la célebre frase de Claude Lévi-Strauss, la comida debe ser «no solo buena para comer, sino también buena para pensar».

El dilema del omnívoro se reproduce cada vez que decidimos ingerir o no una seta silvestre, pero también se da en nuestros encuentros mucho menos primarios con lo presuntamente comestible: cuando consideramos la información nutricional que aparece en las cajas de cereales, cuando nos disponemos a ponernos a dieta para adelgazar (¿baja en grasas o en hidratos de carbono?), cuando decidimos probar o no la nueva receta del *nugget* de pollo de McDonald's, cuando valoramos los costes y beneficios de comprar fresas orgánicas o convencionales, cuando elegimos observar (o desobedecer) las leyes *kosher* o las *halal*, o cuando determinamos si es éticamente defendible o no comer carne, es decir, si la carne, o cualquier otra cosa, no solo es buena para comer, sino también para pensar.

HOMO OMNÍVORO

El hecho de que los humanos seamos omnívoros está profundamente inscrito en nuestros cuerpos, a los que la selección natural ha equipado para llevar una dieta bastante amplia. Nuestros dientes son omnicompetentes, diseñados tanto para rasgar la carne de los animales como para triturar las plantas. También lo son nuestras mandíbulas, que pueden moverse al estilo de las de un carnívoro, un roedor o un herbívoro, dependiendo del plato. Nuestros estómagos producen una enzima diseñada en concreto para descomponer la elastina, un tipo de proteína que se encuentra exclusivamente en la carne. Nuestro metabolismo requiere unos compuestos químicos específicos que, en la naturaleza, solo pueden obtenerse de las plantas (como la vitamina C) y otros que solo pueden obtenerse de los animales (como la vitamina B12). Aparte de ser la sal de la vida, la variedad parece constituir una necesidad biológica para nosotros.

En comparación, los especialistas de la naturaleza pueden obtener todo lo que necesitan de un reducido número de alimentos y, muy a menudo, de un sistema digestivo altamente especializado, lo que los libera de la necesidad de dedicar mucha energía mental a los retos a los que se enfrentan los omnívoros. Los rumiantes, por ejemplo, se especializan en comer hierba, a pesar de que las hierbas por sí mismas no les aportan todos los nutrientes que necesitan. Lo que sí aportan es alimento para los microbios que habitan en la panza del animal, que a cambio proporcionan el resto de los nutrientes que el animal necesita para sobrevivir. El talento del rumiante para mantenerse bien alimentado reside en sus tripas más que en su cerebro.

Aquí parece darse una compensación evolutiva entre los grandes cerebros y las grandes tripas, dos estrategias evolutivas muy distintas para enfrentarse a la cuestión de la selección de comida. El caso del koala, uno de los consumidores más melindrosos de la naturaleza, ejemplifica la estrategia de los cerebros pequeños. No hacen falta demasiadas conexiones cerebrales para averiguar qué hay para cenar cuando lo único que comes son hojas de eucalipto. Al parecer el cerebro del koala es tan pequeño que ocupa muy poco espacio dentro de su cráneo. Los zoólogos sostienen la teoría de que hubo un tiempo en el que el koala llevaba una dieta más variada y mentalmente exigente que en la actualidad y que, conforme evolucionó hacia su actual y altamente restringido concepto de alimentación, su infraocupado cerebro menguó (que tomen nota los adictos a las modas alimentarias pasajeras). Para el koala, más importante que el cerebro es disponer de una tripa lo suficientemente grande para descomponer todas esas hojas fibrosas. Por la misma razón, el tracto digestivo de los primates como nosotros se ha ido acortando progresivamente según evolucionábamos para llevar una dieta más variada y de mayor calidad.

Comer quizá resulte más sencillo si eres un monófago con cerebro de mosquito, pero también es mucho más precario, lo que en parte explica por qué en el mundo hay muchas más ratas y humanos que koalas. Si una enfermedad o una sequía azotan los eucaliptos por tus pagos, estás acabado. Pero la rata y el humano pueden vivir prácticamente en cualquier lugar de la tierra, y cuando sus alimentos habituales escasean, siempre habrá otros que puedan probar. De hecho, probablemente no haya una fuente de nutrientes en la tierra que algún humano no haya probado alguna vez: insectos, gusanos, tierra, hongos, líquenes, algas, pescado podrido; las raíces, brotes, tallos, cortezas, capullos, flores, semillas y frutos de las plantas; todas las partes imaginables de todos los animales imaginables, por no hablar del pescado embuchado *haggis*, la *granola* o los McNuggets de pollo. (El más insondable de los misterios, que la neofobia solo explica parcialmente, es por qué cualquier grupo humano come tan pocos nutrientes de entre las innumerables opciones que tiene a su disposición.)

El precio de esta flexibilidad dietética es un circuito cerebral mucho más complejo y metabólicamente costoso. El omnívoro debe destinar una enorme cantidad de conexiones cerebrales a las herramientas sensoriales y cognitivas que le ayudan a averiguar cuáles de esos dudosos nutrientes son seguros para comer. La selección de comida implica demasiada información para codificar cada alimento y veneno potencial en los genes. Así que en lugar de ser los genes los que nos organizasen el menú, los omnívoros desarrollamos un complejo conjunto de herramientas sensoriales y mentales que nos ayudasen a resolver esta cuestión. Algunas de estas herramientas son bastante sencillas y las compartimos con muchos otros mamíferos, otras constituyen auténticas proezas adaptativas por parte de los primates, y otras se mueven en la borrosa frontera entre la selección natural y la invención cultural.

La primera herramienta es, por supuesto, nuestro sentido del gusto, que lleva a cabo parte del trabajo básico de rastreo de alimentos por su valor y seguridad. O, tal como Brillat-Savarin escribió en *Fisiología del gusto*, el gusto «nos ayuda a elegir de entre las diversas sustancias que nos ofrece la naturaleza aquellas que son adecuadas para su consumo». El gusto en los humanos se hace complicado, pero arranca con dos poderosas propensiones intuitivas, una positiva y la otra negativa. La primera nos predispone hacia la dulzura, un sabor que indica en la naturaleza una fuente particularmente rica de energía en forma de carbohidratos. De hecho, incluso cuando estamos saciados, nuestro apetito por lo dulce persiste, lo que probablemente explica por qué el postre aparece en la comida cuando lo hace. Para un omnívoro, cuyo gran cerebro exige una enorme cantidad de glucosa (el único tipo de energía que el cerebro puede utilizar), su condición de goloso representa un excelente medio de adaptación, o al menos así fue en otros tiempos, cuando las fuentes de azúcar eran escasas y lejanas. (El cerebro humano supone el 2 por ciento de nuestro peso corporal, pero consume el 18 por ciento de nuestra energía, que debe provenir en su totalidad de un carbohidrato. Que vuelvan a tomar nota los adictos a las modas alimentarias pasajeras.)

La segunda gran inclinación de nuestro sentido del gusto nos predispone contra el sabor amargo, que es el que presentan las toxinas defensivas que producen las plantas. Las mujeres embarazadas son especialmente sensibles a los sabores amargos, lo que con toda probabilidad constituye una adaptación para proteger al feto en desarrollo incluso contra las más leves toxinas producidas por las plantas que se encuentran en alimentos como el brócoli. Un sabor amargo en la lengua nos avisa de que tomemos precauciones, no vaya a ser que un veneno burle lo que Brillat-Savarin denominó los «fieles centinelas» del sentido del gusto.

El asco resulta ser otra valiosa herramienta para gestionar el dilema del omnívoro. Aunque desde entonces esa sensación se ha venido asociando a muchos otros objetos que no tienen nada que ver con la comida, es en la comida donde se originó y es la comida la razón de que se originase, como indica la etimología de la palabra en inglés (*disgust* viene del verbo francés medieval *desgouster*, «degustar»). Rozin, que ha escrito o coescrito varios artículos fascinantes sobre el asco, lo define como «el miedo a incorporar sustancias ofensivas para el propio cuerpo». Gran parte de las cosas que la gente considera asquerosas vienen determinadas culturalmente, pero al parecer algunas de ellas nos producen asco a todos, y todas esas sustancias, apunta Rozin, provienen de los animales: fluidos y secreciones corporales, cadáveres, carne en descomposición, heces... (Curiosamente el único fluido corporal ajeno que no nos produce asco es aquel que los humanos fabricamos en exclusiva: las lágrimas. Basta con pensar en cuál es el único tipo de pañuelo de papel que estaríamos dispuestos a compartir.) El asco supone un medio de adaptación extremadamente útil, puesto que evita que los omnívoros ingieran fragmentos peligrosos de materia animal: carne podrida que podría albergar toxinas bacterianas o fluidos corporales infectados. En palabras del psicólogo de Harvard Steven Pinker, «el asco es una microbiología intuitiva».

Pero por muy útil que resulte, nuestro sentido del gusto no es una guía del todo adecuada para saber qué es lo que podemos y no podemos comer. En el caso de las plantas, por ejemplo, resulta que algunas de las más amargas contienen valiosos nutrientes, incluso medicinas que nos pueden resultar útiles. Mucho antes de la domesticación de las plantas (un proceso en el que generalmente preferíamos la ausencia de amargor), los humanos primitivos desarrollaron diversas herramientas para liberar la utilidad de estos alimentos, bien superando sus defensas, bien sobreponiéndonos a nuestra propia aversión a su sabor.

Esto es precisamente lo que tuvimos que hacer en el caso de la savia de la adormidera o de la corteza de sauce, que tienen un sabor extremadamente amargo y al mismo tiempo albergan potentes medicinas. Una vez que los humanos descubrimos las propiedades curativas del ácido salicílico de los sauces (el principio activo de la aspirina) y el alivio del dolor que ofrecían los opiáceos de la adormidera, nuestra aversión instintiva al amargor de esas plantas dejó paso a la creencia cultural, aún más persuasiva, de que a pesar de todo valía la pena ingerirlas; básicamente, nuestros poderes de reconocimiento, memoria y comunicación superaron las defensas de las plantas.

Los humanos también aprendimos a superar las defensas de las plantas cocinando o procesando alimentos para eliminar sus amargas toxinas. Los nativos norteamericanos, por ejemplo, averiguaron que si molían, ponían a remojo y tostaban las bellotas podían liberar la rica fuente de nutrientes que albergaba su amargo fruto. Los humanos también descubrimos que las raíces de la mandioca, que se defiende con eficacia de casi todos aquellos que se la quieren comer produciendo cianuro, era comestible si se cocinaba. Al aprender a cocinar la mandioca, los humanos liberamos una fuente de energía en forma de carbohidratos fabulosamente rica de la que además —y esto es igual de importante— disponíamos para nosotros solos, puesto que las langostas, los cerdos, los puercoespines y todo el resto de los potenciales consumidores de mandioca todavía no habían averiguado cómo superar las defensas de la planta.

La cocina, una de las más ingeniosas herramientas del omnívoro, abrió las puertas a todo un nuevo panorama de comestibilidad. De hecho, probablemente la cocina nos convirtió en lo que somos. Al hacer que estos alimentos fuesen más digeribles, al cocinar la carne de los animales y las plantas, la cantidad de energía que los primeros humanos tenían a su disposición se incrementó enormemente, y algunos antropólogos creen que el radical aumento del tamaño del cerebro del homínido que se produjo hace alrededor de 1,9 millones de años se debe a este bendito descubrimiento (más o menos en la misma época el tamaño de los dientes, las mandíbulas y los intestinos de nuestros ancestros se redujo hasta alcanzar sus proporciones actuales, puesto que ya no era necesario procesar grandes cantidades de comida cruda). Al mejorar la digestibilidad, la cocina también redujo el tiempo que teníamos que dedicar a buscar plantas y el mero acto de masticar carne cruda, liberando ese tiempo y esa energía para otros propósitos.

Por último, pero no por ello menos importante, la cocina modificó abruptamente los términos de la carrera armamentística evolutiva entre los omnívoros y las especies que nos servían de alimento al permitirnos superar sus defensas. Aparte de los frutos, que muestran un declarado interés por convertirse en la comida de otras especies (esta es precisamente su estrategia para dispersar sus semillas), y las hierbas, que agradecen que los animales las pasten como estrategia para mantener su hábitat a salvo de turbios competidores, la mayoría de los alimentos silvestres son partes de plantas o animales que no tienen el menor interés en que las coman y que desarrollaron defensas para mantener su integridad. Pero la evolución no se detiene, y las que se las quieren comer están constantemente desarrollando contra-adaptaciones para superar las defensas de las fuentes de nutrientes: una nueva enzima digestiva para eliminar la toxicidad del veneno de una planta o un hongo, digamos, o una nueva habilidad perceptiva para detectar el camuflaje de una criatura comestible. Como respuesta, las plantas, animales y hongos desarrollaron nuevas defensas para hacerse más difíciles de atrapar o de digerir. Esta carrera armamentística entre consumidores y alimentos potenciales se desarrolló a un ritmo constante hasta que aparecieron los primeros humanos. Y es que una contramedida como la de cocinar las plantas amargas cambió por completo las reglas del juego. Las defensas que tan trabajosamente había desarrollado una especie para evitar que la comieran se habían burlado de golpe y, en el supuesto de que pudiese levantar una nueva defensa, le iba a llevar mucho tiempo, tiempo en términos evolutivos.

Con frecuencia se cita la cocina (junto con la fabricación de herramientas y otro puñado de trucos protohumanos) como evidencia de que el omnívoro humano entraba en un nuevo tipo de nicho ecológico dentro de la naturaleza, que algunos antropólogos han denominado «el nicho cognitivo». El término parece calculado para difuminar la frontera entre la biología y la cultura, que es precisamente de lo que se trata. Para estos antropólogos, las diversas herramientas que los humanos han desarrollado para superar las defensas de otras especies —no solo las técnicas para procesar alimentos, sino también toda una gama de herramientas y destrezas para la caza y la recolección— representan «adaptaciones bioculturales», así llamadas porque constituyen desarrollos evolutivos más que invenciones culturales que de algún modo permanecen al margen de la selección natural.

En este sentido, aprender a cocinar las raíces de la mandioca o divulgar los conocimientos, ganados a pulso, acerca de qué setas son seguras no es muy diferente de reclutar bacterias ruminales para alimentarse uno mismo. La vaca depende de la ingeniosa adaptación de la panza para transformar una dieta exclusivamente basada en hierbas en una comida equilibrada; nosotros, en cambio, dependemos de los prodigiosos poderes de reconocimiento, memoria y comunicación que nos permiten cocinar la mandioca o identificar una seta comestible y compartir esa preciosa información. El mismo proceso de selección natural dio con ambas estrategias: una de ellas confía en la cognición; la otra, en lo que le dicen las tripas.

LA ANSIEDAD DE COMER

Ser un omnívoro que ocupa un nicho cognitivo en la naturaleza es tanto una bendición como un desafío, una fuente de enorme poder, pero también de ansiedad. Nuestra condición de omnívoros fue lo que nos permitió a los humanos adaptarnos a muchos entornos diferentes en todo el planeta y sobrevivir en ellos incluso después de que nuestros alimentos favoritos hubiesen llegado a extinguirse, fuese accidentalmente o por haber tenido demasiado éxito a la hora de superar las defensas de otras especies. Al mastodonte le seguiría el bisonte y después la vaca; al esturión, el salmón y después, tal vez, alguna novedosa micoproteína como el «quorn».*

El hecho de ser generalistas nos proporciona también grandes satisfacciones, disfrutes que van desde la innata neofilia del omnívoro —el placer de la variedad— a la neofobia —el confort de lo familiar—. Lo que empezó siendo un conjunto de respuestas sensoriales simples a la comida (dulce, amargo, asqueroso) lo hemos transformado en cánones de gusto más complicados que nos permiten acceder a placeres estéticos inimaginables para el koala o la vaca. Como «todo lo comestible está a merced de su vasto apetito —escribe Brillat-Savarin—, la maquinaria del gusto alcanza una rara perfección en el hombre», convirtiéndolo en el «único gourmet de toda la naturaleza». El gusto, en este sentido más cultivado, reúne a la gente, no solo en pequeños grupos alrededor de una mesa, sino en forma de comunidades. Y es que las preferencias de una comunidad respecto a la comida —la asombrosamente corta lista de alimentos y preparaciones que considera buenas para comer y pensar— representan uno de los pegamentos sociales más fuertes de los que disponemos. Históricamente las cocinas nacionales han sido notablemente estables y resistentes al cambio, razón por la cual el frigorífico de un inmigrante es el último lugar en el que hay que buscar señales de asimilación.

Pero la enorme variedad a la que se enfrenta el omnívoro le produce un estrés y una ansiedad también inimaginables para la vaca o el koala, a los que la distinción entre «las cosas buenas para comer» y «las malas» les resulta algo natural. Y si bien nuestros sentidos pueden ayudarnos a establecer las primeras distinciones básicas entre los alimentos buenos y los malos, los humanos tenemos que recurrir a la cultu-

---

* Nombre comercial de una gama de productos elaborados a partir de micoproteína, que simulan ser carne de ternera, pollo, cerdo, etcétera. *(N. del T.)*

ra para recordarlo y tenerlo todo claro. Por consiguiente codificamos las reglas del comer inteligente en una compleja estructura de tabúes, rituales, hábitos y tradiciones culinarias que cubren desde el tamaño adecuado de las porciones hasta el orden en el que los alimentos deben consumirse o el tipo de animales que conviene o no comer. Los antropólogos discuten si todas estas reglas tienen algún sentido biológico; algunas, como las *kosher*, probablemente están pensadas para hacer respetar la identidad de un grupo más que para proteger la salud. Pero ciertamente muchas de nuestras reglas relativas a la comida tienen un sentido biológico y evitan que tengamos que enfrentarnos al dilema del omnívoro cada vez que vamos al supermercado o nos sentamos a comer.

Ese conjunto de reglas para preparar comida que denominamos «cocina», por ejemplo, especifica combinaciones de alimentos y sabores que, si se analizan, hacen mucho por mediar en el dilema del omnívoro. Los riesgos que implica comer pescado crudo, por ejemplo, se minimizan consumiéndolo con wasabi, un potente antimicrobiano. Del mismo modo, las especias más fuertes características de muchas cocinas tropicales, donde la comida se echa a perder rápidamente, poseen propiedades antibacterianas. La práctica habitual en América Central de cocinar el maíz con lima y servirlo con frijoles, al igual que la práctica asiática de fermentar la soja y servirla con arroz, hacen que estas especies vegetales resulten mucho más nutritivas. Si no está fermentada, la soja contiene un factor antitripsina que bloquea la absorción de proteínas, lo que hace que sus habas sean indigeribles; si el maíz no se cocina con un ingrediente alcalino como la lima, no es posible disponer de su niacina, lo que conduce a un trastorno nutricional denominado «pelagra». Tanto el maíz como los frijoles carecen de un aminoácido esencial (la lisina y la metionina, respectivamente); si se comen juntos el equilibrio se restablece. Del mismo modo, un plato que combina soja fermentada con arroz está nutricionalmente equilibrado. Como escribe Rozin, «las cocinas encarnan parte de la sabiduría sobre la comida que una cultura ha acumulado». A menudo cuando una cultura importa las especies de las que otra se alimenta sin importar al mismo tiempo la cocina que llevan asociada y la sabiduría que encarnan, le sientan mal.

Rozin sugiere que las cocinas también contribuyen a negociar la tensión entre la neofilia y la neofobia del omnívoro. Si preparamos un nuevo tipo de alimento utilizando un conjunto de sabores conocido —cocinándolo, por ejemplo, con especias o salsas tradicionales—, lo nuevo se convierte en familiar, «reduciendo la tensión de la ingestión».

Los antropólogos se maravillan ante la cantidad de energía que se invierte en gestionar el problema de la comida. No obstante, como hace tiempo que sospechan los estudiosos de la naturaleza humana, el problema de la comida está estrechamente vinculado a..., bueno, a otros grandes prolemas existenciales. El bioético Leon Kass escribió un fascinante libro titulado *El alma hambrienta: la comida y el perfeccionamiento de nuestra naturaleza*, en el que clarifica las muchas implicaciones filosóficas del comer humano. En un capítulo dedicado a la condición de omnívoro, Kass cita a Jean-Jacques Rousseau, quien en su Segundo Discurso sobre el hombre establece una conexión entre nuestra liberación del instinto en el acto de comer y el más extenso problema del libre albedrío. Rousseau va a la caza de una pieza mayor en este pasaje, pero de paso ofrece la mejor afirmación sobre el dilema del omnívoro que se pueda encontrar:

> [...] la naturaleza hace todo por sí sola en las operaciones de la bestia, mientras que el hombre concurre a las suyas en calidad de agente libre. La una escoge o rechaza por instinto; el otro, por un acto de libertad; lo cual hace que la bestia no pueda apartarse de la regla que le está prescrita, ni siquiera cuando le sería ventajoso hacerlo, y que el hombre se aparte de ella con frecuencia para perjuicio suyo. Así es como un pichón morirá de hambre junto a una fuente llena de las mejores carnes, y un gato, sobre un montón de frutos o de grano, aunque ambos bien podrían nutrirse del alimento que desdeñan si se les hubiera ocurrido intentarlo. Así es como los hombres disolutos se entregan a excesos que les causan la fiebre y la muerte, porque el espíritu deprava los sentidos y la voluntad sigue hablando cuando la naturaleza calla.

Guiado por un instinto no natural, el prodigioso y abierto apetito humano tiende a meternos en toda clase de líos, mucho más allá de un simple dolor de estómago. Porque si la naturaleza calla, ¿cómo evitar que el omnívoro humano coma absolutamente de todo, incluso, lo que es más preocupante, a otros omnívoros humanos? El salvajismo potencial acecha en el interior de una criatura capaz de comer cualquier cosa. Si la naturaleza no traza una línea alrededor del apetito humano, la cultura humana debe entrar en juego, como de hecho ha ocurrido, situando los hábitos alimenticios del omnívoro bajo el gobierno de los diversos tabúes (en primer lugar el tabú contra el canibalismo), costumbres, rituales, hábitos en la mesa y convenciones culinarias que se encuentran en cada cultura. Hay una conexión corta y directa entre el dilema del omnívoro y el asombroso número de normas éticas con las que las personas han tratado de regular el acto de comer desde que viven en grupos.

«Sin virtud» que gobierne sus apetitos, escribió Aristóteles, el hombre es, de entre todos los animales, «el más profano y salvaje y el peor en lo que respecta al sexo y la comida». Paul Rozin ha sugerido medio en broma que Freud habría hecho mejor en construir su psicología alrededor de nuestro apetito por la comida en lugar de hacerlo alrededor de nuestro apetito por el sexo. Ambos son impulsos biológicos fundamentales, necesarios para la supervivencia de nuestra especie, y ambos deben ser canalizados y socializados con cuidado por el bien de la sociedad («No puedes tomar cada bocado que te parezca apetitoso», apunta). Pero la comida es más importante que el sexo, sostiene Rozin. Podemos vivir sin sexo (al menos como individuos), que ocurre con menos frecuencia que el comer. Como también llevamos a cabo buena parte del acto de comer en público, se ha producido una «transformación cultural de nuestra relación con la comida más compleja que la de nuestra relación con el sexo».

El desorden alimenticio nacional en Estados Unidos

Aunque Rozin no llega a afirmarlo, todas las costumbres y las normas que la cultura ha concebido para mediar en la lucha entre el apetito humano y la sociedad probablemente nos proporcionan más confort como consumidores de comida que como seres sexuales. Freud y otros echan la culpa de muchas de nuestras neurosis sexuales a una cultura represiva en exceso, pero esta no parece ser la culpable de nuestra neurótica forma de comer. Al contrario, parece que cuanto más atormentada se hace esta, más se debilita el poder de nuestra cultura para gestionar nuestra relación con la comida.

Me da la sensación de que este es precisamente el aprieto en el que estamos metidos en términos alimenticios, especialmente en Estados Unidos. En nuestro país nunca ha habido una cocina nacional estable; cada población inmigrante ha traído consigo su propia forma de comer, pero ninguna ha sido lo bastante poderosa para establecer una dieta nacional. Al parecer nos empeñamos en reinventar el modo de comer norteamericano en cada generación, llevando al paroxismo la neofilia y la neofobia. Esto podría explicar por qué los estadounidenses han sido presas tan fáciles para las modas alimentarias y dietas de toda condición.

Después de todo, este es el país donde, en el tránsito del siglo XIX al XX, el doctor John Harvey Kellogg convenció a muchos de sus más prósperos y mejor educados ciudadanos para que desembolsaran generosas cantidades de dinero con el fin de inscribirse en su legendario y chiflado balneario de Battle Creek (Michigan), donde se sometían a un régimen que incluía dietas basadas exclusivamente en uvas y enemas que se les practicaban casi cada hora. Alrededor de la misma época millones de americanos sucumbieron a la moda del «fletcherismo» —que consistía en masticar cada bocado hasta cien veces—, lanzada por Horace Fletcher, también conocido como el Gran Masticador.

Este período marcó la primera era dorada de las modas alimentarias en Estados Unidos, aunque desde luego sus exponentes no hablaban de modas, sino de «alimentación científica», tal como en gran medida seguimos haciendo ahora. En aquella época la ciencia nutricional más avanzada sostenía que comer carne promovía el crecimiento de bacterias tóxicas en el colon; para luchar contra esos malhechores Kellogg vilipendió la carne y preparó un asalto por medio de dos frentes a los canales alimentarios de sus pacientes, introduciendo grandes cantidades de yogur búlgaro por sus dos extremos. Es fácil reírse de la gente que entonces sucumbió a estas modas, pero no está nada claro que nosotros seamos menos crédulos. Todavía está por ver si la teoría de la cetosis de la escuela de Atkins —el proceso por el cual el cuerpo recurre a quemar su propia grasa en ausencia de carbohidratos— parecerá algún día tan digna de un charlatán como la teoría de la autointoxicación del colon de Kellogg.

Lo sorprendente es lo poco que hace falta para desencadenar uno de estos sonados vaivenes nutricionales en Estados Unidos; un estudio científico, una nueva directriz gubernamental, cualquier chiflado con un título de medicina pueden alterar la dieta nacional de la noche a la mañana. Un artículo aparecido en *The New York Times Magazine* en 2002 provocó casi por sí solo un arrebato de carbofobia en el país. Pero las pautas básicas se habían fijado décadas antes e indican lo vulnerables que somos a la ansiedad del omnívoro y a las compañías y charlatanes que se aprovechan de ella por no disponer de una tradición culinaria estable. Así que cada cierto número de décadas aparece un nuevo estudio científico que desafía a la ortodoxia nutricional imperante; de repente se descubre que ese nutriente que los estadounidenses han venido masticando tan contentos durante décadas es letal; otro se eleva a la categoría de comida sana, la industria le dedica todos sus esfuerzos, y el estilo de vida dietética norteamericano sufre de nuevo una revolución.

Harvey Levenstein, un historiador canadiense que ha escrito dos fascinantes ensayos historicosociales acerca de los hábitos alimenticios norteamericanos, resume de forma nítida las creencias que han guiado el modo de comer estadounidense desde los días de apogeo de John Harvey Kellogg: «Que el gusto no es una guía fiable para decidir qué deberíamos comer; que uno no debería limitarse a comer lo que le produce disfrute; que los componentes importantes de la comida no son apreciables a la vista ni al gusto, sino que solo pueden detectarse en laboratorios científicos, y que la ciencia experimental ha producido normas dietéticas que servirán para prevenir las enfermedades y favorecerán la longevidad». El poder de toda ortodoxia reside en su capacidad de no parecerlo y, al menos para los estadounidenses de 1906 o de 2006, estas creencias no resultan ni mucho menos extrañas ni controvertidas.

Es fácil, sobre todo para un estadounidense, olvidar lo reciente que es esta ortodoxia nutricional o que todavía existen culturas que han comido más o menos lo mismo generación tras generación, basándose en criterios tan arcaicos como el gusto y la tradición como guía para la selección de sus alimentos. A los estadounidenses nos sorprende enterarnos de que algunas de las culturas que establecieron su trayectoria culinaria a la luz del hábito y el placer, y no de la ciencia nutricional y el marketing, son de hecho más sanas que la nuestra, es decir, sufren una menor incidencia de problemas de salud relacionados con la dieta.

La paradoja francesa es el caso más famoso, aunque, como apunta Paul Rozin, los franceses en absoluto lo consideran paradójico. Los estadounidenses recurrimos a ese término porque la experiencia de los franceses —un pueblo de bebedores de vino y comedores de queso con tasas más bajas de enfermedades cardíacas y obesidad— desconcierta nuestra ortodoxia alimentaria. Esa ortodoxia considera ciertos alimentos sabrosos venenos (hoy los carbohidratos, mañana las grasas), sin darse cuenta de que nuestro modo de comer, e incluso nuestra forma de pensar acerca de la comida, puede ser tan importante como lo que comemos. Los franceses comen todo tipo de alimentos supuestamente poco saludables, pero lo hacen según un estricto y estable conjunto de normas: comen pequeñas porciones y no repiten, no picotean entre horas, rara vez comen solos, y las comidas en común son largas y pausadas. En otras palabras, la cultura francesa de la comida negocia con éxito el dilema del omnívoro, permitiendo a los franceses disfrutar de su comida sin echar a perder su salud.

Quizá porque en Estados Unidos no tenemos una cultura de la comida semejante prácticamente todas las cuestiones relacionadas con la comida están en el aire. ¿Grasas o carbohidratos? ¿Tres comidas completas al día o picoteo continuo? ¿Crudo o cocinado? ¿Orgánico o industrial? ¿Vegetariano o vegano? ¿Carne o carne de pega? Productos asombrosamente novedosos llenan los anaqueles de nuestro supermercado, y la frontera que separa los alimentos de los «suplementos nutricionales» se ha difuminado hasta el punto de que la gente consume como almuerzo o cena barras de proteínas y batidos. Al ingerir estos neoseudoalimentos en solitario, en nuestros coches, nos hemos convertido en una nación de consumidores antinómicos en la que cada uno se esfuerza por dar con su salvación dietética por separado. ¿A alguien le extraña que los estadounidenses suframos tantos desórdenes alimenticios? En ausencia de un consenso duradero acerca de qué, cómo, cuándo y dónde debemos comer, el dilema del omnívoro ha regresado a Estados Unidos con una fuerza casi atávica.

Esta situación le viene de maravilla a la industria alimentaria, por supuesto. Cuanto más ansiosos nos mostremos respecto a la comida, más vulnerables seremos a la seducción de los especialistas en marketing y a los consejos de los expertos. El marketing alimentario en particular se aprovecha de la inestabilidad dietética y tiende a exacerbarla. Como resulta difícil vender más comida a una población tan bien alimentada (aunque no imposible, como estamos descubriendo), las compañías de alimentación dedican sus esfuerzos a ganar cuota de mercado introduciendo nuevos tipos de alimentos altamente procesados, que tienen la doble virtud de ser enormemente rentables e infinitamente adaptables. Comercializados bajo el estandarte de la «comodidad», estos alimentos procesados se idean con frecuencia con el fin de crear nuevas ocasiones para comer, como por ejemplo en el autobús, de camino al colegio (la barra de proteínas o el Pop-Tart), o en el coche, de camino al trabajo (Campbell's ofrece una sopa con microtropezones que se calienta en el microondas, se puede tomar con una sola mano y viene en un envase diseñado para que encaje en el soporte para vasos del coche).

El éxito de los especialistas en marketing alimentario a la hora de aprovecharse de las volubles pautas y modas nutricionales conlleva un alto precio. Conseguir que cambiemos una y otra vez nuestra forma de comer tiende a socavar las diversas estructuras sociales que enmarcan y estabilizan nuestra alimentación, instituciones como la cena familiar, por ejemplo, o tabúes como picar entre horas o comer solos. En su implacable búsqueda de nuevos mercados, las compañías alimentarias (con la impagable ayuda del horno microondas, que convirtió la «cocina» en algo que incluso un niño pequeño podía hacer) han despojado a mamá del control sobre el menú norteamericano, dirigiendo sus campañas a todos los segmentos de población concebibles, sobre todo a los niños.

En una ocasión uno de los vicepresidentes de marketing de General Mills me dibujó un panorama sobre el estado actual de la cena familiar en Estados Unidos, cortesía de las cámaras de vídeo que los antropólogos que asesoraban a la compañía habían instalado en el techo de las cocinas y en las mesas de los comedores de una serie de familias a las que habían pagado a cambio de su consentimiento. La mamá, tal vez llevada por la nostalgia de las comidas de su infancia, sigue cocinando un plato y una ensalada que habitualmente termina comiéndose ella sola. Mientras tanto los niños, y también el papá si es que anda por casa, se preparan algo distinto, porque el papá lleva una dieta baja en hidratos de carbono, el hijo adolescente se ha hecho vegetariano y la hija de ocho años se alimenta estrictamente de pizza, un capricho que según el psicólogo conviene concederle (no vaya a ser que en el futuro desarrolle desórdenes alimenticios). Así que a lo largo de aproximadamente media hora cada miembro de la familia deambula por la cocina, saca del frigorífico su ración individual y la calienta en el microondas. (Muchos de estos platos se han pensado para que puedan «cocinarlos» sin riesgo un niño de ocho años.) Cuando suena el pitido del microondas, cada comensal lleva su plato a la mesa del comedor, donde tal vez, o tal vez no, coincida con algún otro miembro de la familia durante unos minutos. Las familias que comen así pertenecen a ese 47 por ciento de estadounidenses que responden a los encuestadores y dicen que siguen sentándose a cenar en familia todas las noches.

Hace varios años, en un libro titulado *Las contradicciones culturales del capitalismo,* el sociólogo Daniel Bell llamaba la atención sobre la tendencia del capitalismo, en su decidida búsqueda de beneficios, a erosionar los diversos cimientos sobre los que se asienta una sociedad y que a menudo impiden que la comercialización avance. La cena familiar, y en general el consenso cultural acerca del comer, parece ser la última de las víctimas del capitalismo. Todas esas normas y rituales se interponían en el camino de la industria alimentaria y de su necesidad de vender más comida a una población bien alimentada por medio de nuevas e ingeniosas formas de procesarla, envasarla y comercializarla. Es difícil saber si el hecho de disponer de un conjunto de tradiciones más sólidas habría servido para resistir mejor el avance de este implacable imperativo económico; en la actualidad el hábito estadounidense de consumir comida rápida está ganando terreno incluso en lugares como Francia.

Por tanto, como especie nos encontramos casi en el mismo lugar donde empezamos: omnívoros ansiosos luchando una vez más por averiguar qué les conviene comer. En lugar de apoyarnos en la sabiduría culinaria que hemos ido acumulando, o incluso en la sabiduría de nuestros sentidos, lo hacemos en la opinión de los expertos, en la publicidad, en las pirámides de alimentos del gobierno y en los libros de nutrición, y confiamos en la ciencia para resolver por nosotros algo que en otros tiempos la cultura resolvió con bastante más éxito. El talento del capitalismo ha consistido en recrear algo parecido a un estado salvaje y primitivo en el supermercado moderno y los establecimientos de comida rápida, devolviéndonos a un desconcertante y nutricionalmente peligroso entorno profundamente ensombrecido, una vez más, por el dilema del omnívoro.

17

La ética de comer animales

La primera vez que abrí *Liberación animal*, de Peter Singer, estaba cenando solo en la famosa cadena de asadores Palm, tratando de disfrutar de un chuletón poco hecho. Si algo así les parece la receta perfecta para experimentar una disonancia cognitiva, cuando no para sufrir una indigestión, bueno, esa era más o menos la idea. Hacía tiempo que a este omnívoro en particular el hecho de comer carne no le suponía dilema alguno, pero hasta entonces no me había visto envuelto de un modo tan directo en el proceso de transformar animales en comida: convertido en propietario de un buey destinado a convertirse en filetes, trabajando con los conos de matanza en el cobertizo de proceso de Joel Salatin y preparándose para cazar un animal salvaje. La cena en cuestión estaba teniendo lugar la tarde anterior a la matanza del buey 534, el único acontecimiento de su vida que no me estaba permitido presenciar, ni siquiera saber nada acerca de él, excepto su fecha aproximada. No me sorprendió demasiado: la industria cárnica entiende que cuanto más sepa la gente acerca de lo que ocurre en la sala de matanza, menos le apetecerá comer carne. Esto no se debe a que la matanza sea necesariamente inhumana, sino a que la mayoría preferimos que no se nos recuerde exactamente qué carne estamos comiendo o qué es lo que hace falta para llevarla hasta nuestros platos. El hecho de comerme el chuletón en compañía del filósofo que más se ha destacado en la defensa de los derechos de los animales en todo el mundo era mi, en cierto modo, retorcido intento de celebrar la ocasión y tratar de averiguar —un poco tarde, lo sé— si podía defender lo que había hecho y lo que estaba a punto de hacer.

Comer carne se ha convertido en algo moralmente problemático, al menos para la gente que se toma la molestia de pensar en ello. El vegetarianismo es hoy más popular que nunca, y el movimiento por los derechos de los animales, que hasta hace pocos años era el más marginal entre los marginales, está abriéndose paso rápidamente hacia la corriente cultural dominante. No estoy muy seguro de por qué esto está sucediendo precisamente ahora, dado que los humanos llevamos decenas de miles de años comiendo animales sin sufrir por ello ardor de estómago en términos éticos. Ciertamente ha habido disidentes a lo largo de los años; me vienen a la mente Ovidio, san Francisco, Tolstói y Gandhi. Pero según el consenso general los humanos éramos de hecho omnívoros, y cualesquiera que fuesen los dilemas espirituales o morales que plantease el hecho de matar y comer animales, nuestras diversas tradiciones culturales (desde los ritos de la matanza hasta la bendición de la mesa antes de comer) bastaban para resolverlos en nuestro nombre. Durante milenios nuestra cultura nos ha venido a decir casi siempre que los animales eran buenos tanto para comer como para pensar.

En los últimos años los investigadores médicos han cuestionado el hecho de que sean buenos para comer, mientras filósofos como Singer y organizaciones como Personas por el Trato Ético de los Animales (PETA) nos han dado nuevas razones para dudar de si la carne es buena para pensar, es decir, si es buena para nuestra alma o para la consideración moral que tenemos de nosotros mismos. Cazar está especialmente mal visto hoy en día, incluso entre la gente que sigue comiendo carne; al parecer es al hecho de matar a lo que más se oponen estas personas (como si hubiese otro modo de conseguir un filete), o quizá el problema se derive del hecho de obtener placer de la matanza de un animal. Puede que como civilización nos estemos encaminando a tientas hacia un nivel de conciencia más elevado. Puede que nuestra iluminación moral haya avanzado hasta tal punto que la práctica de comer animales —como las antiguas prácticas de poseer esclavos o de tratar a las mujeres como seres inferiores— puede verse ahora como la barbaridad que es, la reliquia de un pasado ignorante que muy pronto nos llenará de vergüenza.

Esa es al menos la apuesta de los filósofos que defienden los derechos de los animales. Pero también podría ser que las normas culturales y los ritos que antes permitían a las personas comer carne sin darle más vueltas al asunto se hayan venido abajo por otras razones. Quizá conforme se debilita la influencia de la tradición en nuestra toma de decisiones respecto a lo que comemos, los hábitos que en otros tiempos dábamos por supuestos queden suspendidos en el aire, donde es más fácil que se vean zarandeados por la fuerza de una idea potente o por la brisa de la moda.

Cualquiera que sea la causa, el efecto que provoca es una extraordinaria confusión cultural respecto al tema de los animales. Y es que al mismo tiempo que muchos de nosotros parecemos ansiosos por ampliar el círculo de nuestra consideración moral a otras especies, estamos infligiendo en nuestras granjas industriales más sufrimiento a más animales que nunca en toda la historia. La ciencia está desmantelando una por una las afirmaciones que nos convertían en una especie única, descubriendo que elementos como la cultura, la fabricación de herramientas, el lenguaje e incluso posiblemente la conciencia de uno mismo no son, como solíamos creer, propiedad exclusiva del *Homo sapiens*. Y sin embargo, la mayoría de los animales que comemos llevan una vida organizada según el espíritu de Descartes, quien como de todos es sabido afirmaba que los animales eran simples máquinas, incapaces de pensar o de sentir. Actualmente hay algo de esquizoide en nuestra relación con los animales, en la que coexisten el sentimentalismo y la brutalidad. La mitad de los perros de Estados Unidos recibirán regalos de Navidad este año, pero pocos nos paramos a pensar en la vida del cerdo —un animal que puede ser tan inteligente como un perro— que se convierte en nuestro jamón navideño.

Toleramos esta esquizofrenia porque la vida del cerdo se ha salido de nuestro campo de visión; ¿cuándo fue la última vez que vieron un cerdo en persona? La carne viene de la tienda de alimentación, donde se corta y se envasa para que se parezca lo menos posible a las partes de un animal (¿cuándo fue la última vez que vieron a un carnicero en acción?). La desaparición de los animales de nuestras vidas ha abierto un espacio en el que no es posible cotejar con la realidad ese sentimentalismo ni esa brutalidad, un espacio en el que a los Peter Singers y a los Frank Perdues de este mundo les va igual de bien.

Hace unos cuantos años el escritor inglés John Berger escribió un ensayo titulado «¿Por qué miramos a los animales?», en el que sugería que la pérdida de contacto con los animales —y concretamente la pérdida de contacto visual— nos había sumido en una profunda confusión acerca de los términos de nuestra relación con otras especies. Ese contacto visual, siempre algo misterioso, nos recordaba de forma clara todos los días que los animales eran radicalmente iguales y distintos de nosotros; en sus ojos advertíamos algo inequívocamente familiar (dolor, miedo, valor) pero también algo irremisiblemente ajeno. Sobre esta paradoja las personas construyeron una relación en la que sentían que podían tanto honrar como comerse los animales sin mirar hacia otro lado. Pero este arreglo se ha venido abajo en gran medida; al parecer hoy o miramos para otro lado o nos hacemos vegetarianos. Por mi parte, ninguna de las dos opciones me resultaba muy apetecible; desde luego, mirar para otro lado estaba ya fuera de toda consideración. Lo que quizá explique por qué intentaba leer a Peter Singer en un asador.

Es algo que no les recomiendo hacer si están decididos a seguir comiendo carne. *Liberación animal*, integrado a partes iguales por razonamientos filosóficos y descripciones periodísticas, es uno de esos pocos libros que te exigen defender tu modo de vida o cambiarlo. Singer es tan hábil argumentando que para muchos lectores resulta más fácil cambiar. *Liberación animal* ha convertido a miles de personas al vegetarianismo, y no me costó mucho averiguar por qué: en pocas páginas consiguió ponernos a mí y mi condición de carnívoro, por no hablar de mis planes de caza, a la defensiva.

La argumentación de Singer es desarmantemente simple y, asumiendo que uno acepte sus premisas, difícil de refutar. Tomemos por ejemplo la premisa de la igualdad entre las personas, que la mayoría aceptamos de buena gana. Pero ¿qué es lo que de verdad queremos decir con ello? Después de todo, las personas no son en absoluto iguales; algunas son más inteligentes que otras, más guapas, tienen más talento, lo que sea. «La igualdad es una idea moral —apunta Singer—, no la afirmación de un hecho.» La idea moral es que los intereses de cada persona deberían recibir la misma consideración, sin depender de «cómo sean los otros ni de sus aptitudes». Muy bien; muchos filósofos han llegado hasta ese punto. Pero pocos han dado el que sería el siguiente paso lógico. «Si la posesión de una inteligencia superior no autoriza a un humano a utilizar a otro para sus propios fines, ¿cómo puede autorizar a los humanos a explotar a los no humanos con la misma finalidad?»

Este es el núcleo de la argumentación de Singer, y enseguida, en la página 6, empecé a garabatear objeciones en el margen. «Pero los humanos somos diferentes de los animales de un modo moralmente significativo.» Sí, lo somos, admite Singer de buena gana, por lo que no deberíamos tratar a los cerdos y a los niños del mismo modo. Considerar sus intereses por igual no es lo mismo que tratarlos por igual, apunta; los niños tienen interés en ser educados; los cerdos, en hurgar en la mugre. Pero cuando sus intereses son los mismos, el principio de igualdad exige que reciban la misma consideración. Y hay un interés de suma importancia que los humanos comparten con los cerdos, y con todas las criaturas sensibles, que es el de evitar el dolor.

Aquí Singer cita un famoso pasaje de Jeremy Bentham, el filósofo utilitarista del siglo XVIII. Bentham escribe esto en 1789, después de que los franceses hubiesen liberado a sus esclavos negros y garantizado sus derechos fundamentales, pero antes de que los británicos o los americanos hubiesen actuado. «Puede llegar el día —escribe Bentham— en que el resto de la creación animal adquiera esos derechos.» A continuación se pregunta qué características autorizan a una criatura a ser digna de consideración moral. «¿Es la facultad de la razón o acaso la facultad del discurso? —pregunta Bentham—. Un caballo o un perro adulto es sin comparación un animal más racional, y también más sociable, que una criatura humana de un día, una semana o incluso un mes.

»No debemos preguntarnos: "¿Pueden razonar?", ni tampoco: "¿Pueden hablar?", sino: "¿Pueden sufrir?".»

Aquí Bentham está jugando una buena carta que los filósofos denominan «el argumento de los casos marginales», o ACM, para abreviar. Y dice lo siguiente: hay humanos —los niños, los discapacitados cognitivos graves, los dementes— cuya capacidad mental no supera la de un chimpancé. A pesar de que estas personas no pueden corresponder nuestras atenciones morales (tratar a los demás como te gustaría que te tratasen, etcétera), de todos modos los incluimos en el círculo de nuestra consideración moral. Por tanto, ¿en qué nos basamos para excluir al chimpancé?

«¡Porque es un chimpancé —garabateé furiosamente en el margen— y los otros son seres humanos!» Para Singer esto no es suficiente. Excluir al chimpancé de nuestra consideración moral por el mero hecho de no ser humano es lo mismo que excluir a un esclavo simplemente por no ser blanco. Del mismo modo que tildamos esa exclusión de «racista», el defensor de los derechos de los animales tilda de «especista» la discriminación del chimpancé exclusivamente por no ser humano. «Pero las diferencias entre los blancos y los negros son triviales en comparación con las diferencias entre mi hijo y un chimpancé.» Singer nos pide que imaginemos una sociedad hipotética que discrimina basándose en algo no trivial, por ejemplo la inteligencia. Si este planteamiento ofende nuestro sentido de la igualdad, lo que sin duda consigue, ¿cómo puede basarse la discriminación en el hecho de que los animales carezcan de esta o aquella característica humana? Por tanto, o no debemos justicia a los discapacitados cognitivos graves, concluye, o se la debemos a los animales con aptitudes superiores.

Fue entonces cuando solté el tenedor. Si creo en la igualdad, y la igualdad se basa en los intereses más que en las características, entonces o tengo en cuenta los intereses del buey o admito que soy un especista. Por el momento, decidí, me declararé culpable de ese cargo. Y terminé mi chuletón.

Pero Singer había plantado una idea inquietante que a partir de aquel día creció y creció, regada por los otros pensadores partidarios de los derechos de los animales que empecé a leer: los filósofos Tom Regan y James Rachels, el teórico legal Steven M. Wise, escritores como Joy Williams y Matthew Scully. Creía que me daba igual que me llamasen especista, pero quizá algún día, como sugieren estos autores, lleguemos a considerar el especismo tan maligno como el racismo. ¿Es posible que algún día la historia nos juzgue tan duramente como juzga a los alemanes que vivieron tranquilamente a la sombra de Treblinka? El novelista sudafricano J. M. Coetzee planteó precisamente esta cuestión durante una conferencia en Princeton no hace mucho tiempo, y contestó afirmativamente. Si los defensores de los derechos de los animales están en lo cierto, entonces se está cometiendo todos los días a nuestro alrededor «un crimen de formidables proporciones» (en palabras de Coetzee) sin que nos demos cuenta.

Es prácticamente imposible tomarse en serio esa idea, y mucho menos admitirla, y en los meses que siguieron al cara a cara entre Singer y mi chuletón en el Palm empleé toda la energía mental de que disponía en refutarla. Sin embargo, Singer y sus colegas consiguieron aplastar una por una todas mis posibles objeciones.

La primera línea de defensa de los consumidores de carne es obvia: ¿por qué deberíamos tratar a los animales de un modo más ético de lo que ellos se tratan entre sí? De hecho, Ben Franklin trató de utilizar esta táctica mucho antes que yo. En su autobiografía cuenta que un día, mientras veía pescar a sus amigos, pensó: «Si os coméis entre vosotros, no veo por qué no deberíamos comeros». Admite, sin embargo, que este razonamiento no se le ocurrió hasta que el pescado estuvo en la sartén y empezó a oler «admirablemente bien». La gran ventaja de ser una «criatura razonable», remarca Franklin, es que puedes encontrar una razón para todo lo que quieras hacer.

El defensor de los derechos de los animales responde al razonamiento de «ellos también lo hacen» con una contestación sencilla y devastadora: ¿de verdad quieres basar tu código moral en el orden natural? El asesinato y la violación también son naturales. Además nosotros podemos elegir: los humanos no necesitamos matar otras criaturas para sobrevivir; los animales carnívoros, sí. (Aunque, si mi gato Otis puede servir de ejemplo, a veces los animales matan por el simple placer de hacerlo.)

Lo que plantea otra objeción en el caso de los animales domésticos: ¿la vida no sería peor para estas criaturas en la naturaleza? «Los defensores de la esclavitud de los negros africanos han utilizado con frecuencia el mismo razonamiento —replica Singer—. Es preferible la vida en libertad.»

Pero la mayor parte de los animales domesticados no pueden sobrevivir en la naturaleza; de hecho, «¡si no nos los comiésemos ni siquiera existirían!». O, tal como lo expuso un pensador político del siglo XIX, «el cerdo tiene más interés que nadie en que haya demanda de beicon. Si en el mundo solo hubiese judíos, no habría ni un solo cerdo». Lo que precisamente al defensor de los derechos de los animales le parece estupendo: si los pollos dejan de existir, no volverán a ser tratados injustamente.

«Los animales de las granjas industriales nunca han conocido otra vida.» El defensor de los derechos de los animales apunta acertadamente que «los animales tienen necesidad de ejercitarse y estirar los miembros o alas, de acicalarse y de darse la vuelta, independientemente de que hayan vivido o no alguna vez en condiciones que les permitan hacerlo». En otras palabras, la medida adecuada de su sufrimiento no viene dada por sus experiencias previas, sino por la incesante frustración diaria de sus instintos.

Vale, admitamos que el sufrimiento de los animales a nuestras manos es un problema legítimo, pero «el mundo está lleno de problemas y sin duda deberíamos resolver primero los de los humanos». Parece propio de una mente elevada..., y sin embargo, todo lo que los defensores de los derechos de los animales me están pidiendo es que deje de comer carne. No hay ninguna razón que me impida dedicarme a resolver los problemas de la humanidad como vegetariano.

«Pero ¿no indica el mismo hecho de que podamos optar por rechazar la comida basándonos en razones morales una diferencia fundamental entre animales y humanos, una diferencia que justifica nuestro especismo?» La propia indefinición de nuestros apetitos, y las perspectivas éticas que abre, nos señala como una criatura esencialmente distinta. Somos (como apuntó Kant) el único animal moral, el único capaz de contemplar la noción de «derechos». Demonios, nosotros inventamos esas malditas cosas «para nosotros». Entonces ¿qué hay de malo en que nos guardemos las consideraciones morales para aquellos capaces de entenderlas?

Bueno, ahí es donde uno se da de bruces con el ACM: el estatus moral de los discapacitados cognitivos y los locos, del bebé de dos días y el paciente que sufre un alzheimer avanzado. Esas personas («casos marginales», en el detestable lenguaje de la filosofía moral moderna) no pueden participar en la toma de decisiones éticas más que un mono, pero de todos modos garantizamos sus derechos. Sí, respondo, por una razón obvia: son de los nuestros. ¿No es algo natural tener una especial consideración por los de nuestra misma clase?

Solo si eres un especista, replica el defensor de los derechos de los animales. No hace tanto tiempo muchos blancos decían lo mismo del hecho de ser blancos: velamos por los de nuestra misma clase. Aun así, me atrevería a afirmar que hay una razón no arbitraria por la que protegemos los derechos de los casos humanos «marginales»: queremos que formen parte de nuestra comunidad moral porque todos hemos sido y probablemente volveremos a ser casos marginales en alguna ocasión. Es más, esas personas tienen padres y madres, hijas e hijos, lo que hace que nos interese su bienestar de un modo más profundo que el de un simio, aunque este sea más inteligente.

Un utilitarista como Singer estaría de acuerdo en que los sentimientos hacia nuestros parientes deben tener su peso en nuestros cálculos morales, pero el principio de igualdad en la consideración de intereses exige que, puestos a elegir entre llevar a cabo un doloroso experimento médico en un niño huérfano y con discapacidad cognitiva y en un simio normal, sacrifiquemos al niño. ¿Por qué? Porque el simio tiene una mayor capacidad para sentir dolor.

En resumidas cuentas este es el problema práctico que plantea el razonamiento del filósofo cuando se trata de casos marginales: puede utilizarse para ayudar a los animales, pero con la misma frecuencia termina por dañar a los casos marginales. Abandonar nuestro especismo puede conducirnos a un precipicio ético al que quizá no estemos preparados para saltar, incluso cuando la lógica nos está empujando hacia el borde.

Pero no es esta la elección moral que se me pide que haga. (¡Qué lástima! Sería mucho más fácil.) En la vida diaria no se trata de elegir entre el bebé y el chimpancé, sino entre el cerdo y el tofu. Aunque rechacemos el utilitarismo duro de un Peter Singer, la cuestión de si los animales que sufren dolor son dignos de consideración moral sigue ahí y parece imposible de negar. Y si lo son, ¿cómo justificar su matanza y su consumo?

Esta es la razón por la que, en el tema de los derechos de los animales, el consumo de carne es la cuestión más complicada. En el caso de los experimentos de laboratorio con animales todo el mundo, excepto los más radicales defensores de sus derechos, está dispuesto a justificar el coste que esto supone para los animales por el beneficio que aporta a los humanos. Esto es así porque las cualidades únicas de la conciencia humana tienen su peso en el cálculo utilitario del placer y el dolor: el dolor humano tiene más peso que el de un ratón, puesto que nuestro dolor se amplifica con emociones como el terror; del mismo modo, nuestra muerte es peor que la de un animal, porque nosotros entendemos qué es la muerte de un modo inaccesible para ellos. Así que la discusión alrededor de los experimentos con animales se centra en los detalles: ¿es en verdad necesario llevar a cabo ese experimento con animales en concreto para salvar vidas humanas? (Muy a menudo no lo es.) Pero si los humanos ya no necesitamos comer carne para sobrevivir, ¿qué es exactamente lo que vamos a poner en la balanza frente a los intereses de los animales para que esta se incline de nuestro lado?

Sospecho que esta es finalmente la razón por la que los partidarios de los animales consiguieron ponerme a la defensiva. Una cosa es elegir entre el chimpancé y el niño con discapacidad cognitiva, o aceptar el sacrificio de todos esos cerdos con los que se experimenta para desarrollar la cirugía cardiovascular, pero ¿qué ocurre cuando se trata de elegir, como escribe Singer, entre «toda una vida de sufrimiento para un animal no humano y las preferencias gastronómicas de un ser humano»? O miras para otro lado o dejas de comer animales. ¿Y si no quieres hacer ninguna de las dos cosas? Supongo que tienes que tratar de determinar si los animales que estás comiendo están de verdad enfrentándose a toda una vida de sufrimiento.

Según Peter Singer, no puedo encontrar una respuesta objetiva a esa pregunta si sigo comiendo carne. «Ponemos un gran interés en convencernos de que nuestra preocupación por el bienestar de los otros animales no exige que dejemos de comerlos.» Creo que más o menos entiendo lo que quiere decir: o sea, ¿por qué me estoy esforzando tanto en justificar el menú de una cena? «Nadie que tenga el hábito de comerse un animal queda completamente libre de todo prejuicio a la hora de juzgar si las condiciones en que fue criado le causaron sufrimiento.» En otras palabras, voy a tener que dejar de comer carne antes de poder decidir en conciencia si puedo continuar comiendo carne, por no hablar de salir a cazarla. Me pareció que no tenía más remedio que aceptar ese desafío. Así que un domingo de septiembre, después de cenar un delicioso lomo de cerdo a la parrilla, me hice vegetariano a regañadientes, si bien deseaba con toda mi alma que se tratase de algo temporal.

EL DILEMA DEL VEGETARIANO

Como cualquier vegetariano que se respete a sí mismo (y no somos nada si no tenemos respeto por nosotros mismos), les voy a dar la lata con mis obligaciones adquiridas y mis distinciones éticas. No soy vegano (como huevos y productos lácteos), porque no hay que dañar ni matar animales para obtener leche y huevos, o al menos eso pensaba. También estoy dispuesto a comer animales sin cara, como los moluscos, basándome en la teoría de que no son lo bastante sensibles para sufrir. No, no estoy siendo «carista»: muchos científicos y filósofos defensores de los derechos de los animales (incluido Peter Singer) establecen la frontera de la sensibilidad en un punto situado justo al norte de la vieira. Nadie está completamente seguro de que esto sea así, pero aquí coincido con muchos ardientes defensores de los animales al concederme el beneficio de la duda.

Después de un mes con el experimento sigo mostrándome reacio. Encuentro que preparar una comida vegetariana satisfactoria requiere mucha más reflexión y trabajo (en concreto, hace falta cortar muchas cosas); comer carne es sencillamente más cómodo. También es más sociable, al menos en una sociedad en la que los vegetarianos constituyen una relativamente pequeña minoría (la revista *Time* estimaba hace poco que somos 10 millones en Estados Unidos). Lo que más me molesta de mi vegetarianismo es su sutil forma de distanciarme de otras personas y, por extraño que parezca, de una dimensión completa de la experiencia humana.

Ahora otras personas se tienen que acoplar a mí, lo que me resulta incómodo: mis nuevas restricciones dietéticas descalabran la relación básica anfitrión-invitado. Como invitado, si no aviso por anticipado a mi anfitriona de que no como carne, se sentirá mal, y si se lo digo, preparará algo especial para mí, en cuyo caso yo me sentiré mal. En esta cuestión me inclino a coincidir con los franceses, que consideran de mala educación cualquier prohibición dietética personal.

Incluso si el vegetariano es un ser humano más evolucionado, me da la impresión de que ha perdido algo por el camino, algo nada trivial que no estoy dispuesto a pasar por alto. Por muy sano y virtuoso que pueda sentirme estos días, también me siento distanciado de las tradiciones que valoro: tradiciones culturales como el pavo de Acción de Gracias, incluso los frankfurts en el estadio de béisbol, y tradiciones familiares como la falda de ternera que prepara mi madre en Pascua. Estas comidas rituales nos vinculan con nuestra historia a través de multitud de conexiones: familia, religión, paisaje, nación y, retrocediendo aún más, biología. Y es que aunque los humanos ya no necesitamos la carne para sobrevivir (ahora que podemos conseguir nuestra B-12 a partir de alimentos fermentados o suplementos), hemos sido consumidores de carne durante la mayor parte de nuestra estancia en la tierra. Este hecho evolutivo se refleja en el diseño de nuestros dientes, en la estructura de nuestra digestión y, posiblemente, en el modo en que mi boca sigue salivando ante la visión de un chuletón poco hecho. Comer carne contribuyó a convertirnos en lo que somos en un sentido tanto físico como social. Bajo la presión de la caza, nos dicen los antropólogos, el cerebro humano creció en tamaño y complejidad, y fue en torno al hogar en el que los botines de la caza se cocinaban y repartían donde la cultura humana floreció por primera vez.

Esto no quiere decir que no podamos o no debamos trascender nuestra herencia, sino solo que es nuestra herencia; por mucho que ganemos al abandonar la carne, eso, al menos, lo habremos perdido. La idea de garantizar los derechos de los animales quizá nos eleve por encima del brutal y amoral mundo de los devoradores y los devorados

—de la depredación—, pero al mismo tiempo implicará el sacrificio, o la sublimación, de parte de nuestra identidad, de nuestra propia animalidad. (Esta es una de las más extrañas ironías de los derechos de los animales: se nos pide que reconozcamos todo lo que compartimos con ellos y que después actuemos de un modo nada animal.) No es que el sacrificio de nuestra animalidad sea necesariamente algo deplorable; nadie lamenta haber dejado de violar o de saquear, que también forman parte de nuestra herencia. Pero deberíamos al menos reconocer que el deseo humano de comer carne no es, como dirían los defensores de los derechos de los animales, una cuestión trivial, una mera predilección gastronómica. Al contrario, nuestro consumo de carne es de hecho algo muy profundo.

SUFRIMIENTO ANIMAL

La cuestión de si nuestro interés por comer animales pesa más o menos en la balanza que su interés por no ser comidos (asumiendo por un momento que ese sea su interés) enciende en última instancia la controversia acerca del sufrimiento animal. Y si se trata de una cuestión controvertida es porque en cierto modo resulta imposible saber qué ocurre en la mente de una vaca, un cerdo o un simio. Desde luego, podríamos decir lo mismo de otros humanos, pero como los humanos estamos programados más o menos de la misma manera, tenemos buenas razones para asumir que la experiencia del dolor de otras personas se parecerá mucho a la nuestra. ¿Podemos decir lo mismo de los animales? Sí. Y no.

Todavía no me he topado con un escritor que se tome en serio el tema y suscriba la creencia de Descartes acerca de que los animales no pueden sentir dolor porque carecen de alma. El consenso general, tanto entre los científicos como entre los filósofos, dice que en lo que respecta al dolor los animales superiores están programados de un modo muy parecido a como lo estamos nosotros y por las mismas razones evolutivas, así que cuando vemos un perro retorcerse tras recibir una patada deberíamos tomárnoslo en serio.

Que los animales sienten dolor no parece dejar lugar a dudas. Sin embargo, los defensores de los animales aseguran que hay por ahí científicos y pensadores neocartesianos que sostienen que los animales son incapaces de sufrir porque carecen de lenguaje. Pero si uno se toma la molestia de leer a los escritores en cuestión —Daniel Dennett y Stephen Budiansky son dos de los más citados—, se da cuenta de que están siendo injustamente caricaturizados.

El argumento de los ofendidos, que a mí me parece de lo más razonable, es que el dolor humano difiere del animal por una cuestión de magnitud. Esta diferencia cualitativa es en gran medida resultado de que nosotros disponemos de lenguaje y, en virtud del lenguaje, de nuestra capacidad de albergar pensamientos sobre pensamientos y de imaginar lo que no existe. El filósofo Daniel Dennett sugiere que podemos establecer una distinción entre el dolor, que obviamente muchos animales experimentan, y el sufrimiento, que depende de un cierto nivel de conciencia de uno mismo con el que al parecer solo cuentan un puñado de animales. El sufrimiento es, desde este punto de vista, no solo mucho dolor, sino dolor amplificado por emociones tan características de los humanos como el remordimiento, la compasión propia, la vergüenza, la humillación y el terror.

Pensemos en la castración, una experiencia a la que se enfrentan la mayoría de los mamíferos que nos comemos. Nadie negará que el procedimiento resulta doloroso para los animales, pero muy poco después parecen estar totalmente recuperados. (Algunos macacos rhesus arrancan a mordiscos los testículos de sus competidores en el apareamiento; al día siguiente es posible ver a la víctima apareándose, en apariencia no muy tocado.) Sin duda el sufrimiento de un hombre capaz de comprender todas las implicaciones de la castración, de anticipar el hecho y contemplar sus consecuencias, supone un martirio diferente.

Por la misma razón, sin embargo, el lenguaje y todo lo que conlleva pueden hacer que ciertos tipos de dolor resulten más soportables. Una visita al dentista constituiría un martirio para un simio, al que no se le podría hacer entender el propósito y la duración del procedimiento.

Como humanos que contemplan el sufrimiento o el dolor de los animales debemos guardarnos de proyectar en ellos lo que para nosotros supondría esa misma experiencia. Cuando presencié cómo un buey era arreado para que subiera por la rampa que conduce a la sala de matanza, tuve que obligarme a recordar que no se trataba de Sean Penn en *Pena de muerte*, que la escena se representa de un modo muy distinto en un cerebro bovino, en el que el concepto de no existencia por suerte brilla por su ausencia. Lo mismo puede decirse del ciervo que se queda mirando el cañón del fusil del cazador. «Si no conseguimos percibir el sufrimiento en las vidas [animales] que contemplamos —escribe Daniel Dennett en *Kinds of Minds*—, podemos tener la seguridad de que no hay un sufrimiento invisible en algún lugar de sus cerebros. Si hubiese sufrimiento lo reconoceríamos sin dificultades.»

Lo que nos lleva —a regañadientes, pero necesariamente— a la granja industrial norteamericana, el lugar en el que todas estas distinciones se reducen inmediatamente a polvo. No es fácil establecer la frontera entre el dolor y el sufrimiento en una explotación moderna dedicada a los huevos o a los cerdos. Se trata de lugares donde las sutilezas de la filosofía moral y la cognición animal significan menos que nada, donde, de hecho, todo lo que hemos aprendido acerca de los animales al menos desde Darwin ha sido simplemente... apartado. Visitar un CAFO moderno es entrar en un mundo que a pesar de toda su sofisticación tecnológica sigue estando diseñado según los principios cartesianos del siglo XVII. A los animales los tratan como máquinas —«unidades de producción»— incapaces de sentir dolor. Como a estas alturas ya no hay ningún ser pensante que pueda creerse esto, la ganadería industrial depende de la suspensión de la incredulidad en el caso de la gente que la lleva a cabo y de la disposición a desviar la mirada en el caso de todos los demás.

Según todo lo que he leído, las explotaciones de huevos son las peores; nunca he conseguido entrar en uno de esos lugares, puesto que allí los periodistas no son bienvenidos. Al menos el ganado vacuno en Estados Unidos sigue viviendo al aire libre, si bien hundido hasta los tobillos en sus propios desechos y alimentándose con una dieta que lo hace enfermar. Y en cuanto a los pollos *broiler*, aunque se les amputa el pico con un cuchillo caliente para evitar que practiquen el canibalismo los unos con los otros bajo el estrés de su confinamiento, al menos no se pasan la vida en jaulas en las que ni siquiera pueden extender un ala.

El sino de la gallina ponedora estadounidense es pasar los pocos días de vida de los que dispone apiñada junto a otra media docena de gallinas en una jaula de alambre cuyo suelo podría alfombrarse de pared a pared con cuatro páginas de este libro. Todos y cada uno de sus instintos naturales se ven frustrados, lo que conduce a una serie de «vicios» conductuales que incluyen practicar el canibalismo con sus compañeras de jaula y frotar su pecho contra la malla de alambre hasta dejarlo completamente pelado y sanguinolento. (Esta es la razón principal de que los *broilers* se libren de vivir enjaulados: tantas cicatrices en una pechuga tan apreciada constituirían un mal negocio.) ¿Dolor? ¿Sufrimiento? ¿Locura? La operatividad de la suspensión de la incredulidad depende de la aceptación de apelativos más neutrales, como «vicios», «estereotipos» y «estrés». No obstante, se llame como se llame a lo que ocurre en esas jaulas, alrededor de un 10 por ciento de las gallinas no puede soportarlo y su muerte sencillamente se incluye en el coste de producción. Y cuando el número de supervivientes empieza a decaer, las gallinas se ven «obligadas a mudar el plumaje»: se las priva de comida, agua y luz durante varios días con el fin de estimular un último esfuerzo de puesta antes de terminar su trabajo.

Sé que el simple hecho de recitar estos datos, casi todos extraídos de revistas avícolas, me hace parecer un defensor de los derechos de los animales, ¿no? No es esa mi intención (recuerden, me metí en esto del vegetarianismo asumiendo que podía seguir comiendo huevos), pero eso es lo que te puede pasar cuando... miras. Y lo que ves cuando miras es la crueldad —y la ceguera frente a la crueldad— que se requiere para producir huevos que después puedan venderse a 79 centavos la docena.

Siempre ha existido una tensión entre el imperativo capitalista de maximizar la eficiencia a cualquier coste y los imperativos morales de la cultura, que históricamente han servido de contrapeso a la ceguera moral del mercado. Este es otro ejemplo de las contradicciones culturales del capitalismo, la tendencia que lleva a que con el tiempo el impulso económico termine por erosionar los cimientos morales de la sociedad. La compasión hacia los animales que están a nuestro cuidado es una de esas víctimas.

Las explotaciones animales industriales ofrecen una visión pesadillesca de lo que el capitalismo es capaz de hacer en ausencia de restricciones morales o reguladoras de ninguna clase. (No es casual que los trabajadores no sindicados de estas fábricas reciban poca más consideración que los animales a su cuidado.) Allí, en esos horribles lugares, la propia vida se redefine —como «producción de proteínas»—, y con ella, el «sufrimiento». Esta venerable palabra se convierte en «estrés», un problema económico en la búsqueda de soluciones rentables, como cortar los picos de los pollos o desrabotar a los cerdos o —la que es la última iniciativa de la industria— retirar el «gen del estrés» de los cerdos y los pollos. Todo esto se parece mucho a nuestras peores pesadillas de encierro y tortura, pero también es algo real para los miles de millones de animales que tuvieron la mala fortuna de nacer bajo esos lúgubres tejados metálicos y vivir la breve y despiadada vida de una unidad de producción en la época anterior al descubrimiento del gen del sufrimiento.

FELICIDAD ANIMAL

El vegetarianismo parece una respuesta razonable a la existencia de estos males. ¿Quién querría convertirse en cómplice, al comérselos, de la desgracia de estos animales? Lo que uno quiere es arrojar algo contra los muros de esas naves infernales, ya sea la Biblia, con su llamada a la compasión por los animales que criamos, o un nuevo derecho constitucional o todo un pelotón de defensores de los derechos de los animales disfrazados de pollos tratando de entrar en ellas por la fuerza y liberar a los reclusos. A la sombra de estas granjas industriales la noción de «crimen fabuloso» de Coetzee no resulta en absoluto exagerada.

Pero hay otras imágenes de animales que viven en otro tipo de granjas que contradicen las pesadillescas. Estoy pensando en las gallinas que vi en la granja Polyface, desplegándose por los pastos de las vacas una mañana de junio, picoteando en las boñigas y la hierba, satisfaciendo sus instintos, comunes a todas las gallinas. O la imagen de felicidad porcina que presencié en aquel establo en marzo, mientras observaba los cerdos, con sus rosados jamones y sus rabos con forma de sacacorchos apuntando al techo, husmear en la profunda capa de compost en busca de alcohólicos bocados de maíz. Es cierto que granjas como esta no son más que una mota en el monolito de la ganadería moderna, pero su misma existencia, y las posibilidades que implica, nos hace ver la polémica de los derechos de los animales con unos ojos totalmente distintos.

Para muchos defensores de los derechos de los animales, incluso la granja Polyface es un «campo de exterminio», una estación de paso en la que las criaturas condenadas esperan a que llegue el momento de su cita con el verdugo. Pero si se observa la vida que llevan esos animales, se ve que esa analogía con el holocausto no pasa de ser un artificio efectista y sensiblero. Del mismo modo que probablemente podemos reconocer el sufrimiento animal cuando lo vemos, también la felicidad animal es inconfundible, y durante mi semana en la granja la vi en abundancia.

Para cualquier animal, la felicidad parece consistir en tener la oportunidad de expresar su carácter como criatura, su condición esencial de cerdo, de lobo o de pollo. Aristóteles hablaba de la «forma de vida característica» de cada criatura. Al menos para el animal doméstico (el caso de los animales salvajes es distinto), la buena vida, si es que podemos denominarla así, simplemente no existe, no puede alcanzarse al margen de los humanos, al margen de nuestras granjas y por tanto de nuestro consumo de carne. Aquí es donde me parece que los activistas por los derechos de los animales demuestran una profunda ignorancia del funcionamiento de la naturaleza. Pensar en la domesticación como una forma de esclavitud o incluso de explotación es malinterpretar toda esa relación, proyectar una idea de poder humano sobre lo que es en realidad un ejemplo de mutualismo o de simbiosis entre especies.

La domesticación es más un desarrollo evolutivo que político. Desde luego, no se trata de un régimen que los humanos hubiésemos impuesto de algún modo a los animales hace unos diez mil años. La domesticación tuvo lugar cuando un puñado de especies particularmente oportunistas descubrieron por medio del proceso darwiniano de ensayo y error que tendrían más posibilidades de sobrevivir y prosperar si se aliaban con los humanos. Estos proporcionaron a los animales comida y protección a cambio de su leche, sus huevos y —sí— su carne. Ambas partes se vieron transformadas gracias a esta nueva relación: los animales se hicieron dóciles y perdieron su capacidad para valerse por sí mismos en la naturaleza (la selección natural tiende a prescindir de aquellos rasgos que resultan innecesarios), y los humanos cambiaron su vida como cazadores-recolectores por una más asentada como agricultores. (Los humanos también cambiaron biológicamente, desarrollando nuevos rasgos, como la capacidad para digerir la lactosa en la edad adulta.)

Desde el punto de vista de los animales el pacto con los humanos resultó ser un tremendo éxito, al menos hasta nuestra época. Las vacas, los cerdos, los perros, los gatos y los pollos han prosperado, mientras que sus ancestros silvestres han languidecido (en Norteamérica hay 50 millones de perros por los 10.000 lobos que quedan). La pérdida de autonomía tampoco parece ser un problema para estas criaturas. Según dicen los activistas por los derechos de los animales, está mal tratar los animales como medios y no como fines, pero la felicidad de un animal trabajador como el perro consiste precisamente en servir de medio para los fines humanos. La liberación es lo último que una criatura así desea (lo que podría explicar el desprecio que muchos defensores de los derechos de los animales exhiben frente a las especies domesticadas). Decir que «es preferible la vida en libertad» cuando se trata de los *broilers* enjaulados de Joel Salatin demuestra una ignorancia sobre las preferencias de los pollos que, al menos en ese lugar, tienen que ver con que una comadreja no lo muerda a uno la cabeza.

Sin embargo, probablemente podemos decir sin temor a equivocarnos que las preferencias de los pollos no incluyen pasarse la vida metidos de seis en seis en jaulas dispuestas en batería, sin salir al exterior. La diferencia moral más importante entre un CAFO y una buena granja es que el CAFO priva sistemáticamente a los animales que viven en él de su «forma de vida característica».

Pero en el caso de los pollos de Salatin ¿no se ha producido simplemente una sustitución de un depredador por otro, de comadrejas por humanos? Es cierto, pero para los pollos probablemente tampoco sea algo malo. Esta es precisamente la razón evolutiva por la que la especie entabló su relación con los humanos. Y es que, por breve que sea, la esperanza de vida de un animal de granja sería aún más breve más allá de la cerca del pasto o del gallinero. (Los cerdos, que a menudo pueden sobrevivir en libertad, constituyen la excepción que confirma la regla.) Ahí fuera las cosas son brutales. Un oso se comerá viva una oveja de leche, empezando por sus ubres. Por lo general, los animales que viven en libertad en la naturaleza no mueren de un modo apacible, rodeados de sus seres queridos.

Lo que nos lleva al caso de los animales en libertad. La misma existencia de la depredación en la naturaleza, de animales que comen animales, provoca angustiosos quebraderos de cabeza a quienes se dedican a escribir sobre los derechos de los animales. «Hay que admitir —escribe Peter Singer— que la existencia de animales carnívoros plantea un problema para la ética de la liberación animal, y es el de decidir si debemos o no hacer algo respecto.» (¡Como si fuese necesaria una fuerza de paz!) Algunos activistas adiestran sus perros y gatos para que se conviertan en vegetarianos. (Nota: los gatos necesitarán suplementos nutricionales para sobrevivir.) En *Dominion*, un libro que aborda los derechos de los animales desde una perspectiva cristiano-conservadora, Matthew Scully llama a la depredación «el mal intrínseco al diseño de la naturaleza [...], una de las cosas más difíciles de entender». ¿De verdad? En otro pasaje, reconociendo el sufrimiento gratuito que causan algunos depredadores (como los gatos), Scully condena «el nivel de degradación moral del que algunos [animales] son capaces». ¿Degradación moral?

Una profunda corriente de puritanismo atraviesa los escritos de los filósofos defensores de los derechos de los animales, un permanente malestar provocado no solo por nuestra animalidad, sino también por la de los animales. Nada les gustaría más que nos elevásemos por encima del «mal intrínseco» de la naturaleza y después nos llevásemos con nosotros los animales. Uno empieza a preguntarse si no es con la propia naturaleza con quien se están peleando.

Pero aunque así se lo parezca a aquellos que viven tan distanciados del mundo natural, la depredación no es una cuestión de moralidad o de política. Es, también en este caso, una cuestión de simbiosis. Por muy brutal que pueda resultar el lobo para un ciervo en concreto, la manada depende de él para su bienestar. Sin depredadores que diezmen la manada, los ciervos sobreexplotan su hábitat y mueren de hambre; todo sufre, y no solo los ciervos, sino también las plantas en las que pastan y todas aquellas especies que dependen de esas plantas. En cierto sentido, la «buena vida» del ciervo, e incluso su carácter como criatura, forjado en el crisol de la depredación, depende de la existencia del lobo. De la misma manera, el bienestar de los pollos depende de la existencia de sus depredadores humanos. Quizá no el del pollo considerado individualmente, pero sí el del Pollo, la especie. El modo más seguro de llegar a la extinción de la especie sería conceder a los pollos el derecho a la vida.

Mucho antes de que la depredación humana se domesticase (junto con el selecto grupo de animales que criamos), operaba sobre otro grupo de especies en la naturaleza. La caza humana es, desde el punto de vista de un gran número de criaturas en un gran número de hábitats, simplemente algo natural. Para ellas somos como los lobos. Y del mismo modo que un ciervo desarrolló una serie de características concretas bajo la presión de ser atrapado por los lobos (agilidad, agudeza sensorial, coloración, etcétera), también lo hicieron los animales que los humanos cazábamos. La caza humana, por ejemplo, contribuyó literalmente a dar forma al bisonte de las llanuras americanas, que según indica el registro fósil cambió tanto física como conductualmente tras la llegada de los indios. Hasta entonces el bisonte no vivía en grandes manadas y presentaba cuernos mucho más grandes y largos. Para un animal que vive en un espacio abierto como las Grandes Llanuras y se enfrenta a un depredador sofisticado, armado con lanzas, moverse en grandes grupos es la mejor defensa, puesto que de este modo la vigilancia es ejercida por muchos ojos; pero los cuernos grandes y largos suponen un problema para las criaturas que viven tan próximas las unas de las otras. La caza humana fue la que los llevó a vivir en manadas y a desarrollar esa nueva disposición vertical de los cuernos, que aparece en el registro fósil no mucho después de la llegada de los cazadores humanos. «A pesar de ser un símbolo del salvaje oeste —escribe Tim Flannery en *The Eternal Frontier*, una historia ecológica de Norteamérica—, el bisonte es un artefacto humano, puesto que fueron los indios quienes le dieron forma.» Hasta la llegada del rifle y la aparición de un mercado global para la piel, los cuernos y la lengua de bisonte, los cazadores indios y los bisontes vivían en una relación simbiótica según la cual el bisonte alimentaba y vestía a los cazadores, mientras estos, al diezmar la manada y forzarla a moverse con frecuencia, contribuían a mantener la buena salud de las praderas. La depredación está profundamente insertada en la fábrica de la naturaleza, y esa fábrica se desmoronaría rápidamente si de algún modo cesara la depredación, si los humanos consiguiésemos de algún modo «hacer algo al respecto». Desde el punto de vista de una presa individual la depredación animal es un horror, pero desde el punto de vista del grupo —y de su banco de genes— es indispensable. Por tanto, ¿cuál de esos puntos de vista deberíamos respaldar? ¿El del bisonte individual o el del Bisonte? ¿El del cerdo o el del Cerdo? En gran medida depende de cómo elijamos responder a esa pregunta.

El hombre primitivo veía los animales desde un punto de vista mucho más cercano al del ecologista moderno que al del filósofo defensor de los derechos de los animales, es decir, los consideraba especie más que una colección de individuos. Desde su punto de vista «eran mortales e inmortales —escribe John Berger en «¿Por qué miramos a los animales?»—. La sangre del animal corría como la sangre humana, pero la especie era imperecedera, y cada león era León, cada buey, Buey.» Lo que, si pensamos en ello, probablemente se acerca bastante a cómo una especie considera cualquier otra en la naturaleza.

Hasta ahora. Porque el activista por los derechos de los animales solo se preocupa de los individuos. Tom Regan, autor de *The Case for Animal Rights*, afirma rotundamente que como «las especies no son individuos [...], desde la perspectiva de los derechos no se reconocen los derechos morales de las especies, incluido el derecho a la supervivencia». Singer coincide, insistiendo en que solo los individuos sensibles pueden tener intereses. Pero no hay duda de que una especie tiene intereses —interés en su supervivencia, por ejemplo, o en la salud de su hábitat— tal como los puede tener una nación, una comunidad o una empresa. La preocupación exclusiva por los individuos característica de los defensores de los derechos de los animales puede tener sentido al estar arraigada en la cultura del individualismo liberal, pero

¿hasta qué punto tiene sentido en la naturaleza? ¿Es correcto concentrar nuestras preocupaciones morales en un animal individual cuando estamos tratando de salvar una especie en peligro o restaurar un hábitat?

Mientras escribo, un equipo de tiradores de precisión contratados por el National Park Service y la organización ecologista Nature Conservancy se dedica a matar miles de cerdos asilvestrados en la isla de Santa Cruz, a 18 millas de la costa sur de California. La matanza forma parte de un ambicioso plan para restaurar el hábitat de la isla y salvar el zorro isleño, una especie en peligro de extinción que se encuentra exclusivamente en un puñado de islas del sur de California. Para salvar el zorro el Park Service y la Nature Conservancy deben deshacer primero una complicada cadena de cambios ecológicos que los humanos comenzaron a provocar hace más de un siglo.

Fue entonces cuando los cerdos llegaron por primera vez a Santa Cruz, importados por los rancheros. Aunque la cría de cerdos terminó en la isla en los años ochenta, para entonces se habían escapado los suficientes para establecer una población silvestre que ha causado graves daños en el ecosistema de la isla. Al hozar, los cerdos perturban el suelo, creando las condiciones ideales para el establecimiento de especies exóticas invasivas como el hinojo, que prolifera en la zona. Además los cerdos comen tal cantidad de bellotas que los robles autóctonos de la isla tienen problemas para reproducirse. Pero el daño más grave que causaron los cerdos fue alimentar a las águilas doradas con sus lechones, dando lugar a una explosión de la población de águilas. Fue entonces cuando empezaron los problemas para el zorro isleño.

Las águilas doradas no son autóctonas de la isla: se hicieron con un nicho ocupado anteriormente por el águila calva, que perdió su lugar en la isla después de que un fabricante de químicos vertiese grandes cantidades de DDT en las aguas circundantes en los años cincuenta y sesenta (el proyecto de restauración se está financiando con dinero de esa compañía). El DDT dañó las cáscaras de los huevos de las águilas calvas, lo que provocó el derrumbe de su población y abrió la puerta a las águilas doradas, más agresivas. Al contrario que las águilas calvas, que fundamentalmente se alimentan de marisco, las águilas doradas lo hacen de pequeños mamíferos terrestres. No obstante, a pesar de que las águilas doradas sienten predilección por el cerdo, los lechones son más difíciles de atrapar que los cachorros de zorro isleño, que las águilas han venido cazando hasta llevarlos al borde de la extinción. El plan para salvar el zorro consiste en matar hasta el último cerdo, atrapar y retirar las águilas doradas y reintroducir las calvas, lo que esencialmente significa reconstruir la cadena alimentaria de la isla desde la base.

La matanza sistemática de miles de cerdos ha traído consigo, como era de prever, las protestas de los grupos defensores del bienestar y los derechos de los animales. La Channel Islands Animal Protection Association ha hecho despegar avionetas con carteles en los que se implora a la gente SALVAD A LOS CERDOS, y los amigos de los animales han entablado demandas para detener la caza. Un portavoz de la Humane Society of the United States aseguraba en un artículo de opinión que «los cerdos heridos y los lechones huérfanos se cazarán con perros y se rematarán a cuchillo y a palos». Nótese el traslado retórico del foco de atención desde el Cerdo, que es como los ecologistas del Park Service quieren que consideremos la cuestión, hacia la imagen de cerdos individuales, heridos y huérfanos, perseguidos por perros y hombres blandiendo palos. La misma historia vista a través de lentes completamente distintas.

La batalla por los cerdos de la isla de Santa Cruz sugiere como mínimo que una moralidad humana basada en los derechos individuales encaja difícilmente en el mundo natural. Esto no debería sorprendernos: la moralidad es una invención de la cultura humana destinada a ayudar a los humanos a gestionar las relaciones sociales humanas. Y es estupenda para eso. Pero si admitimos que la naturaleza no constituye una guía demasiado fiable para la conducta social humana, ¿no resulta antropocéntrico por nuestra parte asumir que nuestro sistema moral ofrece una guía adecuada para lo que debería ocurrir en la naturaleza? ¿Es el individuo el ente moral determinante en la naturaleza, tal como decidimos que debería ser en la sociedad humana? Quizá simplemente necesitemos un conjunto distinto de normas éticas que nos guíe en nuestros tratos con el mundo natural, normas que se adecuen a las necesidades concretas de las plantas, los animales y los hábitats tal como los derechos parecen adecuarse a nosotros y a nuestros propósitos.

LA UTOPÍA VEGANA

Considerar estas cuestiones desde la privilegiada posición de una granja, o incluso de un huerto, es darse cuenta de lo provincianos, y urbanos, que resultan los derechos de los animales como ideología. Solo podrían prosperar en un mundo en el que la gente hubiese perdido contacto con el mundo natural, donde los animales hubiesen dejado de suponer una amenaza para nosotros (un avance bastante reciente) y donde nuestro dominio de la naturaleza fuese incuestionable. «En nuestra vida normal —escribe Singer— no hay un serio conflicto de intereses entre los animales humanos y los no humanos.» Semejante afirmación da por supuesta una noción decididamente urbanita de «vida normal» que ningún granjero —y ningún horticultor— admitiría.

El granjero señalaría al vegano que incluso él tiene «un serio conflicto de intereses» con otros animales. El grano que el vegano come se recolecta con una cosechadora que tritura los ratones de campo, mientras las ruedas del tractor del granjero aplastan a las marmotas en sus madrigueras y sus pesticidas hacen que los pájaros caigan del cielo; tras la cosecha exterminamos todos aquellos animales que podrían comerse nuestros cultivos. Matar animales es probablemente inevitable, sea lo que sea lo que elijamos comer. Si en Estados Unidos se adoptase de repente una dieta vegetariana estricta, no está nada claro que el número total de animales eliminados cada año fuese a descender, puesto que los pastos y las dehesas tendrían que dejar paso a hileras de cultivos más intensivos. Si nuestro objetivo es matar el menor número posible de animales, la gente probablemente debería tratar de comer la mayor cantidad posible de animales capaces de vivir en las tierras menos cultivadas: filetes de animales acabados con hierba para todo el mundo.

La utopía vegana también condenaría a la gente de muchas zonas del país a importar toda su comida de lugares lejanos. En Nueva In-

glaterra, por ejemplo, lo accidentado del terreno y lo rocoso del suelo han impuesto una agricultura basada en la hierba y los animales
desde la época de los Puritanos. De hecho, el paisaje de Nueva Inglaterra, con su ondulado tejido de campos y bosques delimitados por
muros de piedra, es en cierto sentido una creación de los animales
domésticos que han vivido allí (y a su vez de quienes se los han comido). El mundo está lleno de lugares donde la mejor, si no la única,
manera de conseguir comida a partir de la tierra es sacar (y cazar) animales a pastar en ella, sobre todo rumiantes, que por sí solos pueden
transformar la hierba en proteínas.

Dejar de comer animales es renunciar a esos lugares como hábitats humanos, a no ser, claro, que estemos dispuestos a depender por
completo de una cadena alimentaria nacional altamente industrializada. Esa cadena alimentaria sería a su vez aún más dependiente de los
combustibles fósiles y los fertilizantes de lo que ya es, puesto que la
comida tendría que viajar aún más lejos y la fertilidad —en forma de
estiércol— escasearía. De hecho, no está claro que se pueda construir
una agricultura genuinamente sostenible sin animales que provoquen
el ciclo de los nutrientes y mantengan la producción local de comida.
Si lo que nos preocupa es la salud de la naturaleza —más que, digamos,
la coherencia interna de nuestro código moral o el estado de nuestras
almas—, quizá algunas veces lo más ético sea comer animales.

¿Son estas razones suficientemente poderosas para abandonar mi vegetarianismo? ¿Me permite mi conciencia comerme un pollo que se
haya criado feliz y de una forma sostenible? Soy consciente de la definición que daba Ben Franklin de una criatura razonable como
aquella que puede encontrar una razón para todo lo que quiera hacer.
Así que decidí localizar a Peter Singer y preguntarle lo que opinaba.
Urdí un plan para llevarle en coche desde Princeton a conocer a Joel
Salatin y sus animales, pero Singer estaba fuera del país, así que tuve
que conformarme con un intercambio de correos electrónicos. Le
pregunté por su postura respecto a la «buena granja», en la que los
animales viven de acuerdo a su naturaleza y, según todos los indicios,
no sufren.

«Estoy de acuerdo contigo en que es mejor para esos animales vivir y morir que no haber vivido en absoluto...», me escribió Singer en su respuesta. Como el utilitarista se preocupa exclusivamente de la suma de felicidad y sufrimiento, y la matanza de un animal que no comprende la muerte no implica necesariamente sufrimiento, la buena granja contribuye al total de la felicidad animal, siempre que sustituyas el animal sacrificado por uno nuevo. Sin embargo, esta línea de pensamiento no obvia la incorrección de matar un animal que «es consciente de su propia existencia en el tiempo y que puede tener preferencias respecto a su propio futuro». En otras palabras, quizá esté bien comerse el pollo o la vaca, pero quizá no el (más inteligente) cerdo. Sin embargo, continuó: «No estoy tan seguro de mi argumento para condenar a alguien que comprase carne en una de esas granjas».

Singer siguió expresando sus dudas acerca de que esas granjas pudiesen resultar prácticas a gran escala, puesto que las presiones del mercado llevarían a sus propietarios a recortar costes aquí y allá a expensas de los animales. Además, como la carne de animales criados respetuosamente es más cara, solo las personas acomodadas pueden permitirse proteínas animales moralmente defendibles. Se trata de consideraciones importantes, pero no alteran lo que me parece la concesión esencial: lo malo de comer animales es la práctica, no el principio.

Lo que esto me sugiere es que las personas que se preocupan por los animales deberían asegurarse de que aquellos que se comen no sufren y de que sus muertes son rápidas e indoloras; en otras palabras, deberían preocuparse por el bienestar de los animales, más que por sus derechos. De hecho, Jeremy Bentham justificaba con el argumento de la «vida feliz y muerte misericordiosa» su propio consumo de carne. Sí, el mismísimo padre filosófico de los derechos de los animales era carnívoro. En un fragmento rara vez citado por los activistas Bentham defendía el consumo de carne sobre la base de que «nosotros nos sentimos mejor por ello, y ellos no se sienten peor [...]. La muerte que sufren a nuestras manos es habitualmente, y así puede serlo siempre, más rápida y por tanto menos dolorosa que la que les esperaría en el curso inevitable de la naturaleza».

Supongo que Bentham nunca observó de cerca lo que en verdad ocurre en un matadero, pero su argumento sugiere que al menos en teoría un utilitarista puede justificar el consumo de animales respetuosamente criados y compasivamente sacrificados. El consumo de un animal salvaje muerto de un disparo limpio probablemente disfrutaría de la misma dispensa. El propio Singer llega a sugerirlo en *Liberación animal* cuando pregunta: «¿Por qué [...] se critica más al cazador que mata a disparos un venado para obtener su carne que a la persona que compra un jamón en el supermercado? En términos generales, es probable que haya sufrido más el cerdo procedente de la cría intensiva».

Todo lo cual estaba haciendo que me pareciese bastante bien volver a comer carne y salir a cazar, hasta que recordé que estos utilitaristas también pueden justificar el asesinato de huérfanos con discapacidad cognitiva. Sencillamente el problema de matar no es el mismo para ellos que para otras personas, yo incluido.

Una muerte limpia

El día siguiente a mi cena de chuletón-y-Singer en el Palm me encontraba en un avión volando de Atlanta a Denver. Después de un par de horas de vuelo el piloto, que no había pronunciado una sola palabra hasta entonces, anunció por la megafonía, sin ningún motivo en particular, que estábamos sobrevolando Liberal (Kansas). Fue el primero, el último y el único punto geográfico en nuestra ruta que el piloto consideró digno de mención, lo que me pareció muy extraño, dado que se trataba de un lugar desconocido para todo el pasaje, excepto para mí. Y es que Liberal (Kansas) es precisamente el pueblo en el que mi buey, probablemente ese mismo día, iba a ser sacrificado. No soy una persona supersticiosa, pero aquello me pareció una coincidencia de lo más inquietante. No podía sino imaginar lo que estaba ocurriendo justo en aquel momento, 30.000 pies más abajo, en la sala de matanza de la National Beef Plant, donde el buey número 534 tenía su cita con el aturdidor.

Y no podía sino imaginarlo porque la compañía se había negado a dejarme verlo. Cuando visité la planta a comienzos de primavera, se me mostró todo excepto la sala de matanza. Vi como los bueyes eran descargados de los tráileres y conducidos a los corrales para después ascender por una rampa y cruzar una puerta azul. Lo que ocurría al otro lado de esa puerta azul tuve que reconstruirlo a partir de lo que me relataron otras personas que sí habían obtenido permiso para entrar allí. Tuve la suerte de contar con el relato de Temple Grandin, la experta en manejo animal que había diseñado la rampa y la maquinaria de matanza de la National Beef Plant y que audita allí los sacrificios para McDonald's. Las historias sobre el «despertar» de las reses después de ser aturdidas, lo que hace que sean desolladas vivas —historias documentadas por grupos defensores de los derechos de los animales—, llevaron a la compañía a contratar a Grandin para auditar a sus proveedores. Grandin me contó que en la matanza de ganado vacuno «existe la era pre-McDonald's y la era post-McDonald's; es como la noche y el día». No podemos ni imaginar cómo debía de ser la noche.

Así es cómo Grandin describía lo que el buey 534 experimentó después de cruzar la puerta azul:

«Los animales entran en el corredor en fila india. Los laterales son lo bastante altos para que solo puedan ver el trasero del animal que tienen delante. Conforme atraviesan el corredor, pasan sobre una barra de metal, con las patas a ambos lados. Cuando están a horcajadas sobre la barra, la rampa empieza a declinar hasta un ángulo de veinte grados y, antes de darse cuenta, sus patas se despegan del suelo y son arrastrados sobre una cinta transportadora. Colocamos un falso suelo para que no puedan mirar abajo y ver que están en el aire. Eso los aterraría.»

Me había estado preguntando qué es lo que sentiría 534 conforme se acercase a su final. ¿Presentiría de algún modo —un aroma a sangre, un sonido terrorífico llegando desde los primeros puestos de la fila— que aquel no era un día normal? Grandin se adelantó a mi pregunta.

«¿Sabe el animal que va a ser sacrificado? Es algo que solía preguntarme. Así que los observé en el cebadero, mientras entraban en los potros de curas para recibir las inyecciones, y ascendiendo por la rampa de la planta del matadero. Ninguna diferencia. Si supiesen que van a morir, se observaría un comportamiento mucho más agitado.

»En fin, la cinta transportadora se mueve más o menos a la misma velocidad que un pasillo mecánico. Arriba, en una pasarela, está el aturdidor, que dispone de una "pistola" neumática que dispara un perno de acero de unos 18 centímetros de largo y el diámetro de un lápiz grueso. Se inclina y le da justo en medio de la frente. Si se hace correctamente, el animal morirá del primer disparo.

»Después de recibir el disparo, mientras sigue avanzando, un operario coloca un grillete en una de sus patas y la engancha a un riel elevado. Colgado boca abajo por una pata, el animal es transportado por el riel hasta el área de desangrado, donde el sangrador lo degüella. Los defensores de los derechos de los animales dicen que se están degollando animales vivos, pero eso es porque hay muchos espasmos reflejos. Yo me fijo en si la cabeza está muerta. Debería estar desvanecida, como un trapo, con la lengua fuera. No debería tratar de levantarla, porque de ser así tendríamos uno vivo en el riel. Por si acaso, cuentan con otro aturdidor en el área de desangrado.»

El relato de Temple Grandin me pareció tan tranquilizador como inquietante. Tranquilizador, porque el sistema parece humano, aunque soy consciente de que me estoy fiando de lo que me contó su diseñadora. Inquietante, porque no puedo dejar de pensar en todas esas veces en las que «tienes uno vivo en el riel». Los errores son inevitables en una cadena de montaje que está sacrificando 400 cabezas de ganado por hora. (McDonald's tolera un 5 por ciento de «margen de error».) Entonces ¿es posible sacrificar animales a escala industrial sin hacerlos sufrir? Finalmente cada uno tiene que decidir por sí mismo si es correcto comer animales que han muerto de esta manera. Por mi parte, no puedo estar seguro, porque no he tenido la oportunidad de verlo en persona.

Ahora me doy cuenta de que esta es la razón de que el matadero al aire libre de Joel Salatin constituya una idea tan moralmente poderosa. Cualquier cliente que lo desee puede ver su pollo llegar al final de sus días, puede mirar y después decidir. Pocos aceptarán una oferta así; muchos preferiríamos delegar el trabajo de mirar a un burócrata del gobierno o a un periodista, pero la opción de mirar —esa transparencia— es probablemente la mejor manera de asegurarse de que los animales se sacrifican de un modo que podamos aceptar. Sin duda ha-

brá quienes decidan que no hay sacrificio animal tolerable, y probablemente no deberían comer carne.

Cuando estuve en la granja, pregunté a Joel cómo conseguía la
determinación necesaria para matar un pollo. «Es fácil. Las personas
tienen alma; los animales, no. En mi caso es una creencia sólida. Los
animales no fueron creados a imagen y semejanza de Dios, así que,
cuando mueren, simplemente mueren.»

La idea de que es solo en tiempos modernos cuando la gente ha
llegado a sentir náuseas ante la matanza de animales es desde luego un
mito lisonjero. Llevarse una vida por delante es algo trascendental y
las personas se han esforzado por justificar el sacrificio de animales
durante miles de años, luchando por vivir con la vergüenza que sienten incluso cuando la matanza es necesaria para su supervivencia. La
religión y el ritual han desempeñado un papel crucial en este proceso.
Los nativos americanos y otros cazadores-recolectores dan gracias a
sus animales por entregar su vida para que quien se los coma pueda
seguir viviendo. Esta práctica se parece en cierto modo a la bendición
de la mesa, una ceremonia que ya prácticamente nadie se molesta en
llevar a cabo. En tiempos bíblicos las normas que gobernaban el sacrificio ritual estipulaban una rotación, de tal modo que ningún individuo tuviese que matar animales a diario, por si llegaba a hacerse
insensible a la gravedad del acto. Muchas culturas han ofrecido sacrificios animales a los dioses, quizá como modo de convencerse de que
era el apetito de los dioses, y no el suyo, el que exigía la matanza. En
la antigua Grecia los sacerdotes responsables del sacrificio (¡sacerdotes!, ahora dejamos que el trabajo lo hagan temporeros a quienes se les
paga el salario mínimo) rociaban con agua bendita la cabeza del animal que iba a ser sacrificado. La bestia meneaba la cabeza inmediatamente, lo que se interpretaba como una inequívoca señal de aprobación.

Para todas estas personas era el ritual —las reglas y normas culturales— lo que les permitía mirar y después comer. Nosotros ya
no disponemos de rituales que gobiernen el sacrificio ni el consumo
de animales, lo que quizá ayuda a explicar por qué nos encontramos
en este dilema, en un punto en el que sentimos que nuestra única
elección es desviar la mirada o dejar de comer carne. National Beef

está encantada de atender al primero de esos clientes; Peter Singer, al segundo.

Por mi parte apuesto a que podría haber otra vía y que para encontrarla habría que empezar por volver a mirar, los animales que comemos y sus muertes. La gente verá cosas muy diferentes al mirar a los ojos de un cerdo, un pollo o un buey: un ser sin alma, el «sujeto de una vida» que tiene derechos, un receptáculo de placer y dolor, un almuerzo inequívocamente sabroso.

Desde luego, el pensamiento no nos llevará a una única respuesta. Recuerdo una historia que me contó Joel acerca de un hombre que apareció en la granja un sábado por la mañana para echar un vistazo. Cuando Joel reparó en la pegatina de PETA en el parachoques de su coche, imaginó que no estaba allí para nada bueno. Pero el hombre tenía otras intenciones. Le explicó que después de haber sido vegetariano durante dieciséis años había decidido que solo podría volver a comer carne si él mismo mataba el animal. Así que Joel cogió un pollo y se llevó al hombre al cobertizo de proceso.

«Degolló el ave y la vio morir —recordaba Joel—. Vio que el animal no lo miraba con ojos acusadores, que no reaccionaba a lo Disney. Vio que el animal había sido tratado con respeto mientras estaba vivo y que podía tener una muerte respetuosa, que no estaba siendo tratado como un montón de protoplasma.» Me di cuenta de que yo había visto aquello mismo, lo que quizá explica por qué fui capaz de matar un pollo y comérmelo al día siguiente. Sin embargo, la historia me hizo desear haber matado y consumido el mío con tanta atención y siendo tan consciente de lo que estaba haciendo como aquel hombre; tal vez la caza me daría una segunda oportunidad.

A veces pienso que todo lo que haría falta para aclarar nuestra opinión acerca del consumo de carne, y de paso comenzar a redimir la ganadería, sería, como ya señalé, aprobar una ley que exigiese que todos los muros metálicos de todos los CAFO e incluso los muros de cemento de los mataderos fuesen reemplazados por cristal. Si hay un nuevo derecho que tendríamos que establecer quizá sea este: el de mirar. Indudablemente la visión de algunos de estos lugares llevaría a muchas personas a hacerse vegetarianas. Muchas otras buscarían su comida en otros lugares, volverían la vista hacia los granjeros dispuestos a criar y matar sus animales de forma transparente. Esas granjas existen, y también un puñado de pequeñas plantas de proceso dispuestas a dejar que sus clientes entren en la sala de matanza, incluida una —Lorenzt Meats, en Cannon Falls (Minnesota)— que confía tanto en su forma de tratar los animales que ha acristalado los muros de su matadero.

La industrialización —y la brutalización— de los animales en Estados Unidos es un fenómeno relativamente nuevo, evitable y local: ningún otro país cría y sacrifica sus animales tan intensiva o brutalmente como nosotros. Ningún otro pueblo en toda la historia ha vivido a tamaña distancia de los animales que come. Si los muros de nuestra industria cárnica llegasen a ser, literal o incluso figuradamente, transparentes, dejaríamos de criar, matar y comer animales tal como lo hacemos ahora. El desrabote, el enjaulado de los cerdos y el corte de picos desaparecerían de la noche a la mañana, y los días de sacrificar 400 cabezas de ganado por hora llegarían inmediatamente a su fin, porque ¿quién podría soportar la visión de algo así? Sí, la carne resultaría más cara. Y probablemente la consumiríamos en mucha menor cantidad, pero quizá comeríamos animales con la conciencia, la ceremonia y el respeto que merecen.

18

De caza

La carne

UN PASEO POR EL BOSQUE

Pasear con un rifle cargado por un bosque desconocido, en tensión y atento a las señales de tu presa, resulta emocionante. Me avergüenza escribir esto, pero es cierto. No soy por naturaleza un tipo que se fije demasiado en las cosas, pero aquí y ahora mi atención hacia todo lo que me rodea, y la sordera a todo lo demás, es absoluta. Nada en mi experiencia (con la posible excepción de ciertos estupefacientes) me ha preparado para semejante nivel de atención. Noto que las primeras brisas del día peinan las agujas de los pinos, produciendo un silbido *sotto voce* y una oscilación en el estampado de luces y sombras que tatúa los troncos de los árboles y el terreno. Percibo la densidad específica del aire. Pero no se trata de una atención pasiva o estética; es una atención ávida que se extiende a su alrededor como dedos, como nervios. Mis ojos se aventuran en las profundidades de matorrales en los que mi cuerpo nunca podría penetrar, abriéndose paso entre la maraña de ramas, deslizándose sobre las rocas y alrededor de los tocones para detectar el más mínimo indicio de movimiento. En los lugares donde la oscuridad es demasiado profunda para los ojos, los oídos deambulan a su antojo y me informan del crujido de una rama en el fondo de una quebrada o del soplido de un... Un momento. ¿Qué ha sido eso? Solo un pájaro. Todo se amplifica. Incluso mi piel está alerta, y cuando la sombra proyectada por la súbita ascensión de un aura común pasa sobre mí, juro que puedo sentir que la temperatura baja un instante. Soy el hombre alerta.

La caza altera poderosamente un lugar. El habitualmente prosai-
co carácter del suelo, su condición literalmente terrenal, adquiere
tantas capas y se hace tan leve como un verso. Angelo, mi Virgilio en
este mundo, me ha enseñado a leer el terreno en busca de señales de
cerdo salvaje.

¿Ves el suelo recién removido en la base de ese roble? Mira cómo
la luz del sol todavía no ha tostado la tierra; eso significa que los cerdos estuvieron hozando aquí en algún momento ayer por la tarde,
durante la noche o bien esta mañana. ¿Ves ese charco? Es un bañadero, pero fíjate en cómo el agua está totalmente clara: los cerdos todavía
no la han enturbiado. Podríamos esperarlos aquí. Angelo dice que los
cerdos, que viajan en grupos de alrededor de media docena, siguen
una rutina diaria más o menos fija, moviéndose de un lugar a otro,
alimentándose, durmiendo, refrescándose. En este robledal hozan en
busca de bellotas, tubérculos y larvas. Al calor de la tarde se echan una
cabezadita en lechos ovalados que excavan en el polvoriento terreno,
bajo la maraña protectora de los madroños. Se refrescan en estos ba-
ñaderos enlodados, en cuyas orillas quedan impresas las delicadas
huellas de sus pezuñas. Se frotan el lomo contra ese pino de ahí, el que
tiene la corteza lijada y pulida en la parte de abajo, para desprenderse del barro. Y se mueven de aquí a otros lugares de su gusto a lo largo de angostos senderos que abren temporalmente en el espeso manto
de cedacillos que cubre las laderas; como la hierba vuelve a su posición para borrar esos senderos después de unas cuantas horas de sol, puedes hacerte una idea bastante aproximada de cuánto hace que pasaron
por aquí. En sus rutas establecidas los cerdos pueden cubrir 100 kilómetros cuadrados en un día.

Después de haber cazado aquí durante años Angelo ha llegado a
la conclusión de que hay tres grupos diferentes que, como naciones
solapadas, comparten el bosque de robles y el risco cubierto de hierba que se eleva sobre él, cada uno de ellos con un mapa de lugares de
interés para cerdos levemente distinto. El cazador posee su propio
mapa mental del mismo territorio en el que están señalados los puntos más propicios, los lugares en los que anteriormente ha encontrado
cerdos salvajes y las rutas conectadas por las que puede trasladarse, que
por supuesto son muchas menos que las que están al alcance de los

cerdos. Y al contrario que el de estos, el mapa del cazador también contiene cuestiones legales, como lindes y derechos de paso.

El propósito del cazador es que su mapa tope con el del cerdo, lo que, en caso de ocurrir, ocurrirá en un momento que ninguno de los dos habrá escogido. Y es que por mucho que el cazador pueda saber acerca de los cerdos y sus lugares, en definitiva no tiene ni idea de lo que va a pasar hoy aquí, si el largamente esperado y temido encuentro tendrá realmente lugar y, si es así, cómo se saldará.

Como que no hay nada que pueda hacer para conseguir que ese encuentro se produzca, el cazador dedica sus energías a prepararse para él y a tratar de convocar el animal a su presencia prestándole toda su atención. El drama de la caza vincula a los actores que en él intervienen, el depredador y la presa, mucho antes de que lleguen a encontrarse. Al acercarse a su presa, el cazador empieza a parecerse instintivamente al animal, esforzándose por hacerse menos visible, menos audible, por estar completamente alerta. Tanto el depredador como la presa se mueven de acuerdo a sus propios mapas de este territorio, sus propias formas de atención y sus respectivos instintos, que evolucionaron expresamente para precipitar o impedir precisamente este encuentro...

Un momento. ¿De verdad he escrito ese último párrafo? ¿Sin ironía? Esto es muy embarazoso. ¿De verdad estoy escribiendo acerca del «instinto» del cazador, sugiriendo que la caza representa alguna clase de unión primordial entre dos clases de animales, uno de los cuales soy yo? Creo que me he pasado un poco. Reconozco esta clase de prosa: porno para cazadores. Y cada vez que lo he leído en el pasado, en Ortega y Gasset, y en Hemingway, y en todos esos autores norteamericanos de grandes barbas que escriben sobre las tierras salvajes y siguen suspirando por el Pleistoceno, infaliblemente he puesto los ojos en blanco. Nunca he podido soportar el regodeo en el primitivismo que se toma a sí mismo en serio, el ansia de sangre apenas disimulada, toda esa fanfarronería de macho según la cual el encuentro más auténtico con la naturaleza es aquel que se produce a través de la mira de una escopeta y termina con un gran mamífero muerto en el suelo, una matanza que, según se nos hace creer, constituye un gesto de respeto. Así es para Ortega y Gasset, el filósofo español, quien escribe en *Sobre la caza* que «no está dicho siquiera que el mayor y más moral homenaje que podemos rendir en ciertas ocasiones a ciertos animales no sea matarlos». Por favor.

Y sin embargo, aquí estoy, deslizándome hacia la extática grandilocuencia del cazador, imbuido del espíritu de Ortega y Gasset. Quizá es que no contamos con mejores palabras para describir la experiencia de la caza, así que todos caemos tarde o temprano en esa prosa encendida que ignora la ironía. O será que la caza es una de esas experiencias que resultan completamente distintas según se vivan desde dentro o desde fuera. Después de mi segunda expedición de caza con Angelo me convencí de que así era, cuando, después de un largo y gratificante día en el bosque, paramos en una tienda a comprar una botella de agua. Los dos estábamos exhaustos y mugrientos, con las perneras de los pantalones salpicadas de oscuras manchas de sangre. No debíamos de desprender una fragancia muy agradable. Y bajo el brillo de los fluorescentes del 7-Eleven, en el espejo que había tras el estante de los cigarrillos, detrás de la caja, alcancé a ver un instante a una pareja de zarrapastrosos y satisfechos asesinos de animales y reparé en cómo el resto de los clientes de la fila hacían todo lo posible por mantenerse alejados de ellos. Éramos nosotros. No sé cómo el cajero no levantó por si acaso las manos, ofreciéndonos el contenido de la registradora.

La ironía —la perspectiva externa— desluce con facilidad todo lo relacionado con la caza, lo reduce a un juego de niños o a un atavismo. Y sin embargo, al mismo tiempo creo que hay algo en la experiencia de la caza que pone en fuga a la ironía. En general las experiencias que destierran la ironía son mucho mejores para vivirlas que para describirlas. Y así es: disfruté disparando a un cerdo salvaje mucho más de lo que nunca habría creído posible.

UN MOMENTO CANNABINOIDE

Una parte de mí no quería ir. La noche anterior había tenido sueños desasosegantes sobre la caza. En uno de ellos estaba en un bote que se balanceaba sobre el agua, tratando de apuntar con un rifle a un destructor que disparaba sus cañones hacia mí; en el otro, el bosque estaba repleto de parientes sicilianos de Angelo y yo era incapaz de recordar ni remotamente cómo funcionaba mi escopeta, si el seguro estaba puesto cuando el botoncito saltaba por el lado izquierdo del gatillo o por el derecho.

Solo había probado el rifle una vez antes de llevármelo al bosque, en un campo de tiro en Oakland Hills, y al final de la mañana mi blanco de papel había sufrido muchos menos daños que mi hombro izquierdo, que continuó doliéndome una semana. No estaba preparado para comprarme una escopeta propia, así que Angelo me prestó un rifle de corredera bastante básico, un Winchester 270 con una mira anticuada a la que me costó acostumbrarme. Después de mi sesión en el campo de tiro no me preocupaba tanto no tener lo que hay que tener para disparar un rifle apuntado a un animal como una cuestión de segundo orden: el hecho de que, asumiendo que consiguiese apretar el gatillo, nada grave le ocurriese al animal.

El plan era cazar jabalíes en el escasamente poblado extremo septentrional del condado de Sonoma, en una finca de algo más de cuatro kilómetros cuadrados propiedad de un amigo de Angelo llamado Richard. Angelo también caza ciervos, pavos y patos, pero por una serie de razones me sentía más cómodo saliendo a cazar cerdos salvajes. El animal está considerado una plaga en muchas zonas de California y me parecía mucho más fácil justificar la matanza de una plaga que la de una especie salvaje autóctona que, como muchas aves acuáticas hoy en día, está amenazada por la pérdida de hábitat o por la caza excesiva. Los cerdos llevan mucho tiempo por aquí, pero no son autóctonos, ni siquiera son exactamente salvajes; asilvestrados sería más preciso. También tienen fama de viciosos; uno de los apelativos que el cerdo de California se ha ganado es el de «destripador de perros».

Colón trajo los cerdos al Nuevo Mundo en su segundo viaje, en 1493. A finales del siguiente siglo los españoles habían introducido el cerdo doméstico en Sudamérica y California; solían soltar los animales en el bosque, los dejaban engordar con bellotas y hierbas, y después los cazaban en función de sus necesidades. En los años cuarenta del siglo XIX los colonos rusos llevaron consigo cerdos domésticos al norte de California, y algunos años después los terratenientes introdujeron un número desconocido de jabalíes euroasiáticos, probablemente como caza mayor. Los jabalíes y los cerdos asilvestrados se han venido cruzando desde entonces en California y su resistente descendencia ha prosperado en los bosques de robles y chaparrales de California. (La gente se refiere habitualmente a estos animales como «jabalíes», pero por su aspecto predominan los genes del cerdo doméstico; dicho esto, los puercos salvajes de California tienen el hocico más largo, el rabo más tieso y unas cerdas más gruesas que sus antepasados domésticos.) En ausencia de depredadores de importancia, la población de cerdos salvajes ha invadido muchos hábitats, amenazando las tierras de cultivo, los viñedos y los bosques; al hozar arrasan grandes franjas de tierra, exponiéndola a la erosión y a las malas hierbas invasivas.

Así que había razones ecológicas con las que convencerme de que podía cazar cerdos salvajes en California. Pero también quería comer cerdo salvaje, mucho más que venado o pato o todos esos pájaros más pequeños que a Angelo le gusta cazar. Me gusta la carne de cerdo y desde mi llegada a California había oído que los cerdos salvajes eran mucho más sabrosos que los domésticos o que los jabalíes de sangre más pura que se cazan en el sur (había probado este jabalí en una ocasión, estofado, y lo encontré un poquito demasiado almizclado). Cuando pregunté a Angelo por qué cazaba cerdos salvajes, respondió sin dudar y sin mencionar una sola palabra sobre la cuestión ecológica. En lugar de eso, se besó las puntas de los dedos y dijo: «Porque es la carne más deliciosa. Y no hay nada que sepa mejor que el jamón de jabalí. Ya lo verás. Caza uno grande y cocinaremos un poco».

En cierto sentido, eso es lo que Angelo estaba cazando en realidad, no tanto cerdos como jamones. En uno de nuestros trayectos en coche a Sonoma me habló un poco de su filosofía sobre la caza y la pesca. «Para mí se trata de comer, no de "deporte". No soy lo que se dice un cazador de trofeos. Cojo lo que necesito, lo suficiente para preparar una buena cena para mí y mis amigos, quizá un poco de salami o un jamón, pero eso es todo. Después me voy a casa. Mi amigo Xavier y yo tenemos esta discusión siempre que salimos a cazar o a pescar. Él sigue pescando incluso después de haber llegado al límite de capturas, devolviendo el pez al agua para después volverlo a pescar.

Ya sabes, "pesca sin captura". Yo le digo que está pescando el mismo pez una y otra vez. Para mí eso es jugar con la comida. Y con la comida no se juega.»

En mi primera salida nos acompañaron Richard, el propietario de la finca (al que Angelo había iniciado en la caza del cerdo), y Jean-Pierre, un amigo francés de Angelo que trabaja como chef en Chez Panisse, en Berkeley. Jean-Pierre llevaba años sin cazar, aunque había crecido cazando jabalíes con sus parientes en la Bretaña. Llevaba puesto uno de esos fedoras alpinos de fieltro verde (un sombrero que conseguía vestir sin el menor rastro de ironía) y un par de botas de montar de color negro. No parecíamos la clásica partida de caza norteamericana: Angelo vestía unos pantalones negros con volantes al estilo europeo, aunque Richard sí que llevaba encima toda la parafernalia naranja internacional y yo lucía mi jersey naranja más chillón. Nos dividimos por parejas —yo fui con Angelo— y nos separamos después de quedar en reencontrarnos en los coches alrededor del mediodía para almorzar. Jean-Pierre y Richard emprendieron la marcha por la pista forestal que descendía hacia la parte más baja del bosque, mientras que Angelo y yo nos dispusimos a hacer el reconocimiento del frondoso risco en el quad de Angelo, al que él llama su «moto». La moto hacía mucho ruido, pero Angelo aseguraba que no irritaría a los cerdos y que nos permitiría cubrir mucho más terreno que si fuésemos a pie. Así que encajamos nuestros rifles cargados en sus soportes, sobre el capó del vehículo, planté como buenamente pude mi trasero en la estrecha plataforma de contrachapado situada tras el asiento del conductor y fuimos en busca del Cerdo, rebotando ruidosamente sobre el polvoriento camino.

«Hoy vas a matar tu primer cerdo», me gritó Angelo sobre el rugido del motor. Dada la naturaleza de la caza, por no mencionar la mía, lo interpreté más como una oración que como una predicción. En cada curva del camino dábamos con otro «sitio realmente bueno» o una «zona de mucha caza», y cada uno de esos lugares llevaba asociada una historia. De hecho, todo el paisaje se convirtió pronto en un relato épico sobre cerdos muertos o cerdos que no habían muerto por poco. Estaba la historia de cuando Angelo no fue capaz de disparar a una cerda porque sus lechones la iban siguiendo: «Pero luego me he

384

enterado de que otro cerdo habría adoptado a los bebés, eso es lo que hacen, así que la próxima vez...».Me indicó el lugar donde en una ocasión disparó contra un grupo de cerdos y alcanzó a dos con una sola bala. Y el lugar en el que disparó desde lejos a un jabalí que debía de pesar fácilmente entre 130 y 180 kilos y erró el tiro. Es de suma importancia tener una historia sobre «el grande que se me escapó», claro, porque imbuye el terreno de caza de posibilidades míticas. El grande seguía estando por ahí, en algún lugar.

Después de un rato aparcamos la moto y emprendimos la marcha a pie. Angelo me dio una ruta y un destino —un bañadero en un claro cubierto de hierba en el fondo de una quebrada— y me dijo que buscase un árbol con buena visibilidad y esperase allí, totalmente quieto, durante veinte minutos, hasta que lo oyese silbar. Él llegaría hasta el mismo punto desde otra dirección, con la esperanza de mandar algunos cerdos hacia mi campo de visión.

Cuando dejé de oír las pisadas de Angelo, mis oídos y mis ojos comenzaron a sintonizarse, a sintonizar con todo. Era como si la señal que captaban todos mis sentidos hubiese aumentado o como si me hubiese aquietado hasta tal punto que el mundo se había vuelto más sonoro y brillante. Aprendí rápidamente a filtrar las interferencias del canto de los pájaros, que a una hora tan temprana sonaba por todas partes, y a prestar atención a la frecuencia de sonidos específicos: el crujido de las ramas o el resoplar de los animales. Vi que podía internar la mirada en el bosque mucho más lejos de lo que nunca había conseguido, identificando incluso los más minúsculos cambios que se producían en mi campo visual a una distancia casi inconcebible, siempre que implicasen movimiento o negrura. Mi capacidad de concentración y la profundidad de campo que podía alcanzar eran asombrosas, aunque, al ser miope, conocía bien esa sensación, similar a la que experimentaba al ponerme por primera vez unas gafas nuevas de alta graduación. «La mirada del cazador», me dijo Angelo más tarde cuando le describí el fenómeno; lo conocía a la perfección.

Encontré un lugar a la sombra desde el que podía dominar el bañadero y me puse en cuclillas sobre las hojas, apoyando la espalda contra el liso tronco de un madroño. Acomodé la escopeta sobre los muslos y esperé en silencio. El silbido del aire a través de las fosas nasales era de pronto terriblemente ruidoso, así que empecé a inhalar y exhalar por la boca, silenciando mi respiración. A mi cabeza llegaba tal cantidad de información sensorial que parecía desalojar el rumor habitual de la conciencia. Era un estado muy parecido al de la meditación, aunque alcanzar ese vacío mental no requería esfuerzo o ejercicio alguno. El simple acto de mirar y escuchar sintonizaba mis sentidos con las frecuencias forestales del Cerdo, ocupaba hasta el último cuadrante de mi espacio mental y me anclaba al presente. Debí de perder la noción del tiempo, porque los veinte minutos pasaron volando. En circunstancias normales mi cuerpo se habría rebelado al verse forzado a mantenerse en cuclillas tanto tiempo, pero no sentí ninguna necesidad de cambiar de postura, ni siquiera de mover el peso del cuerpo hacia otro lado.

Más tarde se me ocurrió que este estado mental, que me gustó bastante, se parecía en muchos sentidos al que uno se induce al fumar marihuana: los sentidos resultan especialmente agudos y la mente parece olvidarse de todo lo que está fuera del ámbito de su concentración presente, incluidos la incomodidad física y el paso del tiempo. Una de las áreas de investigación más interesantes en el campo de la neurociencia actualmente es el estudio del «sistema cannabinoide» del cerebro, un conjunto de receptores del sistema nervioso que activa un grupo de compuestos poco comunes llamados «cannabinoides». Uno de esos componentes es el THC, el ingrediente activo de la marihuana; otro es la anandamida, un neurotransmisor fabricado en el cerebro descubierto recientemente (y cuyo descubridor bautizó a partir de la palabra que en sánscrito significa «felicidad interior»). Los fabrique la planta o el cerebro, los cannabinoides provocan el efecto de intensificar la experiencia sensorial, inutilizando la memoria a corto plazo y estimulando el apetito. Los científicos no están aún seguros de cuál puede ser la utilidad en términos evolutivos de un sistema como este. Algunos investigadores sostienen la hipótesis de que los cannabinoides, como los opiáceos, desempeñan un papel en el alivio del dolor y en el sistema de recompensa del cerebro; otros afirman que ayudan a regular el apetito o la emoción.

La experiencia de la caza sugiere otra teoría. ¿No será el sistema cannabinoide precisamente el tipo de adaptación que la selección natural favorecería en la evolución de una criatura que sobrevive gracias a la caza? Un químico cerebral que aguza los sentidos, centra la capacidad de concentración, te permite olvidar todo lo que sea ajeno a la tarea que tienes entre manos (incluidos la incomodidad física y el paso del tiempo) y te provoca hambre parecería la herramienta farmacológica perfecta para el hombre cazador. Proporciona al mismo tiempo la motivación, la recompensa y la disposición mental óptima para la caza. No me sorprendería nada descubrir que lo que estaba experimentando en el bosque aquella mañana, apoyado en cuclillas contra un árbol mientras vigilaba con atención ese tramo del bosque, era un aflujo de anandamida bañándome el cerebro.

Estuviese o no experimentando un momento cannabinoide, en los instantes previos a que el silbido de Angelo perforase mi estado de alerta me sentí como si hubiese penetrado en la naturaleza a través de una puerta nueva. Por una vez no era un espectador, sino que participaba por completo en la vida del bosque. Más tarde, cuando releí la descripción de la experiencia de Ortega y Gasset, decidí que después de todo quizá no era tan descabellada, ni siquiera cuando aseguraba que la caza nos ofrece nuestra última y mejor oportunidad para escapar de la historia y regresar al estado de naturaleza, aunque sea por una vez, lo que él denominaba unas «vacaciones de humanidad»:

> Tiene el aire, cuando se caza, otro sabor más exquisito al resbalar sobre la piel o visitando el pulmón; la roca adquiere más expresiva fisonomía y el vegetal se carga de significaciones. Pero todo esto se debe a que el cazador, mientras avanza o acurrucado espera, se siente unido por debajo de tierra con el animal que persigue, hállese este a la vista u oculto o ausente.

El turista de la naturaleza no alcanza una inmersión ni una conexión semejantes; todo lo que ve es un paisaje, algo que la historia ha fabricado (y hace bastante poco tiempo). Con su mirada condicionada por el arte y las expectativas, el turista no es más que el espectador de una escena, incapaz de salir de sí mismo o de la historia, puesto que el paisaje que contempla es tanto el producto de su civilización como de la naturaleza.

El turista ve a lo ancho los grandes espacios; pero su mirada resbala, no prende nada, no percibe el papel de cada ingrediente en la arquitectura dinámica de la campiña. Solo el cazador, al imitar el alerta perpetuo del animal bravío, para quien todo es peligro, ve todo y ve cada cosa funcionando como facilidad o dificultad, como riesgo o amparo.

Ortega creía que al cazar regresábamos a la naturaleza porque esa es la forma «prístina de ser hombre» y porque el animal al que acechamos convoca el animal que hay en nosotros. Es un puro y simple atavismo —la recuperación de un modo primitivo de ser humano— y para Ortega ese es el valor supremo, y exclusivo, de la caza. Y es que quizá su afirmación más escandalosa sea que la caza es la única manera a nuestro alcance de llevar a cabo ese tipo de retorno; tal como apunta, nunca podremos volver a ser cristianos a la manera de san Agustín, por ejemplo, porque una vez que la historia se pone en marcha es irreversible. Entonces ¿cómo es que podemos volver a ser paleolíticos? Porque nuestra identidad de cazadores es literalmente prehistórica; de hecho, está inscrita por evolución en la arquitectura de nuestros cuerpos y cerebros. (Por supuesto, lo mismo puede decirse de la búsqueda de comida, un tema que Ortega no trata; supongo que ese modo de estar en la naturaleza no es lo bastante dramático o masculino para el gusto del español.) Mucho de lo que rodea la caza hoy en día es completamente artificial, admite Ortega abiertamente, pero la propia experiencia, el encuentro entre el depredador y la presa, no es una ficción. (Pregunten a los animales.) Incluso a pesar de que la caza tiene lugar durante unas breves «vacaciones» de la vida moderna, lo que ocurre en el espacio de ese electrizante paréntesis será por siempre, por emplear una palabra que Ortega nunca vacila en utilizar, «auténtico».

Preparado. O no

Como iba diciendo, todo esto me parecía mucho menos descabellado después de haber pasado aquella primera mañana en el bosque con mi escopeta, mucho antes de que hubiese tenido siquiera ocasión de dispararla. Lamento informar de que esa ocasión no llegó a presentarse durante aquella primera jornada de caza o, mejor dicho, de que cuando se presentó no estaba en disposición de hacer nada al respecto. Lo sé, he estado hablando aquí como si fuese el Gran Experto en Caza Mayor, comparando mis notas de la experiencia con las de Ortega y Gasset, pero aquel día regresé del bosque no solo con las manos vacías, lo que en caza es totalmente disculpable, sino habiendo fracasado como cazador porque no estaba preparado, lo que no lo es.

La culpa se la atribuyo, al menos en parte, al almuerzo.

Al final de la mañana habíamos matado un animal, un pequeño jabalí cobrado por Jean-Pierre. Richard y él habían avistado dos cerdos en la parte baja del bosque, uno grande y otro pequeño, pero para cuando se pusieron de acuerdo en quién iba a disparar (Richard cediendo educadamente el turno a su invitado; Jean-Pierre, a su anfitrión) el grande había salido pitando. En nuestro camino de regreso en el quad Angelo y yo recogimos el animal de Jean-Pierre; no era mucho mayor que un caniche, y una mancha roja brotaba de la parte posterior de su peluda cabeza. Angelo lo colgó por los tobillos de la rama de un árbol cerca de los coches; pensaba eviscerarlo después del almuerzo.

Como buenos europeos, y como consumados cocineros, Angelo y Jean-Pierre se toman el almuerzo muy en serio, incluso cuando están en el bosque, a cierta distancia de la civilización. «Me he traído unas cuantas cosillas para picar», murmuró Jean-Pierre. «Yo también», replicó Angelo. Y de sus mochilas salió, plato por plato, el más asombroso de los picnics, que procedieron a disponer sobre el capó del todoterreno de Angelo: una terrina de langosta y mero *en gélée*, salami, jamón y mortadela artesanales, el paté de jabalí casero de Angelo y aceitunas curadas en casa, pepinillos, ensalada de pollo, una generosa selección de quesos y panes, fresas frescas y pasteles, cubiertos y servilletas y, naturalmente, una botella de vino tinto y otra de blanco.

Fue un almuerzo delicioso, pero podría decirse que me arrebató en parte mi agudeza de cazador. Una de las preguntas más fáciles en mi examen de caza decía más o menos lo siguiente: «Cazar estando ebrio es una práctica aceptable. ¿Verdadero o falso?». No es que estuviera borracho, pero sí que empezaba a sentirme notablemente relajado y locuaz cuando Richard y yo salimos en busca de otro cerdo, mientras Angelo cocinaba el pequeño y Jean-Pierre, que ya había cobrado una pieza, echaba una siesta. Con los rifles colgando de los hombros, descendimos por un sombreado sendero hacia un lugar en el que una vez Richard había tenido suerte, mientras aprovechábamos para conocernos mejor y charlar de esto y de aquello. Pronto descubrimos que ambos habíamos trabajado para el mismo periódico, así que había cotilleos frescos que intercambiar y escándalos que diseccionar. Totalmente absortos en la conversación, nuestra atención se desvió poco a poco desde aquel bosque hacia un edificio en el centro de Manhattan. Es decir, hasta que eché por casualidad un vistazo al frente y vi justo frente a nosotros, a no más de 25 metros, cuatro grandes siluetas negras moviéndose en las sombras. El oscuro camino que teníamos delante estaba a la sombra de un empinado terraplén y de un gran roble, pero la visión de esos cerdos, la primera para mí, era irrefutable y su súbita aparición devolvió con violencia mi atención al presente del bosque. Allí estaban, cuatro grandes cerdos merodeando alrededor del roble, con la atención fija en las bellotas que cubrían el camino que los conectaba con nosotros. Por increíble que parezca, ninguna señal indicaba que hubiesen reparado en nosotros ni que hubiesen oído nuestra cháchara.

Agarré a Richard por el hombro, me llevé el dedo a los labios y señalé hacia delante. Se detuvo. «Es tu tiro —me susurró—. Adelante. Cázalo.» Es costumbre cuando se sale de caza en compañía que la persona que haya avistado el animal efectúe el primer disparo, quizá para reconocer el hecho de que la habilidad cazadora consiste tanto en encontrar la pieza como en matarla. De hecho, en muchas sociedades de cazadores-recolectores la primera porción de carne corresponde no al cazador que mata al animal, sino al primero que lo vio aparecer. Aquellos cerdos eran míos.

Un pequeño problema. No había cargado el rifle antes de ponernos en camino. No tenía ni una sola bala en la recámara, y montar mi escopeta en aquel momento habría alertado a los cerdos de nuestra presencia casi con toda seguridad. Podía arriesgarme a hacerlo, pero probablemente para cuando estuviese listo para disparar los cerdos ya habrían salido corriendo. Susurrando, le expliqué todo esto a Richard, cuya escopeta, un nuevo y caprichoso modelo finlandés de cerrojo, podía cargarse sin hacer más ruido que un pequeño clic. Le cedí mi disparo.

Richard dobló una rodilla y levantó con lentitud el rifle hasta el hombro. Me preparé para la explosión, dispuesto a cargar mi escopeta cuando se produjese; tal vez tuviese aún la oportunidad de disparar a alguno de los otros. Richard se tomó su tiempo, apuntó con cuidado y esperó a que uno de los animales se volviese y le ofreciese un costado. Los cerdos comían las bellotas con la cabeza agachada, completamente ajenos a nuestra presencia. Entonces el bosque explotó. Vi a uno de los cerdos tambalearse, caer hacia atrás contra el terraplén y después pugnar por ponerse en pie como si estuviese borracho. Cargué el rifle, pero ya era demasiado tarde: los otros habían desaparecido. Richard disparó de nuevo al cerdo herido, que se desplomó.

Los otros cerdos habían huido camino abajo y los perseguimos durante unos minutos, pero aceleraron en una curva y los perdimos. Cuando regresamos a la escena, el cerdo de Richard estaba muerto. Era considerablemente más grande que el caniche de Jean-Pierre y al parecer había recibido el balazo en el trasero. Sentí un subidón de adrenalina; quizá había surgido antes, pero fue solo entonces cuando me sentí mareado y tembloroso. No era yo quien había disparado, pero me pareció que había tomado parte en algo trascendental, algo así como una colisión entre mundos. Los sombríos dominios de los cerdos habían chocado con nuestro luminoso mundo, y aquel emisario de esa otra nación había cruzado la frontera de la vida salvaje, se había convertido en «carne».

El cerdo, una hembra de unos 45 kilos, pesaba demasiado para llevarlo en brazos, así que lo arrastramos por turnos a lo largo del camino hacia los coches agarrándolo por una de las patas traseras; ahora entiendo mejor que nunca el significado de la expresión «peso muerto». Al sujetar el cerdo por el tobillo, justo por encima de la delicada pezuña, aún pude sentir la calidez bajo su hirsuto pelaje, un residuo de su formidable energía que se iba desvaneciendo. Me sentí mal al tener que arrastrar el cuerpo sobre el terreno pedregoso y tuve que recordarme que el cerdo, a pesar de estar aún caliente, no sentía nada. Cuando llegamos a los coches, su piel ya se notaba fría al tacto.

Angelo fue corriendo a ver el animal, excitado, impresionado y ansioso por escuchar nuestro relato. Es curioso cómo las historias de caza cobran forma en los minutos que siguen al disparo, conforme intentas poner en orden el caos de acontecimientos simultáneos que se producen en ese brevísimo y escurridizo instante, tratando de sacar en claro algo lineal y comprensible de la nebulosa de adrenalina. A pesar de que ambos habíamos presenciado juntos el suceso, Richard y yo nos turnamos para contarnos cuidadosamente el uno al otro la historia durante el largo camino de vuelta, repasando nuestra falta de preparación, revisando las razones por las que había sido Richard y no yo quien había disparado, tratando de precisar la distancia exacta y el número de cerdos implicados, desmenuzando a conciencia el momento y convirtiendo nuestros precarios recuerdos en un relato consensuado de los hechos, en una historia de caza. Mientras observaba a Angelo absorber nuestro relato, me di cuenta de que la decepción asomaba a su rostro. Era mi disparo, mi cerdo, pero no había sido yo quien lo había cobrado.

«No estabas preparado —dijo Angelo con indiferencia—. Cuando cazas siempre tienes que estar preparado. Pero, bueno, hoy has aprendido algo. La próxima vez estarás preparado y dispararás.» Se esforzaba por no sonar como un padre decepcionado; aun así, no pude evitar sentirme como un hijo decepcionante.

Pero ¿qué es lo que había pasado en verdad? No estaba preparado para disparar. Pero ¿por qué? Las razones prácticas parecían bastante evidentes: sin duda tenía más sentido dejar que Richard disparase que arriesgarnos a perder el animal. Si teníamos aquel cerdo era gracias a mi nada egoísta decisión. Pero quizá tampoco estaba preparado en un sentido más profundo: quizá el error de no tener una sola bala en la recámara reflejaba cierta renuencia inconsciente a llevar a cabo lo que yo mismo me estaba demandando. El hecho es que la había pifiado y no estaba seguro de hasta dónde debía rascar en busca de una explicación. Y sin embargo, había estado, y seguía estando, decidido a cazar un cerdo: para empezar, tenía una comida que cocinar, pero también estaba realmente hambriento por vivir esa experiencia, por aprender aquello que tuviese que enseñarme. Así que pasé el resto de la tarde buscando intensamente yo solo, recorriendo el risco, hurgando en las sombras en busca de señales de algún cerdo, mirando y escuchando tan atentamente como fui capaz para obligar a otro animal a salir del bosque. Cuando Angelo anunció que ya era hora de volver a casa, me sentí por los suelos.

Jean-Pierre se ofreció generosamente a darme algunas partes de su cerdo. Como necesitaba la carne para la comida que iba a hacer, le agradecí la oferta, pero me di cuenta de que aceptarla subrayaría mi estatus inferior dentro de nuestra pequeña sociedad de cazadores. Al cazador que ha tenido éxito le corresponde el privilegio de regalar los trofeos, y había leído mucha literatura antropológica en la que se señalaba la importancia de ese privilegio. La propia densidad nutricional de la carne ha hecho de ella desde siempre una valiosa moneda de cambio social entre los cazadores-recolectores. Como el cazador que ha tenido éxito a menudo termina con más carne de la que él o su familia pueden consumir antes de que se eche a perder, tiene mucho sentido, en efecto, depositar los excedentes en los cuerpos de otras personas, intercambiando carne por compromisos y favores futuros. Los chimpancés hacen lo mismo. No es que Jean-Pierre estuviese siendo condescendiente conmigo o pidiéndome algo a cambio; no era así. Pero eso no cambia el hecho de que me encontrase en el lado algo patético de los que reciben la carne que regala el cazador alfa. (Consideré por un momento instruir a Richard en los tradicionales derechos sobre la carne del que avistaba la presa en primer lugar, pero me lo pensé mejor.) Di las gracias a Jean-Pierre por el regalo.

En los días que siguieron no conseguí estar seguro de si debía salir a cazar de nuevo. Tenía la carne. Y había estado cazando: me parecía que más o menos sabía de qué iba todo aquello, o casi todo aquello; el modo de desenvolverse en la naturaleza del cazador y el de los cerdos. Había avistado la presa y había presenciado cómo la mataban. También tenía una historia bastante buena que contar. Y sin embargo todos aquellos a quienes se la conté se empeñaban en recordarme lo insatisfactorio que resultaba el final. «¿Me estás diciendo que ni siquiera llegaste a disparar la escopeta?» Había violado la regla dramática chejoviana: si sacas una escopeta cargada en el primer acto, el telón no puede bajar hasta que se dispare. Puede errar el tiro, pero la escopeta se tiene que disparar. Este parecía ser al menos el imperativo narrativo.

Y después estaba, por supuesto, el señor* Ortega y Gasset, que era de esperar que no estuviese dispuesto a aceptarme en su fraternidad de cazadores hasta que de verdad hubiese matado un animal. La condición de mero espectador o las analogías platónicas de la caza, como la fotografía y la observación de aves, no le sirven; «El platonismo —escribe— representa la máxima tradición de beatería».

«Se puede no querer cazar —concede— pero si se caza hay que aceptar ciertos requisitos últimos, sin los cuales la realidad "cazar" sufre evaporación.» Matar es uno de esos requisitos. Y aunque Ortega afirma que no se caza con el fin de matar, también sostiene que hay que matar para haber cazado. ¿Por qué? Por autenticidad. Si el objeto de esta empresa era asumir la responsabilidad de los animales de los que me alimento, incluidas sus muertes, bueno, aún no lo había conseguido, ¿no?

Envié un correo electrónico a Angelo y le pedí que la siguiente vez que fuese a salir de caza me lo hiciese saber. Me respondió diciendo que me avisaría con cuarenta y ocho horas de antelación, para que estuviese preparado.

MI CERDO

El mensaje llegó alrededor de un mes más tarde, un viernes de mayo: nos encontraríamos en una gasolinera de Sonoma el domingo siguiente por la mañana, a las seis en punto. Esta vez seríamos solo nosotros dos.

Recorrimos juntos los últimos kilómetros en el todoterreno de Angelo, a lo largo de una carretera desierta situada al norte de Healdsburg que serpenteaba de forma muy pronunciada por entre los plie-

---

* En castellano en el original. *(N. del T.)*

gues de unas colinas que estaban abandonando el verdor invernal para dejar paso a los tonos dorados del verano. Aquella mañana todas las colinas eran a mis ojos las espaldas y los hombros de bestias enormes, y la hierba que las recubría, su pelaje.

Cuando nos acercábamos a la última curva antes de llegar a la puerta de Richard, avisté por mi lado un numeroso grupo de cerdos, adultos y bebés, en la ladera que descendía hasta desembocar en la carretera. Angelo detuvo el coche en el arcén; los cerdos estaban en tierras de Richard, me dijo. Recordaba de mi educación como cazador que no está permitido disparar desde una calzada pública. Así que decidimos espantar los cerdos, forzarlos a subir hasta lo alto de la colina y a descender por el otro lado, lo que los conduciría al bosque de Richard. Tocamos el claxon, gritamos, salimos del coche y agitamos nuestras escopetas como lunáticos, hasta que al final los cerdos empezaron a moverse colina arriba.

«Esto me huele muy bien —dijo Angelo mientras volvíamos a subir al coche. Y a continuación me brindó su predicción-oración—. Hoy vas a cazar tu cerdo. Uno grande.» Yo tenía mis dudas, pero la visión de aquellos cerdos ciertamente parecía una señal prometedora: ya se habían levantado a comer y estaban en marcha.

Pasamos la primera parte de la mañana recorriendo los sitios habituales de Angelo, patrullando primero el risco en el quad y descendiendo después hacia la parte baja del bosque a pie. Durante todo el día llevé una bala en la recámara. Hacía más calor que la última vez, así que Angelo pensó que los cerdos permanecerían en las zonas más sombrías de la finca. Nos pusimos a vigilar un bañadero en lo más profundo del bosque y después un claro cubierto de helechos pisoteados al otro lado de la colina que linda con la carretera, pero no vimos indicio alguno del grupo al que habíamos tratado de arrear en esa dirección.

Poco después de las nueve de la mañana descendíamos juntos por una pista forestal abierta en mitad de una empinada ladera cuando nos quedamos petrificados al oír un gruñido tan grave, profundo y gutural que parecía provenir de las entrañas de la tierra. Un cerdo muy grande andaba cerca. Pero ¿dónde? ¿Hacia dónde había que mirar? El sonido parecía no proceder de ninguna parte en concreto. Era el gruñido del propio terreno, omnipresente, que se hacía sentir más en el torso que en los oídos. Nos pusimos en cuclillas, tratando de pasar tan desapercibidos como fuese posible, y escuchamos con la máxima atención, como se escucha al notar un sonido extraño en mitad de la noche.

No hubo necesidad de aguzar tanto el oído, porque el siguiente sonido que oímos fue casi tan fuerte como el primero: el crujido limpio y brusco de una rama que llegaba desde arriba, a nuestra derecha, donde la espesa ladera, cubierta de robles, se empinaba en dirección a una cresta. Unos 25 kilómetros más adelante un río corría ladera abajo y cruzaba el camino que teníamos frente a nosotros. Seguí con la mirada la plateada línea del río en dirección a la cresta, a través del bosque, y entonces lo vi: una forma negra y redondeada, como el negativo de un sol al amanecer, que se dirigía a la cima de la colina. Y después otro sol negro, y otro más, hasta un total de cinco o seis, no podía asegurarlo, pasaron en fila por la cima, como un collar de enormes perlas negras.

Di un toque a Angelo en el hombro y señalé con el dedo hacia los cerdos.

—¿Qué hago? —En esta ocasión, por supuesto, tenía la escopeta montada, y entonces, por primera vez, quité el seguro—. ¿Disparo?

—No, espera —dijo Angelo—. Mira, ahora van colina abajo.

Seguí los cerdos con el cañón de la escopeta, tratando de situar alguno en el punto de mira. Apoyé el dedo ligeramente en el gatillo y tuve que recurrir a todo mi autocontrol para no apretarlo, pero no disponía de un tiro claro; había demasiados árboles que me estorbaban.

—Tómate tu tiempo —susurró Angelo—. Vendrán hacia nosotros.

Y eso hicieron, descendieron por el lecho del río hacia el camino que teníamos justo enfrente y se movieron hacia nosotros en un desfile de una lentitud insufrible. No tengo ni idea de cuánto tiempo les costó bajar la empinada colina, si fueron minutos o tan solo segundos. Por fin el primer animal, un ejemplar grande y negro, salió al camino de tierra, seguido por otro igual de grande, pero de un color mucho más claro. El segundo cerdo mostró su flanco.

—¡Ahora! —susurró Angelo—. ¡Ahí tienes tu tiro!

Podía sentir a Angelo uno o dos pasos por detrás de mí, preparándose para disparar en cuanto yo lo hubiese hecho. Ambos teníamos una rodilla en tierra. Afiancé el rifle contra el hombro y alineé la mira. Me sentí mucho más tranquilo y despejado de lo que esperaba; al menos no me pareció que el cañón del rifle oscilase descontroladamente. Apunté al hombro del grisáceo cerdo, alineando la *U* y la *I* de la mira con la parte superior de una de las patas delanteras del animal, y después la bajé un pelín, con la esperanza de corregir el hecho de que todos mis tiros pecaban de altura. Contuve la respiración, resistí el súbito impulso de cerrar con fuerza los ojos y apreté suavemente el gatillo.

La cristalina quietud de la escena y el momento estalló en mil sensaciones. Los cerdos, presas del pánico, empezaron a moverse a la vez en todas direcciones como negros autos de choque, y entonces el ¡bam! del disparo de Angelo, que sonó justo detrás de mí, me sobresaltó. Uno de los cerdos había caído; otro parecía tambalearse. Tiré de la corredera de mi escopeta para volver a disparar, pero la adrenalina me estaba haciendo temblar de un modo tan violento que el dedo apretó el gatillo accidentalmente antes de que pudiese bajar el arma; el disparo salió sin control muy por encima de las cabezas de los revolucionados cerdos. Una niebla como de campo de batalla cayó entonces sobre la escena, y no estoy del todo seguro de lo que pasó a continuación, pero creo que Angelo abrió fuego una segunda vez. Me tranquilicé justo lo suficiente para cargar, apuntar de mala manera y disparar una bala más antes de que los cerdos se dispersasen, casi todos ellos descendiendo atropelladamente por el empinado terraplén que había a nuestra izquierda.

Corrimos hacia el animal abatido, una hembra muy grande, de color grisáceo, cruzada de costado en el camino de tierra; una brillante pompa de sangre le brotaba justo bajo la oreja. Se retorció brevemente, tratando de levantar la cabeza, y después se rindió. Su muerte se acercaba con rapidez y me alivió ver que no iba a necesitar un segundo disparo. Pasamos corriendo por su lado, en busca del resto. Angelo dijo que creía haber rozado a otro, así que bajé por el terraplén en su busca, pero pronto la senda se hizo muy accidentada y traicionera, y Angelo me dijo que volviese al camino para comprobar lo que había hecho.

Angelo me dio una palmada en la espalda y me felicitó exageradamente. «¡Tu primer cerdo! Mira qué tamaño. Y con un disparo perfecto, justo en la cabeza. ¡Lo has hecho!» ¿Lo había hecho? ¿De verdad había sido mi disparo? Creía que mi primer tiro había abatido al cerdo, pero aquel instante ya se había vuelto irremisiblemente borroso, y cuando vi lo certero que había sido el disparo, de pronto me asaltaron las dudas. Pero Angelo estaba firmemente convencido: él había disparado a otro cerdo, uno negro. «No, este es tu cerdo, Michael, tú lo has matado, no tengo ninguna duda.» Nuestra historia de caza empezaba a cobrar forma, la endeble confusión del momento fue tomando cuerpo rápidamente hasta convertirse en algo más sólido y definido de lo que en verdad era. «Menudo disparo —continuó Angelo— Te has llevado uno grande. ¡Un jamón estupendo!»

Aún no estaba del todo preparado para ver carne en todo aquello. Lo que vi fue un animal salvaje muerto, con la cabeza sobre la tierra, en medio de un círculo de sangre cada vez más amplio. Me arrodillé y presioné con la palma de la mano el vientre del cerdo, por encima de los pezones, y sentí su calor bajo el hirsuto pelaje cubierto de polvo, pero su corazón ya no latía. Mis emociones brotaban de un modo tan atropellado y confuso como los movimientos del aterrorizado grupo de cerdos que hacía un momento habían estado en ese mismo lugar. Lo primero en aflorar fue un potente arrebato de orgullo: había conseguido hacer lo que me había propuesto, había disparado con éxito a un cerdo. También experimenté un gran alivio por haber llevado a cabo aquella gesta, gracias a Dios, y porque no tendría que volver a realizarla. Y después estaba aquel absolutamente inesperado sentimiento de gratitud. Pero ¿a qué o a quién exactamente? A mi buena suerte, supongo, y a Angelo, desde luego, pero también a aquel animal, por aparecer sin que se lo pidiese en la cima de aquella colina, por salir del bosque y situarse en mi punto de mira, por convertirse en lo que Angelo seguía llamando «mi cerdo». Más que el producto de cualquier esfuerzo por mi parte (exceptuando mi receptividad), el animal era un regalo —no sabría decir de parte de quién o de qué—, pero sentir gratitud era lo que parecía proceder, y gratitud es lo que sentí.

Una sensación que esperaba experimentar y que inexplicablemente no sentí fue el remordimiento, ni siquiera la ambivalencia.

Todo eso llegaría más tarde, pero en aquel momento —y me avergüenza un poco admitirlo— me sentía fantásticamente bien, inequívocamente feliz. Angelo quería hacerme una foto, así que me colocó detrás de mi cerdo, sujetando el rifle cruzado sobre el pecho con una mano mientras apoyaba la otra en el animal. No sabía si sonreír o componer una expresión más sombría. Opté por esto último, pero no conseguí borrar del todo mi sonrisa. «Pertenece al buen cazador un fondo inquieto de conciencia ante la muerte que va a dar al encantador animal», había leído en *Sobre la caza*, de Ortega y Gasset, pero fui incapaz de encontrar esa sensación, ni antes ni después del fatídico disparo. Tampoco sentí, al menos todavía, el menor asco ante la creciente mancha de sangre que el animal estaba dejando en el suelo, una mancha a la que, según recordé, Ortega llamaba «degradación». Todavía estaba demasiado excitado, demasiado interesado en este drama tan inverosímil, en el que de alguna manera me había visto interpretando el papel del héroe.

PREPARAR CARNE

La sensación de euforia no duró mucho. Menos de una hora después tuve que interpretar un papel mucho menos heroico, sujetando el cuerpo muerto del cerdo desde atrás de tal modo que Angelo pudiese acceder a su interior y sacarle las vísceras. Entonces estaba haciendo de enfermera, pasándole el instrumental y manteniendo al paciente inmovilizado. Utilizando un polispasto y una percha de acero inoxidable con dos ganchos que Angelo había forjado *ex profeso*, conseguimos izar y colgar el cerdo por los tobillos traseros de la sólida rama de un roble. Una balanza sujeta a ese artilugio nos dio el peso del animal: 85 kilos y medio. El cerdo pesaba exactamente lo mismo que yo.

Los cuerpos muertos son, entre otras cosas, embarazosos, y lidiar con uno tan grande resultó ser una operación dificultosa, torpe y extrañamente íntima. Nos costó un rato, pero conseguimos izar el cerdo y colocarlo sobre el capó del quad, llevarlo colina arriba sin que se cayese y finalmente hasta ese árbol. Tuve que abrazarme en desconcertantes posturas a mi cerdo en varias ocasiones, como cuando tuve que volcar sobre su cadáver todo el peso de mi cuerpo para evitar que se deslizase del capó, o cuando Angelo necesitó que lo rodease con los brazos para evitar que se balancease mientras él lo sajaba. Eviscerar el cerdo fue mucho más complicado, debido al hecho de que pensábamos hacer jamón, lo que exige que la piel que recubre las patas permanezca intacta. Así que en lugar de desollar los cuartos traseros tuvimos que afeitarlos, raspando meticulosamente los muslos recubiertos de polvo con la hoja de los cuchillos para eliminar todas sus cerdas.

A continuación Angelo practicó una incisión superficial a lo largo de un ecuador alrededor del vientre del cerdo y empezó a maniobrar con la piel. Yo sujetaba la estrecha franja de pellejo suelto mientras él iba cortando al ras de la grasa que había debajo, dejando en el cuerpo la mayor cantidad posible de esa cremosa capa adiposa. «Esta grasa es realmente buena para el salami», me explicó Angelo. La piel suelta se hacía cada vez más grande conforme íbamos descendiendo a lo largo del cuerpo y después tiramos suavemente de ella hacia abajo, sobre los hombros del cerdo, hasta que la piel vuelta del revés parecía un jersey que se le hubiese quedado atascado en la cabeza en el momento de quitárselo. Lo que los cazadores llaman «eviscerar» un animal consiste en realidad en desvestirlo.*

Al tirar de la piel sobre el costillar quedó al descubierto la bala, o lo que quedaba de ella. Había abierto un orificio astillado en la última costilla y se había alojado ahí, justo bajo la piel. «Aquí hay un souvenir para ti», dijo Angelo mientras extraía del hueso el sanguinolento y machacado trozo de metal como si fuese un diente y me lo entregaba. La bala estaba demasiado aplastada para identificar con facilidad su calibre, aunque pensé que probablemente un perito forense podría determinar si en verdad había salido de mi rifle, para determinar de una vez por todas —las palabras «comisión Warren»** me vinieron a la cabeza— si hubo o no un segundo tirador.

---

* Juego de palabras intraducible. En inglés, el proceso de despellejar y eviscerar la pieza cazada en el campo se denomina *dressing*, que también significa «vestir». *(N. del T.)*

** Comisión encargada de la investigación del asesinato de John Fitzgerald Kennedy. *(N. del T.)*

Angelo trabajaba con un pequeño cigarro aprisionado entre los dientes; el humo ahuyentaba las moscas y las avispas, que habían mostrado un ávido interés por el animal muerto. También había un par de auras comunes volando en círculos sobre nosotros, esperando con paciencia a que terminásemos. La fauna local se preparaba para lanzarse sobre todas aquellas partes del cerdo que no nos fuésemos a llevar y consumirlas, devolviendo ese filón de grasa y proteínas a la fábrica de la tierra. Utilizando un cuchillo corto, Angelo practicó otra incisión superficial a lo largo del vientre del animal, con movimientos muy lentos para no perforar ninguno de sus órganos internos. Una vejiga pinchada daría a la carne un matiz repugnante e imposible de erradicar, me explicó, y si sajase el colon correríamos el riesgo de contaminarla con bacterias intestinales.

Mientras trabajaba, Angelo seguía hablando, sobre todo, por increíble que parezca, de comida. Conforme iba cortando la delgada membrana que mantenía todos los órganos de la cavidad corporal en el interior de una bolsa translúcida, me lo contó todo sobre la ventricina, un plato elaborado en los Abruzos que implica rellenar esa membrana visceral con diversos «cortes nobles» del cerdo y después colgarla para dejar que se cure como un salami. «Es complicado evitar que la bolsa se rasgue, pero un día de estos cocinaré un poco.»

No me podía creer que Angelo siguiese hablando de comida. El cerdo estaba ya totalmente abierto, con todos los órganos internos brillando cada uno en su sitio, como en esos muñecos de anatomía que se usan en biología: los azulados tramos de intestino se enroscaban bajo el robusto músculo del corazón, atravesado por un mapa de venas; detrás, como alas desplegadas, el esponjoso y rosáceo par de pulmones, y debajo, el lustroso bloque color chocolate del hígado. Había manipulado un montón de vísceras cuando destripé aquellos pollos en la granja de Joel, pero esto era distinto y más inquietante, quizá porque los órganos internos del cerdo, por sus proporciones, su disposición y sus colores, tenían exactamente el mismo aspecto que los humanos. Lo que explica, tal como recordé, que los cirujanos afinen su destreza practicando operaciones en cerdos.

Mantuve la cavidad abierta mientras Angelo metía las manos en el interior para extraer la masa de órganos, con la esperanza de salvar el hígado, que había sufrido un desgarro. Al parecer la bala había atravesado el costillar en diagonal, desde la parte superior izquierda hasta la inferior derecha, rasgando un lóbulo del hígado. Pero Angelo creía que el hígado podía salvarse («para un buen paté»), así que lo cortó y lo dejó caer en el interior de una bolsa resellable. Después volvió a introducir las manos en el animal, tiró con suavidad y el resto de las vísceras cayó al suelo formando una pila que desprendía un hedor tan espantoso que me provocó arcadas. No era solo la peste a mierda y a pis de cerdo, sino esos otros aromas, en comparación más agradables, agravados por el horrible y rancio olor que únicamente la muerte puede desprender. Empecé a sentir que las náuseas se abrían paso en las entrañas. El clínico desapego con el que me había enfrentado a todo el proceso de limpieza de mi cerdo se vino abajo de golpe: aquello era asqueroso.

Todavía tenía los brazos alrededor del cerdo, sujetándolo por detrás para mantenerlo inmóvil y abierto, pero necesitaba con desesperación escaparme un momento para respirar un poco de aire sin contaminar. Así que le dije a Angelo que quería hacerle una foto trabajando con el cerdo. No es que deseara especialmente tener esa foto (más bien todo lo contrario), pero el tiempo y la distancia que ganaría al hacerla me parecieron de pronto preciosos. Me aparté y aspiré una bocanada de aire limpio y después fui en busca —¡misión divina!— de la cámara de Angelo.

Dado que tenía planeado cocinar, servir y comerme ese animal, la repugnancia que me estaba provocando su visión y su olor resultaba, cuando menos, desalentadora. El plan había dejado de ser un artificio narrativo, puesto que en el momento en el que maté aquel cerdo sentí caer sobre mí el peso de una obligación moral. Y sin embargo, la perspectiva de sentarme a comer ese animal me resultaba ahora impensable. ¿Paté? ¿Jamón? ¿Ventricina? Me habría bastado con imaginar que clavaba un tenedor en un pedazo de aquel cerdo para provocarme el vómito. ¿Cómo iba a ser capaz de superar aquello? Y, por otra parte, ¿qué era aquel arrebato de repugnancia?

Comprendí que el asco es una de las herramientas que los humanos hemos desarrollado para gestionar el dilema del omnívoro. Esa sensación nos alerta ante las cosas que no deberíamos ingerir, como la carne podrida o las heces. Y desde luego ese reflejo protector figuraba en lo que estaba sintiendo mientras contemplaba esas vísceras, que sin duda contenían cosas que podrían hacerme enfermar. El hedor que percibía en las fosas nasales provenía probablemente del contenido de los intestinos del cerdo, desparramado por el suelo en diversos estados de digestión y descomposición. Así que supongo que ahí estaba funcionando la «microbiología intuitiva» del asco.

Pero tenía que haber algo más, y más tarde, cuando regresé y releí lo que Paul Rozin había escrito sobre el asco, me hice una idea más aproximada de qué otras cosas podían subyacer bajo la repugnancia que había experimentado. Como ha escrito Rozin, la mayor parte de las cosas que provocan asco a las personas de todo el mundo provienen de los animales: fluidos corporales y secreciones, carne en descomposición, cadáveres. Esto hace que el consumo de carne resulte especialmente problemático, lo que podría explicar por qué las culturas disponen de más normas y tabúes para regular el consumo de carne que para el de cualquier otro alimento, normas que especifican no solo qué animales pueden comerse y cuáles no, sino también qué partes de esos animales pueden consumirse y cómo deben matarse.

Más allá de las razones sanitarias para evitar ciertas partes y productos de los animales, si estas cosas nos producen asco, sugiere Rozin, es porque nos enfrentan con la realidad de nuestra propia naturaleza animal. Los humanos nos esforzamos por diferenciarnos de las bestias hasta tal punto que mostramos un denodado empeño por evitar aquello que nos recuerda que también somos bestias, animales que orinan, defecan, copulan, sangran, mueren, apestan y se descomponen. Rozin cuenta una historia sobre Cotton Mather,* que confió a su diario la enorme repugnancia que sintió al verse orinando junto a un perro. Mather convirtió el asco que se dio a sí mismo en un propósito de trascendencia personal: «Pero seré una criatura más noble; justo en el momento en que mis necesidades naturales me rebajen a la condición de bestia, mi espíritu (¡y digo que justo en ese momento!) se elevará y alzará el vuelo».

---

* Cotton Mather (1663-1728), pastor puritano de Nueva Inglaterra célebre por su implicación en los juicios por brujería en Salem. *(N. del T.)*

Cuál es exactamente la razón por la que ponemos tanto empeño en distanciarnos de nuestra animalidad es una pregunta complicada, pero sin duda el miedo humano a la muerte forma parte de la respuesta. Algo que vemos que los animales hacen un montón es morirse, muy a menudo a manos nuestras. Y una de las primeras cosas que pensamos a este respecto es «¿Será mi propia muerte como la de este animal o no?». La creencia, o la esperanza, de que la muerte humana es de algún modo distinta de la de los animales nos es muy valiosa, pero no hay forma de demostrarlo. Que lo sea o no es una de las preguntas que sospecho que tratamos de contestar cada vez que miramos a un animal a los ojos.

Desde el instante en el que posé la mirada en mi animal hasta el momento en el que Angelo le cortó la cabeza, sus ojos permanecieron completamente cerrados bajo sus desconcertantes pestañas, pero todo el resto de las cosas relacionadas con este episodio pedía que me enfrentase a este tipo de preguntas. Lo que me repugnaba del proceso de «limpieza» del animal era lo realmente turbio —en todos los sentidos de la palabra— que resultaba, cómo me obligaba a mirar, a oler, a tocar e incluso a sentir el sabor de la muerte, a mis manos, de una criatura de mi tamaño que, al menos por dentro, tenía las mismas partes que yo y probablemente se parecía un montón a mí. Un encuentro así es sin duda mucho más inquietante para alguien que, como yo, carece de la certeza religiosa de que los humanos tenemos alma y los animales no y punto. La frontera entre lo humano y lo animal que yo podía distinguir allí no estaba ni mucho menos tan definida. El canibalismo es una de las cosas que más profundamente nos repugnan, y aunque ninguna definición razonable calificaría esto de canibalismo, es comprensible que la mente se vea engañada y reaccione como si lo fuese, con asco.

Concluí que aquella era una de las virtudes más notables de la caza: somete a la consideración del cazador cuestiones importantes acerca de quiénes somos y quiénes son los animales, y de la naturaleza de nuestras respectivas muertes. Y aunque estoy seguro de que hay muchos cazadores que consiguen eludirlas, es algo que no resulta nada fácil. Como escribe Ortega en *Sobre la caza*, la caza nos sumerge en los enigmas entrelazados de la muerte y los animales, enigmas que no admiten respuestas o determinaciones sencillas. Esta es para él la fuente del desasosiego del cazador: «No tiene una última y consolidada seguridad de que su conducta sea correcta. Pero, entiéndase bien, tampoco está seguro de lo contrario».

La ambivalencia y la ambigüedad son el sino del cazador, y según Ortega probablemente siempre ha sido así. Al igual que John Berger, Ortega cree que el de los animales —el hecho de que puedan ser al mismo tiempo tan parecidos y tan distintos de nosotros— siempre ha sido uno de los misterios centrales de la vida humana: «Antes y más allá de toda ciencia se ve la humanidad a sí misma como algo emergente de la animalidad, pero no está segura de haberla trascendido por completo. El animal sigue demasiado cerca de nosotros para que no sintamos misteriosas comunidades con él». Los humanos modernos que tenían una idea perfectamente definida de los animales, y por tanto no sentían el menor desasosiego cuando se trataba de matarlos, eran los cartesianos, que decidieron que los animales eran, en efecto, minerales, máquinas insensibles. Desafortunadamente para nosotros, estaban equivocados. Así que nos vemos abandonados en mitad del bosque con nuestro desasosiego y nuestro asco, y con la inseparable compañera del asco: la vergüenza. Antes mencionaba que no había experimentado ninguna de esas sensaciones después de haber disparado a mi cerdo, pero al final todo ello se me vino —o me cayó— encima con todo su peso, de forma inesperada. Ocurrió aquella tarde, cuando de vuelta en casa abrí el correo electrónico y vi que Angelo me había enviado unas cuantas fotografías digitales en un mensaje cuyo asunto era «¡Mira al gran cazador!». Estaba ansioso por abrirlas, excitado ante la perspectiva de mostrar mi cerdo a mi familia, puesto que no me lo había llevado a casa, sino que estaba colgado en la cámara frigorífica de Angelo.

La imagen que apareció en la pantalla del ordenador me afectó como si mi cuerpo hubiese recibido un golpe inesperado. Un cazador vestido con un jersey naranja aparecía arrodillado en el suelo, detrás de un cerdo de cuya cabeza manaba un flujo de sangre que se extendía como los brazos de un río alrededor de un delta hacia la parte inferior del encuadre. El cazador sostenía el rifle en un ángulo tal que le quedaba perfectamente cruzado sobre el pecho; estaba claro que trataba de ajustarse a las rancias convenciones de los retratos de trofeos de caza. Una de sus manos reposaba sobre el amplio costado del animal muerto. El hombre miraba a la cámara con ilimitado orgullo, dibujando una gran sonrisa de idiota que podría haber sido encantadora, aunque quizá incomprensible, de haber dejado fuera del encuadre el sanguinolento cadáver que yacía a sus pies. Pero el sanguinolento cadáver estaba ahí, justo en el centro, y convertía esa sonrisa en algo obsceno —no hay otra palabra para describirlo—. Me sentí como si me hubiese topado con el material pornográfico de un extraño. Moví a toda velocidad el ratón hasta la esquina de la imagen, pulsé el botón y la cerré tan deprisa como pude. Nadie debía ver aquello jamás.

«¿En qué diablos estaba pensando? ¿Qué estaba sintiendo el hombre de aquella foto?» Por mucho que lo intentase era incapaz de explicar qué era lo que pudo haber inspirado esa sonrisa de loco, tan distante y ajena me resultaba entonces. Si no hubiese sabido lo que sabía, habría dicho que el hombre de la foto estaba borracho. Y quizá lo estaba, sumido en alguna clase de embriaguez dionisíaca, en el «ansia de sangre» que según Ortega a veces frenetiza al cazador que ha tenido éxito. Y, por otra parte, ¿qué era lo que hacía que me sintiera tan condenadamente orgulloso? Había matado un cerdo con una escopeta, vaya cosa.

Al igual que el espejo de la tienda en la que habíamos parado aquella tarde, la foto digital de Angelo me había mostrado la caza y al cazador desde fuera, sometiéndolos a una implacable mirada que no pueden resistir, al menos en el siglo XXI. Sin embargo, no estoy dispuesto a afirmar que esa mirada ofrezca el punto de vista más ajustado a la realidad de la cuestión. La fotografía constituye un impactante mensaje enviado desde el interior de una experiencia que no puede atravesar así como así las fronteras de la vida moderna. Las instantáneas de Angelo —había más y acabé viéndolas todas— recuerdan en cierto sentido a las fotos de trofeos que los soldados envían a casa, imágenes que horrorizan a sus novias y a sus madres en las que aparecen sonrientes, sentados a horcajadas sobre los cadáveres de sus enemigos. Tienen derecho a sentirse orgullosos —matar es precisamente lo que les hemos pedido que hagan—, pero ¿de verdad tenemos que ver esas fotos?

He vuelto a ver las fotografías de Angelo, tratando de averiguar por qué me habían avergonzado tanto. Me doy cuenta de que no es la matanza que recogen lo que hizo que sintiera vergüenza, sino más bien la manifiesta alegría que al parecer estaba experimentando por lo que había hecho. Esto es para mucha gente lo más ofensivo —y para algunos lo más repugnante— de la caza: nos anima —o nos autoriza— no solo a matar, sino también a obtener de ello un cierto placer. No es que los demás no aprobemos la matanza de decenas de millones de animales cada año, pero por alguna razón nos sentimos más cómodos con la matanza mecánica que practica, fuera del alcance de nuestra vista y de manera indiferente, la ganadería industrial.

Quizá se pueda observar la alegría del cazador con ojos más generosos. Quizá se trata de la alegría de una criatura que tiene éxito en algo para lo que su naturaleza la ha equipado extraordinariamente, un acto que es menos una perversión de esa naturaleza, de su «carácter de criatura», que una realización de esta. Pero ¿qué pasa con el animal de la fotografía? Bueno, también ha tenido la oportunidad de cumplir con su naturaleza salvaje, ha vivido, e incluso probablemente ha muerto, de un modo coherente con su carácter de criatura. La suya ha sido, para lo que se estila entre los animales, una buena muerte. No obstante, ¿no me estaba precipitando al afirmar esto? ¿Y si resultaba que no podía comerme esa carne? Me di cuenta de que el drama de la caza no termina hasta que el animal llega a la mesa.

«Que una criatura llore la muerte de otra es algo nuevo bajo el sol», escribió Aldo Leopold, que también era un cazador con sentimientos profundamente encontrados. Y es algo estupendo, sugiere, pero haríamos bien en reconocer que se trata de toda una novedad, que el hecho de llorar esa muerte supone toda una desviación del orden habitual de la naturaleza. Lo que al menos a algunos nos avergüenza de la caza es lo mismo que nos avergüenza de todo aquello que nos recuerda nuestros orígenes: es decir, el hecho de no haber trascendido por completo nuestra naturaleza animal.

Entonces ¿cuál de las visiones de mí mismo como cazador es la correcta? ¿La del hombre que se avergüenza al ver la fotografía o la del hombre alegre que aparece en ella? ¿La visión desde fuera o desde dentro? Los moralistas arden en deseos de resolver esta cuestión de una vez por todas, de unirse a Cotton Mather en su noble búsqueda de una trascendencia más completa. El cazador —o al menos el cazador maduro, el cazador desasosegado— admite las verdades que se desprenden de ambas visiones, lo que explica que su alegría se vea atemperada por la vergüenza; su apetito, ensombrecido por el asco.

El hecho de que no podamos salir a cazar sintiéndonos del todo bien al respecto es quizá lo que hace recomendable esta práctica. Desde luego, uno no sale de la experiencia ansioso por declarar su inocencia. Si algo he aprendido acerca de la caza y el consumo de carne es que son incluso más turbios de lo que creen los moralistas. Habiendo matado un cerdo, habiéndome visto en esa fotografía y sintiéndome impaciente (si esa es la palabra) por comerme ese cerdo, he de decir que hay una parte de mí que envidia la claridad moral del vegetariano, la ausencia de culpa del comedor de tofu. Pero otra parte de mí también se compadece de él. Los sueños de inocencia son solo eso, normalmente dependen de una negación de la realidad que puede ser su propia forma de *hybris*. Ortega sugiere que hay algo inmoral en el hecho de no conseguir mirar claramente a la realidad o en creer que la mera fuerza de voluntad humana puede superarla de alguna manera. «Solo es estimable la preocupación por lo que debe ser cuando ha agotado el respeto por lo que es.»

«Lo que es.» Supongo que era esto, tanto como todo lo demás, tanto como un cerdo o una comida, lo que en verdad estaba buscando, y regresé de mi cacería teniendo un poco más claro lo que significaba. «Lo que es» no responde a nada en concreto, no te dice lo que tienes que hacer, ni siquiera lo que tienes que pensar. Pero el respeto por lo que es nos indica una dirección. Y esa dirección es precisamente aquella de la que vinimos, es decir, el lugar y el tiempo en el que los humanos miraban a los animales que mataban, los observaban con veneración y nunca se los comían si no era con gratitud.

Había otra fotografía en el correo electrónico de Angelo en la que no llegué a fijarme con atención hasta algún tiempo después, sin duda porque no me había afectado tanto como la del retrato con el trofeo. Era la que le hice a Angelo mientras limpiaba mi cerdo, cuando tuve que pararme a tomar aire. Es una simple instantánea del cerdo colgando del árbol, pero está tomada desde la suficiente distancia para que entren en el encuadre tanto el animal como el carnicero y el roble, el cielo despejado y la tierra removida por los cerdos, que descendía hasta llegar a un arroyo. No se distinguen las avispas ni las auras comunes describiendo perezosos círculos sobre nuestras cabezas, ni las bellotas que cubrían el suelo; pero me di cuenta de que ahí, en esa foto, se podía observar esa cadena alimentaria en su totalidad, el circuito completo de energía y materia que había creado al cerdo que estábamos transformando en carne para nuestra comida. Porque ahí estaba el roble que se erguía al sol, cuya luz el árbol había transformado en las bellotas que cubrían el suelo y que habían alimentado al cerdo que el hombre de la foto estaba convirtiendo en comida. El hombre no ha hecho nada por crear esta cadena alimentaria, tan solo se ha metido en el rol del predador, establecido hace mucho tiempo. Y todos aquellos restos de la presa que el hombre deje tras de sí serán a su debido tiempo devueltos a la tierra por los otros animales que hay aquí, los carroñeros, alimentando al roble para que a su vez pueda alimentar a otro cerdo. Sol-suelo-roble-cerdo-humano: ahí, recogida en un solo plano, estaba una de las cadenas alimentarias que han sustentado la vida en la tierra durante un millón de años, uno de los más nítidos y bellos ejemplos de lo que es.

19

Buscar setas

Los hongos

¿No es curioso que en muchos de nuestros pasatiempos y aficiones juguemos a satisfacer algunas de nuestras necesidades fundamentales como criaturas: comida, cobijo e incluso vestido? Algunas personas hacen punto, otras construyen cosas o cortan leña, y muchos «trabajamos» alimentándonos por medio de la horticultura o la caza, la pesca o la búsqueda de comida. Una economía organizada alrededor de una división compleja de tareas puede hacer que todos estos trabajos se lleven a cabo por un coste mucho más bajo, en tiempo y dinero, que si los realizásemos por nuestra cuenta, aunque al parecer hay algo en nuestro interior empeñado en confirmar que seguimos disponiendo de las habilidades necesarias para autoabastecernos. Ya saben, por si acaso. Evidentemente queremos que se nos recuerde cómo funcionan en realidad los procesos fundamentales que nos sustentan, ocultos tras las bambalinas de la complejidad económica global.

Hay diversas formas de jugar a la autosuficiencia en función de cada persona y probablemente pueda decirse mucho de un individuo según el atavismo que elija, según se sienta atraído por la actividad atenta, paciente y solitaria de la pesca, por la estricta sintaxis matemática de la construcción, por el drama emocional de la caza o por el habitualmente cómico diálogo con otras especies que se establece en el huerto. Casi todos tenemos bastante claro cuál de estos trabajos elegiríamos si una máquina del tiempo nos dejase caer en el Pleistoceno o el Neolítico.

Hasta mis aventuras como cazador y buscador de comida siempre me había considerado un hombre del Neolítico. Cultivar comida había sido mi atavismo favorito al menos desde que tenía diez años, cuando planté una «granja» en el jardín de la casa de las afueras de mis padres y monté un puesto de productos agrícolas frecuentado casi exclusivamente por mi madre. Los misterios de la germinación, la floración y la fructificación me engancharon desde una edad muy temprana, y el hecho de que plantando y trabajando un simple trozo de tierra pudieses cosechar en unos cuantos meses cosas suculentas y valiosas fue para mí una fuente de incesante asombro. Y sigue siéndolo.

La horticultura es una forma de estar en la naturaleza que se apoya en supuestos de los que el horticultor rara vez es del todo consciente, cuando no lo es en absoluto. Trabajar exclusivamente con especies domesticadas, por ejemplo, lleva a que veas la naturaleza como un lugar bastante benévolo, un lugar que responde a los deseos humanos (de belleza, de sabor). También es comprensible que en el huerto llegues a pensar que eres dueño de todo lo que allí crece, puesto que es más o menos producto de las faenas que has llevado a cabo en tu tierra. Y considerarás a los huéspedes más salvajes e intratables de tu huerto, aquellos a los que no invitaste a pasar, «plagas», los Otros. El horticultor es un dualista empedernido, alguien que divide su mundo en categorías muy definidas: tierra cultivada y tierra salvaje, especies domésticas y silvestres, mío y suyo, casa y fuera de casa. El horticultor, como el granjero, vive en un mundo perfectamente delimitado y legible.

En realidad nunca me había parado a pensar de este modo en la visión del mundo del horticultor hasta que pasé algún tiempo buscando setas, algo que plantea un modo totalmente distinto de estar en la naturaleza. Buscar setas es una actividad que se parece superficialmente a la cosecha —vas buscando en la naturaleza algo que está listo para comer—, pero uno no tarda en descubrir que estas dos actividades no podrían ser más distintas. Para empezar, las setas hay que buscarlas en un lugar con el que no estás familiarizado y donde tienes muchas probabilidades de perderte, sobre todo porque pasas casi todo el tiempo mirando detenidamente al suelo. En el huerto o el jardín no suele existir ese problema (lo que explica por qué los jardineros que buscan recrear esa experiencia planten laberintos). Y mientras en tu huerto los tomates que están listos para comer te hacen señales, exhibiendo su color rojo en mitad del verdor indiferenciado, las setas se esconden. Además coger y comer las setas equivocadas podría matarte, algo que no es fácil que ocurra en el huerto. No, satisfacer las necesidades y los deseos humanos no es lo que las setas pretenden. Las setas, como uno pronto descubre, son silvestres en todos los sentidos, seres que tienen sus propios planes al margen de los nuestros. Lo que explica por qué «buscar»,* más que recolectar, es el término técnico que los micófilos prefieren utilizar.

CINCO REBOZUELOS

Un domingo por la mañana, a finales de enero, recibí la llamada de Angelo.

—Han salido los rebozuelos —anunció.

—¿Cómo lo sabes? ¿Has ido a mirar?

—No, aún no. Pero han pasado tres semanas desde aquellas lluvias tan fuertes. —Habíamos tenido una semana de lluvias torrenciales en mitad de las vacaciones—. Han salido. Estoy seguro. Deberíamos ir mañana.

En aquella época apenas conocía a Angelo (todavía no habíamos salido a cazar cerdos), por lo que su invitación para ir a buscar setas era de lo más generosa. Los buscadores de setas son famosos por proteger sus «sitios», y un buen sitio para encontrar rebozuelos constituye una posesión personal muy preciada (aunque no tanto como un buen sitio para encontrar cerdos). Antes de que Angelo aceptase llevarme consigo pregunté a unos cuantos conocidos, de quienes sabía que eran aficionados a buscar setas (en la zona de la bahía de San Francisco hay muchos, probablemente porque en la búsqueda de setas se

---

* *Hunting.* En inglés el verbo *to hunt* se utiliza tanto para «cazar» como para «buscar». El autor quiere hacer énfasis en que las setas tienen sus propios planes, así que hay que «cazarlas» contra su voluntad. *(N. del T.)*

conjugan dos de las principales obsesiones de la región: comer y estar al aire libre), si podría acompañarlos. Siempre tenía cuidado de jurar solemnemente no desvelar la localización de sus sitios. Uno se daba perfecta cuenta de que a algunos aquella petición les parecía escandalosa, equiparable a pedirles prestada la tarjeta de crédito para pasar la tarde. Otros reaccionaban con más calma, pero siempre con reservas. Jean-Pierre, el amigo de Angelo, tiene fama de conocer buenos sitios de rebozuelos dentro de los límites de la ciudad de Berkeley, pero una y otra vez encontró maneras elegantes de aplazar la respuesta a mis ruegos. Varios buscadores de setas contestaron a mi petición con el mismo chiste: «Claro, puedes venir a buscar setas conmigo, pero debo advertirte de que inmediatamente después tendré que matarte». Uno espera que a esta advertencia tan jocosa —una advertencia que yo siempre eludía proponiendo ir de aquí para allá con una venda en los ojos— le seguirá al menos alguna clase de invitación sujeta a condiciones, pero esta nunca llega. Sin decir del todo que no, el buscador de setas terminará declinando con habilidad la propuesta o cambiando de tema. Pensé que quizá el problema estaba en que yo era escritor, alguien que puede hacer algo tan insensato como publicar la localización de uno de sus sitios favoritos, así que insistí en que un periodista iría a la cárcel antes que revelar un secreto de una fuente confidencial. Esto no convenció absolutamente a nadie. Empezaba a pensar que no tenía ninguna posibilidad, que iba a tener que aprender a buscar setas en los libros, una opción discutible, por no hablar del peligro que implica. Y entonces me llamó Angelo.

Sin embargo, probablemente no debería sobreestimar la generosidad de Angelo. El lugar al que me llevó a buscar setas era un terreno privado y cerrado propiedad de un viejo amigo suyo, así que no puede decirse que me estuviese descubriendo las joyas de la familia. La propiedad era un viñedo situado a las afueras de Glen Ellen, con varios cientos de descuidadas hectáreas de chaparral que se extendían hacia el nordeste, en dirección a Santa Helena. En cuanto uno salía del acicalado viñedo la tierra se distendía en una sabana suavemente ondulada, con anchos e inclinados tramos de hierba que exhibían su verdor tras las lluvias invernales, salpicados de robles y laurel.

El rebozuelo es una especie micorriza, lo que significa que vive en asociación con las raíces de las plantas, robles en su caso, y habitualmente robles de edad venerable. Aunque allí debía de haber cientos de robles ancianos que prometían, Angelo, que llevaba años saliendo a buscar rebozuelos en la propiedad, parecía conocer personalmente a cada uno de ellos. «Ese de ahí es un productor —me dijo señalando con su bastón ahorquillado un roble sin nada de especial que había al otro lado del prado—. Pero ni una sola vez he encontrado setas en el que está al lado.»

Me fabriqué mi propio bastón con la rama de un roble y nos pusimos en marcha cruzando el prado para buscar bajo el árbol que según Angelo era un buen productor. Me había enseñando a usar el bastón para dar la vuelta a la hojarasca allí donde pareciese estar levantada. El bastón también trasladaría las esporas de un árbol a otro, me explicó Angelo; evidentemente se veía como un abejorro que transportaba los genes de los rebozuelos de un árbol a otro. (En general los buscadores de setas consideran beneficioso su papel en la naturaleza.) Miré alrededor de mi árbol durante unos minutos, caminando encorvado en círculos bajo su línea de goteo, removiendo la hojarasca aquí y allá con el bastón, pero no vi nada. Por fin Angelo fue hacia mí y me señaló un sitio que no estaría a más de un metro de donde yo me encontraba. Miré y remiré, pero seguí sin ver nada más que un caótico campo de hojas oscuras y ramas enmarañadas. Angelo se puso de rodillas y apartó las hojas y la tierra para dejar a la vista una trompeta color calabaza brillante del tamaño de su puño. La cortó por la base con un cuchillo y me la pasó; la seta era inesperadamente pesada y fría al tacto.

¿Cómo rayos la había visto? La seta ni siquiera asomaba por encima de la hojarasca. Por lo visto hay que estudiar las hojas en busca de sutiles signos de elevación hidráulica bajo ellas y observar de lado el terreno, porque los gruesos y dorados pies de los rebozuelos a menudo se revelan antes de que sus sombreros se abran paso a través de las hojas. Pero cuando Angelo me señaló otro sitio bajo el mismo árbol, un sitio en el que obviamente había visto otra seta, seguí ciego. Hasta que removió las hojas con la punta del bastón no fui capaz de detectar el brillo de aquella pepita de oro en forma de hongo. Llegué a creer que Angelo estaba utilizando otro sentido además de la vista, que debía de oler los rebozuelos antes de mirar hacia abajo para verlos.

Pero al parecer es así como funciona la búsqueda de setas: tienes que conectar los ojos, según suelen decir los buscadores. Y después de seguir a Angelo durante un rato empecé a conectar los míos, aunque, curiosamente, al principio esto solo ocurría cuando estaba en su presencia, buscando en el mismo roble. Otros novatos hablan de este fenómeno y sospecho que se parece un poco al truco del caballo que calcula, que contra lo que pueda parecer no realiza operaciones aritméticas, sino que simplemente capta sutiles pistas en el lenguaje corporal de su entrenador. Cada vez que Angelo se quedaba parado, cada vez que el rayo de su mirada barría el suelo con particular intensidad, yo miraba y a veces veía. Era el caballo capaz de calcular, el hombre capaz de encontrar un rebozuelo utilizando los ojos de otro.

Pero antes del fin de la mañana empecé a encontrar rebozuelos por mí mismo. Comencé a entender lo que significaba conectar los ojos, y los rebozuelos empezaron a aparecer en el paisaje uno detrás de otro, casi como si me estuviesen haciendo señas. ¿Había dado con un sitio especialmente bueno o era que por fin había aprendido a detectarlos? ¿Era algo innato o adquirido? No había manera de saberlo, aunque tuve la inquietante experiencia de inspeccionar de nuevo una zona que ya había recorrido y encontrar un par de rebozuelos siameses, brillantes como un huevo de dos yemas, en un sitio en el que un momento antes podría haber jurado que no había nada más que el oscuro manto de hojas. Que acabasen de surgir o que se tratase de una cuestión de percepción visual es algo más variable y psicológico de lo que creemos. Sin duda la expectativa tiene mucho que ver, porque cuando estaba convencido de que me hallaba en un buen sitio, era más probable que las setas apareciesen. «Ver es creer» funciona al revés cuando se trata de buscar setas; en este caso, creer es ver. Mi capacidad para ver setas parecía funcionar menos como una ventana que como una herramienta, algo que se construye y se empuña.

Después de encontrar un par de buenos ejemplares, empecé a alimentar una confianza en mí mismo que finalmente resultó no tener ninguna base. Apoyándome en mis todavía modestos resultados, desarrollé a vuelapluma una teoría que relacionaba el «buen sitio» con la esponjosidad del terreno y la distancia desde el tronco, pero que no se sostenía. Después de una breve racha de suerte, me volví ciego de nuevo y fui incapaz de encontrar una sola seta más en todo el día. Se diría que ya no quedaban setas que hallar de no ser porque Angelo seguía encontrándolas bajo doseles vegetales que creía agotados; no muchas —habíamos llegado con unos días de adelanto, concluyó—, pero suficientes para llenar una bolsa de supermercado. Conseguí encontrar un total de cinco, lo que no parece gran cosa, si bien algunas de ellas pesaban cerca de una libra. Mis cinco rebozuelos eran enormes y hermosos, y estaba impaciente por probarlos.

Y aquella noche lo hice. Los lavé para quitarles la tierra, los sequé con papel y a continuación los corté en cremosos y blancos pedazos. Tenían un leve aroma a albaricoque, y supe de inmediato que aquella era la misma seta que había encontrado cerca de mi casa, la que tuve miedo de probar. El color calabaza encajaba y estas tenían las mismas agallas superficiales, en realidad alvéolos, que ascendían desde el tallo en llamaradas hasta desembocar en el sombrero, que se hundía en el centro como un sólido jarrón dorado. Salteé los rebozuelos tal como Angelo me había recomendado, primero en una sartén seca para hacer que soltasen el agua, que era abundante, y después con mantequilla y chalotas. El delicioso sabor de las setas era tan sutil que habría resultado fácil matarlo o pasarlo por alto. Era un sabor delicado y afrutado, con un toque de pimienta, y tenían una textura firme y al mismo tiempo sedosa.

Se me podría preguntar si, mientras me comía mis setas silvestres, tuve la menor preocupación por aparecer muerto la mañana siguiente. ¿Albergaba alguna duda de que esas setas eran de verdad rebozuelos, exquisiteces comestibles y no alguna clase de veneno mortal que Angelo hubiese confundido con rebozuelos? Una pregunta comprensible que, por extraño que parezca, teniendo en cuenta mi tendencia a la micofobia, había dejado de tener importancia. Bueno, quizá tuve un mínimo atisbo de duda cuando consumí el primer bocado, pero la despejé con facilidad. Implícitamente confiaba en Angelo, y además esas setas olían y sabían bien.

Aquella noche, durante la cena, bromeamos acerca de las intoxicaciones por setas, recordando aquella vez que Judith se topó con una zona repleta de colmenillas mientras paseaba en bicicleta con su amigo Christopher en Connecticut. Llegó a casa con una bolsa de basura llena de ellas hasta la mitad, un impresionante botín. Pero no podía atreverme a servir las setas hasta que confirmásemos de alguna manera que de verdad se trataba de colmenillas y no de, por ejemplo, las «falsas colmenillas» contra las que advierten las guías de campo. Pero ¿cómo estar seguro? No podía confiar demasiado en los libros, o al menos en mi lectura de ellos. La solución al dilema parecía obvia, si bien quizá un poco despiadada. Propuse a Judith que dejásemos las colmenillas en el frigorífico durante la noche y llamásemos a Christopher la mañana siguiente. Asumiendo que estuviese lo bastante vivo para contestar el teléfono, sin duda mencionaría si se había comido las colmenillas la noche anterior y entonces sabríamos si las nuestras eran seguras. No veía ninguna razón para mencionarle su papel como sujeto experimental.

Bien, esta es una de las formas de abordar el dilema del omnívoro. Las setas silvestres ponen muy especialmente de relieve ese dilema, puesto que nos enfrentan simultáneamente con las mayores satisfacciones y los más graves riesgos que plantea el mundo comestible. Podría decirse que comer setas supone el caso más puro de dilema del omnívoro, lo que podría explicar por qué la gente sostiene opiniones tan firmes, a favor o en contra, sobre las setas silvestres. Como les gusta señalar a los micólogos, se puede dividir a la mayoría de las personas, e incluso a culturas enteras, entre micófilas y micófobas. Los angloamericanos son claramente micófobos, mientras que los europeos y los rusos suelen ser apasionados micófilos, o eso es al menos lo que te dirán los buscadores de setas. Pero sospecho que la mayoría albergamos ambos impulsos en proporciones variables, y cuando nos acercamos a las setas silvestres, sentimos que se intensifica la tensión básica del omnívoro mientras luchamos por equilibrar nuestro espíritu aventurero respecto a la comida frente a nuestro miedo protector, nuestra neofilia frente a nuestra neofobia.

Tal como sugiere el caso de las setas, el dilema del omnívoro se reduce a menudo a una cuestión de identificación, a saber exactamente qué es lo que estás haciendo para comer. Desde el momento en el que Angelo me dio esa primera seta, vi tan claro como el agua qué era y qué no era un rebozuelo. En aquel preciso momento supe que la siguiente vez que encontrase un rebozuelo, fuese donde fuese, lo reconocería y no dudaría en comérmelo. Lo que resulta curioso, considerando que en el caso del rebozuelo que encontré en mi barrio media docena de fidedignas guías de campo escritas por reputados micólogos no habían conseguido convencerme más allá de cualquier duda razonable de algo por lo que ahora estaba dispuesto a apostar mi vida, basándome en lo que decía un tipo siciliano sin la menor formación micológica. ¿Cómo era posible?

Cuando se trata de decidir si ingiere o no un nuevo alimento, el omnívoro seguirá alegremente el ejemplo del colega omnívoro que haya comido ese mismo alimento y esté vivo para contarlo. Esta es una ventaja que tenemos sobre la rata, que no tiene modo de compartir con otras ratas los resultados de sus experimentos digestivos con nuevos alimentos. En el caso del individuo humano, su comunidad y su cultura median con éxito en el dilema del omnívoro, diciéndole qué es lo que otras personas han comido sin problemas en el pasado, así como la manera de comerlo. Imaginen que tuviésemos que resolver por nuestra cuenta cada una de esas cuestiones relacionadas con la comestibilidad; solo a los más valientes o a los más insensatos se les ocurriría comerse una seta. El contrato social es toda una bendición para los omnívoros en general y para los consumidores de setas en particular.

Las guías de campo albergan la sabiduría que nuestra cultura ha acumulado en relación con las setas. Sin embargo, curiosamente, el proceso de comunicar y absorber esta información de vital importancia funciona mucho mejor en persona que sobre el papel, ya sea por medio de la escritura o incluso de fotografías. Andrew Weil aborda este fenómeno en una maravillosa serie de ensayos sobre setas que ha recogido en un volumen titulado *The Marriage of the Sun and Moon*: «Solo hay una manera de aprender sobre setas: a través de gente que las conoce. Es terriblemente difícil hacerlo a través de libros, fotografías o descripciones escritas».

Me pregunto si la razón de que los libros nos fallen en esta cuestión no será que la transmisión de enseñanzas —«Esta se puede comer, esta no»— resulta tan fundamental, incluso primordial, que instintivamente nos mostramos reacios a confiar en cualquier medio de comunicación que no sea el más antiguo de los que existen: es decir, el testimonio directo y personal de, por decirlo sin rodeos, los supervivientes. Después de todo, el significado de «esta», la miríada de cualidades que encierra ese pequeño y modesto pronombre, solo puede reflejarse de un modo imperfecto en palabras y fotografías. Nuestra capacidad para identificar plantas y hongos con confianza, que después de todo es una de las herramientas cruciales para nuestra supervivencia, implica mucha más información sensorial de la que puede imprimirse en una página; es ciertamente una forma de «conocimiento corporal» que no resulta fácil reducir o expresar a distancia. Pero ahora que he tenido un rebozuelo recién recogido en las manos, ahora que he aspirado su aroma a albaricoque y he registrado su peso concreto y la cualidad exacta de su fría humedad (y absorbido quién sabe cuántas otras cualidades bajo el umbral de la percepción consciente), reconoceré el siguiente sin dudarlo ni un instante. Al menos en el caso de esta especie en particular, mi instinto micofóbico ha sido bloqueado, permitiéndome disfrutar. No todos los días uno adquiere un conocimiento tan sólido.

LAS SETAS SON MISTERIOSAS

Puse en práctica ese conocimiento la semana siguiente, cuando regresé al roble cercano a mi casa y encontré a sus pies un filón de rebozuelos. No había pensado en llevar una bolsa y allí había más rebozuelos de los que podía transportar, así que improvisé una con la camiseta, que plegué como si fuese una cesta, y después la llené con esas grandes setas incrustadas de barro. Atraje las miradas de los transeúntes, miradas de envidia, según concluí, aunque en aquel momento estaba tan emocionado que quizá las malinterpreté. Por fin tenía un sitio y, al igual que el de Jean-Pierre, estaba ahí al lado, en la ciudad (por favor, no me pregunten dónde está; no me gustaría tener que matarlos).

En abril, cuando cesaron las lluvias, terminó la época de los rebozuelos y ya no habría setas importantes que coger hasta mayo, cuando apareciesen las colmenillas. Hasta entonces empleé mi tiempo en leer sobre setas y hablar con micólogos, con la esperanza de contestar algunas de las preguntas que había ido acumulando acerca de los hongos, una forma de vida que me estaba empezando a parecer profundamente misteriosa. ¿Qué hizo que las setas fuesen setas, dónde y cuándo? ¿Por qué los rebozuelos se asocian con los robles y las colmenillas con los pinos? ¿Por qué bajo este árbol y no bajo aquel de allí? ¿Cuánto tiempo viven? ¿Por qué algunas setas fabrican toxinas letales, por no hablar de esos poderosos alucinógenos y todos esos sabores deliciosos? Apliqué la perspectiva del jardinero a esos objetos que parecen plantas, pero que desde luego no lo son; los conocimientos sobre las plantas son prácticamente inútiles para la comprensión de los hongos, que, de hecho, están más estrechamente relacionados con los animales que con ellas.

Lo cierto es que las respuestas a la mayoría de mis preguntas sobre setas, incluso a las más sencillas, son escurridizas. De hecho, resulta humillante darse cuenta de lo poco que sabemos sobre ellas, siendo el tercer reino de la naturaleza en la tierra. Los libros que consulté rebosaban confesiones de su ignorancia: «No se sabe por qué esto debería ser así», «El número de géneros dentro de las setas está todavía por determinar», «Por ahora no comprendemos del todo los mecanismos exactos por los que se da este fenómeno», «La química fundamental responsable de esas vívidas alucinaciones era un misterio entonces y continúa siéndolo ahora», «No está claro si la colmenilla es una especie saprofita o micorriza, o quizá es ambas cosas, un camaleón», y así sucesivamente, a lo largo de miles de páginas de literatura micológica. Cuando fui a visitar a David Arora, el renombrado micólogo cuya voluminosa guía de campo *Mushrooms Demystified* es la biblia del buscador de setas de la costa oeste, le pregunté cuáles consideraba que eran las grandes preguntas sin respuesta en este ámbito. Sin dudarlo ni un momento, citó dos: «¿Por qué aquí y no allí?» y «¿Por qué ahora y no después?».

En otras palabras, ni siquiera sabemos lo más básico acerca de las setas.

Parte del problema estriba simplemente en que los hongos son muy difíciles de observar. Lo que llamamos «seta» es solo la punta del iceberg de un organismo mucho mayor y esencialmente invisible que vive la mayor parte de su vida bajo tierra. La seta es el «cuerpo fructificado» de una red subterránea de hifas microscópicas, células con aspecto de raíces de una longitud imposible que se enhebran a través de la tierra como neuronas. Agrupadas como cables, las hifas forman redes de micelio (también microscópico). Los micólogos no pueden arrancar una seta como si fuese una planta para estudiar su estructura porque su micelio es demasiado pequeño y delicado para retirarlo del suelo sin desintegrarlo. Si ver una seta es difícil —¡la parte más visible y tangible!—, ver el organismo al completo del que tan solo es un componente puede resultar simplemente imposible. Los hongos también carecen de la sintaxis inteligible de las plantas, de la secuencia coherente y visible de semillas y crecimiento vegetativo, flores, frutos y de nuevo semillas. Sin duda los hongos tienen su propia sintaxis, pero no conocemos todas sus reglas, especialmente aquellas que gobiernan la creación de una seta, que puede llevar tres años o treinta, depende. ¿De qué? No lo sabemos con certeza. Todo ello hace que las setas parezcan autóctonas y que surjan aparentemente de ninguna parte y aparentemente sin razón alguna.

Los hongos, al carecer de clorofila, se diferencian de las plantas en que no pueden fabricar energía alimentaria a partir del sol. Al igual que los animales, se alimentan de materia orgánica fabricada por las plantas o por quienes se comen esas plantas. La mayor parte de los hongos que comemos obtienen su energía de una o dos maneras: de manera saprofita, descomponiendo materia vegetal muerta, y de manera micorriza, asociándose con las raíces de plantas vivas. Entre las saprofitas, muchas de las cuales pueden cultivarse inoculándoles la cantidad adecuada de materia orgánica muerta (leña, estiércol, grano) con sus esporas, se encuentran los champiñones blancos comunes, las setas shiitake, las setas cremini, los champiñones portobello o las setas ostras. La mayoría de las setas silvestres más selectas son imposibles de cultivar, o casi, puesto que necesitan árboles vivos y a menudo muy viejos para crecer y pueden tardar varias décadas en fructificar. El micelio puede crecer más o menos de forma indefinida, en algunos casos durante siglos, sin que necesariamente llegue a fructificar. Ahora se ha encontrado en Michigan un hongo que cubre un área de 16 hectáreas bajo tierra del que se cree que tiene varios siglos de edad. Por tanto, introducir robles viejos o pinos no garantiza una futura cosecha de setas, al menos no a una escala temporal humana. Presumiblemente estos hongos viven y mueren a una escala temporal arbórea.

Los hongos micorriza han coevolucionado junto con los árboles, con los que han desarrollado una relación de mutuo beneficio a través de la cual intercambian los productos de sus muy distintos metabolismos. Si el talento especial de las plantas es la fotosíntesis (la capacidad de la clorofila para transformar la luz solar, el agua y los minerales del suelo en carbohidratos), el de los hongos es la capacidad para descomponer moléculas orgánicas y minerales en moléculas simples y átomos por medio de la acción de sus poderosas enzimas. Las hifas rodean o penetran en las raíces de la planta y le aportan una dieta estable de elementos a cambio de una gota de azúcares simples que la planta sintetiza en sus hojas. La red de hifas se extiende a lo largo del área de alcance del sistema radicular de las plantas y su superficie, y aunque los árboles pueden sobrevivir sin sus asociados fúngicos, rara vez progresan. Se cree que los hongos también pueden proteger las plantas que los acogen de las enfermedades bacterianas y fúngicas.

El talento de los hongos para descomponer y reciclar la materia orgánica es lo que los hace indispensables, no solo para los árboles, sino también para toda forma de vida en la tierra. Si el suelo es el estómago de la tierra, los hongos aportan literalmente sus enzimas digestivas. Sin hongos que descompongan las cosas, hace mucho tiempo que la tierra se habría asfixiado bajo un manto de materia orgánica creado por las plantas; los muertos se apilarían interminablemente, el ciclo del carbono dejaría de funcionar y los vivos se quedarían sin nada que comer. Tendemos a dirigir nuestra atención y nuestra ciencia hacia la vida y el crecimiento, pero desde luego la muerte y la descomposición no son menos importantes para el funcionamiento de la naturaleza, y los hongos son los indiscutibles gobernantes de este reino.

Buena parte del misterio de los hongos y de nuestra micofobia puede deberse a su estrecha relación con la muerte. Se encuentran en la frontera entre los vivos y los muertos, descomponiendo a los muertos y transformándolos en comida para los vivos, un proceso en el que a nadie le gusta pensar demasiado. Los cementerios son por lo general buenos lugares para buscar setas (los mexicanos llaman a las setas «carne de los muertos»).* El hecho de que las setas puedan ser agentes directos de la muerte no contribuye precisamente a dar lustre a su reputación. La razón de que produzcan toxinas tan potentes no está muy clara; muchos micólogos dan por supuesto que las toxinas son defensas, pero otros se preguntan, dado que intoxicar a los animales que te consumen es una excelente estrategia para la supervivencia, por qué no todas las setas han llegado a ser venenosas. Algunas de sus toxinas pueden ser simplemente herramientas fúngicas para hacer lo que hacen los hongos: descomponer compuestos orgánicos complejos. Lo que la letal amanita hace con el hígado humano es, de hecho, digerirlo desde dentro.

La razón evolutiva de que muchas setas produzcan poderosos alucinógenos es todavía más misteriosa, aunque probablemente no tenga nada que ver con crear alucinaciones en el cerebro humano. Como la propia palabra «intoxicación»** indica, las sustancias que envenenan el cuerpo a veces pueden alterar también la conciencia. Esto podría explicar por qué los micófilos creen que los neófitos dan demasiada importancia a los peligros de las setas, que según ellos cubren un espectro que va de lo letal a lo realmente interesante. Como suele decirse, la dosis hace el veneno, y en el caso de una seta las mismas toxinas que pueden matar también pueden, en dosis más pequeñas, producir efectos mentales asombrosos, desde lo extático a lo terrorífico. No hay duda de que las propiedades para alterar la mente de muchas setas comunes, bien conocidas por la gente durante miles de años, han alimentado el culto al misterio que rodea el reino fúngico, alentando en este caso tanto la micofobia como la micofilia.

---

* En castellano en el original. *(N. del T.)*

** En inglés *intoxication* significa también «embriaguez». De ahí el doble significado que plantea el autor.*(N. del T.)*

Andrew Weil apunta una interesante paradoja relativa a las setas: resulta difícil conciliar la extraordinaria energía de estos organismos con el hecho de que contienen una cantidad relativamente pequeña de la clase de energía que los científicos miden habitualmente: calorías. Como no aportan muchas calorías, los nutricionistas no consideran las setas una importante fuente de alimentación. (Sí aportan algunos minerales y vitaminas, así como unos cuantos aminoácidos esenciales, que son lo que les proporciona a algunas especies su carnoso sabor.) Pero las calorías son simplemente unidades de energía solar que han sido capturadas y almacenadas por las plantas verdes y, como apunta Weil, «las setas tienen poco que ver con el sol». Brotan por la noche y se marchitan a la luz del día. Su energía es de un orden completamente distinto a la de las plantas, y es prodigiosa y extraña.

Consideremos lo siguiente. Hay hongos como la seta barbuda (*Coprinus comatus*) que pueden atravesar el asfalto con su carnoso y suave tejido. Los coprinos entintados (*Coprinus atramentarius*) pueden dar setas en cuestión de horas y después, en el transcurso de un día, disolverse en un charco de tinta negruzca. Las setas ostra (*Pleurotus ostreatus*) pueden digerir un montón de fango petroquímico en quince días, transformando los residuos tóxicos en proteínas comestibles (esta alquimia tiene más sentido cuando uno recuerda que las setas saprofitas han evolucionado para descomponer las moléculas orgánicas complejas, que es lo que precisamente son los petroquímicos). Las setas de olivo (*Omphalotus olivascens*) brillan en la oscuridad y emiten una fantasmagórica bioluminiscencia azul por razones desconocidas. Los psilocibios pueden alterar la textura de la conciencia humana e inspirar visiones; la *Amanita muscaria* puede trastornar la mente. Y, por supuesto, está ese puñado de hongos que pueden matar.

No disponemos de las herramientas científicas adecuadas para medir ni, siquiera, para dar cuenta de los inusuales poderes de estos hongos. Weil especula con la posibilidad de que sus energías se deriven de la luna y no del sol, que las setas contienen, en lugar de calorías de origen solar, enormes cantidades de energía lunar.

Vale, de acuerdo, es difícil no llegar a la conclusión de que algunas de las personas que escriben sobre setas han consumido, quizá sin moderación, algunas de las variedades que alteran la mente. Su devoción por el tema es tan profunda que llegarán hasta donde haga falta, incluso si eso significa saltarse de vez en cuando la valla de la interpretación científica vigente. En el caso de las setas no se trata de una valla especialmente alta ni sólida. Una irresistible y poderosa corriente de misticismo atraviesa, como el micelio ramificado, la literatura micológica, donde encontré una especulación tras otra, a cuál más increíble: que el micelio de los hongos no es otra cosa que, literalmente, neuronas, que en su conjunto conforman un órgano de inteligencia y comunicación terrestre (Paul Stamets); que la ingestión de setas alucinógenas por parte de los primates superiores espoleó la rápida evolución del cerebro humano (Terence McKenna); que las setas alucinógenas ingeridas por el hombre primitivo inspiraron las visiones chamánicas que condujeron al nacimiento de la religión (Gordon Wasson); que la ingestión ritual de un hongo alucinógeno —llamado «ergot»— por parte de los pensadores griegos (Platón incluido) en Eleusis es la responsable de algunos de los más grandes logros de la cultura griega, incluida la filosofía platónica (otra vez Wasson); que las setas silvestres incorporadas a la dieta, al alimentar el inconsciente humano con energía lunar, «estimulan la imaginación y la intuición» (Andrew Weil).

No estoy dispuesto a descartar todas estas especulaciones simplemente porque nuestra ciencia no pueda demostrarlas. Las setas son misteriosas. ¿Quien dice que no llegará un día en el que la ciencia será capaz de medir la exótica energía de los hongos, quizá hasta de calcular nuestros requerimientos mínimos de calorías lunares?

BUSCAR EN LA QUEMADA

Después de nuestra primera cacería de cerdos Jean-Pierre me llevó a casa y yo aproveché el tiempo que estuvimos encerrados en el coche para tratar de sonsacarle una vez más información sobre setas. No cedió ni un milímetro, pero mencionó a un buscador de setas de nombre Anthony Tassinello que había aparecido en su restaurante a comienzos de semana con varios kilos de colmenillas. Jean-Pierre se ofreció a ponerme en contacto con Anthony (es asombroso hasta dónde pueden llegar algunas personas para desviar la atención de sus propios sitios de setas).

Fiel a su palabra, Jean-Pierre envió un correo electrónico a Anthony, que se mostró dispuesto a llevarme a buscar colmenillas. Me sorprendió que fuese a permitir que un perfecto desconocido se le pegase, pero después de intercambiar unos cuantos correos la cosa empezó a tener más sentido. Las colmenillas estaban «calientes» y a Anthony le irían bien un par de manos extras, especialmente si no estaban pidiendo nada a cambio. En cuanto a su posible preocupación por que yo pusiese en peligro sus sitios (pronuncié mis habituales juramentos), la cuestión del secreto no es de ningún modo tan delicada en el caso de las «colmenillas de quemada» que íbamos a buscar. Son colmenillas que fructifican profusamente en la primavera que sigue a un incendio en un bosque de pinos. Aunque pretendiese divulgar información clasificada, tendría poco valor más allá de esa primavera, más allá, de hecho, de las dos siguientes semanas, puesto que él esperaba que toda la comunidad micológica de California bajase a esa quemada en cuanto corriese la voz.

Anthony me escribió en su correo electrónico que nos encontraríamos frente a su casa el viernes por la mañana, a las seis en punto, y me avisaba de que fuese preparado para un entorno duro e imprevisible. «Tendremos lluvia, nieve o sol. No te rías: ya ha nevado una vez esta primavera y conseguimos encontrar colmenillas asomando por la nieve. No fue divertido, pero sí memorable.

»El tiempo en la zona donde vamos a buscar puede ser muy diferente del de aquí, incluso al del valle. Marcharemos a pie alrededor de kilómetro y medio sobre el nivel del mar, y puede hacer calor, frío o humedad, todo en cuestión de horas. Tráete capas de ropa ligera y algo para la lluvia, por si acaso. Imprescindible un par de botas de montaña sólidas, con refuerzo en el tobillo: es un terreno muy empinado y rocoso, con grandes árboles quemados y derribados, y un suelo completamente encharcado. Tráete un sombrero, el sol pega con más fuerza a esa altitud, y además mantiene las agujas de los cedros y las telas de araña alejadas de tu cara y puede funcionar como saco para las setas si tu cesta se llena.» Anthony también me aconsejó llevar crema de protección solar y spray antimosquitos, varios litros de agua, protector labial y, si tenía, un walkie-talkie.

Buscar colmenillas no se antojaba demasiado divertido, parecía más un entrenamiento para la supervivencia que un paseo por el bosque. Crucé los dedos para que Anthony solo estuviese tratando de asustarme y programé la alarma a las 4.30, preguntándome por qué todas estas expediciones de los cazadores-recolectores tenían que empezar a horas tan intempestivas de la mañana. En el caso de los cerdos, comprendí la necesidad de estar listo a primera hora del día, cuando los animales todavía estaban activos, pero no era probable que las colmenillas fuesen a marcharse a ninguna parte después del almuerzo. Quizá es que cuando estás buscando comida quieres disponer de tantas horas de luz como sea posible. O quizá es que queríamos empezar temprano para llegar antes que nuestros competidores a los mejores sitios.

Aparqué en la acera de Anthony poco antes de las seis y me encontré con dos hombres de unos treinta años vestidos con sendos impermeables que estaban cargando un todoterreno con suficiente material para aprovisionar una campaña de una semana en territorio hostil. Anthony era un tipo anguloso y flaco como un palillo, y llevaba una perilla al estilo de Frank Zappa; su amigo Ben Baily era un hombre algo más orondo, de rasgos más suaves, y tenía la risa fácil. En el largo trayecto por Central Valley me enteré de que Anthony y Ben eran amigos desde la niñez, cuando vivían en Piscataway (New Jersey); después de la universidad ambos peregrinaron al área de la bahía de San Francisco para convertirse en chefs. Anthony estaba trabajando como jefe de repostería en Chez Panisse cuando una tarde un tipo de aspecto tosco, vestido con ropa de camuflaje, apareció en la puerta de la cocina con varias cajas de setas silvestres.

«Me encanta comer setas, así que le hice saber que me gustaría salir con él alguna vez y al final ocurrió. Me llevó a Sonoma y encontramos boletus y rebozuelos. ¡Simplemente salimos ahí fuera y encontramos nuestra cena! Es una gran sensación de poder la que te proporciona alimentarte a ti mismo resolviendo el puzle de la naturaleza.» Anthony sigue trabajando como chef, sobre todo cocinando comidas privadas, lo que le deja muchos días libres para salir a buscar setas, habitualmente con Ben (que también es chef). Anthony comentó que se nos iba a unir alguien a quien habían conocido la semana anterior en la quemada, un joven al que conocían solo por su sobrenombre micológico: Paulie Porcini.

Me informaron de que Paulie Porcini formaba parte de la subcultura de buscadores de setas que recorren de arriba abajo la costa oeste siguiendo la temporada de fructificación de los hongos: hongos porcini en otoño, rebozuelos en invierno, colmenillas en primavera. «Es gente que vive en sus furgonetas —me explicó Ben—, no la clase de tipos que se sientan a ver las noticias de las cinco.» Entre todos se ganan la vida vendiendo las setas a intermediarios que plantan su chiringuito en habitaciones de motel cercanas a los bosques, ponen carteles y pagan a los buscadores al contado. Anthony y Ben en realidad no forman parte de ese mundo; conservan sus trabajos, viven en casas y venden sus setas directamente a los restaurantes. «Todavía no nos consideramos profesionales», dijo Anthony.

Viajamos en el coche durante varias horas a través del valle y después fuimos ascendiendo gradualmente por la sierra hacia el bosque nacional Eldorado, una franja de 310.000 hectáreas de pinos y cedros que se extendía entre el lago Tahoe y Yosemite. Conforme subíamos por las montañas la temperatura fue bajando hasta unos cero grados y una lluvia helada empezó a descargar sobre el parabrisas. A los lados de la carretera las zonas cubiertas de nieve antigua y sucia se hacían cada vez más grandes y frescas, hasta que llegaron a cubrirlo todo. Estábamos a principios de mayo, pero habíamos conducido de vuelta al invierno.

Las colmenillas surgen en tierras de pinos que han sufrido un incendio, cuando la capa de nieve se retira y el sol empieza a calentar, así que después de entrar en el área quemada y subir a unos 1.500 metros descendimos a lo largo de una pista forestal, buscando la frontera entre la blancura de la nieve y la tierra ennegrecida. A casi 1.400 metros la encontramos: un inhóspito paisaje lunar en blanco y negro. Conocíamos nuestra altitud porque Anthony y Ben, como muchos buscadores de setas en la actualidad, llevaban sistemas de posicionamiento global (GPS) para marcar buenos sitios, calcular su altitud y evitar perderse.

Aparcamos el todoterreno y echamos un primer vistazo alrededor. Poco después apareció Paulie Porcini, un tipo barbudo e independiente de unos veintitantos años que llevaba un bastón y una bandana anudada alrededor de la cabeza. Hombre de pocas palabras, Paulie parecía muy cómodo en el bosque.

El bosque era precioso y también espantoso. Espantoso porque, hasta donde alcanzaba la vista, se trataba de un cementerio de troncos que se alzaban verticalmente y que habían sido despojados de cualquier elemento horizontal, de todas sus ramas, por el fuego. El pasado octubre, durante cinco días, el «fuego eléctrico», tal como se denominó al iniciarse cerca de una central eléctrica, rugió a través de esas montañas, consumiendo casi 7.000 hectáreas de pinos y cedros antes de que un cambio en la dirección del viento permitiese a los bomberos contenerlo. El fuego había sido tan voraz en algunas zonas que había calcinado árboles enteros. Si esto se sabía era porque las llamas, todavía hambrientas de leña, descendieron por los troncos hasta alcanzar el suelo del bosque y consumir sus raíces, lo que creó profundos hoyos en la tierra. Estos cráteres ennegrecidos parecían moldes que, si se rellenasen, darían lugar a fantasmagóricas figuras que reproducirían hasta el último detalle todo el sistema radicular del pino. No había muchas cosas vivas en aquel paisaje desolado: un puñado de rapaces (oímos varios búhos), alguna que otra ardilla aturdida, y aquí y allá una mata fresca de lechugas del minero que sacudían con su verdor la negrura de la tierra.

Y sin embargo, si uno lograba ver la escena desde un punto de vista más estético, el mismo paisaje exhibía una serena abstracción casi modernista que era simplemente hermosa. Los negros troncos muertos formaban tan ordenados en las laderas como las púas de un cepillo, marcando un ritmo que se veía interrumpido de vez en cuando por un trazo oblicuo despejado que atravesaba la cuadrícula componiendo un extraño ángulo. Debajo la nieve derretida se desbordaba por las quebradas que fruncían la tierra, dando lugar a formas que tenían la explicitud de un dibujo lineal, y todo, hasta donde alcanzaba la vista, quedaba reducido a lo básico.

Pero aquella fue prácticamente la última vez en todo el día que elevé la mirada para abarcar con ella el panorama: en cuanto Ben anunció que había encontrado su primera colmenilla empecé a mirar exclusivamente y con determinación hacia abajo. Allí encontré una espesa alfombra de agujas de pino entre los restos carbonizados de un árbol. Una colmenilla se parece a un dedo bronceado que llevase puesto un gorro oscuro y profundamente apanalado, como el que denotaba al asno de la clase. Son setas de aspecto muy cómico, que re cuerdan a gnomos o a pequeños penes. Su forma y estructura características la convertirían en una seta fácil de encontrar de no ser porque su color, que va del marrón claro al negro, hace que se mimetice por completo con el paisaje abrasado. De lejos es muy fácil confundir los diminutos troncos de los pimpollos quemados con colmenillas; también las piñas ennegrecidas, muchas de las cuales sobresalen de la tierra como pulgares regordetes y te engañan con su rítmica estructura, parecida a la de las colmenillas. Costaba encontrarlas, y durante la primera hora, más o menos, cada avistamiento prometedor resultaba ser, tras una inspección más cercana, alguno de esos otros impostores.

Para ayudarme a sintonizar los ojos, Ben —que, según todos opinábamos, poseía los mejores ojos de nuestro equipo— empezó a dejar intactas las zonas con colmenillas que iba encontrando, para que así yo pudiera estudiarlas *in situ*, acercándome a ellas desde distintos ángulos hasta que diese con la distancia focal y el ángulo adecuados. La trigonometría de la mirada lo era todo, y me di cuenta de que si me echaba literalmente al suelo —que justo debajo del mantillo de pino formaba un colchón de barro movedizo—, podía ver los pequeños sombreros asomando aquí y allá, colmenillas que solo un momento antes eran totalmente invisibles. Cuando Ben me encontró buscando de bruces en el suelo, dio el visto bueno. «Solemos decir: "Detente, échate al suelo y rueda", porque a ras de suelo puedes ver cosas que nunca verías desde arriba.»

Ben y Anthony manejaban un montón de dichos sobre la búsqueda de setas y a lo largo del día los fui acumulando. «Ver es *boletear*» significa que nunca llegas a ver una sola seta hasta que alguien ha demostrado su presencia al encontrar una. «Frustración setil» es lo que sientes cuando todo el mundo a tu alrededor las está viendo y tú sigues ciego —es decir, hasta que encuentras tu primera seta, con lo que pierdes tu «virginidad setil»——. Y después está la «jodienda en grupo», que ocurre cuando tus ojos están sintonizados y otros buscadores se agolpan a tu alrededor, esperando que se les pegue tu buena suerte. Joder en grupo, según se me dio a entender, es de mala educación. Y también estaba el «salvapantallas», el hecho de que después de varias horas escudriñando el terreno en busca de pequeños gorros de asno su imagen se queda grabada en tu retina. «Ya verás. Cuando te vayas a la cama esta noche —me dijo Ben—, cerrarás los ojos y ahí estarán otra vez, colmenillas por todas partes.»

Anthony y Ben tenían docenas de teorías sobre las setas, así como una sana conciencia de las limitaciones de todas las teorías concernientes a algo tan misterioso como las setas. Catalogaron para mí las «especies indicadoras» de las colmenillas: plantas y hongos más fácilmente detectables que señalaban su más que probable presencia. El cornejo en flor era un buen signo de que el suelo había alcanzado la temperatura adecuada, como también lo era, al parecer, la presencia de la uña de gato, un gran falo de color rojo brillante que se eleva sobre el suelo del bosque, por lo demás sin vida; sin embargo, no había colmenillas en las inmediaciones de la uña de gato que yo encontré. Una diminuta clase de peziza resultó ser en cierto modo más fiable como especie indicadora. Anthony y Ben estaban convencidos de que las colmenillas aparecerían siempre en cualquier momento a la misma altitud, así que allí donde estuviésemos consultábamos el GPS para establecer a qué altitud nos encontrábamos y tratábamos de permanecer a unos 1.300 metros.

Me daba cuenta de por qué conviene disponer de teorías para organizar la búsqueda; había desarrollado la mía propia mientras buscaba rebozuelos con Angelo. Había tanto terreno que cubrir y las colmenillas estaban tan condenadamente calladas que las teorías ayudaban a dividir el campo en el que estábamos jugando a este juego del escondite en zonas calientes y frías. Las teorías te decían cuándo intensificar tu atención, peinando escrupulosamente el suelo del bosque con los ojos, y cuándo podías dejarla descansar con tranquilidad. Para el cazador-recolector, la capacidad de atención de alta calidad es un recurso precioso pero limitado, y las teorías, al encapsular las experiencias pasadas, te ayudan a desplegarla de forma más eficiente.

«Pero nunca debes olvidar la teoría definitiva, la teoría de las teorías —me advirtió Ben casi al final de mi tutoría matutina—. La llamamos LPEP: la prueba está en el pudin.»* En otras palabras, cuando sales a buscar setas, debes estar preparado para tirar por la borda todas las teorías anteriores y seguir aquello que parezca funcionar en ese lugar y momento en particular. Las setas se comportan de un modo impredecible y las teorías no pueden hacer mucho por desvelar su misterio. «Se parece mucho al juego —comentó Ben—. Vas en busca del premio gordo, del filón. Quizá las condiciones sean perfectas en todos los sentidos, pero nunca sabes lo que te vas a encontrar a la vuelta de la esquina; puede ser un mar de setas o nada en absoluto.»

Pasamos la mañana deambulando más o menos alrededor de los mismos 250 metros cuadrados, los cuatro con la vista fija en el suelo, trazando pautas totalmente aleatorias por la empinada ladera, siguiendo el rastro de colmenillas en zonas a veces calientes y a veces frías. Mi mirada se mantenía fija en un punto situado a unos seis pasos de donde me encontraba, había perdido por completo la noción de mi situación en el espacio y el tiempo. A este respecto, buscar setas era algo así como una forma de meditación en la que la colmenilla hacía las veces de mantra visual, acallando casi cualquier otro pensamiento (lo que era estupendo, porque mis calcetines estaban empapados y helados).

Para recobrar la orientación tuve que detenerme y recuperar la visión panorámica, pero como el día estaba nublado y el terreno era tan accidentado, a menudo no tenía la menor idea de en qué dirección estaba la carretera o por dónde andaban merodeando los demás. De vez en cuando una ráfaga de electricidad estática hacía pedazos el silencio meditativo, cuando mi walkie-talkie entraba en erupción: «He dado con un filón aquí abajo, junto al arroyo» o «¿Dónde diablos estáis?». (Este es otro de los placeres que la búsqueda de setas proporciona: niños con walkie-talkies buscando tesoros en el bosque.)

Cuando las colmenillas aparecían, experimentabas una profunda satisfacción, un fenómeno que podrías jurar que dependía tanto de

---

* *The Proof Is in The Pudding.* Se trata de un refrán en inglés que quiere decir que no es posible saber si algo funciona hasta que el resultado demuestra que es así. *(N. del T.)*

ellas como de ti. Me convertí, por fuerza, en un estudioso del «efecto *pop-out*» (aparición repentina), un término que había oído por primera vez en boca de los buscadores de setas, pero que, según supe más adelante, lo utilizan los psicólogos que estudian la percepción visual. Distinguir de forma fidedigna un objeto dado en un campo visual caótico o monocromático es una tarea perceptiva desalentadora, tan compleja que los investigadores en el campo de la inteligencia artificial se han visto en dificultades para enseñársela a los ordenadores. Pero cuando fijamos en nuestra mente alguna cualidad visual del objeto que esperamos encontrar —ya sea su color, su estructura o su forma—, este aparecerá súbitamente en el campo visual, casi como si se lo estuviésemos ordenando. Sintonizar los ojos es tener instalado y en funcionamiento ese estrecho filtro visual. Por eso Ben me hizo practicar con sus hallazgos, para fijar en el ojo de mi mente la estructura de las colmenillas tal como se ven contra el mantillo del bosque. Buscar setas te hace valorar lo crucial que resulta el efecto *pop-out* como adaptación evolutiva para una criatura que busca comida en un bosque, sobre todo cuando esa comida no quiere que la encuentren.

Sin el efecto *pop-out*, la tarea de encontrar la cena dependería de los encuentros casuales con especies comestibles y, por supuesto, de las frutas, la única fuente importante de comida en la naturaleza que de verdad trata de hacerse visible. Como la estrategia evolutiva de las plantas que fructifican es reclutar animales que transporten sus semillas, han evolucionado para hacerse notar, atrayéndonos con sus brillantes colores. Las frutas y las flores, en efecto, colaboran a que se produzca ese efecto *pop-out*. Pero cualquier otra cosa que quieras comer en el bosque está escondida.

Mientras vagaba sin rumbo fijo, aunque con un propósito claro, a través del ennegrecido bosque y yo mismo me iba ennegreciendo progresivamente, me di cuenta de que me había internado en un lugar que es en términos existenciales lo contrario de un huerto. En el huerto prácticamente todas las especies que encuentras se involucran contigo. Nadie se esconde, nadie pretende hacerte daño; tu lugar en la cadena alimentaria local está establecido y aceptado. Todo lo que percibes en el huerto —los colores y formas, los sabores y aromas— no solo resulta comprensible, sino que responde a tus deseos. De hecho, las plantas han incorporado esos deseos a sus genes, aprovechándose astutamente de ellos con el fin de expandir su número y su hábitat. Es este mutualismo, más que cualquier otra cosa, el que hace que el huerto sea el más hospitalario de los paisajes, porque todo lo que hay en él es en cierto sentido una extensión de nosotros mismos, una especie de espejo (y nosotros somos en cierto sentido una extensión de las plantas de huerto, medios involuntarios para sus fines). Las especies domésticas que hay en un huerto (o en una granja) son figuras de nuestro mundo, viven bajo nuestro mismo techo. Puedes buscar alimentos en el huerto, tal como presumiblemente hicieron Adán y Eva, pero no hay mucho que decir al respecto: no hay dilemas, no hay historias de caza.

Este bosque plantea una manera completamente distinta de estar en la naturaleza. A las colmenillas les trae sin cuidado que no me fije en ellas, y pasará mucho tiempo antes de que las primeras bayas regresen a este devastado paisaje y pongan de manifiesto su brillante presencia. Es un poco como estar en un país extranjero: «¡Aquí nadie me conoce!». En el bosque no tienes que cargar con ninguna de las obligaciones del agricultor; experimentas en parte la deliciosa ligereza del viajero que está en un lugar ajeno a su presencia, así como esa sensación hiperreal de que todo lo ves, lo hueles y lo degustas por primera vez. También la sensación de que estás obteniendo algo a cambio de nada, porque todo viene a ti a fuerza de caminar por ahí y desplegar tus sentidos. Por supuesto, esa intensa sensación de novedad a veces se ve ensombrecida por la inquietud: «¿Me estoy perdiendo?», «¿Debería coger también esa seta?».

Y sin embargo, aunque el bosque quemado no nos acoge del mismo modo que el huerto y existe completamente al margen del reino de nuestros arreglos domésticos, uno siente de todos modos ciertos lazos de afinidad con esas especies silvestres que anda rastreando: la afinidad de la búsqueda. Cuando funciona, el efecto *pop-up* —esa asombrosa herramienta de percepción que hemos desarrollado para vencer las artes del camuflaje— es algo muy parecido a la manifestación de ese tipo de afinidad. Estando solo en el bosque, fuera del alcance del oído de mis compañeros, me vi burlándome estúpidamente de las colmenillas cada vez que un grupo de ellas aparecía sú-

bitamente. «¡Te pillé!», gritaba, como si las colmenillas y yo estuviésemos jugando y yo acabase de ganar una partida. Es algo que nunca se
me pasaría por la cabeza decirle a una manzana en el huerto: allí sencillamente no sería noticia.

Había perdido por completo la noción del tiempo y del espacio
cuando mi walkie-talkie escupió: «Pausa para comer, nos vemos en
el coche». Había vagado alrededor de un kilómetro y medio desde el
coche, básicamente colina abajo, y para cuando conseguí ascender de
regreso a la carretera, trepando por montículos que se levantaban bajo
mis pies con la intención de torcerme los tobillos, los demás ya estaban allí plantados, masticando frutos secos y admirando sus impresio-
nantes botines. «No podrías haber elegido un día mejor —me dijo
entusiasmado Ben cuando llegué hasta allí con mi propia bolsa llena
de colmenillas—. Las setas están tan calientes hoy... Nunca había visto algo así; ¡estamos acabando con ellas!»

Nos sentamos en un tronco carbonizado (para entonces nosotros
mismos estábamos bastante carbonizados) y dimos cuenta del almuerzo mientras hablábamos de setas, del «rastreo de las setas» y del gran
acontecimiento micológico que iba a producirse en verano. Al parecer
se esperaba que miles de buscadores de setas bajasen a una quemada
situada en las profundidades del Yukon, algunos de ellos en helicópte-
ro, para asistir a lo que se suponía iba a ser una eclosión de colmenillas
de proporciones históricas. Paulie Porcini estaba pensando en acudir.
«Tienes la oportunidad de pasarte veintidós horas buscando por allí»,
afirmó Paulie como si eso fuese algo incuestionablemente bueno.

La gente lleva toda la vida buscando colmenillas en bosques quemados; Ben mencionó que en Baviera incendiaban los bosques
con ese único propósito. Pregunté si los micólogos habían averiguado
qué era lo que provocaba que las colmenillas brotasen después de un
incendio forestal. ¿Eran saprofitas que se alimentaban de las raíces de
los pinos muertos, súbitamente abundantes, o micorrizas que de pronto habían perdido a sus huéspedes? Nadie lo sabía a ciencia cierta, pero
una de las teorías de Anthony sostiene que «un mal año para el organismo es un buen año para nosotros».

Los micólogos con los que hablé más adelante confirmaron el
pálpito de Anthony. En la actualidad se cree que las colmenillas halla-

das en bosques de pinos son especies micorrizas para las que la muerte de los pinos a las que están asociadas supone una crisis: de repente no quedan raíces que les aporten comida. Así que el hongo fructifica, haciendo brotar colmenillas para liberar billones de esporas que el viento propulsará lejos de ese bosque devastado. En efecto, las colmenillas fructifican con el fin de huir de la quema, enviando sus genes a colonizar nuevas tierras de pinos antes de que el organismo se muera de hambre. Los humanos no figuran en sus planes, aunque es posible que los animales que comen colmenillas como nosotros las ayudemos a dispersar sus esporas conforme las trasladamos hacia sus platos. ¿Buscar colmenillas daña el organismo? Probablemente no más de lo que coger manzanas daña el árbol, y como que las colmenillas se esconden tan bien de nosotros, siempre habrá un montón que nos pasen inadvertidas, todas y cada una de ellas capaces de liberar literalmente miles de millones de esporas.

Pero al mismo tiempo que las colmenillas tratan de escapar del bosque moribundo, también desempeñan un papel en su renovación. El carnoso y levemente sulfuroso olor de las colmenillas atrae las moscas, que ponen sus huevos en la seguridad de su tallo hueco. Las larvas emergen y se alimentan de la carne de las colmenillas; los pájaros regresan entonces al bosque para alimentarse de las larvas y de paso dejan caer semillas que germinan en su suelo. Las setas son bisagras de la naturaleza, a veces giran hacia la muerte, a veces hacia la nueva vida.

Después de almorzar volvimos a vagar por separado durante unas cuantas horas más. Yo me dirigí colina abajo, resbalando sobre el barro a lo largo de un empinado terraplén que seguía el curso de un riachuelo que desembocaba en un arroyo. No tenía ni idea de dónde me encontraba ni de adónde me dirigía: estaba siguiendo el rastro de las setas como se sigue un desordenado hilo de pensamientos, obviando cualquier otra cosa. Entre ellas, tal como sucedió, los lindes de propiedad: me topé con un guarda forestal que me dijo que estaba en las tierras de su empresa. Pero no le importaba, siempre que le prometiese que contaría a la gente que las empresas madereras no siempre son malvadas. Las empresas madereras no siempre son malvadas. El guarda forestal, que evidentemente estaba encantado de tener alguien con quien hablar, me dijo que prestase atención a los huecos ennegrecidos que había en las grandes rocas a lo largo del arroyo —llamado Beaver Creek— que habían sido vaciadas para formar algo parecido a unos cuencos. Al parecer los indios washoe lavaban y molían bellotas en esos cuencos y después las cocían para obtener una especie de pan plano.

Nunca llegué a encontrar uno de esos cuencos indios, pero al oír hablar de ellos me di cuenta de que ese bosque había formado parte de una cadena alimentaria humana desde hacía cientos, quizá miles de años. Los indios comprendieron que era posible establecer relaciones con especies silvestres que no necesariamente implicaban colocarlas bajo su mismo techo. Los robles siempre han rechazado el acuerdo doméstico, aferrados a su amargor frente a los incontables esfuerzos humanos por domesticarlos. Pero los indios encontraron la manera de alimentarse de esos árboles al idear un método para eliminar la toxicidad de las bellotas. (Nosotros tenemos que hacer algo parecido con las colmenillas, que nos harían enfermar si las consumiésemos crudas.) Muchas cosas han cambiado aquí. Los robles han dejado paso a los pinos, obviamente, y la cadena alimentaria forestal que en otro tiempo sustentó a los washoe a lo largo del Beaver Creek llega hoy, atenuada y extendida, hasta la costa, conectando estos bosques con el caro menú de degustación de esta noche en Chez Panisse.

Aquella tarde, a lo largo del Beaver Creek, las colmenillas estaban muy calientes, como diría Ben; prácticamente allá donde mirase aparecían los gorros de asno apanalados y llené una bolsa en menos de una hora. Para entonces mis manos estaban negras de hollín y apestaban a humo, pero aún podía percibir el aroma del sustancioso perfume de las colmenillas, esos carnosos botones de proteínas que surgían de la tierra muerta, esa aparentemente espontánea combustión de comida. Hablaba con ellas, jaleando cada una de sus apariciones, y ellas hablaban conmigo, o al menos eso me parecía. Me sentí exultante ante su súbita ubicuidad, que interpreté, extrañamente, como la evidencia de una nueva conexión entre nosotros. Puede parecer una locura, pero hay algo recíproco en esa transacción, en el mirar y el aparecer, como si cada uno estuviese haciendo su parte, tendiendo un lazo de afinidad a través del abismo de lo salvaje. No tengo ni idea de hasta qué punto llegué a adentrarme en el bosque, pero me sentía más fuera de lo que nunca recordaba haber estado, y bastante perdido, pero no respecto a las colmenillas, que habían dejado de esconderse de mí. Quizá había conseguido que aquello se me diese bien y tenía los ojos sintonizados, o quizá eran ellas las que por fin se dejaban ver porque había encontrado la manera de salir de mi mundo y entrar en el suyo.

Cualquiera que fuese la razón, el cálido sol de la fortuna me estaba sonriendo, se produjo un súbito aluvión de carne forestal y sentí una vez más la gratitud que había experimentado en el otro bosque, cuando aquel cerdo salvaje apareció ante mí por primera vez en la cima de aquel risco. Quizá el de cazar y recolectar sea un trabajo duro, pero al final no es en realidad el trabajo lo que produce la comida que estás buscando, ese esfuerzo que da este resultado, porque nada garantiza que haya una correlación entre esfuerzo y resultado. Y otra cosa: no experimenté ninguna de las sensaciones de triunfo habituales al final de una temporada en el huerto, cuando el botín de la cosecha hace que todo tu trabajo haya valido la pena. No, aquello era más parecido a recibir algo a cambio de nada, un maravilloso e inexplicable regalo.

Al final de la tarde todos habíamos terminado en el Beaver Creek y alrededor de las cuatro regresamos al coche. Nos cambiamos los calcetines empapados sobre el portón trasero y llenamos de colmenillas la zona de carga del todoterreno de Anthony, tratando de ocultarlas a la vista tan bien como pudimos. Por nada en particular, pero es que un gran botín de setas no es algo que uno quiera ir anunciando. (Un rato antes, esa misma tarde, una pareja de buscadores de setas había detenido su vieja autocaravana para preguntarme si estaba teniendo suerte. Sin tener ninguna buena razón para hacerlo, les mentí descaradamente.) Resultó que habíamos encontrado 27 kilos de colmenillas, nueva marca personal de Anthony y Ben. Antes de subir al coche para dirigirnos a casa, Paulie nos hizo una foto a los tres sosteniendo una cesta repleta de colmenillas, con un ejemplar obscenamente grande colocado en lo alto del montón. Estábamos sucios y exhaustos, pero nos sentíamos ricos como reyes. Era viernes y mientras salíamos del bosque nos cruzamos con docenas de coches, furgonetas y camiones que entraban en él; al parecer había corrido la voz del brote de Eldorado y los buscadores de colmenillas de fin de semana estaban llegando a espuertas. Eso significaba que para el lunes el precio —que en ese momento era de 20 dólares el medio kilo— probablemente se desplomaría, así que Anthony no perdió ni un segundo. Empezó a llamar por el móvil a sus chefs de Berkeley y San Francisco, anotó pedidos que debían entregarse esa misma noche y para cuando nos sumergimos en el tráfico de las afueras de Stockton todas las setas silvestres estaban vendidas.

20

La comida perfecta

«¡¿Perfecta?! Eso es una fanfarronada peligrosa», deben de estar pensando. Y lo cierto es que la comida que cacé, recogí y cultivé personalmente se acercaba más a lo ridículo que a lo sublime. Se me quemó un poco la corteza de la *galette* de cerezas, las colmenillas estaban algo terrosas y la sal, que por seguir alardeando había recogido yo mismo en la bahía de San Francisco, tenía un sabor tan tóxico que no me atreví a llevarla a la mesa. Así que dudo que alguno de mis invitados, asumiendo que no podía oírlos, la considerase una «gran comida». Pero para mí fue la comida perfecta, que no es exactamente lo mismo.

Fijé la fecha de la cena —sábado, 18 de junio— en cuanto tuve mi animal en el saco: el plato principal sería cerdo salvaje de California. Disponía de un par de semanas, mientras el cerdo permanecía colgado en la cámara frigorífica de Angelo, para combinarlo con todo aquello que pudiese encontrar. Al planificar el menú me impuse las siguientes normas (y las excepciones que siguen a las siguientes normas):

1. Todo en el menú debe haber sido cazado, recogido o cultivado por mí.
2. El menú deberá incluir al menos un representante de cada reino comestible: animal, vegetal y fúngico, así como un mineral comestible (la sal).
3. Todo lo que se sirva debe ser fresco y de temporada. La comida reflejará no solamente los lugares que aportaron sus ingredientes, sino también un momento concreto en el tiempo.

4. No gastaré dinero en la comida, aunque los artículos ya comprados que haya en la despensa podrán utilizarse si es necesario.

5. La lista de invitados está limitada a aquellas personas que me ayudaron en mi búsqueda de comida y a sus parejas. Esto incluye a Angelo, Anthony, Richard y a una amiga llamada Sue que me llevó al monte Tamalpais en una búsqueda infructuosa de rebozuelos. Además, por supuesto, de Judith e Isaac. Por desgracia, Jean-Pierre estará en Francia. Seremos diez en total.

6. Cocinaré la comida yo mismo.

Tal como sugieren las normas, la comida era un alarde, un ambicioso, posiblemente imprudente y —eso esperaba— comestible alarde. Mi propósito al tratar de llevarla a cabo, como debería resultar obvio, no era proponer la caza, recogida y cultivo de la propia comida como respuesta a preguntas más importantes que las modestas cuestiones con las que había arrancado: ¿sería posible preparar una comida así y aprendería algo valioso —acerca de la naturaleza o la cultura del comer humano— al hacerlo? Desde luego, no pretendo sugerir que nadie más deba intentar esto en casa o que volver a encontrar y a producir nuestra propia comida sea una solución práctica para ninguno de los dilemas que en nuestra cultura rodean el comer y la agricultura. No, esta comida tenía muy poco —si es que tenía algo— de lo que llamaríamos «realista». Y sin embargo, ninguna de las comidas que he preparado o comido en mi vida ha sido más real.

Planificar el menú

Será mejor que empiece por quitarme de encima algunas de las excepciones a las normas citadas y las diversas concesiones que la realidad, las limitaciones personales y la insensatez me forzaron a realizar. Aquella fue una comida mucho más rica en historias que en calorías, y algunas de esas historias, como la de la sal, no terminaron bien.

Cuando empezaba a planificar el menú me enteré de que todavía existían unas cuantas salinas en la parte baja de la bahía de San Francisco. Se pueden ver al llegar al aeropuerto: una serie de arrebatadores bloques de color —teja, amarillo, naranja, rojo sangre— trazados bajo los pies como en un cuadro de Mondrian. Los diferentes colores, según me dijeron, se deben a diversas especies de algas tolerantes a la sal; como que el agua del mar se evapora de las salinas, la salinidad se eleva, lo que crea las condiciones apropiadas para una u otra especie de alga.

El sábado anterior a mi cena un extremadamente osado amigo y yo nos dirigimos en coche hasta una desolada franja de costa bajo el puente de San Mateo. Después de una interminable caminata a través de hectáreas de humedales repletas de basura desparramada, encontramos las salinas: campos rectangulares de aguas poco profundas delimitados por diques cubiertos de hierba. El agua tenía el color de un té fuerte y los diques estaban atestados de desperdicios: latas y botellas de refresco, piezas y ruedas de coche, y centenares de pelotas de tenis abandonadas por los perros. Allí estaba, me di cuenta, la respuesta de la costa oeste a los Meadowlands de New Jersey, una tierra de nadie en la que el visitante haría bien en tener miedo de topar con actividades criminales o con el cadáver de la víctima de un asesinato. Era la clase de lugar en el que podrías ver demasiado...

... es decir, demasiado de cualquier cosa que no fuese sal. Ese año las lluvias invernales habían persistido hasta bien entrada la primavera, haciendo que las salinas fuesen más profundas y tuviesen una menor concentración de sal de lo que es habitual en junio. Así que en lugar de rascar níveos cristales de sal marina de las rocas, como esperaba, terminamos llenando con la turbia salmuera marrón un par de botellas de refresco de polietileno rescatadas de la basura. Aquella noche hice que el líquido se evaporase en una sartén a fuego bajo; la cocina se llenó de un inquietante vapor químico, pero después de unas cuantas horas una prometedora capa de cristales del color del azúcar moreno se formó en el fondo de la sartén, y cuando se enfrió conseguí rascar unas cuantas cucharadas. Por desgracia esa sal, que era un poco grasienta al tacto, tenía un sabor tan metálico, sabía tanto a productos químicos que llegó a provocarme arcadas y tuve que contrarrestarlo con enjuague bucal para eliminarlo de mi lengua. Supongo que este fue uno de esos casos en los que el asco humano probablemente salvó vidas. Sin duda los recolectores profesionales de sal disponen de técnicas sofisticadas de depuración, pero no tenía la menor idea de cuáles eran. Así que abandoné mis planes de cocinar con mi propia sal y servirla en la mesa y me consideré afortunado por no haber contraído hepatitis.

Quizá la norma más difícil de obedecer era la relativa a la temporalidad y la frescura de los productos. Basándome en mi propia experiencia, yo diría que los menús diarios de los auténticos cazadores-recolectores se limitaban a grandes cantidades de cualquier cosa que aquel día hubiese en abundancia y a muy poco de todo lo demás. Yo tenía en mente un menú más variado y ambicioso, pero llevar a la mesa ciertos animales recién cazados, setas recién encontradas, fruta madura local y verduras recién recogidas del jardín era toda una hazaña, incluso en California. Al final me vi forzado a hacer una excepción con los hongos, puesto que no hay buenas setas que buscar por aquí en junio. Afortunadamente había secado medio kilo de las colmenillas que había recogido en la sierra el mes anterior y decidí que, como las colmenillas secas tienen un sabor más intenso que las frescas, aquella podía ser la excepción que confirmase la regla de la frescura.

También tuve que abandonar mi excesivamente ambicioso plan de servir un aperitivo a base de marisco: abulones a la parrilla. El abulón es un gran molusco que crece en la parte inferior de las rocas submarinas a lo largo de la costa del Pacífico. Como que la población de abulones está menguando en California, ya no es posible pescarlos ni comercializarlos, pero aquellos individuos que estén lo bastante locos para querer hacerlo todavía pueden recoger una cantidad estrictamente limitada a tres al día. Cuando unos cuantos días después de echar al saco mi cerdo un amigo que vive en Point Reyes me invitó a ir con él a coger abulones la semana siguiente —aprovechando una marea baja que solo se da de ciento en viento y que iba a producirse, como sin duda habrán adivinado, a las 5.30 de la mañana—, creí haber dado con mi aperitivo. Así que programé la alarma y conseguí arrastrarme hasta la playa en cuestión al amanecer, sin llegar a creerme del todo que iba a tener que meterme en el mar.

Sin embargo, tras sobrevivir a la experiencia de encontrar un abulón me enteré de que debía consumirse absolutamente fresco, puesto que congelarlos echa a perder por completo su textura. Lo que resulta irónico, o algo así, porque buscar abulones, al menos en la costa norte de California, implica que tú mismo acabes total y absolutamente congelado.

Los abulones se recogen cuando se producen mareas inusualmente bajas, vadeando las aguas, sumergiéndote entre y bajo grandes rocas submarinas, y palpando a ciegas en busca de sus conchas vueltas del revés, del tamaño de un balón de rugby, con las manos demasiado entumecidas para poder palpar nada; bueno, nada excepto las púas de las barbas de los erizos de mar, que al parecer ocupan muchas de las mismas grietas subacuáticas que los abulones. Y si tienes la suerte de no pincharte con las púas de los erizos, es probable que tus inquisidores dedos se apoyen en la ondulante baba de una anémona marina, lo que te hará retirarlos súbitamente, presa del pánico y del asco. Todo esto tiene lugar bajo la perpleja mirada de los leones marinos, cuya presencia, según se me informó, es más que bienvenida, puesto que indica la ausencia de tiburones comehombres. Quizá no me habría congelado tanto si hubiese llevado un traje de neopreno que se ajustase a mi tamaño, pero el único disponible —el del abuelo de mi amigo— era dos tallas más pequeño. Esto provocó que se me cortase la circulación en las extremidades justo cuando la necesitaban más que nunca. Pasé una hora fuera del agua antes de recuperar la suficiente sensibilidad en los dedos para poder subirme la bragueta.

Coger abulones fue la más ardua de las expediciones en busca de alimentos que llevé a cabo con vistas a preparar mi comida, y posiblemente la más estúpida. Tiempo después me enteré de que mueren más californianos al año cogiendo abulones —impelidos contra las rocas, atacados por tiburones o sucumbiendo a la hipotermia— que en accidentes de caza. Incluso si se te da mejor que a mí (mis dos horas en el agua se saldaron con una sola captura), es indiscutible que quemas más calorías buscando abulones de las que estos podrían proporcionarte, lo que convierte esta actividad humana en algo completamente absurdo. Sin embargo, basta con probar un abulón fresco para encontrar una explicación bastante convincente a la persistencia de esta locura.

Nos comimos el mío directamente en la playa, limpiando y aplastando el gran músculo contra una roca y después cortándolo en rodajas y aplastándolas un poco más. Encendimos un fuego con unas tablas y después cocinamos las rodajas de abulón en una sartén con mantequilla, cebolla y huevos. Dimos cuenta de nuestro desayuno sentados en troncos de madera varada, viendo subir la marea conforme avanzaba el día, todavía fresco. El escenario y el abulón, que tiene una textura gomosa similar a la del calamar, combinada con el sabor más dulce y suculento de la vieira, convirtieron aquel desayuno en uno de los más memorables de mi vida, tanto que casi compensaba (aunque probablemente, si les soy sincero, tampoco tanto) las molestias que nos tomamos para conseguirlo. Cuando llegué a casa cociné el abulón de otra manera, untando las delgadas rodajas, bien aplastadas, con aceite de oliva y asándolas a la parrilla sobre un fuego de leña. Estaba exquisito, pero desafortunadamente para mis invitados a la cena, tuve que servir este aperitivo varias semanas antes del día establecido para su llegada, convirtiéndolo en un artículo puramente imaginario en su menú.

Para conseguir el aperitivo real del menú tuve que volver la mirada al huerto, donde las habas estaban listas para ser recogidas. Las había plantado como cultivo de cobertura en noviembre, y para mayo tenía decenas de gruesas y brillantes vainas cuya recolección aplacé en previsión de la gran comida. El haba, que es la única judía originaria del Viejo Mundo, es ancha y plana, de color verde brillante y si se recoge cuando aún es joven y se blanquea rápidamente, tiene un dulce sabor a almidón que a mí me evoca tanto la primavera como los guisantes frescos o los espárragos. Pero en junio muchas de mis habas estaban ya algo pachuchas, así que decidí preparar unas tostadas con ellas: las majé con ajo y salvia, y las serví en rebanadas tostadas de pan fermentado en casa. (Las habas más jóvenes y dulces las reservé para la pasta.) Como segundo aperitivo le pedí a Angelo que trajese paté que había elaborado con el hígado de mi cerdo.

Y sí, vale, hubo otra excepción a las reglas: el paté lo hizo Angelo. También le pedí que preparase la pasta para el primer plato: colmenillas salteadas en mantequilla con tomillo y, para dar color, las habitas, sobre una base de *fetuccini* al huevo fresco.

El cerdo salvaje de California era el plato principal, pero ¿qué corte elegir y cómo prepararlo? Angelo me recomendó estofar lentamente la pierna, en su opinión la parte más sabrosa. Tenía curiosidad por probar el lomo, y hacerlo fuera, a la parrilla, sobre el fuego, me parecía que se ajustaba más a la estación y también al tema de los cazadores-recolectores. Incapaz de elegir entre las dos opciones, decidí probar ambas. Estofaría la pierna con vino tinto (de Angelo) y caldo casero, y la serviría con una reducción del jugo de cocción. En cuanto al lomo, lo pondría en salmuera durante la noche para evitar que la carne magra se secase en la parrilla, lo cubriría con granos de pimienta molida y lo asaría durante no demasiado tiempo sobre leña de olivo. El caldo podía prepararlo unos días antes y la leña de olivo la recogería no de un olivar, sino, con el beneplácito de Jean-Pierre, del almacén de leña de Chez Panisse.

Quería hacer mi propio pan y decidí que lo más apropiado sería utilizar levadura natural, con lo que introduciría en las preparaciones una segunda especie de hongo recogida de la naturaleza. Encontré una receta (en un excelente libro de cocina titulado *Bread Alone*) que daba instrucciones para conseguir levadura natural, un proceso que llevaba varios días, pero que no parecía demasiado difícil. En cuanto al vino, tenía un par de botellas del syrah 2003 de Angelo y él mismo se ofreció a traer unas cuantas más.

Después del plato principal iría una ensalada, que en principio esperaba hacer con lechugas silvestres. A comienzos de la primavera había encontrado una exuberante zona de lechugas del minero y grelos silvestres en las colinas de Berkeley, pero en junio las verduras ya habían empezado a amarillear, así que decidí servir en su lugar una simple ensalada de lechugas del huerto.

Con esto solo faltaba el postre, y durante un tiempo me dio algunos quebraderos de cabeza. Mi plan era preparar una tarta con fruta recogida de uno de los muchos árboles frutales que bordeaban las calles de Berkeley. No veía ninguna razón por la que la búsqueda de comida tuviese que restringirse al campo, así que en las semanas previas a la cena me embarqué en varias expediciones de exploración urbana en busca del postre. En realidad no eran más que paseos por el barrio con una bolsita. En los dos años que llevaba viviendo en Berkeley había localizado un puñado de magníficos árboles frutales —cerezos, manzanos, albaricoqueros e higueras— con ramas accesibles al público, pero ninguno de los sospechosos habituales había madurado todavía, con la excepción de un ciruelo de Santa Rosa de la calle Parker, que ya había dejado atrás su apogeo.

Así que empecé a preguntar por ahí, con la esperanza de que alguien me indicase la dirección de un árbol de barrio prometedor para el postre. Fue mi cuñada Dena quien salvó el postre. Me informó de que el cerezo bing de su vecino estaba tan atestado de fruta madura que muchas de sus ramas se combaban en ese momento sobre su patio trasero. No estaba muy seguro de que coger cerezas del árbol de un vecino fuese demasiado *kosher*, ni desde mi punto de vista ni desde el de la ley. Pero ¿no hay por ahí algún viejo principio legal que te confiere el derecho de coger frutas de los árboles que traspasan tu propiedad? Investigué un poco y descubrí que efectivamente lo hay. Los romanos lo llamaban «usufructo», que el diccionario define como «el derecho de disfrutar del uso y las ventajas de la propiedad de otro, excluyendo la destrucción o el desperdicio de su sustancia». ¡Bingo! Aquel era un venerable principio legal que se dirigía al mismo corazón de la búsqueda de comida.

Ahora que ya tenía el menú, lo escribí en una tarjeta; al estar en Berkeley, me sentí obligado a añadir unas cuantas pretenciosas florituras de menú de restaurante:

Tostadas de habas y paté de jabalí de Sonoma
Fettuccini al huevo con colmenillas de fuego eléctrico
Pierna estofada y lomo de cerdo salvaje de Sonoma a la parrilla
Levadura natural Levain del este de la bahía
Ensalada del huerto muy local
Galette de cerezas bing de Fulton Street
Tisana de manzanilla de Claremont Canyon
Petite Syrah 2003 de Angelo Garro

Vale, seguía siendo solo un menú, y admito que violé algunas de mis propias reglas y que me apoyé demasiado en la generosidad y el talento de Angelo, pero prometía ser una comida interesante y había conseguido la mayor parte de las cosas que me había propuesto.

Mientras miraba el menú, se me ocurrió que más allá de representar varias especies silvestres y tres reinos comestibles, además de la ciudad y el campo, aquella era una cena extraída en gran parte del bosque. Tendría lugar al final de una cadena alimentaria forestal, y eso, más que cualquier otra cosa, la convertía en algo diferente. El cerdo y las colmenillas venían directamente del bosque, obviamente, pero las cerezas también, puesto que son originalmente una especie forestal que se abrió camino hasta el cerezal y posteriormente hasta la ciudad. (Los cerezos llegaron en su origen desde los bosques de Transcaucasia, entre el mar Negro y el Caspio. La cereza bing es una variedad espontánea que se descubrió en un huerto del valle de Willamette en 1875 y se bautizó con el nombre de un tal mister Ah Bing, el trabajador chino que lo cuidaba.) Lo que esto significa es que las calorías que íbamos a consumir representaban energía capturada por los árboles más que, como hoy es habitual, por las plantas anuales de los campos agrícolas o por las hierbas de los pastos. La dulzura del postre se había producido en las hojas de un cerezo, las colmenillas se alimentaban de azúcares originalmente creados en las agujas de un pino y después absorbidos desde sus raíces por su micelio, y el cerdo alimentado con bellotas es una andante y resoplante manifestación del roble. Invirtiendo la trayectoria histórica del comer humano, en esta comida era el bosque el que nos volvería a alimentar.

EN LA COCINA

Comencé a cocinar la comida del sábado el martes por la mañana, cuando hice el caldo y empecé con el cultivo de la levadura natural para el pan. Para preparar el caldo utilicé huesos de mi cerdo y —dado que nunca había oído hablar de un caldo hecho solo con cerdo— de un buey alimentado con hierba. Una vecina acababa de comprar un cuarto de buey que llegó acompañado de una gran bolsa de huesos con la que no sabía qué hacer, así que le pregunté si podía cogerlos de su congelador. Del mismo modo, saqué de las profundidades de la cesta de productos frescos de mi frigorífico unas cuantas verduras algo pochas. Después de tostar los huesos en el horno durante una hora, los cocí a fuego lento en una olla junto con las verduras y algunas hierbas durante el resto del día.

Conseguir levadura natural no resultó nada complicado. Hay esporas de diversas levaduras flotando en el aire prácticamente en todas partes; atraparlas es una cuestión de proporcionarles un sitio donde posarse y algo para comer. Sin embargo, algunas especies de levadura saben mejor que otras, y es aquí donde entran en juego la geografía y la suerte. El área de la bahía de San Francisco tiene buena reputación por su pan fermentado, así que supuse que el aire del exterior de mi casa sería un excelente terreno de caza de levadura natural. Preparé una espesa sopa de harina orgánica y agua mineral (la idea es evitar cualquier químico que pueda dañar la levadura); a continuación, tras exponer brevemente la mezcla al aire en el alféizar de la ventana, la introduje en un recipiente herméticamente cerrado y la dejé toda la noche en la encimera de la cocina. A la mañana siguiente la superficie de la masa madre, como se denomina, estaba borboteando como la masa de las tortitas sobre una plancha caliente, una buena señal. Cada día hay que alimentar con harina y agua fresca a la joven colonia de microbios y aspirar su olor. La masa madre debería desprender un aroma a levadura levemente alcohólico y amargo, un poco como la cerveza. La ausencia de burbujas es una mala señal. También lo es la presencia de olores rancios o de impurezas de colores vivos, que indican que probablemente has atrapado microbios más salvajes y extraños de lo que pretendías; en ese caso hay que tirar la masa madre y empezar de nuevo. Me consideré afortunado al comprobar que para el segundo día mi masa madre ya desprendía un prometedor aroma a cerveza y a pan.

El miércoles por la mañana fui a San Francisco para pasarme por la fragua de Angelo a recoger la carne. Para acceder a su cámara frigorífica hay que cruzar una serie de estancias tipo *loft* casi dickensianas, atestadas de todo tipo de cachivaches y chatarra, barras metálicas amontonadas, utensilios de herrero y piezas de maquinaria, una pequeña caldera que despedía con furia calor y luz, y elevándose bajo una abertura en el techo, justo en mitad de la forja, una higuera adulta. En la parte trasera había una luminosa cocina con una máquina industrial de café *espresso*, un molinillo de carne, una máquina para hacer pasta y, para contrarrestar el desorden y el estrépito industrial, grandes jarrones con flores silvestres frescas. Industrial y doméstico, duro y blando, metal y carne: aquel lugar se parecía mucho al propio Angelo.

El cuerpo de mi cerdo colgaba junto a otros dos en la cámara frigorífica, entre anaqueles donde había jamón, panceta y salami en diversas fases de curación. Justo en el exterior de la cámara había más anaqueles con vino en barricas de roble y vinagre balsámico, cientos de botellas de vino sin etiquetar y sacos de 22 kilos de trigo, tanto semolina como durum. Angelo llevó el rígido cuerpo del cerdo hasta la mesa de la cocina y, empuñando un cuchillo de carnicero, empezó a despiezarlo con manos expertas. Retiramos la grasa y salamos las piernas para hacer el jamón y, de unas cuantas cuchilladas precisas, Angelo separó el costillar de la columna vertebral y después los lomos, que colgaban uno a cada lado de la columna como alforjas de carne. Al echar un vistazo a la montaña de recortes —pedazos de carne de color rojo oscuro y tiras de nívea grasa—, Angelo tuvo una idea.

«Eh, ¿sabes qué?, podríamos hacer un buen ragú con todos estos desechos. Para almorzar hoy.» Y eso hicimos: pasamos los desechos por el molinillo, estofamos la carne picada con una lata de tomate y, mientras el ragú borboteaba sobre el fuego, preparamos una montaña de pasta que le sirviese de base. Angelo me enseñó cómo cortar a puñados las amarillentas cintas de *fettuccini* conforme los extrudía a través de los orificios de la máquina.

Estuviese o no preparado, aquella iba a ser la primera vez que probase mi cerdo, y me sentía un poco desconcertado por la velocidad con la que había pasado de ser un cadáver colgado a convertirse en trocitos de carne picada para el almuerzo. Pero el ragú estaba delicioso y, mientras me lo comía en la mesa de la cocina de Angelo, incluso a pesar de las piezas de carne cruda colocadas en los anaqueles que había a nuestro alrededor, me sentí de pronto perfectamente bien respecto a mi cerdo, es más, respecto a toda la transacción entre ese animal que había matado dos semanas antes y yo. Comprendí que comerme el cerdo era el último acto imprescindible para cerrar aquel drama y que en gran medida redimía la obra al completo. Todo era ya cuestión de realizar un buen trabajo con el animal, lo que significaba hacer el mejor uso posible de su carne preparándola con respeto y dándosela a probar a personas que pudiesen apreciarla. Más tarde, cuando fui a mirar cómo se deletreaba la palabra «ragú», me enteré de que provenía del verbo francés *ragoûter*, «restaurar el apetito». Este lo había conseguido, había restaurado mi apetito por esa carne después del asco que había sentido al limpiar el animal. Me acordé de lo que

Paul Rozin había escrito sobre el poder de la cocina tradicional para obviar el dilema del omnívoro revistiendo lo exótico de sabores familiares. Me fui de casa de Angelo con los dos estupendos cortes de mi cerdo envueltos en papel de carnicero.

Al final de la semana todos los ingredientes crudos de la comida estaban dispuestos: había cogido ocho pintas de cerezas, había recolectado las habas, había preparado la salmuera para el lomo de cerdo, había elaborado el caldo y la masa madre, y había empapado las colmenillas secas en agua templada para rehidratarlas, un procedimiento que dio lugar a un licor negro y terroso que decidí que estaría bien añadir al jugo del estofado. El viernes por la noche, al confeccionar la lista con las tareas pendientes del sábado, me di cuenta de la cantidad de cosas que aún me quedaban por hacer o, lo que resultaba aún más inquietante, la cantidad de cosas que aún me quedaban por hacer y que nunca antes había hecho, entre ellas pan a partir de levadura natural, picar ocho pintas de cerezas, elaborar una *galette*, y cocinar un cerdo salvaje de dos formas distintas. Tampoco había contabilizado hasta entonces cuántas horas de horno iba a necesitar la comida y, teniendo en cuenta que estofar la pierna de cerdo a 120 grados requeriría la mitad del día, no tenía muy claro cómo iba a encontrar un hueco para el pan y la *galette*. Por alguna razón hasta aquel momento no había caído en la cuenta de la posibilidad de que todo terminase siendo un desastre, ni tampoco de que iba a cocinar para un grupo de comensales particularmente exigentes, algunos de los cuales eran chefs de verdad. Todo aquello se me vino encima de golpe y me hizo sentir bastante intimidado.

Para que se hagan una idea más completa de dónde me había metido exactamente, aquí está el programa que escribí el viernes por la tarde en una ficha:

8.00: Marinar el cerdo; desenvainar, blanquear y pelar las habas (el haba es una de las legumbres de la naturaleza que más trabajo requieren: hay que pelarla, blanquearla y pelarla de nuevo).

9.00: Hacer la masa del pan; primera subida.

10.00: Dorar la pierna; hacer el caldo para el estofado.

10.30: Picar las cerezas. Hacer la masa pastelera; refrigerarla. Precalentar horno para el cerdo a 120 grados.

451

11.00:   Cerdo en el horno. Pelar las habas; tostar ajo; hacer puré con las habas.

12.00:   Amasar masa del pan; segunda subida.

12.30:   Limpiar las colmenillas; recoger y picar hierbas; saltear las colmenillas.

13.00:   Recoger y lavar las lechugas. Hacer vinagreta.

14.00:   Amasar de nuevo la masa; dejar fermentar las hogazas. Pre parar la parrilla y la tetera. Cortar flores. Poner la mesa.

15.00:   Enrollar la masa pastelera; hacer la *galette*. Sacar el cerdo y calentar el horno para el pan (230 grados). Marcar las hogazas y hornear.

15.40:   Sacar el pan. Hornear la *galette* (205 grados).

16.00:   Sacar la *galette* del horno. Volver a meter el cerdo (120 grados).

17.00:   Encender el fuego. Moler granos de pimienta.

18.15:   Sacar la pierna y dejarla reposar. Preparar el lomo (manteca con ajo y hierbas; hacerlo rodar en pimienta molida); poner el lomo en la parrilla.

19.00:   Llegan los invitados. Retirar el lomo y dejar reposar.

Así fue mi sábado en la cocina, aunque por supuesto la realidad transcurrió sin el orden ni la majestuosidad que prometía el programa.

No, en realidad el día fue un vendaval de tareas molestas, ingredientes desaparecidos, líquidos derramados, cacharros tirados al suelo, viajes a la tienda no programados y agobiantes dudas que me llevaban a cuestionarlo todo. Hubo momentos en los que deseé fervientemente contar con otro par de manos, pero Judith e Isaac estuvieron fuera todo el día. ¿En qué momento —me pregunté cuando hacia las 16.00 me tomé un descanso de diez minutos para comer— se me había ocurrido comprometerme a hacer una comida tan elaborada yo solo?

Había comprado como tentempié una bandeja de sushi para llevar —*fast food* japonesa— y, ¿saben?, estaba sencillamente estupendo. ¿Hasta qué punto podía esperar que mi cena —esa extravagancia que llevaba un día (en realidad, varios meses) preparando, ese extremadamente lento festín de *slow food*— estuviese buena? ¿En verdad tenía

452

necesidad de cocinar el cerdo de dos formas distintas? Y de postre, ¿por qué no servir simplemente las cerezas en un cuenco? ¿O abrir una lata de caldo de carne para el estofado? ¡¿O un paquete de levadura rápida?! ¿Por qué diablos tenía que meterme en semejante lío?

Se me ocurrieron varias respuestas mientras devoraba el sushi, cada una de las cuales ofrecía una parte de una verdad más amplia y en cierto modo escurridiza. Aquella cena era mi modo de dar las gracias a esas personas, mis pacientes y generosos cicerones, por todo lo que habían aportado a mi educación como buscador de comida, y la cantidad de reflexión y esfuerzo que le estaba dedicando reflejaba con exactitud la profundidad de mi gratitud. Un cuenco de cerezas bing frescas está muy bien, pero convertirlas en un pastel es sin duda un gesto más considerado, asumiendo que consiguiese no quemar la corteza. Es la diferencia entre una tarjeta de felicitación de Hallmark y una carta escrita a mano. Un cínico diría que cocinar así —con ambición— no es más que otra manera de alardear, algo que podríamos llamar «producción conspicua». Lo que está diciendo es «Tengo los recursos, la sofisticación y el tiempo libre para deslumbrarte con esta comida». Con frecuencia, sin duda, hay algo de verdad en esto, pero cocinar es también otras muchas cosas, entre ellas un modo de homenajear al grupo de personas a las que has elegido como invitados.

Otra cosa que la cocina es, o puede ser, es una forma de homenajear lo que nos vamos a comer, los animales, plantas y hongos que han sido sacrificados para satisfacer nuestras necesidades y deseos, así como los lugares y a las personas que los produjeron. Los cocineros también tienen su manera de bendecir la mesa. Quizá esto explica por qué quería preparar el cerdo de dos formas distintas y servir el paté de Angelo. Para mí hacer lo correcto por mi cerdo significa desperdiciarlo lo menos posible y aprovechar al máximo aquello que tuviera que ofrecernos. Cocinar algo con respeto es una manera tanto de homenajear esa especie como de celebrar nuestra relación con ella. Al hacer a la parrilla uno de los cortes de mi cerdo y estofar el otro me estaba sirviendo de dos de las técnicas más elementales que las personas hemos ideado para transformar la carne cruda en algo no solo más digerible, sino también más humano; es decir, cocinar carne directamente sobre un fuego y, con un caldo, en una cazuela. Ambas técnicas están dirigidas a transformar la carne de los animales en algo bueno para comer y bueno para pensar, pero cada una de ellas refleja una postura levemente distinta respecto al animal. La segunda propone un método de cocinar la carne más «civilizado», puesto que alcanza una trascendencia o una sublimación (elijan la que más les guste) más completa del animal, y quizá del animal que hay en nosotros, que la primera. No deja rastro de sangre, lo que gusta más a algunos consumidores de carne que a otros, pero me parecía que debía reconocer como merecían ambas aproximaciones al cerdo.

Ese tipo de transformaciones se sucedieron a lo largo de todo el día; una tras otra las materias primas de la naturaleza —pedazos de carne, pilas de hongos silvestres, las hojas y las vainas de las plantas y montones de grano pulverizado— adquirieron formas completamente nuevas, muchas de ellas maravillosas. La masa del pan subió y se volvió crujiente como por arte de magia; las setas desecadas recuperaron su carnosa vida; la carne se tostó y se caramelizó; las indigeribles habas se ablandaron y endulzaron; las hierbas modularon todo lo que tocaron, y todas esas partes de cosas, nada atractivas, se combinaron para integrarse en lo que prometía ser un todo exquisito y magnífico.

Las repetitivas fases de la cocina dejan un montón de espacio mental para la reflexión, y mientras picaba, molía y rebanaba pensé en las cadencias culinarias, una de las cuales implica destruir el orden de las cosas que llevamos desde la naturaleza a nuestras cocinas para después crear con ellas uno nuevo. Cortamos, troceamos, picamos, rallamos, molemos y licuamos materias primas, descomponiendo lo que en otro tiempo fueron seres vivos para recombinarlos en formas nuevas y más cultas. Si pensamos en ello, esa cadencia es prima hermana de la que rige todo acto de comer en la naturaleza, que invariablemente implica la destrucción de ciertos seres vivos, que son masticados y después digeridos con el fin de servir de sustento a otros seres vivos. En *El alma hambrienta* Leon Kass llama a esto «la gran paradoja del comer»: «Que para conservar su vida y su forma los seres vivos necesariamente destruyen la vida y la forma». En el caso de que haya algo de lo que avergonzarse en esa destrucción, solo los humanos parecemos percibirlo, y solamente de vez en cuando. Pero cocinar no solo nos aleja de nuestra capacidad de destrucción, convirtiendo la pila de sangre y tripas en un sabroso salami, sino que también la redime de manera simbólica, saldando nuestras deudas kármicas: «¡Mira todo lo bueno, toda la belleza que puede salir de esto!». Servir un gran plato en la mesa es nuestra manera de celebrar las maravillas de la forma que los humanos podemos crear a partir de esa materia —de esa cantidad de vida sacrificada— justo antes de que el cuerpo dé su primer mordisco destructivo.

EN LA MESA

Quedaba por ver si mi propia cocina conseguiría redimir alguno de esos ingredientes, pero a la hora establecida todo estaba más o menos listo, excepto yo. Corrí escaleras arriba para cambiarme y, antes de que me hubiera atado los zapatos, oí el timbre de la puerta. Los invitados estaban llegando. Traían regalos apropiados para el banquete: Angelo, su vino y su paté; Sue, un ramillete de hierbaluisa recogido de su jardín, y Anthony, una pequeña garrafa de *nocino* casero, un digestivo italiano de color negro azabache que destilaba a partir de nueces verdes, otro regalo más del bosque para nuestro festín.

Había estado demasiado pendiente de la comida para preocuparme de la compañía, de si este algo caprichoso surtido de personas cuajaría o no. Al parecer los caminos de un par de ellos ya se habían cruzado alguna vez, pero la mayoría de los invitados no se conocían entre sí; lo que los vinculaba era la búsqueda de comida —y yo—. Pero nos sentamos en el cuarto de estar con nuestras copas de vino y no pasó mucho tiempo antes de que el rígido intercambio inicial de trivialidades se relajase para transformarse en una conversación y antes de que esa conversación, atizada por el excelente syrah de Angelo, fuese ganando altura. Las tostadas de habas y el paté de cerdo provocaron murmullos y comentarios de aprobación y dieron pie a una discusión acerca de la caza de jabalíes. Anthony tenía curiosidad por salir a cazar alguna vez, pero advirtió a Angelo de que dudaba que realmente fuese a ser capaz de disparar a algo. «Quizá pueda servirte de caddie», propuso. Cuando el ambiente en el cuarto de estar parecía haber alcanzado una efervescencia estable, desaparecí por la cocina para poner a punto el plato de pasta.

Pocos minutos después Angelo apareció a mi lado ofreciendo su ayuda; creo que le preocupaba un poco que aquello me estuviese superando. Mientras esperábamos a que hirviese el agua para la pasta, le pedí que probase las colmenillas. «Están buenas, pero quizá necesitan un poco más de mantequilla.» Le pasé una barra y la echó entera a la sartén. (¡O sea que es así como lo hacen los profesionales!)

Emplatamos la pasta y llamamos a todo el mundo a la mesa para empezar a cenar. Las velas estaban encendidas, y el vino, servido; el perfume del tomillo y las colmenillas inundaba la estancia, y yo levanté mi copa para hacer un brindis. Quería haber escrito algo antes, porque pretendía ordenar mis ideas acerca del significado de la comida y la contribución de cada uno a ella, pero el día se me había escapado. Así que opté por algo sencillo. Fui moviéndome alrededor de la mesa y hablé de lo que cada persona había aportado a mi formación como buscador de comida y a aquella cena que, aunque la había cocinado yo solo, era en su más profundo sentido fruto de nuestra colaboración. Hablé de la generosidad sin precedentes de Sue al compartir tres de sus más selectos sitios de rebozuelos (uno de ellos justo en el jardín delantero de una casa cuyo propietario no sospechaba absolutamente nada) y conté la historia de la tarde que pasamos buscando setas bajo un chaparrón, sin haber conseguido nada que pudiese demostrarlo. Hablé de la disposición de Anthony a permitir que un completo, y completamente novato, desconocido le acompañase a buscar colmenillas a la sierra. Hablé de cuando salí a cazar con Richard en Sonoma, de cómo aquella primera excursión fallida me había enseñado la importancia de la preparación y la templanza en la caza. Y por último hablé de lo mucho que había aprendido de Angelo sobre setas y cerdos, sobre la naturaleza y el arte de cocinar y comer bien, y sobre tantas otras cosas. A continuación, ante el riesgo de ponerme sentimental, volví a levantar mi copa y animé a todo el mundo a que empezase a comer.

En realidad habría querido decir algo más, manifestar mi más profunda gratitud por la comida que estábamos a punto de disfrutar, pero temía sonar cursi si expresaba mi agradecimiento al cerdo, las setas, los bosques y el huerto y, lo que es peor, hacer que algunos perdiesen el apetito. Las palabras que estaba buscando eran, por supuesto, palabras para bendecir la mesa. Pero la conversación se desplegó como una vela sobre el mantel, entre el alegre repiqueteo de los cubiertos, pasando de las historias de caza a los filones de setas o las aventuras con los abulones, así que me di cuenta de que en este caso en particular no hacía falta bendecir la mesa. ¿Por qué? Porque era en eso en lo que la propia comida se había convertido, al menos para mí, aunque sospecho que también para algunos de los demás: una manera tácita de bendecir la mesa.

Como era de esperar del grupo y de la ocasión, la charla sobre la mesa versó principalmente sobre comida. Pero no fue la clásica charla sobre comida que se suele escuchar hoy en día; en lugar de recetas y restaurantes, giró alrededor de plantas, animales y hongos concretos, y de los lugares en los que vivían. Las historias relatadas por esta pequeña banda de buscadores de comida llegaron a lugares muy alejados de la mesa, y las palabras (y también los sabores) nos transportaron a un bosque de robles de Sonoma, a un pinar quemado de Sierra Nevada, a una pestilente salina de la bahía de San Francisco, a las resbaladizas rocas de la costa del Pacífico y a un patio trasero de Berkeley. Las historias, como la comida que las alimentaba, trazaban líneas de conexión con todos esos lugares y las criaturas que viven (y mueren) en ellos, y los convocaban a esa mesa, a esos platos, en lo que me empezó a parecer algo así como una pequeña ceremonia. Y en cierto sentido la comida se había convertido justo en eso, en una cena de acción de gracias o un *seder*** laico, porque cada uno de los elementos que había en nuestros platos apuntaba hacia algún otro lugar, de un modo casi sacramental contaba una pequeña historia acerca de la naturaleza, la comunidad o incluso lo sagrado, porque muy frecuentemente el tema central era el misterio. Una comida con tanta historia puede alimentar tanto nuestro cuerpo como nuestra alma, los hilos de la narración nos tejen como grupo y entretejen al grupo en el más amplio tapiz de este mundo.

Tampoco quiero magnificarlo demasiado; después de todo, tan solo era una comida. Y muy rica, además. No me importa reconocer-

---

* Banquete tradicional que se celebra al inicio de la Pascua judía. *(N. del T.)*

lo, aunque no dudo que todas las palabras, recuerdos e historias en las que la comida se había marinado aportaron gran parte de su sabor, y que un invitado que no supiese hablar inglés no la habría disfrutado ni la mitad que nosotros. El cerdo salvaje estaba delicioso de las dos maneras, con un dulce sabor a frutos secos que no tenía nada que ver con el del cerdo comprado en una tienda, aunque me di cuenta de que cuando la bandeja empezó a pasar de manos para repetir, las tiernas tajadas de pierna estofada desaparecieron más deprisa que los rosados pedazos de asado. La salsa para la pierna, que había reducido a partir del jugo del estofado, era tan sustanciosa y terrenal, evocaba el bosque con tanta fuerza que casi producía una sacudida. También las colmenillas con mantequilla (o debería decir la mantequilla con colmenillas), que tenían un profundo, ahumado y casi carnoso sabor. En el apartado de autocríticas, podría haber limpiado mejor los restos de tierra de las colmenillas y la *galette* estaba un poquito recocida, aunque las cerezas provocaban pequeñas explosiones veraniegas en la lengua y nadie pareció tener el menor problema en zampársela.

Angelo reservó sus halagos más entusiastas para mi pan, que debo admitir que tenía una corteza perfecta, una miga esponjosa y un sabor muy particular (aunque de ningún modo amargo), el sabor característico, supongo, de las levaduras de la zona. Se me ocurrió que la preparación de aquella comida, al haberme permitido conocer a todas esas personas, paisajes y especies en particular, había conseguido conectarme con el norte de California, con su naturaleza y su cultura, como ninguna otra cosa que hubiese hecho, ni antes ni después. Comer no es una mala manera de llegar a conocer un lugar.

Llega un momento en el transcurso de una cena en el que con un poco de suerte te das cuenta de que todo va a salir bien. La comida y la compañía navegan con rumbo firme y han dejado atrás las aguas en las que podían haberse producido situaciones embarazosas y desastres, y el anfitrión puede permitirse por fin deslizarse en el cálido fluir de la velada y empezar a disfrutar de verdad. En mi caso aquel momento llegó justo cuando la bandeja de cerdo salvaje dio su segunda vuelta por la mesa y encontró tantos y tan ansiosos interesados. En ese momento estaba disfrutando, tanto de las palabras como de la comida, y fue entonces cuando me di cuenta de que aquella era, al menos para mí, la comida perfecta, aunque no fue hasta algún tiempo después cuando empecé a comprender lo que eso significaba.

¿Es la comida perfecta aquella en la que lo preparas todo tú solo? No necesariamente; desde luego, no fue así en este caso. Aunque me había pasado el día en la cocina (así como buena parte de la semana), había preparado prácticamente todo partiendo de cero y apenas había pagado 10 centavos por todos los ingredientes, fueron necesarias muchas manos para llevar esa comida a la mesa. El hecho de que prácticamente todas esas manos estuviesen sentadas a la mesa era lo más raro y lo más importante, como también lo era el hecho de que todas y cada una de las historias acerca de la comida que había sobre esa mesa pudieran narrarse en primera persona.

También valoraba mucho la casi perfecta transparencia de esa comida, la brevedad y la simplicidad de la cadena alimentaria que la vinculaba con el resto del mundo. Casi ninguno de sus ingredientes había llevado jamás una etiqueta, un código de barras o una pegatina con el precio, y sin embargo, yo sabía casi todo lo que había que saber sobre su procedencia y su precio. Conocía y podía visualizar los robles y los pinos concretos que habían alimentado a los cerdos y las setas que nos estaban alimentando a nosotros. Y conocía el verdadero coste de esa comida, el sacrificio exacto de tiempo, energía y vida que había supuesto. Parte de ese sacrificio me había salido caro emocionalmente hablando, aunque resultaba alentador darse cuenta de lo poco que esa comida preindustrial y en su mayor parte preagrícola había mermado el mundo. Muy pronto el lugar de mi cerdo sería ocupado por otro cerdo, y la vida de aquellos bosques se había visto muy poco alterada por nuestra presencia o por lo que nos llevamos. No solo las cerezas, sino también la mayor parte de la comida debía su presencia en nuestra mesa al usufructo, que ya era un hecho natural mucho antes de convertirse en un axioma legal.

Quizá la comida perfecta sea aquella que ha sido completamente pagada, que no deja ninguna deuda pendiente. Esto es casi imposible de conseguir, lo que explica por qué dije que no había nada demasiado realista o susceptible de llevarse a la práctica en esta comida. Pero como cosa puntual, como una especie de ritual, vale la pena preparar de vez en cuando una comida que se consume siendo plenamente consciente de lo que hizo falta para llevarla a cabo, aunque solo sea para recordarnos el coste real de las cosas que damos por hechas. Si no abrí una lata de caldo fue porque el caldo no viene de una lata, viene de los huesos de los animales. Y la levadura que hace que nuestro pan suba no viene de un paquete, sino del aire que respiramos. Aquella comida fue más ritual que realista, porque se preocupaba de estas cuestiones, recordándonos lo mucho que la naturaleza ofrece al omnívoro, tanto los bosques como los campos, los océanos y los prados. Si hubiese que dar un nombre a esa cena, debería ser la Cena de Acción de Gracias del Omnívoro.

Es imposible cocinar y consumir una comida tan costosa en términos físicos, intelectuales y emocionales sin pensar en el incalculable tamaño de las deudas en las que incurrimos cuando comemos de manera industrial, es decir, cuando comemos sin pensar en lo que estamos haciendo. Comparar mi trascendentalmente lenta comida con la comida rápida que «serví» a mi familia en aquel McDonald's de Marin, la que costó 14 pavos entre los tres y consumimos en diez minutos a 100 kilómetros por hora, es maravillarse de la multiplicidad de un mundo capaz de producir dos métodos tan diferentes de conseguir lo mismo: es decir, alimentarnos.

Ambas comidas se encuentran en los extremos opuestos del espectro del comer humano, de las distintas maneras de implicarnos en el mundo que nos sustenta. Los placeres que aporta una de ellas dependen de un conocimiento casi perfecto; los de la otra, de una ignorancia igualmente perfecta. La diversidad de la una refleja la diversidad de la naturaleza, sobre todo del bosque; la variedad de la otra refleja con más precisión el ingenio de la industria, especialmente su capacidad para colarnos una cierta apariencia de diversidad a partir de una sola especie que crece en un solo paisaje: un monocultivo de maíz. El coste de la primera comida es elevado, pero es algo que se reconoce y por lo que se paga; en comparación, el precio de la segunda parece un chollo, pero no consigue cubrir su coste real y en lugar de eso se lo cobra a la naturaleza, a la salud y a las arcas públicas y al futuro.

Dando por sentado que ambas comidas son igualmente irreales e insostenibles, quizá deberíamos hacer lo que un sociólogo responsable haría dadas las circunstancias: descartarlas como anomalías o valores atípicos. O aún mejor, conservarlas, pero como meros rituales, por las lecciones que nos tienen que enseñar acerca de los diferentes usos que se pueden hacer del mundo. Ir a un McDonald's sería algo que haríamos una vez al año, una especie de Acción de Gracias al revés, y lo mismo ocurriría con una comida como la mía, tan pausada y repleta de historias como el *seder* de Pascua.

Sin algo como la *fast food* no habría necesidad de *slow food*, y las historias que contamos en esas comidas perderían gran parte de su interés. La comida sería..., bueno, lo que siempre ha sido, ni lenta ni rápida, solo comida: esta planta o animal en concreto, cultivados o criados aquí o allá, cocinados de esta u otra forma. Durante incontables generaciones comer fue algo que tenía lugar en el contexto estable de una familia y una cultura, donde la conciencia absoluta de lo que implicaba no necesitaba desempolvarse con cada comida porque estaba almacenada, como la cubertería buena, en un conjunto de rituales y hábitos, costumbres y recetas. Me pregunto si la razón de que, en esta ocasión, hubiese sentido la necesidad de volver a empezar de cero no se debía a que gran parte de ese contexto se ha perdido.

No es así como quiero comer todos los días. Me gusta poder abrir una lata de caldo y a veces me gusta hablar en la mesa de política o de cine y no de comida. Pero imaginemos por un momento que de nuevo supiésemos, de un modo totalmente automático, cosas tan insignificantes como estas: qué es lo que estamos comiendo; de dónde viene; cómo llegó hasta nuestra mesa, y cuánto cuesta, según una contabilidad que se ajuste a la realidad. Entonces podríamos hablar de otras cosas durante la comida. Porque ya no necesitaríamos que se nos recordase que todo aquello que elegimos para alimentarnos nos lo comemos por la gracia de la naturaleza y no de la industria, y que lo que nos estamos comiendo es, ni más ni menos, el cuerpo del mundo.

Agradecimientos

En esta ocasión he contado con un montón de ayuda en la cocina. En primer lugar quiero dar las gracias a Gerry Marzorati, mi viejo amigo y editor de *The New York Times Magazine*, quien fue el primero en sugerirme, hace cinco años, que dedicase un poco de tiempo a escribir sobre comida para la revista. Entonces ninguno de los dos lo sabía, pero me estaba indicando el camino que condujo a este libro.

Estoy especialmente agradecido a los granjeros y buscadores sobre los que escribo aquí. George Naylor, en Iowa; Joel Salatin, en Virginia, y Angelo Garro, en California, fueron mis cicerones a través de la cadena alimentaria, y me ayudaron a seguir la ruta de la comida desde la tierra hasta el plato y a guiarme en el dilema del omnívoro. Los tres me ofrecieron generosamente su tiempo, su sabiduría y su siempre excelente compañía. Gracias, también, a los cazadores y recolectores que tan amablemente aceptaron a un completo aficionado en sus expediciones: Anthony Tassinello, Bob Baily, Bob Carrou, Richard Hylton, Jean-Pierre Moulle, Sue Moore y David Evans.

Durante mi formación en el ámbito de la alimentación y la agricultura contraje muchísimas deudas. Entre mis más generosos e influyentes profesores se encuentran Joan Gussow, Marion Nestle, Fred Kirschenmann, Alice Waters, Todd Dawson, Paul Rozin, Wes Jackson y Wendell Berry. Gracias también, por su información y su perspicacia, a Bob Scowcroft, Allan Nation, Kelly Brownell, Ricardo Salvador, Carlo Petrini, Jo Robinson, David Arora, Ignacio Chapela, Miguel

Altieri, Peter Hoffman, Dan Barber, Drew y Myra Goodman, Bill Niman, Gene Kahn y Eliot Coleman.

Muchas personas apoyaron la escritura de este libro de otras maneras. En California, Michael Schwarz leyó generosamente el manuscrito, me dio ánimos cuando lo necesitaba y aportó útiles sugerencias, recordándome lo buen editor que era antes de abandonar el mundo de las publicaciones por el de la televisión. En Berkeley, la facultad, el personal y los estudiantes de la Escuela de Posgrado de Periodismo, y en particular Dean Orville Schell, han creado una comunidad estimulante y alentadora en la que llevar a cabo este trabajo. Mark Danner, viejo amigo y una vez más colega, me sirvió, como siempre, de valiosa caja de resonancia. Los alumnos de mi clase sobre la cadena alimentaria me han enseñado más cosas de las que probablemente creen acerca de estos temas a lo largo de los últimos años. El Mesa Refuge, en Point Reyes Station, constituyó el marco perfecto en el que escribir y llevar a cabo la investigación para un capítulo clave. Y la John S. and James L. Knight Foundation apoyó mi investigación de modo capital.

Estoy especialmente agradecido a Chad Heeter, por su obstinada investigación y verificación de datos, por no hablar de su disposición a acompañarme en una fútil expedición en busca de sal en la bahía de San Francisco. Nathanael Johnson, Felicia Mello y Elena Conis dieron con una serie de datos escurridizos justo cuando parecía que se nos iban a escapar. Mi ayudante, Jaime Gross, contribuyó a este proyecto de muchas maneras, pero le estoy muy agradecido por su extraordinaria labor de investigación y corroboración de datos.

En Nueva York, quiero dar las gracias por su excelente trabajo y su aliento a Liza Darnton, Kate Griggs, Rachel Burd, Sarah Hutson y Tracy Locke, de Penguin Press, mi nuevo hogar editorial. Gracias a Liz Farrel, de ICM. En *The New York Times Magazine*, donde apareció parte del material de este libro por primera vez, me he beneficiado de la extraordinaria labor editora de Paul Tough y Alex Star, y (antes de que pasasen a otras revistas) Adam Moss y Dan Zalewski.

En una industria editorial que no destaca precisamente por su lealtad o su continuidad, he tenido la suerte de contar con la constancia tanto de mi editora como de mi agente. Este es el cuarto libro que

Ann Godoff me ha editado, aunque en tres casas distintas. A estas alturas no puedo imaginar escribir un libro con nadie más, lo que probablemente explica por qué continúo siguiéndola por Manhattan. Su apoyo moral, intelectual, emocional y financiero ha sido un ingrediente capital en la elaboración de este libro. También es el cuarto libro en el que he contado con Amanda Urban como representante, una palabra que no consigue reflejar todo lo que hace para mantenerme íntegro y en el camino adecuado.

Hablando de constancia, también es la cuarta ocasión en la que he confiado en Mark Edmundson para leer y comentar el manuscrito de un libro; como siempre, su lectura y sus sugerencias editoriales, así como su juicio literario, han sido inestimables. Esta vez Mark (y su familia) ha contribuido asimismo de otra manera, al acompañarme en una de las comidas que se recogen en estas páginas. Gracias a Liz, a Willie y a Matthew por su disposición, su buen apetito y su hospitalidad.

Pero el premio a la disposición en pro de un capítulo del libro debe recaer en Judith, que compartió las dos comidas que abren y cierran respectivamente el libro —la hamburguesa de queso de McDonald's por un lado y el cerdo salvaje por el otro—, y muchas otras cosas. A veces un libro se convierte en un miembro desagradable de la familia durante varios años, pero Judith trató este en particular con paciencia, comprensión y buen humor. Pero aún más importantes para el libro fueron sus correcciones. Desde que empecé a publicar Judith ha sido mi primera e indispensable lectora, y no hay nadie de cuyo instinto respecto a la escritura me fíe más.

Y por último, pero no por ello menos importante, está Isaac. Es el primer libro en el que Isaac era ya lo suficientemente mayor y estaba lo bastante interesado para ayudarme. Su propia visión de la comida —Isaac es la persona más melindrosa que conozco a este respecto— me ha enseñado mucho acerca del dilema del omnívoro. Aunque se negó a probar el cerdo, la contribución de Isaac a este libro —por medio de inteligentes sugerencias, estimulantes conversaciones en la mesa y, en los malos momentos, el mejor consuelo que un padre podría desear— ha sido más valiosa de lo que cree. Gracias.

Fuentes bibliográficas

En la siguiente lista aparecen recogidas, por capítulos, las principales obras a las que se hace referencia en el texto, así como aquellas otras que me aportaron datos o influyeron en mis ideas. Las páginas web mencionadas estaban activas en noviembre de 2005. Todos mis artículos citados están disponibles en <www.michaelpollan.com>.*

INTRODUCCIÓN: NUESTRO DESORDEN ALIMENTICIO NACIONAL

Berry, Wendell, «The Pleasures of Eating», en *What Are People For?*, Nueva York, North Point Press, 1990, pp. 145-152.
Kass, Leon, *The Hungry Soul*, Nueva York, The Free Press, 1994. [Hay trad. cast.: *El alma hambrienta*, Madrid, Ediciones Cristiandad, 2005.] Encontré la cita de William Ralph Ingle en este siempre sugerente estudio filosófico acerca de cómo nos define la naturaleza específica del comer humano.
Levy, Ariel, «Carb Panic», *New York* (12 de diciembre de 2002).
Nestle, Marion, *Food Politics*, Berkeley, University of California Press, 2002.
Rozin, Paul, «The Selection of Foods by Rats, Humans and Other Animals», en J. Rosenblatt, R. A. Hide, C. Beer y E. Shaw, eds., *Advances in the Study of Behavior*, vol. 6, Nueva York, Academic Press, 1976, pp. 21-76.
—, «Food is Fundamental, Fun, Frightening, and Far-Reaching», *Social Research*, 66, 1 (primavera de 1999). Se trata de un número especial dedicado a la comida que recoge varios ensayos excelentes.

* En su caso, se han incluido las referencias bibliográficas en castellano. *(N. del T.)*

467

Taubes, Gary, «What if Fat Doesn't Make You Fat?», *The New York Times Magazine* (7 de julio de 2002).

1. LA PLANTA: LA CONQUISTA DEL MAÍZ

Además de las fuentes que se señalan abajo, aprendí mucho acerca de la historia natural y social del *Zea mays* a lo largo de mis conversaciones con Ricardo Salvador, de la Universidad de Iowa State (<www.public.iastate. edu/~rjsalvad/home.html>) y con Ignacio Chapela, de la Universidad de California en Berkeley. Ignacio me presentó a su colega Todd Dawson, que no solo me ayudó a entender qué es una planta C-4, sino que además analizó generosamente varios alimentos y muestras de cabello para determinar su contenido en maíz utilizando el espectrómetro de masas de su departamento.

Los dos libros imprescindibles sobre la historia del maíz son los siguientes:

Fussell, Betty, *The Story of Corn*, Nueva York, Knopf, 1994. La cita de Colón sobre el maíz está en la página 17. Las estadísticas sobre el consumo de maíz frente al de trigo aparecen en la página 215.

Warman, Arturo, *Corn & Capitalism. How a Botanical Bastard Grew to Global Dominance*, Chapel Hill, University of North Carolina Press, 2003. [Hay trad. cast.: *La historia de un bastardo. Maíz y capitalismo*, México, Fondo de Cultura Económica de México, 1988.]

Otras obras útiles que tocan la historia del maíz:

Anderson, Edgar, *Plants, Man and Life*, Berkeley, University of California Press, 1952.

Crosby, Alfred W., *Germs, Seeds & Animals. Studies in Ecological History*, Armonk (Nueva York), M. E. Sharpe, 1994.

—, *Ecological Imperialism. The Biological Expansion of Europe, 900-1900*, Cambridge (Reino Unido), Cambridge University Press, 1986.

Diamond, Jared, *Guns, Germs and Steel*, Nueva York, W. W. Norton, 1997. [Hay trad. cast.: *Armas, gérmenes y acero*, Debate, 2006.]

Eisenberg, Evan, *The Ecology of Eden*, Nueva York, Alfred A. Knopf, 1998. Extraordinario en su análisis de la relación coevolutiva de las hierbas y la humanidad.

Iltis, Hugh H., «From Teosinte to Maize. The Catastrophic Sexual Mutation», *Science*, 222, 4.626 (25 de noviembre de 1983).

Mann, Charles C., *1491. New Revelations of the Americas Before Columbus*, Nueva York, Alfred A. Knopf, 2005. Excelente en lo que respecta a los orígenes evolutivos de la planta y el cultivo precolombino del maíz.

Nabhan, G. P., *Enduring Seeds: Native American Agriculture and Wild Plant Conservation*, San Francisco, North Point Press, 1989.

Rifkin, Jeremy, *Beyond Beef. The Rise and Fall of the Cattle Culture*, Nueva York, Plume, 1993. La cita del general Sheridan está en la página 78.

Sargent, Frederick, *Corn Plants. Their Uses and Ways of Life*, Boston, Houghton Mifflin, 1901.

Wallace, H. A. y E. N. Bressman, *Corn and Corn Growing*, Nueva York, John Wiley & Sons, 1949.

Weatherford, Jack, *Indian Givers. How the Indians of the Americas Transformed the World*, Nueva York, Crown, 1988. [Hay trad. cast.: *El legado indígena. De cómo los indios americanos transformaron el mundo*, Barcelona, Editorial Andrés Bello, 2000.]

Will, George F., y George E. Hyde, *Corn Among the Indians of the Upper Missouri*, Lincoln, University of Nebraska Press, 1917.

2. La granja

La mejor fuente sobre la historia y el funcionamiento del maíz comercial en Estados Unidos es una serie de estudios llevados a cabo por Richard Manning y C. Ford Runge y comisionados por la Midwest Commodities and Conservation Initiative, un proyecto conjunto de la World Wildlife Fund, el American Farmland Trust y el Henry A. Wallace Center for Agricultural & Environmental Policy. Los tres estudios están disponibles en internet en <www.woldwildlife.org/commerce>.

Manning, Richard, *Commodities, Consensus and Conservation. A Search for Opportunities and the Framework of a Commodities System* (abril de 2001).

Runge, C. Ford, *King Corn. The History, Trade, and Environmental Consequences of Corn (Maize) Production in the United States* (septiembre de 2002).

Para escribir sobre el auge de la agricultura industrial también me basé en los siguientes trabajos:

Kimbrell, Andrew, *The Fatal Harvest Reader. The Tragedy of Industrial Agriculture*, Washington D. C., Island Press, 2002.

Manning, Richard, *Against the Grain*, Nueva York, North Point Press, 2004.

Morgan, Dan, *Merchants of Grain*, Nueva York, Viking, 1979.

Russell, Edmund, *War and Nature. Fighting Humans and Insects with Chemicals from World War I to Silent Spring*, Cambridge (Reino Unido), Cambridge University Press, 2001.

Schwab, Jim, *Raising Less Corn and More Hell. Midwestern Farmers Speak Out*, Urbana, University of Illinois Press, 1988. La entrevista con George Naylor empieza en la página 111.

Scott, James, *Seeing Like a State. How Certain Schemes to Improve the Human Condition Have Failed*, New Haven, Yale University Press, 1998. Scott, antropólogo y experto en ciencias políticas, sitúa la agricultura industrial en el esclarecedor contexto de otros planes modernistas, incluidas la arquitectura y la colectivización soviética.

Smil, Vaclav, *Enriching the Earth. Fritz Haber, Carl Bosch, and the Transformation of World Food Production*, Cambridge (Massachussets), M.I.T. Press, 2001. Este imprescindible libro cuenta la vida y la obra de Fritz Haber, explica la tecnología para sintetizar nitrógeno y explora su impacto en el ambiente y la población mundial.

—, *Feeding the World*, Cambridge (Massachussets), M.I.T. Press, 2000.

Wargo, John, *Our Children's Toxic Legacy*, New Haven, Yale University Press, 1996. Un importante trabajo en lo que respecta a la regulación y a la biología de los pesticidas.

Para obtener información más detallada de cada pesticida, consultar la página web del Pesticide Action Network (<www.panna.org>). Sobre la atrazina, el herbicida más extendido en los campos de maíz de Estados Unidos, véanse Tyrone Hayes *et. al.*, «Atrazine-Induced Hermaphroditism at 0.1 PPB in American Frogs (*Rana pipiens*): Laboratory and Field Evidence», *Environmental Health Perspectives*, 3, 4 (abril de 2003), y Tyrone B. Hayes, «There Is No Denying This. Defusing the Confusion about Atrazine», *BioScience*, 54, 12 (diciembre de 2004).

Sobre la cuestión de la dependencia de la agricultura industrial de los combustibles fósiles, hay una abundante y en cierto modo sobrecogedora literatura. Marty Bender, del Land Institute, me ayudó a guiarme a través de cuestiones muy complejas, así como David Pimentel, de Cornell. La cifra de 950 mililitros de petróleo por cada 25 kilos de maíz proviene de una investigación no publicada llevada a cabo por Ricardo Salvador (ver su página web, anteriormente citada); David Pimentel *et al.* ofrecen una cifra de 830 mililitros en «Environmental, Energetic and Economic Comparisons of Organic and Conventional Farming Systems», *BioScience*, 55, 7 (julio de 2005). Para más información sobre el tema genérico del uso de la energía en la agricultura, véase el apartado correspondiente al capítulo 9.

En lo que respecta al también desconcertante tema de la política agrícola federal, he tenido muchos tutores buenos, y entre ellos destaca el propio George Naylor, así como el personal de la National Family Farms Coalition (<www.nffc.net>), de la que es presidente. Entre el resto de las fuentes para este material (que figura también en el capítulo 3) se incluyen:

Duffy, Michael, Iowa State (<www.sust.ag.iastate.edu/gpsa/faculty/duffy. html>).
Ray, Daryl, University of Tennessee Institute of Agriculture (<www.agpolicy.org>). Véase sobre todo su informe «Rethinking US Agricultural Policy. Changing Course to Secure Farmer Livelihoods Worldwide» (emitido por el Agricultural Policy Analysis Center del instituto en septiembre de 2003 y disponible en <www.agpolicy.org/ blueprint.html>).
McGuire, Dan, American Corngrower's Association (<www.acga.org>). McGuire compartió generosamente su archivo de documentos sobre la historia de la política agrícola estadounidense desde los años treinta.
Ritchie, Mark, Institute for Agriculture and Trade Policy (<www.iatp.org>).

Otras fuentes sobre la historia de la política agraria:

Critser, Greg, *Fat Land. How Americans Became the Fattest People in the World*, Boston, Houghton Mifflin, 2003. Critser resume la historia de la política agraria desde los años setenta, vinculándola con el actual excedente de comida y la consiguiente epidemia de obesidad.
Duscha, Julius, «Up, Up, Up. Butz Makes Hay Down on the Farm», *The NewYork Times Magazine* (16 de abril de 1972).
Rassmussen, Wayne D., y Gladys L. Baker, *Price Support and Adjustment Programs from 1933 through 1978. A Short Story*, Washington D. C., USDA Economics, Statistics and Cooperatives Service, 1978.
Ritchie, Mark, *The Loss of Our Family Farms. Inevitable Results or Conscious Policies? A Look at the Origins of Government Policies for Agriculture*, Minneapolis, League of Rural Voters, 1979. Ritchie también compartió

conmigo su archivo de comunicados políticos del Committee for Economic Development. El CED, un influyente grupo de negocios desde los años cincuenta hasta los setenta, lideró la campaña para desmantelar la política agraria del New Deal. Véase su «Toward a Realistic Farm Program» (1967) y «A New US. Farm Policy for Changing World Food Needs» (1974).

—, *et al.*, *United States Dumping on World Agricultural Markets*, Minneapolis, Institute for Agriculture and Trade Policy, 2003.

3. El silo

Mi estimación de la porción del cultivo de maíz estadounidense que pasa por las manos empresariales de Cargill y ADM está basada en los datos de Richard Manning en *Against the Grain* (Nueva York, North Point Press, 2004, p. 128), donde dice que ADM compra el 12 por ciento del cultivo de maíz nacional, y en una estimación de 1999 llevada a cabo por Alexander Cockburn y Jeffrey St. Clair (*Counterpunch*, 20 de noviembre de 1999), según la cual Cargill compra el 23 por ciento del cultivo de maíz.

Cronon, William, *Nature's Metropolis. Chicago and the Great West*, Nueva York, W. W. Norton, 1991.

Kneen, Brewster, *Invisible Giant. Cargill and its Transnational Strategies*, Londres, Pluto Press, 2002.

Manning, Richard, *Against the Grain*, Nueva York, North Point Press, 2004. Manning se sirve de la metáfora de la biomasa para describir el excedente de grano comercial en la página 137.

Sahagún, B. de, *Florentine Codex. A General History of the Things of New Spain* (12 vols.), Santa Fe (Nuevo México), School of American Research and University of Utah, 1950-1969. [Hay trad. cast.: *Historia general de las cosas de Nueva España*, México, Dastin, 2009.]

Michael Duffy y George Naylor me ayudaron a calcular exactamente qué es lo que recibe un granjero del mercado y del gobierno por cada 25 kilos de maíz. Dicho esto, las diversas fórmulas y contingencias implicadas, por no hablar de la nomenclatura, son desalentadoramente complejas, y ni Naylor ni Duffy son responsables de ninguno de los errores ni del exceso de simplificación de mis cálculos. Lo que yo denomino «precio objetivo» es técnicamente una «tasa del crédito a la comercialización», pero como el programa está estructurado para hacer que pedir un crédito no sea atractivo (al contrario que el viejo programa de créditos sin recurso), la formulación es confusa. De todas maneras, es importante entender que ese nivel de precio no es un precio objetivo en el sentido que antes tenía, cuando el USDA estableció un mínimo para los precios de las mercancías que después apoyaba ofreciendo a los granjeros créditos sin recurso.

4. EL CEBADERO: FABRICAR CARNE (54.000 GRANOS)

Este capítulo tiene su origen en un artículo que escribí para *The New York Times* titulado «Power Steer» (31 de marzo de 2002). Durante mi investigación sobre el ganado y la industria ganadera estadounidense aprendí muchas cosas de Bill Niman, de Niman Ranch, en Oakland; el operario de cebadero Mike Callicrate, de Kansas; el ranchero de Colorado Dale Lassiter; la experta en manejo de animales Temple Grandin (<www.grandin.com>); el ranchero de bisontes y escritor de Dakota del Sur Dan O 'Brien; el microbiólogo de Cornell James Russell, y Rich y Ed Blair, los rancheros de Dakota del Sur perfilados en este capítulo. También de una serie de valiosas fuentes escritas:

Carlson, Laurie Winn, *Cattle. An Informal Social History*, Chicago, Ivan R. Dee, 2001.

Durning, Alan B., y Holly B. Brough, *Taking Stock. Animal Farming and the Environment*, Washington D. C., World Watch Institute, 1991.

Engel, Cindy, *Wild Health. How Animals Keep Themselves Well and What We Can Learn from Them*, Boston, Houghton Mifflin, 2002.

Frazier, Ian, *Great Plains*, Nueva York, Picador, 1989.

Grandin, Temple, *Animal Handling in Meat Plants* (vídeo: *Grandin Livestock Handling System*, <www.grandin.com>).

Johnson, James R., y Gary E. Larson, *Grassland Plants of South Dakota and the Northern Great Plains*, Brookings (Dakota del Sur), South Dakota State University, 1999.

Hamilton, Doug, *Modern Meat* (documental para *Frontline* emitido en la PBS el 18 de abril de 2002).

Lappé, Frances Moore, *Diet for a Small Planet*, Nueva York, Ballantine Books, 1991. Sigue siendo el alegato más potente contra el consumo de carne, aunque al realizarlo Lappé da por supuesto un sistema de producción basado en el grano.

Luttwak, Edward, «Sane Cows, or BSE Isn't the Worst of It», *London Review of Books*, 23, 3 (8 de febrero de 2001).

Manning, Richard. *Grassland. The History, Biology, and Promise of the American Prairie*, Nueva York, Penguin, 1997.

Nierenberg, Danielle, *Happier Meals. Rethinking the Global Meat Industry*, Washington D. C., Worldwatch Institute, 2005.

O'Brien, Dan, *Buffalo for the Broken Heart. Restoring the Life to a Black Hills Ranch*, Nueva York, Random House, 2001. Se trata de la versión del negocio ganadero, y de una prometedora alternativa a este, por parte de un ranchero. Casualmente el rancho de O'Brien comparte una cerca con el de los Blair.

Ozeki, Ruth L., *My Years of Meats*, Nueva York, Penguin, 1999. Muy divertida y bien documentada novela alrededor de la industria cárnica estadounidense.

Rampton, Sheldon, y John Stauber, *Mad Cow U.S.A. Could the Nightmare Happen Here?*, Monroe (Maine), Common Courage Press, 1997.

Rifkin, Jeremy, *Beyond Beef*, Nueva York, Plume, 1993.

Russell, James B., *Rumen Microbiology and Its Role in Ruminant Nutrition*, Ithaca (Nueva York), autopublicado, 2002.

Schell, Orville., *Modern Meat. Antibiotics, Hormones and the Pharmaceutical Farm*, Nueva York, Vintage, 1985.

Schlosser, Eric, *Fast Food Nation*, Boston, Houghton Mifflin, 2001. [Hay trad. cast.: *Fast food. El lado oscuro de la comida rápida*, Barcelona, Grijalbo, 2002.]

Sinclair, Upton, *The Jungle*, Londres, Penguin, 1985.

Smil, Vaclav, *Feeding the World. A Challenge for the Twenty-First Century*, Cambridge (Massachussets), M.I.T. Press, 2001.

5. LA PLANTA DE PROCESO: FABRICAR ALIMENTOS COMPLEJOS (18.000 GRANOS)

He escrito acerca de los imperativos que hay tras el proceso de alimentos en varias ocasiones (los artículos aparecen enumerados más abajo) y a ese respecto he sacado mucho partido de mis conversaciones con las nutricionistas Marion Nestle y Joan Gussow, y de mis lecturas de revistas de la industria, sobre todo *Food Technology* (Chicago, Institute of Food Technologists). Larry Johnson, del Center for Crops Utilization Research de la Universidad de Iowa State, puso generosamente a mi disposicion su tiempo y sus conocimientos, mostrándome y contándome todo lo que quería saber acerca de la molienda húmeda del maíz y la soja. La Corn Refiners Association (<www. corn.org>) constituye un inestimable recurso en lo que respecta a la historia, la tecnología y los productos derivados del refinado del maíz; véanse especialmente sus informes anuales, un tesoro de interesantes datos estadísticos e históricos.

Ford, Brian J., *The Future of Food*, Nueva York, Thames & Hudson, 2000. [Hay trad. cast.: *El futuro de los alimentos*, Barcelona, Blume, 2003.]

Goodman, Michael, y Michael Redclift, *Refashioning Nature. Food, Ecology, and Culture*, Londres, Routledge, 1991.

Gussow, Joan Dye, ed., *The Feeding Web. Issues in Nutritional Ecology*, Palo Alto (California), Bull Publishing, 1978. Sigue siendo una inestimable antología (desafortunadamente descatalogada) de todas las cuestiones relacionadas con la comida y sirve como recordatorio de que gran parte del debate que nuestra cultura mantiene acerca de la política y la ecología de la comida es una reedición del que tuvo lugar en los años setenta. La cita acerca de la relación entre la identidad de un alimento y sus materias primas, y el extracto del informe anual del IFF aparecen en un ensayo de Gussow titulado «Whatever happened to Food? Or Does it Pay to Fool with Mother Nature?», pp. 200-204.

Levenstein, Harvey, *Paradox of Plenty*, Berkeley, University of California Press, 2003.

—, *Revolution at the Table. The Transformation of the American Diet*, Berkeley, University of California Press, 2003.

Nestle, Marion, *Food Politics*, Berkeley, University of California Press, 2002.

Pollan, Michael, «Naturally», *The New York Times Magazine* (13 de mayo de 2001).

—, «The Futures of Food», *The New York Times Magazine* (4 de mayo de 2003).

—, «The (Agri)cultural Contradictions of Obesity», *The New York Times Magazine* (12 de octubre de 2003).

Schlosser, Eric, *Fast Food Nation*, Boston, Houghton Mifflin, 2001. [Hay trad. cast.: *Fast food. El lado oscuro de la comida rápida*, Barcelona, Grijalbo, 2002.]

Tannahill, Reay, *Food in History*, Nueva York, Stein and Day, 1973. La cita sobre la fabricación de filetes a partir de petróleo está en la página 394.

Tisdale, Sally, *The Best Thing I Ever Tasted. The Secret of Food*, Nueva York, Riverhead, 2001. La cita de Massimo Montanari, el historiador italiano especializado en alimentación, acerca de cómo el hecho de procesar alimentos nos libera de las vicisitudes de la naturaleza aparece en la página 66.

6. El consumidor: una república de grasa

Bray, George, *et. al.*, «Consumption of High-fructose Corn Syrup in Beverages May Play a Role in Epidemic of Obesity», *American Journal of Clinical Nutrition*, 79 (2004), pp. 537-543.

Brownelll, Kelly D., y Katherine Battle Horgen, *Food Fight. The Inside Story of the Food Industry, America's Obesity Crisis, and What We Can Do About It*, Chicago, Contemporary Books, 2004.

Crister, Greg, *Fat Land. How Americans Became the Fattest People in the World*, Boston, Houghton Mifflin, 2003.

Drewnowski, Adam, y S. E. Specter, «Poverty and Obesity. The Role of Energy Density and Energy Costs in the American», *American Journal of Clinical Nutrition*, 79 (enero de 2004), pp. 6-16. Para este importante artículo Drewnowski y Specter estudiaron cuántas y qué clase de calorías se podían comprar con un dólar en diversas zonas del supermercado.

Kroc, Ray, *Grinding it Out. The Making of McDonald's*, Chicago, Contemporary Books, 1977.

Lender, Mark E., y James Kirby Martin, *Drinking in America. A History*, Nueva York, The Free Press, 1982.

Logsdon, Gene, *Good Spirits. A New Look at Ol' Demon Alcohol*, White River Junction (Vermont), Chelsea Green, 1999.

Love, John F., *McDonald's. Behind the Arches*, Nueva York, Bantam, 1986. Love cuenta aquí la historia de David Wallerstein, pp. 296-297.

Narayan, K. M. Venkat, *et al.*, «Lifetime Risk for Diabetes Mellitus in the United States», *Journal of American Medical Association*, 290 (2003), pp. 1884-1890.

Nestle, Marion, *Food Politics*, Berkeley, University of California Press, 2002.

Pollan, Michael, «The (Agri)cultural Contradictions of Obesity», *The New York Times Magazine* (12 de octubre de 2003). Este capítulo amplía y elabora el argumento que expuse en este artículo.

—, *The Botany of Desire*, Nueva York, Random House, 2001. [Hay trad. cast.: *La botánica del deseo. El mundo visto a través de las plantas*, Guipúzcoa, Ixo Editorial, 2008.] Véase el material acerca de la dulzura en el capítulo de las manzanas, así como la bibliografía acerca de la dulzura.

Rorabaugh, W. J., *The Alcoholic Republic. An American Tradition*, Oxford, Oxford University Press, 1979. Un esclarecedor informe acerca del hábito de la bebida desde la revolución hasta el movimiento por la templanza. Utilicé este libro como fuente principal para obtener información acerca del consumo norteamericano de alcohol en el siglo XIX. La cita de William Cobbett aparece en la página 59.

Satcher, David, «The Surgeon General's Call to Action to Prevent and Decrease Overweight and Obesity», Washington D. C., U.S. Department of Health and Human Services, 2001, disponible en internet en <www. surgeongeneral.gov>.

Winson, Anthony, «Bringing Political Economy into the Debate on the Obesity Epidemic», *Agriculture and Human Values*, 21 (2004), pp. 299-312.

7. La comida: *fast food*

«A Full Serving of Nutrition Facts», folleto publicado por McDonald's (2003).

Schlosser, Eric, *Fast Food Nation*, Boston, Houghton Mifflin, 2001. [Hay trad. cast.: *Fast food. El lado oscuro de la comida rápida*, Barcelona, Grijalbo, 2002.]

Sobre el etanol y la polución del aire véase Libecap, Gary D., «Environmental Phantasm. Political Forces Keep Dreams of Ethanol Alive», Property and Environment Research Center (PERC) (junio de 2003), <www.perc. org/publications/percreports/june2003/phantasm.php> y la página web del Sierra Club, <www.sierraclub.org>.

8. Toda carne es hierba

Leo Marx constituye una fuente inestimable en lo que respecta a la tradición pastoril. Aprendí muchísimo sobre agricultura, hierba, animales y sobre Joel Salatin en los libros del propio Salatin, todos los cuales merece la pena leer, incluso si uno no está pensando en criar pollos; es un escritor siempre entretenido. *Stockman Grass Farmer*, el tabloide mensual de Allan Nation para los cultivadores de hierba, es el medio de comunicación imprescindible del movimiento.

Klinkenborg, Verlyn, *Making Hay*, Guilford (Connecticut), Lyons Press, 1997.

Marx, Leo, *The Machine in the Garden*, Oxford, Oxford University Press, 2000. La cita de Henry James está en la página 352.

Pollan, Michael, «Sustaining Vision», *Gourmet* (septiembre de 2002).

Salatin, Joel, *Family Friendly Farming*, Swoope (Virginia), Polyface, 2001.

—, *Holy Cows & Hog Heaven. The Food Buyer's Guide to Farm Friendly Food*, Swoope (Virginia), Polyface, 2004.

—, *Pastured Poultry Profit$: Net $25.000 in 6 Months on 20 Acres*, Swoope (Virginia), Polyface, 1996.

—, *Polyface Farm* (vídeo: Moonstar Films, <www.moonstarfilms.com>, sin fecha).

—, *$alad Bar Beef*, Swoope (Virginia), Polyface, 1995.

—, *You Can Farm. The Entrepreneur's Guide to Start and $ucceed in a Farming Enterprise*, Swoope (Virginia), Polyface, 1998.

Virgilio, *Eglogues, Georgics, Aeneid* 1-6, vol. 1, Cambridge (Massachussets), Harvard University Press, 1986. [Hay trad. cast.: *Obras completas*, Madrid, Ediciones Cátedra, 2003.]

Williams, Raymond, *The Country and the City*, Nueva York, Oxford University Press, 1973.

9. Orgánico a lo grande

Algunas partes de este capítulo están basadas en un artículo sobre la industrialización de lo orgánico que publiqué en *The New York Times Magazine* (13 de mayo de 2001). Entre las fuentes del movimiento orgánico que más hicieron por instruirme se encuentran Joan Gussow; Fred Kirshenmann, del Leopold Center de la Universidad de Iowa State (<www.leopold.iastate.edu>); Bob Scowcroft, de la Organic Farming Research Foundation; Michael Sligh y Hope Shand, del ETC (<www.etcgroup.org>); la difunta Betsy Lydon; el granjero y autor Eliot Coleman; el granjero Woody Derycks; los granjeros Tom y Denesse Willy; el granjero Warren Weber; el granjero y autor Michael Ableman; Drew y Myra Goodman y Mark Merino, de

Earthbound Farm; George Siemens, de Organic Valley; John Diener, de Greenways Organic; Gene Kahn, de General Mills; Miguel Altieri; Julie Guthman; Peter Rosset; Charles Benbrook; Roger Blobaum, y Maria Rodale. Varios de los artículos científicos que comparan los productos orgánicos y convencionales están incluidos en la lista de fuentes escritas que siguen; otras están disponibles en el Organic Center (<www.organic-center.org>).

Altieri, Miguel, *Agroecology. The Science of Sustainable Agriculture*, Boulder (Colorado), Westview Press, 1995.

—, «The Ecological Role of Biodiversity in Agroecosystems», *Agric. Ecosyst. and Env.*, 74 (1999), pp. 19-31.

Barron, R. C., ed., *The Garden and Farm Books of Thomas Jefferson*, Golden (Colorado), Fulcrum, 1987. En una carta a su hija, Jefferson sugiere que los problemas que ella estaba teniendo con los insectos podrían ser consecuencia de un suelo agotado; véase la página 156. Eliot Coleman fue quien me habló por primera vez de este pasaje.

Belasco, Warren, *Appetite for Change. How the Counterculture Took on the Food Industry 1966-1988*, Nueva York, Pantheon, 1989. Belasco es muy persuasivo al localizar las raíces de la comida orgánica en la contracultura de los años sesenta. Los informes de la época del People's Park y el People's Garden están en las páginas 19-22.

Benbrook, Charles M., *Elevating Antioxidant Levels in Food Through Organic Farming and Food Processingf. An Organic Center State of Science Review*, Foster (Rhode Island), Organic Center, 2005.

Berry, Wendell, *The Gift of Good Land*, San Francisco, North Point Press, 1981.

—, *Home Economics*, San Francisco, North Point Press, 1987.

—, *The Unsettling of America. Culture and Agriculture*, San Francisco, Sierra Club Books, 1977. La cita de sir Albert Howard sobre suelo y salud aparece en la página 46.

Carbonaro, Marina, y Maria Mattera, «Polyphenoloxidase Activity and Polyphenol Levels in Organically and Conventionally Grown Peaches», *Food Chemistry*, 72 (2001), pp. 419-424.

Chassy, A. W., et. al., «A Three-Year Comparison of the Content of Antioxidant Microconstituents and Several Quality Characteristics in Organic and Conventionally Managed Tomatoes and Bell Peppers», *Journal of Agricultural and Food Chemistry*, 54 (2006), pp. 8244-8252.

Coleman, Eliot, «Can Organics Save the Family Farm?», *The Rake* (septiembre de 2004).

Curl, Cynthia L., *et al.*, «Organophosphorus Pesticide Exposure of Urban and Suburban Pre-school Children with Organic and Conventional Diets», *Environmental Health Perspectives*, 3, 3 (marzo de 2003).

Davis, Donald R., *et al.*, «Changes in USDA Food Composition Data for 43 Garden Crops, 1950 to 1999», *Journal of the American College of Nutrition*, 23, 6 (2004), pp. 669-682.

—, «Trade-Offs in Agriculture and Nutrition», *Food Technology*, 59, 3, p. 120.

Dewhurst, R. J., *et al.*, «Comparison of Grass and Legume Silages for Milk Production», *Journal of Dairy Science*, 86, 8 (2003), pp. 2598-2611.

Freyfogle, Eric T., *The New Agrarianism. Land, Culture and the Community of Life*, Washington D. C., Island Press, 2001.

Guthman, Julie, *Agrarian Dreams*, Berkeley, University of California Press, 2004.

Harvey, Graham, *The Forgiveness of Nature. The Story of Grass*, Londres, Jonathan Cape/Random House, 2001. Respecto a la gran controversia del humus, véase el capítulo 17, pp. 300-319.

Hayes, Tyrone, *et al.*, «Atrazine-Induced Hermaphroditism at 0,1 PPB in American Frogs (*Rana pipiens*). Laboratory and Field Evidence», *Environmental Health Perspectives*, 3, 4 (abril de 2003).

—, «There Is No Denying This. Defusing the Confusion About Atrazine», *BioScience*, 54, 12 (diciembre de 2004).

Howard, sir Albert, *An Agricultural Testament*, Nueva York, Oxford University Press, 1943.

—, *The Soil and Health*, Nueva York, Schocken, 1972.

Lewis, W. J., *et al.*, «A Total System Approach to Sustainable Pest Management», *The Proceedings of the National Academy of Sciences*, 84 (1997).

Manning, Richard, *Commodities, Consensus and Conservation* (abril de 2001). En su estudio sobre la agricultura comercial, Manning cita a Platón respecto al impacto de la agricultura sobre el ambiente y la importancia de los suelos sanos (página 2):

> Lo que ahora queda de una tierra antaño rica es como el esqueleto de un hombre enfermo [...]. Antiguamente muchas montañas eran cultivables. Las llanuras que estaban repletas de suelo rico son ahora ciénagas. Las colinas que en el pasado estaban tapizadas de bosques y producían pasto abundante solo producen hoy alimento para abejas. Hubo un tiempo en que la tierra se enriquecía con las lluvias anuales, que no se perdían, como se pierden actualmente fluyendo sin obstáculos desde una tierra desnuda hasta el mar. El suelo era profundo y absorbía y conservaba el agua en la marga, y el agua que absorbían las colinas alimentaba manantiales y arroyos por todas partes. Ahora los sepul-

cros abandonados en lugares donde antes había manantiales avalan que nuestra descripción de la tierra es verídica.

Marx, Leo, *The Machine in the Garden*, Oxford, Oxford University Press, 2000.

Mitchell, A. E., *et al.*, «Comparison of the Total Phenolic and Ascorbic Acid Content of Freezed-Dried and Air-Dried Marionberry, Strawberry, and Corn Grown Using Conventional, Organic, and Sustainable Agricultural Practices», *Journal of Agricultural and Food Chemistry*, 51 (2003), pp. 1237-1241. Este es el estudio sobre el que argumento con cierta amplitud.

Rosset, Peter M., *The Multiple Functions and Benefits of Small Farm Architecture*, Oakland, Food First, 1999. Rosset documenta los diversos sentidos en los que las pequeñas granjas diversificadas son realmente más eficientes que las grandes.

Sligh, Michael, y Carolyn Christman, *Who Owns Organic?*, Pittsboro (Carolina del Norte), RAFI-USA, 2003.

Stoll, Steven, *The Fruits of Natural Advantage. Making the Industrial Countryside in California*, Berkeley, University of California Press, 1998.

Tilman, David, «The Greening of the Green Revolution», *Nature*, 396 (19 de noviembre de 1998).

Wargo, John, *Our Children's Toxic Legacy*, New Haven, Yale University Press, 1996.

Wirzba, Norman, ed., *The Essential Agrarian Reader*, Lexington (Kentucky), University Press of Kentucky, 2003.

Wolfe, M. S., «Crop Strength Through Diversity», *Nature*, 406, 17 (agosto de 2000).

En lo que respecta al complejo y polémico tema del uso de la energía en la agricultura convencional y orgánica, me he basado en muchas fuentes, entre ellas David Pimentel, Rich Pirog del Leopold Center, Marty Bener del Land Institute, y Karen Klonsky y Peter Livingston de la Universidad de California en Davis, así como en el incansable trabajo de mi investigador Chad Heeter. Pimentel nos ayudó a calcular la energía necesaria para cultivar, empaquetar, lavar, refrigrerar y enviar a través del país medio kilo de lechuga orgánica, utlizando sus datos e informaciones adicionales que amablemente nos proporcionó Earthbound Farm. En ocasiones se critican las cifras de Pimentel por considerarlas elevadas, puesto que inlcuye la «energía encarnada», por ejemplo, el combustible fósil que se requiere para fabricar cosas como tractores. Sin embargo, sus cifras siguen siendo las más exhaustivas, y cada vez que una cifra en concreto se pone en cuestión siempre he utilizado la más conservadora. En lo que respecta a la energía en la agricultura, véanse también:

Carlsson-Kanyama, Annika, y Mireille Faist, *Energy Use in the Food Sector. A Data Survey*. *AFN-report*, 291, Estocolmo, Swedish Environmental Protection Agency, 2000.

Heller, Martin C., y Gregory A. Keoleian, *Life Cycle-Based Sustainability Indicators for Assessment of the U.S. Food System, Report No CSS00-04*, Michigan, Center for Sustainable Systems, University of Michigan, 2000. De este estudio obtuve mis cifras sobre la porción de consumo energético dedicada al sistema alimentario (una quinta parte) en Estados Unidos y la porción de esa cantidad (una quinta parte) de la que es responsable la agricultura (frente al envasado, refrigerado y transporte).

Livingston, Peter, «A Comparison of Economic Viability and Measured Energy Required for Conventional, Low Input, and Organic Farming Systems Over a Rotational Period», tesis no publicada, Chico (California), Universidad de California State, 1995.

Lovins, Amory, L. Hunter Lovins, y Marty Bender, «Agriculture and Energy», *Encyclopedia of Energy Technology and the Environment*, Nueva York, John Wiley & Sons, 1995.

Pimentel, David, ed., *Handbook of Energy Utilization in Agriculture*, Boca Ratón (Florida), CRC Press, 1980.

—, y Marcia Pimentel, eds., *Food, Energy and Society*, Niwot (Colorado), University Press of Colorado, 1996.

—, *et al.*, «Environmental, Energetic, and Economic Comparisons of Organic and Conventional Farming Systems», *BioScience*, 55, 7 (julio de 2005), pp. 573-582. La estadística sobre el ahorro de energía en la producción orgánica (30 por ciento) proviene de este estudio, aunque, tal como admite Pimentel, si la fertilidad de la granja no se genera en la propia granja o en sus alrededores, este ahorro desaparece rápidamente.

Tourte, Laura, *et al.*, «Sample Costs to Produce Organic Leaf Lettuce», University of California Cooperative Extension, 2004.

10. HIERBA: TRECE MANERAS DE MIRAR UN PASTO

Benyus, Janine M., *Biomimicry. Innovation Inspired by Nature*, Nueva York, Perennial, 2002. Ofrece un magnífico testimonio del proyecto del Land Institute para perennializar la agricultura.

Eisenberg, Evan, *The Ecology of Eden*, Nueva York, Knopf, 1998.

Farb, Peter, *Living Earth*, Nueva York, Pyramid Publications, 1959.

Harvey, Graham, *The Forgiveness of Nature. The Story of Grass*, Londres, Jonathan Cape/Random House, 2001.

Hawken, Paul, Armory Lovins, y L. Hunter Lovins, *Natural Capitalism*, Nueva York, Bay Books, 2000. Otro buen testimonio del trabajo del Land Institute.

Jackson, Wes, *et al.*, eds., *Meeting the Expectations of the Land. Essays in Sustainable Agriculture and Stewardship*, San Francisco, North Point Press, 1984.

—, *New Roots for Agriculture*, Lincoln (Nebraska), University of Nebraska Press, 1985.

Judy, Greg, *No Risk Ranching. Custom Grazing on Leased Land*, Ridgeland (Massachussets), Green Park Press, 2003.

Logsdon, Gene, *All Flesh is Grass. The Pleasures and Promises of Pasture Farming*, Athens (Ohio), Swallow Press/Ohio University, 2004.

Nation, Allan, *Knowledge Rich Ranching*, Ridgeland (Massachussets), Green Park Press, 2002.

Savory, Allan, *Holistic Management. A New Framework for Decision Making*, Washington D. C., Island Press, 1999. Savory es un pionero en el uso del pastoreo intensivo para restaurar praderas áridas y está haciendo que los ecologistas cambien su opinión acerca del papel del pastoreo en la salud del ecosistema.

The Stockman Grass Farmer, publicada mensualmente.

Voisin, André, *Grass Productivity*, Washington D. C., Island Press, 1989.

11. LOS ANIMALES: PRACTICAR LA COMPLEJIDAD

Para profundizar en las ventajas del policultivo, véanse la revista *Permaculture* (<www.permaculture.co.uk>), *Permaculture Activist* (<www. permecultureactivis.net>) y los trabajos de Bill Mollison. También:

Furuno, Takao, *The Power of Duck. Integrated Rice and Duck Farming*, Tasmania, Tagari Publications, 2001. Es otro ejemplo de granja basada en el policultivo procedente de otra tradición. Furuno es el Joel Salatin de Japón.

Imhoff, Dan, *Farming with the Wild. Enhancing Biodiversity on Farms and Ranches*, San Francisco, Sierra Club Books, 2003.

Rosset, Peter, *The Multiple Functions and Benefits of Small Farm Agriculture*, Oakland, Food First, 1999.

12. LA MATANZA: EN UN MATADERO DE CRISTAL

Joel explica exactamente cómo matar un pollo y compostar los desechos de la matanza en los capítulos 15 y 16 de *Pastured Poultry Profit$*, Swoope (Virginia), Polyface, 1993. Sobre las prácticas de matanza, compasivas y de otro tipo, véase la página web de Temple Grandin (<www.grandin.com>).

13. EL MERCADO: «SALUDOS DE LA GENTE SIN CÓDIGO DE BARRAS»

Para encontrar productores locales de carne, huevos, pollos y leche en Estados Unidos, véase <www.eatwellguide.com>. La página web de Slow Food USA es <www.slowfood.com>.

Berry, Wendell, *Citizenship Papers*, Washington D. C., Shoemaker & Hoard, 2003. Véanse especialmente los ensayos «The Total Economy» (pp. 63-76) y «The Whole Horse» (pp. 113-126), donde se encuentran las citas de Berry que aparecen en este capítulo.

Blank, Steven, *The End of Agriculture in the American Portofolio*, Westport (Connecticut), Quorum Books, 1998.

Fallon, Sally, *Nourishing Traditions*, Washington D. C., New Trends Publishing, 2001. Fallon es la presidenta de la Weston A. Price Foundation (<www.westonaprice.org>).

Fernald, Anya, *et al.*, *A World of Presidia. Food, Culture and Community*, Bra (Italia), Slow Food Editore, 2001.

Gussow, Joan Dye, *This Organic Life. Confessions of a Suburban Homesteader*, White River Junction (Vermont), Chelsea Green Publishing, 2001.

Halweil, Brian, *Eat Here. Reclaiming Homegrown Pleasures in a Global Supermarket*, Nueva York, W. W. Norton & Company, 2004.

—, *Home Grown. The Case for Local Food in a Global Market*, Washington D. C., Worldwatch Institute, 2004.

Kloppengerb, J. Jr., *et al.*, «Coming into the Foodshed», *Agriculture and Human Values*, 13, 3 (1996). Este artículo parece ser el primero en utilizar el término «cuenca alimentaria»: «El concepto de una "cuenca alimentaria" (un término que inspira imágenes de comida fluyendo hacia un

lugar) ha sido desarrollado para promover la discusión y la acción frente a la pérdida de autoridad y la naturaleza destructiva del sistema actual
respecto a la comunidad y el ambiente».

Lyson, Thomas A., *Civic Agriculture. Reconnecting Farm, Food, and Community*,
Medford (Massachussets), Tufts University Press, 2004.

McKibben, Bill, «Small World. Why One Town Stays Unplugged», *Harper's*,
307, 1843 (diciembre de 2003), pp. 46-54.

Nabhan, Gary Paul, *Coming Home to Eat. The Pleasures and Politics of Local
Foods*, Nueva York, W. W. Norton, 2001.

Norberg-Hodge, Helena, *et al.*, *Bringing the Food Economy Home. Local Alter-
natives to Global Agribusiness*, Zed Books, 2002.

Petrini, Carlo, ed., *Slow Food. Collected Thoughts on Taste, Tradition, and the Honest
Pleasures of Food*, White River Junction (Vermont), Chelsea Green Publishing, 2001. Véanse también los discursos de Petrini en la página web
de Slow Food.

Pollan, Michael, «Cruising on the Ark of Taste», *Mother Jones* (mayo de
2003). Un ensayo acerca de la política de Slow Food.

Porter, Michael E., *The Competitive Advantage of Nations*, Nueva York, The
Free Press, 1990.

14. La comida: comer hierba

Para un resumen de la investigación sobre los beneficios para la salud de la
carne, la leche y los huevos de animales alimentados con pasto, véase <www.
eatwild.com>.

Brillat-Savarin, Jean-Anthelme, *The Physiology of Taste*, Londres, Penguin,
1994. [Hay trad. cast.: *Fisiología del gusto*, Gijón, Ediciones Trea, 2012.]

Child, Julia, *Mastering the Art of French Cooking*, Nueva York, Alfred A.
Knopf, 2001.

McGee, Harold, *On Food and Cooking. The Science and Lore of the Kitchen*,
Nueva York, Charles Scribner, 2004. [Hay trad. cast.: *La cocina y los alimentos*, Barcelona, Debate, 2015.]

Robinson, Jo. *Pasture Perfect. The Far-Reaching Benefits of Choosing Meat, Eggs,
and Diary from Grass-Fed Animals*, Vashon (Washington), Vashon Island
Press, 2004.

—, *Why Grassfed is Best! The Surprising Benefits of Grassfed Meat, Eggs, and
Dairy Products*, Vashon (Washington), Vashon Island Press, 2000.

En cuanto a las investigaciones modernas acerca de la función de los omega-3 y otras grasas en la dieta, véanse los informes de la reunión de 2004 de la International Society for the Study of Fatty Acids and Lipids (<www. issfal.org.uk>). La investigación sobre los beneficios de los omega-3 que se cita en mi capítulo procede de los siguientes artículos:

De Groot, R. H. M., *et al.*, *Correlation Between Plasma (N-3) Fatty Acid Levels and Cognitive Performance in Women*, informe, Departamento de Psiquiatría y Neuropsicología e Instituto Maastricht de Investigación en Neuropsicología, Nutrición y Toxicología, Universidad de Maastricth, 2004.

Kelley, R. L., *et al.*, *Effect of the Dietary Fish Oil on Puppy Trainability*, informe, The Iams Company Technical Centre, Lewisburg, 2004.

Smuts, C. M., *et al.*, *The Effect of Omega-3 Rich Spread on the Cognitive Function of Learners 6-9 Years Old From a Low Socio-Economic Community*, Nutritional Intervention Research Unit, MRC, informe, Parow Valley, Stellenbosch, 2004.

15. El buscador de comida

Allport, Susan, *The Primal Feast. Food, Sex, Foraging, and Love*, Lincoln (Nebraska), Universe, 2003.

Budiansky, Stephen, *The Covenant of the Wild. Why Animals Chose Domestication*, New Haven, Yale University Press, 1999. La cita de Thoreau sobre la caza está en la página 157.

Leopold, Aldo, *A Sand County Almanac*, Nueva York, Ballantine, 1986. Las citas de Leopold están tomadas de la página 177.

Nelson, Davia, y Nikki Silva, *Hidden Kitchens. Stories, Recipes, and More from NPR's The Kitchen Sisters*, Nueva York, Rodale, 2005. Véase especialmente el capítulo sobre Angelo Garro, pp. 172-189.

16. El dilema del omnívoro

Allport, Susan, *The Primal Feast* (2003).

Fernández-Armesto, Felipe, *Historia de la comida*, Barcelona, Tusquets, 2004.

Harris, Marvin, *The Sacred Cow and the Abominable Pig. Riddles of Food and Culture*, Nueva York, Simon & Schuster, 1987.

Kass, Leon, *The Hungry Soul*, Nueva York, The Free Press, 1994. [Hay trad. cast.: *El alma hambrienta*, Madrid, Ediciones Cristiandad, 2005.]

Katz, Solomon H., «Food and Biocultural Evolution. A Model for the Investigation of Modern Nutritional Problems», *Nutritional Anthropology*, ed. Francis E. Johnston, Nueva York, Alan R. Liss, 1987, pp. 41-63.

Lévi-Strauss, Claude, *The Origin of Table Manners. Introduction to a Science of Mythology*, vol. 3, Nueva York, Harper & Row, 1978.

—, *The Raw and the Cooked. Introduction to a Science of Mythology*, vol. 1, Chicago, University of Chicago Press, 1983.

Mooallem, Jon, «The Last Supper. Living by One-handed Food Alone», *Harper's* (julio de 2005). De aquí saqué la estadística de que en Estados Unidos el 19 por ciento de las comidas se consume en el coche.

Pinker, Steven, *How the Mind Works*, Nueva York, W. W. Norton and Company, 1997. [Hay trad. cast.: *Cómo funciona la mente*, Barcelona, Destino, 2001.] Valioso libro en lo que respecta a la caza y la búsqueda de alimentos, la percepción visual, el nicho cognitivo y la evolución del asco. La cita sobre «microbiología intuitiva» está en la página 383.

Pollan, Michael, «Our National Eating Disorder», *The New York Times Magazine* (17 de octubre de 2004).

Rozin, Paul, *et al.*, «Attitudes to Food and the Role of Food in Life. Comparisons of Flemish Belgian, France, Japan and the United States», *Appetite* (1999).

—, *et al.*, «The Borders of the Self. Contamination Sensitivity and Potency of the Mouth, Other Apertures and Body Parts», *Journal of Research in Personality*, 29 (1995), pp. 318-340.

—, *et al.*, «The Cultural Evolution of Disgust», en H. M. Macbeth, ed., *Food Preferences and Taste. Continuity and Change*, Oxford, Berghahn, 1997.

—, *et al.*, «Disgust», en Lewis M. y J. Haviland, eds., *Handbook of Emotions*, Nueva York, Guilford, 1999.

—, *et al.*, «Lay American Conceptions of Nutrition. Dose Intensivity, Categorical Thinking, Contagion, and the Monotonic Mind», *Health Psychology*, 15 (1996), pp. 438-447.

—, y E. Fallon, «A Perspective on Disgust», *Psychological Review*, 94, 1 (1987), pp. 23-41.

—, y J. Schulkin, «Food Selection», en E. M. Stricker, ed., *Handbook of Behavioral Neurobiology, Food and Water Intake*, vol. 10, Nueva York, Plenum, 1990, pp. 297-328.

Wrangham, Richard, *et al.*, «The Raw and the Stolen. Cooking and the Ecology of Humans Origins», *Current Anthropology*, 40, 5 (diciembre de

1999). Wrangham argumenta de un modo persuasivo, tanto aquí como en cualquier otra parte, que es la cocina la que nos hizo humanos.

17. LA ÉTICA DE COMER ANIMALES

Berger, John, *About Looking*, Nueva York, Vintage International, 1991. [Hay trad. cast.: *Mirar*, Barcelona, Gustavo Gili, 2016.]

Budiansky, Stephen, *The Covenant of the Wild. Why Animals Choose Domestication*, Nueva York, William Morrow & Co., 1992. Un valioso libro en lo que respecta a la evolución de la domesticación de los animales.

—, *If a Lion Could Talk. Animal Intelligence and the Evolution of Consciousness*, Nueva York, The Free Press, 1998. [Hay trad. cast.: *Si los animales hablaran... no les entenderíamos,* Madrid, Ateles, 2001.]

Coetzee. J. M., *The Lives of Animals*, Princeton, Princeton University Press, 1999.

Dennett, Daniel C., *Kinds of Minds. Toward an Understanding of Consciousness*, Nueva York, Basic Books, 1996.

Ehrenfeld, David, *Beginning Again. People and Nature in the New Millenium*, Nueva York, Oxford University Press, 1995.

Flannery, Tim. *The Eternal Frontier. An Ecological History of North America and Its Peoples*, Nueva York, Atlantic Monthly Press, 2001. La explicación de Flannery de cómo los bisontes de las llanuras evolucionaron bajo la presión de la caza de los indios aparece en las páginas 223-229; la cita está en la página 227.

Ovidio, *Metamorphoses*, Oxford, Oxford University Press, 1998. [Hay trad. cast.: *Metamorfosis*, Madrid, Ediciones Cátedra, 2005.]

Regan, Tom, *The Case for Animal Rights*, Berkeley, University of California Press, 1983.

—, y Peter Singer, eds., *Animal Rights and Human Obligations*, Englewood Cliffs (New Jersey), Prentice Hall, 1989.

Scully, Matthew, *Dominion. The Power of Man, the Suffering of Animals, and the Call to Mercy*, Nueva York, St. Martin's Press, 2002. Una elocuente defensa de los animales y una acusación contra la ganadería intensiva desde el derecho.

Singer, Peter, *Animal Liberation*, Nueva York, Ecco, 2002. [Hay trad. cast.: *Liberación animal*, Madrid, Trotta, 1999).

—, *Practical Ethics*, Cambridge, Cambridge University Press, 1999. [Hay trad. cast.: *Ética práctica*, Madrid, Akal, 2009.]

—, ed., *In Defense of Animals*, Nueva York, Basil Blackwell, 1985.

Thomas, Keith, *Man and the Natural World. A History of the Modern Sensibility*, Nueva York, Pantheon, 1983.

William, Joy, *Ill Nature. Rants and Reflections on Humanity and Other Animals*, Nueva York, Vintage, 2001.

Wise, Steven M., *Drawing the Line: Science and the Case for Animal Rights*, Cambridge (Massachussets), Perseus, 2002.

18. DE CAZA: LA CARNE

Nelson, Richard, *The Island Within*, Nueva York, Vintage, 1991. «The Gifts of the Deer» es uno de los grandes escritos sobre caza.

Ortega y Gasset, José, *Meditations on Hunting*, Nueva York, Scribner's, 1972. [Versión original: *Sobre la caza, los toros y el toreo*, Madrid, Alianza Editorial, 2007.] Un libro notable, brillante y algo más que disparatado. Mis propias reflexiones sobre la caza deben mucho a las de Ortega.

Shepard, Paul. *Coming Home to the Pleistocene*, Washington D. C., Island Press, 1998.

—, *Nature and Madness*, Athens (Georgia), University of Georgia Press, 1998. Escribiendo en la tradición de Ortega, la obra de Shepard ofrece una tonificante revaluación de la cultura y la psicología del Paleolítico.

—, *The Tender Carnivore and the Sacred Game*, Athens (Georgia), University of Georgia Press, 1998.

19. BUSCAR SETAS: LOS HONGOS

Durante mi aprendizaje de los misterios del reino fúngico saqué buen provecho del tiempo que pasé en el campo con Ignacio Chapela y David Arora, así como con los buscadores de setas Anthony Tassinello, Bob Baily, Sue Moore y Angelo Garro. Los siguientes libros y artículos también son valiosos:

Arora, David, *Mushrooms Demystified*, Berkeley, Ten Speed Press. 1986.

Hudler, George W., *Magical Mushrooms, Mischievious Molds*, Princeton, Princeton University, Press, 2000.

Krieger, Louis C. C., *The Mushroom Handbook*, Nueva York, Dover Publications, 1967.

Lincoff, Gary H., *National Audubon Society Field Guide to North American Mushrooms*, Nueva York, Alfred A. Knopf, 2003.

McKenna, Terence, *Food of the Gods. The Search for the Original Tree of Knowledge*, Nueva York, Bantam, 1993.

Rommelmann, Nancy, «The Great Alaskan Morel Rush of '05», *Los Angeles Times Magazine* (10 de julio de 2005).

Schaechter, Elio, *In the Company of Mushrooms. A Biologist's Tale*, Cambridge (Massachussets), Harvard University Press, 1998.

Stamets, Paul, *Growing Gourmet and Medicinal Mushrooms*, Berkeley, Ten Speed Press, 2000.

—, *Mycelium Running. How Mushrooms Can Help Save the World*, Berkeley, Ten Speed Press, 2005.

Treisman, Ann, «Features and Objets in Visual Processing», *Scientific American*, 254, 11 (noviembre de 1986), pp. 114-125. Triesman, investigadora en el ámbito de la psicología, desarrolló el concepto del «efecto *pop-out*» en la percepción visual humana.

Weil, Andrew, *The Marriage of the Sun and Moon. Dispatches from the Frontiers of Consciousness*, Boston, Houghton Mifflin, 2004. Véanse los capítulos 7-9; las citas están extraídas del capítulo 8.

20. LA COMIDA PERFECTA

Brillat-Savarin, Jean-Anthelme, *The Physiology of Taste*, Londres, Penguin, 1994. [Hay trad. cast.: *Fisiología del gusto*, Gijón, Ediciones Trea, 2012.]

Leader, Daniel, y Judith Blahnik, *Bread Alone. Bold Fresh Loaves from Your Own Hands*, Nueva York, Morrow, 1993. Véase el capítulo 13 en lo que respecta a recoger levadura natural para la masa madre. También aprendí de Robbie Barnett algunos conceptos referentes a la elaboración de pan a partir de levaduras naturales.

McGee, Harold, *On Food and Cooking. The Science and Lore of the Kitchen*, Nueva York, Charles Scribner, 2004. [Hay trad. cast.: *La cocina y los alimentos*, Barcelona, Debate, 2015.]

Waters, Alice, *The Chez Panisse Café Cookbook*, Nueva York, Morrow, 1999. La receta para la masa de la *galette* está en la página 227.

Índice alfabético

petróleo, *véase* combustibles fósiles
Pimentel, David, 196, 213
Pinker, Steven, 332
planta de proceso, 104-120
  alimentos procesados, 110-120
  liberar comida de la naturaleza, 110-112
  molino, 104-110
plantas
  cocinar, 333, 334
  como medicamentos, 331-334
  como propiedad intelectual, 43-44, 292
  defensas de las, 333-334
  energía extraída de las, 32-33
  evolución de las, 34, 38-40, 209-210, 433
  extinción de, 38
  fotosíntesis de las, 28-30, 218, 226, 227, 228-229, 230, 421-422
  hierba, *véase* hierba
  identificación con las, 33
  identificación de las, 419-420
  maíz, *véase* maíz
  metabolitos secundarios en las, 208-209
  químicos requeridos para el crecimiento de las, 172-173
  simbiosis de las, 147, 211, 343
  sintaxis de las, 410
plástico, fabricado a partir de maíz, 109
Platón, 174, 394, 425
Poky Feeders, 82-83, 89, 90, 91-92, 94-95, 98, 100, 102, 103, 225
polifenoles, 208, 209-210
polioles, 29
Pollan, Isaac, 131-140
pollo
  como comida alimentada con hierba, 300-304, 413-417
  en una cena de microondas frente al televisor, 164-166, 202-203
  McNuggets, 21, 132, 133, 134, 135, 136, 141, 297, 309

popularidad del, 136-137
precio del, 270
reacción de Maillard en, 309
pollos
  como alimento para el ganado, 94
  en la granja, 51-53, 150, 164, 198-202, 212, 241-246, 247, 248, 254-255, 361-363, 364
  Gallus gallus, 21
  matanza de, 260-273, 287, 376
  mercados locales de, 276-277
  orgánicos, 198-199, 212
  proporción alimento-carne en los, 100, 137-138
  vida en granjas industriales de los, 52-53, 198-200, 212, 359, 360
Polyface Farm
  aserradero, 256-259
  autosuficiencia de, 234-235, 254-255
  cadena alimentaria de, 150-151, 244-248, 268, 272-273
  Casa de las Conellinas, 248-249
  cerdos, 150, 241-244, 248, 250, 257, 360
  clientes de, 269-270, 274, 275-277, 287-293, 294-296, 298, 375, 376
  comidas en, 235
  como trabajo intensivo, 220
  conejos, 149, 248-249, 288
  confianza en, 277, 290, 299
  diversidad de, 149-152, 246-249
  Eggmobile, 150, 242, 243-244, 246, 248, 312
  elaboración de paja, 147-148, 149-154, 252
  en la cadena alimentaria alternativa, 154-158, 244-251, 275, 286-287
  establo, 250
  Gobbledy-Go, 249
  historia de, 236-239
  holones de, 248-250
  matar pollos en, 260-273